U0395765

中医
临床诊治与康复

主编　周尊奎　田爱红　卢　朋
　　　郑红伟　王　赛　孔庆为

上海科学普及出版社

图书在版编目（CIP）数据

中医临床诊治与康复／周尊奎等主编. —上海：上海科学普及出版社，2023.5
ISBN 978-7-5427-8463-6

Ⅰ.①中… Ⅱ.①周… Ⅲ.①中医诊断学②中医治疗法③中医学–康复医学 Ⅳ.①R24

中国国家版本馆CIP数据核字（2023）第086610号

统　　筹　张善涛
责任编辑　陈星星
整体设计　宗　宁

中医临床诊治与康复

主编　周尊奎　田爱红　卢　朋

郑红伟　王　赛　孔庆为

上海科学普及出版社出版发行

（上海中山北路832号　邮政编码200070）

http://www.pspsh.com

各地新华书店经销　　山东麦德森文化传媒有限公司印刷
开本 787×1092 1/16　印张 30　插页 2　字数 871 000
2023年5月第1版　　2023年5月第1次印刷

ISBN 978-7-5427-8463-6　定价：168.00元
本书如有缺页、错装或坏损等严重质量问题
请向工厂联系调换
联系电话：0531-82601513

编委会
BIANWEIHUI

◎ **主　编**

周尊奎（菏泽市中医医院）

田爱红（枣庄市市中区人民医院）

卢　朋（肥城市中医医院）

郑红伟（济宁市第二人民医院）

王　赛（新泰市中医医院）

孔庆为（日照市岚山区黄墩中心卫生院）

◎ **副主编**

姜高赟（栖霞市中医医院）

高立帮（聊城市退役军人医院）

严胜利（石河子大学医学院第一附属医院）

魏祥臣（巨野县中医医院）

毛　珍（华中科技大学协和江北医院/武汉市蔡甸区人民医院）

陈永湖（烟台桃村中心医院）

前 言
FOREWORD

中医诊疗体系是建立在中医理论基础上，经长期医疗实践经验总结而逐步完善起来的，它的构建对于中医药参与疾病预防、治疗、康复的全链条环节具有重要意义。在现代科学技术飞速发展和广泛应用的时代背景下，社会和人民期盼中医可以更好地与现代诊疗体系融洽互鉴，不断完善现有中医诊疗体系，最终提高中医疗效。

为使中医诊疗体系实现螺旋上升式的发展，中医从业者需要坚持学习中医学知识。我们深知中医成长漫漫之路没有捷径可走，而中医学知识浩如烟海，将理论知识落实于实际工作之中更为困难，因此希望通过搭建中医基础与临床的桥梁，激发广大中医的学习兴趣，将刻板的中医"苦学"转化为"乐学"，帮助他们夯实中医基本理论、基本技能，建立中医诊疗思维，成为一名合格的中医师。由此，我们特邀请一批从事中医临床与教学工作多年的专家编写了此书。

本书运用中医学理论和中医临床思维方法，不仅从疾病的病因病机、诊断与鉴别诊断、辨证论治等方面详细地介绍了多种病证的内科诊疗方案；而且对常见病证的针灸推拿治疗进行了讲解，提示读者由于不同疾病的针灸推拿方法在主治范围、操作、治疗作用上各有特点，因此，在临床上要根据病证性质、证候类型、腧穴部位、患者体质及治疗要求等具体情况，选择合适的治疗方法。此外，书中还包含针灸康复治疗的内容，体现了针灸在疾病康复中的重要作用。本书结构层次清楚，内容翔实，紧密结合临床实际，可供中医各科临床医师阅读。

在编写过程中，编者竭尽所能，力求论述准确、深入浅出、写出新意，尽可能使本书既能体现现代中医学的发展，又具有可读性和实用性。但鉴于编者学识水平有限，加之时间仓促，书中难免存在疏漏之处，恳请各位读者予以指正，以便本书日臻完善。

《中医临床诊治与康复》编委会
2023 年 3 月

目 录
CONTENTS

上篇　内科诊疗

下篇　针灸推拿与康复

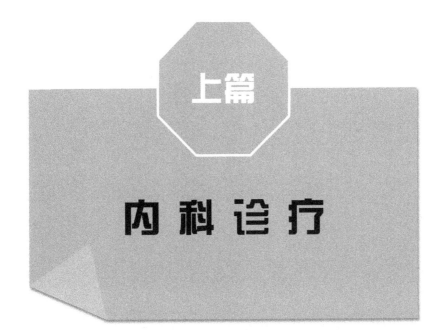

上篇

内科诊疗

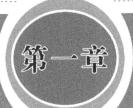

第一章　中医学发展简史

第一节　中医学理论体系的形成和发展

中医学有悠久的历史,是我国人民在长期生产、生活的过程中,不断在同疾病斗争的实践中总结出来的传统医学科学。它经过数千年岁月的洗礼,仍然焕发着强大的文化和医学魅力。

一、中医的起源

中国古代就有"神农尝百草"的传说,这充分反映了我们的祖先在上古时期探求医药真知的过程何等的艰辛。实际上,原始人在获取食物的过程中,常常会误食有毒的植物,导致呕吐、腹泻甚至死亡等后果,同时也会偶然吃了某种植物使得病痛减轻或消除。正是原始人类经过无数次有益或者有害的尝试,才积累了植物药用的知识。随着狩猎、捕鱼、冶炼等生活技能的提高,动物药、矿物药又逐渐被人类所掌握。在出土的商代甲骨上,就有关于植物、动物和矿物的药用记载。周代以后人们用药经验不断丰富,《周礼》《诗经》《山海经》中都有关于药物的记载。商代后,药物的使用由单种药拓展到复合药,并发明了汤剂,古书有"伊尹始创汤液"的记载,说明这种中药剂型和烹调有很大的关系。

传统医学中,针灸是重要的诊疗手段,这是运用针刺和艾灸防治疾病的一门科学。相传"尝百药而制九针"的伏羲发明了针灸。新石器时代的原始人掌握了较为精细的研磨技术,除打造必需的生活工具外,出现了我国最早的原始外科工具——医用的砭石。针刺的原始雏形源于生活实践,人们发现身体的某些部位的病痛,用一些工具对身体相应部位进行刺激可以医治;而灸法则源于人们在烤火取暖时发现身体某些病痛会得到缓解,从而采取用树枝或者干草燃烧进行局部热刺激的方法。

按摩术和外治法是人们在狩猎或部落之间械斗中受伤后,不自觉压迫或抚摸伤口,或拿泥土、草药、树皮等包裹伤口,从而逐步形成并发展起来的。

由此可见,中医学是伴随人类文明的发展而出现的。人类为维持生存而进行的医疗活动中,逐渐形成了对医学的理性认识,经过反复实践验证、更新和发展,形成了中华民族独有的传统医学理论体系。

二、中医的形成

中医学理论体系初步形成于春秋战国至三国时期。这一时期对医药经验进行了总结和提升，使得《黄帝内经》《难经》《神农本草经》《伤寒杂病论》等著作相继问世。这"四大经典"著作标志着中医学理、法、方、药学术体系的建立。中医学理论体系主要由阴阳五行、脏腑经络、病因病机、诊法辨证和治则方药五个部分组成。

《内经》是《黄帝内经》的简称，包括现存《黄帝内经·素问》和《黄帝内经·灵枢》两部分，每部分原书各 9 卷，每卷 9 篇。该著作虽托名黄帝所著，但据考证，著作内容实为集诸多战国、秦汉时期医学家的论著而成，是该时期医学成就的全面总结。《内经》内容丰富，对人体的生理、病理、疾病的诊断、治疗和预防进行了较全面的论述，是我国早期的医学总集，代表了当时我国最高的医学成就。《内经》在指导我国传统医学的临床实践方面发挥了重要作用，可以说千百年来中医学就是沿着《黄帝内经·素问》和《黄帝内经·灵枢》的道路不断向前发展的。

《难经》原名《黄帝八十一难经》。"难"有"问难"之义，该书以问答解释疑难的形式编撰而成，共讨论了 81 个医学问题，故又称《八十一难》。"经"指《内经》，主要是对《内经》某些理论问题进行阐述，包括脉诊、经络、脏腑、阴阳、病因、病理、营卫、腧穴、针刺等基础理论，另外还分析了一些病证。《难经》在《内经》基础上发展，也是我国古代早期医学著作之一。

《神农本草经》是我国现存最早的药物学专著，成书于东汉，也是一本集合秦汉众家之长的论著。全书共 3 卷，收载药物共 365 种，其中，"本草"（即植物药）252 种，动物药 67 种，矿物药 46 种。根据药物性能、功效的差异，对其采用上品、中品、下品分类法。书中对于药物性质的定位和对其功能主治的描述准确，对大部分药物学理论和配伍规则做了规定，另对药物的产地、采集时间、炮制、质量与真伪鉴别等也有描述。直到今天，仍是中医药学的重要理论支柱，成为医学工作者案头必备的工具书之一。

《伤寒杂病论》是东汉末年张仲景博采众方，凝聚自己毕生心血写就的一部优秀的古典医学名著。原著因战乱失散后，晋代的王叔和以及宋代林亿、孙奇经整理，分为《伤寒论》和《金匮要略》两书，是我国最早的理论联系实际的临床诊疗专书，书中提倡辨证论治的基本原则，可以归结为"八纲辨证"和"六经论治"。所谓八纲即阴、阳、表、里、寒、热、虚、实，是通过运用望、闻、问、切四诊法来分析和检查疾病的部位和性质而归纳出来的。六经是指对病情综合、分析的条件下，用三阳经、三阴经的名词，归纳成为六个证候类型。书中所载方剂的药物配伍精炼，疗效确凿，如麻黄汤、桂枝汤、柴胡汤、白虎汤等。经过千百年临床实践的检验，这些著名方剂都被证实有较高的疗效，甚至一些国外著名的中药制药工厂中，伤寒方能占到半数以上。《伤寒杂病论》也为中医方剂学提供了发展的依据。由于《伤寒杂病论》经典的地位，历代医家对之推崇备至，至今仍是我国中医院校开设的主要基础课程之一。

（毛　珍）

第二节　中医学各专科的形成和发展

中医学理论体系的形成和完善，为中医学的全面发展奠定了基础。众多医家的辛勤实践和不懈探索,促进了中医学的进步和各专科的形成和发展。

一、药物学

自《神农本草经》问世后,历代医药学家在长期的实践中,积累了丰富的用药经验,形成了独有的理论体系。其中南朝梁代陶弘景编著的《本草经集注》,是对汉魏以来本草学的一次较为全面的总结。书分7卷,载药730种,首创按药物自然属性分类的方法。按不同病症将有同样治疗功效的药物集中归于门下,并采用朱墨两色书写标注,使之一目了然,便于查看。在此书基础上,世界第一部由国家政府颁布的药典《新修本草》于公元659年问世。该书卷帙浩博,共54卷,载药844种,书中有关药物的图谱、图经,是我国本草学史上的首创。

明代医家李时珍经过27年的辛勤努力,完成药物学巨著《本草纲目》。全书52卷,是李时珍参考800多种文献,历经3次大的修改完成,堪称我国古代文化科学的宝贵遗产,问世不久即传至海外,先后被译成日、朝、法、德、英、俄等多种文字,在国外产生了巨大影响。《本草纲目》具有多方面的重要成就:集中总结了明朝以前我国的药物学,收载药物1 892种,其中新增药物374种,附有药图1 000余幅,药方1万多个;提出了当时最先进的药物分类法,即按自然演化的系统分类,从简单到复杂,从低级到高级,这种分类法在当时是十分先进的,把药物分为16部,60类,纲目清晰;全面系统地记述了各种药物的知识,从药物的名称、产地、品种、形态,到炮制、性味、功效等。19世纪著名生物学家达尔文曾评价《本草纲目》,说它是中国古代医学的"百科全书"。清代赵学敏编撰的《本草纲目拾遗》,总结了《本草纲目》之后药物学发展的成就。

二、针灸学

针灸是秦汉以前最常使用的治疗方法,《内经》中有"藏寒生满病,其治宜灸",便是指灸术,在实践中还产生了扁鹊、华佗、涪翁、郭玉等针灸圣手。隋唐时期,针灸学发展成为专门学科,针灸著作倍增,针灸被正式列入国家的医学教育课程。魏晋著名学者皇甫谧对针灸学进行了首次总结,完成了《针灸甲乙经》。它是我国现存最早,并以原本形式传世的第一部针灸专著。该书12卷,128篇,系统整理了人体腧穴,定腧穴349个,提出了分部划线布穴的排列穴位的方法,阐明了针灸操作方法和针灸禁忌,总结了临床针灸的经验和按病论穴的原则。在针灸理论上,该书强调"上工治未病"之病,体现了该书对预防疾病和提倡早期治疗的重视。在前人经验的基础上,提出适合针灸治疗的疾病和症状等共计800多种。《备急千金药方》中有若干篇针灸内容,并最早提出阿是穴。《外台秘要》卷三十九对灸法有较多论述,着重介绍了明堂灸法。

五代及宋金元时期,针灸学有很大发展。北宋医官王唯一考订腧穴主治,统一腧穴定位,撰著《铜人腧穴针灸图经》一书,颁行全国,并铸造了体表刻穴657处的铜人模型为针灸教学工具,对针灸学术发展起了极大的推动和促进作用,另撰《新铸铜人腧穴针灸图经》3卷。元代滑寿的《十四经发挥》共分3卷,每卷1篇,书中把奇经八脉的任督二脉提高到与十二正经同等的地位,共汇为十四经,其倡导的循经取穴方法一直为后世针灸医师所遵从。

明代是针灸发展的高潮,重视针刺手法是其特点之一。徐风增加了使气至病所的"调气法",用捻转、按压、插针等手法控制针感传导的"龙虎升腾"和"纳气法"。杨继洲在《针灸大成》中广泛吸收了以前的数十种单式和复式手法,并发展了透穴针法。针刺手法的丰富和改进,提高了针刺疗效,扩大了针灸应用范围。明代灸法也有明显的发展,汪机、薛己等善用砭灸法、隔蒜灸法以治疗外科疾病;李善用"炼脐"法养生防病。

针灸疗法具有独特的优势,疗效迅速显著,适应证广泛,操作简便易行,医疗费用经济,早在唐代就已传播到日本、朝鲜、印度、阿拉伯等国家和地区,为维护人类健康发挥了巨大的作用。

三、内科

春秋战国时期,内科医学体系逐步形成,出现了《脉法》《五十二病方》《治百病方》《上下经》《扁鹊内经》等医学著作。东汉时期,《伤寒杂病论》首次系统地阐述了内科杂症的病因、病理、治疗原则。魏晋时期,内科疾病的病因学有较大发展,《诸病源候论》所载内科疾病27卷,详列内科病症达784条,其中对绦虫病、恙虫病、清渴、麻风等疾病的认识已达到很高水平。宋元时期,关于内科杂病方面的理论和医疗实践都有新的发展,如《圣济总录》《太平圣惠方》。明清时期,有天花人痘接种术的发明出现,接种方法有痘衣法、痘浆法、旱苗法、水苗法四种。该方法传遍欧亚各国,间接地促进了接种"牛痘"的人工自动免疫方法的产生。以清著名临床学家叶天士为代表创立的温病学说,把外感温热的病理现象以"温邪上受,首先犯肺,逆传心包"来总结概括,辨证时把温病症状分为"卫、气、营、血"四个类型。

四、外伤科

中医外伤科历史久远,早在殷商时期,就有"疾目、疾耳、疾齿、疾舌、疾足、疾趾、疥、疮"等外科病名的记载,周代已独立成科。战国时期的《素问·生气通天论》载有"膏粱之变,足生大丁"说法,并最早提出用截趾的手术治疗脱疽。汉末华佗堪称"外科鼻祖",他是第一个应用麻沸散作为全身麻醉药,进行死骨剔除术、剖腹术的人。现存我国第一部外科专著《刘涓子鬼遗方》是由南齐龚庆宣整理的。该书记述了金疮、痈疽、疥癣、瘰疬等外科疾病,列有内、外治处方140余个。葛洪所著《肘后备急方》记载了许多简易有效的医方与外治方法,如首次记载了下颌关节脱位的复位方法,并创用了竹片作为大小夹板的外固定法,是骨伤治疗学的新进展。巢元方所著《诸病源候论》是我国现存最早论述外科病因病机的专著,上有关于肠吻合、血管结扎术等的记载。《备急千金药方》作为一部临床实用百科全书,孙思邈在书中记述了整复下颌关节脱位的手法;采用葱管导尿治疗尿潴留的记载比1860年法国发明橡皮管导尿早1 200多年。宋代《太平圣惠方》最早提出了治疗痈疽疮疡用内消、托里的内治法则。元代《世医得效方》是一本创伤外科专著,对脊椎骨折采用的悬吊复位法,早于西方600余年。明清时期,外伤科理论及手术均有显著进展,如陈司成的《霉疮秘录》是我国第一部梅毒病专著;吴师机的《理瀹骈文》,治病范围遍及内、外、妇、儿、五官等科。

五、妇科

战国时期,《内经》提出了女性的解剖、月经生理、妊娠诊断等基本理论,初步论述了血崩、月事不来、带下、不孕等妇科病理情况。马王堆汉墓出土的文物中有《胎产书》,是现存最早的妇产科专著。隋朝的《诸病源候论》中载有妇人病8卷,探讨妇产科多种疾病的病因病机及临床症状。《千金要方》更将妇产一门列于卷首。唐末《经效产宝》中对妊娠、难产、产后等女性常见病的诊疗方法都有论述,是我国现存最早的妇产科专书。宋元时期,妇产科已发展成为独立专科,并在国家医学教育设置的九科之中列有产科,专著有杨子建撰写的《十产论》,详述横产、倒产、坐产、碍产等各种难产的处理方法,其中转胎手法是异常胎位倒转术的最早记载。清代将妇产科统称为妇人科或女科,该时期著作较多,流传也较广,影响较大的首推《傅青主女科》《达生篇》《医宗金

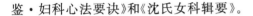

鉴·妇科心法要诀》和《沈氏女科辑要》。

六、儿科

两晋南北朝时,儿科著作约有20种。唐代孙思邈所著《备急千金药方》对妇、儿科设置了专卷论述,为宋代妇、儿科独立打下了基础。专卷中将儿科分为9门,对小儿的发育、护理、哺乳等均有论述。隋唐间的《颅囟经》,书名取小儿初生时颅囟未合之义,文字简略,是现存最早的儿科专著。宋元时期的儿科领域取得重要成果,以钱乙的《小儿药证直诀》最为著名。该书共分3卷,是经其弟子分类整理而成,从理论上系统分析了小儿生理、病理特点,提出了治疗原则,并创设了儿科专用方剂。《小儿药证直诀》对后世儿科理论和实践有指导作用。明清时期儿科全面发展,清代夏禹铸的《幼科铁镜》,是影响较大的儿科专著。

(毛 珍)

第三节 中医学的发展与展望

一、中医药事业的发展

自新中国建立后,党和政府十分支持中医药事业的发展。1950年,第一届全国卫生工作会议制定了包括"团结中西医"在内的卫生工作方针。1966—1976年期间,中医药事业遭受重创。1976年后,中医药事业迅速恢复和发展。1982年,"发展现代医药和传统医药"的内容正式载入宪法,成为中医药学发展的法律保证。1986年,成立了国家中医药管理局。2003年,我国第一部专门的中医药行政法规《中华人民共和国中医药条例》颁布实施。

中医医疗服务体系已覆盖全国,截至2005年,中国城市中半数以上基层社区卫生机构能提供中医药服务,农村有75%的乡镇卫生院有中医科。中医院门诊急诊服务量占全国医院门急诊服务量的17%。中医药人才专业化队伍不断扩大,到2005年,包括助理医师在内的中医类执业医师达49万人。国家自20世纪50年代起大力推进中医药高等人才培养计划,北京中医药大学、上海中医药大学、成都中医药大学、广州中医药大学成为最早建立的中医类本科院校。

到2000年,全国有独立的高等中医院校30所、中等中医学校51所,另有22所高等医学院校和近百所中等卫生学校设置中医或中药专业。在校生45.6万人,既培养本、专科基础人才,又培养硕士、博士研究生等科研人才。开展了中医药继续教育,从整体上提高了中医药人员的业务水平。在多地建立起中医药国际培训中心,与100多个国家和地区建立了中医药学术交流和医疗、科研合作关系,很好地推动了世界传统医药学的发展。

中医及中西医结合研究成绩斐然。自新中国建立以来,广大中医及中西医结合工作者为中医基础理论和临床研究的进步付出了艰辛的努力。

在基础研究方面,收集整理了10余万种方剂编撰成书;建立了中医古代文献数字化平台,汇集整理了千余类中医药古珍贵书籍;制定了中医相关国家标准,如《中医基础理论术语》《经血主治》等。运用现代医学手段,对脏象学、诊法辨证、经络学、针灸理论和气功以及方剂配伍规律等方面进行了研究,取得了重要成就。脏象学方面对"肾""脾"的研究较为突出,对"心气虚""肺气虚""肝郁证"的研究也有较大进展。四诊法的研究集中于舌诊、脉诊,利用电脑技术处理数据、绘制脉象,对脉象出现的机制进行探讨。舌诊则采用现代基础医学的理论及舌象仪等现代科学技术,从中确定若干种多发病、常见病的一般舌象,明确了舌象在常见疾病中的变化规律,并对其原理做出阐明。治法的研究表明,扶正固本可提高免疫功能,清热解毒具有抑制细菌的效果,运用通里攻下能调整胃肠道功能,活血化瘀能改善血液运行,增强纤溶酶活性。

我国中药改革几十年来,将基础研究成果成功运用到临床实践中,取得了较好的临床疗效。如心脑血管疾病方面,通过益气活血治疗急性心肌梗死,通腑化痰治疗缺血性卒中(中风);抗肿瘤方面,中药有抑制肿瘤细胞迁移和黏附,抑制新生血管生成,切断肿瘤转移通路的作用;血液病治疗方面,中药补肾可治疗慢性再生障碍性贫血;小夹板局部外固定是中西医结合治疗骨折的一项突出成果,以手法整复和患者自主功能锻炼为主要内容的中西医结合治疗骨折的新方法,居世界领先水平。另外,中医在调理健康状态、摄生养生、防老抗衰等领域也具有显著优势。近几年中医药在防治 SARS、禽流感等流行病方面也发挥了独特作用。

中药的研究和针刺麻醉也取得丰硕成果。目前,全国药材种植面积达到 1 150 万亩,中成药企业千余家,中药从原料栽培到药品生产已自成体系。利用现代化学和药理技术从 150 余种常用中药中分离出活体性单位 500 余种,发现了一批活性强的新结构成分。特别是从中药青蒿中提取的青蒿素,是抗疟药物史上继喹啉之后的又一重大突破。2011 年,中国药学家屠呦呦创制新型抗疟药——青蒿素和双氢青蒿素,获得生物医学界被誉为诺贝尔奖"风向标"的拉斯克奖。20 世纪 50 年代以来,针灸医学在国际上的发展进入了传统的针灸学术与现代科学技术相结合的崭新阶段。20 世纪 70－80 年代,针灸医学越来越受到各国医学界的关注,针灸已传播到120 多个国家和地区,国际性的针灸学术交流活动日益频繁。1987 年,国际针灸学会联合会创建,有力地促进了针灸学向世界各地的传播。

二、中医药事业的展望

中医学的发展已有数千年的历史,近年来随着医学模式的深刻变革,中医正逐渐为世界各国人民赞同和接受。为了加强对中医的认识和学术交流,许多国家建立起中医学术团体,以针灸类为最。同时关注并学习中医理论体系中的治病原理,并将《内经》等多部经典的中医典籍翻译成本国语言,极大地加深了各国人民对中医精髓的认识。我国政府也不断加强对外交流合作,与70 多个国家的政府卫生部门签订了传统中药的合作协议,为 120 多个国家培养了 5 000 多位针灸医师。博大精深的中医药学在走向世界的同时,如何在现代科学技术飞速发展的今天进一步发展并长盛不衰,是摆在我们面前的一个艰巨而迫切的问题。

(一)走现代化发展之路

运用现代化技术和现代化学术思想是世界各领域学科发展的必由之路,中医要想更好地发展,必须走现代化道路。走现代化道路并不是说要使中医全盘西化,历史经验教训也证明了西化中医的错误。在现代化的过程中既要保持中医特色,又要用现代的科技手段去诠释中医的经验和理论,用合理的设计、规范的过程给出科学研究的数据,得出有效的结论。顺应时代发展,在继承发扬自身优势的基础上,大胆创新,不断反思和超越,是传统医学发扬光大的正确途径。

(二)走创新之路

中医药创新既包括理论创新,又包括人才和学术创新。中医理论是用来指导临床实践的,而其本身又来源于实践。随着社会和外部环境等客观因素的变迁,我们所面对的临床疾病谱也发生了改变,而人类自身年龄、饮食结构、体质等都发生了变化,这些变化就要求我们在新的形势下,在继承中医理论的基础上进行创新,只要是临床证明有效的新理论、新学说就应该支持和发扬。人才和学术的创新是中医药发展的保证,应通过人才培养带动学术进步,提高中医药的科技含量。

(三)走与时俱进之路

回顾中医发展史,中医学的发展壮大恰恰是遵循与时俱进的结果。六经辨证理论、金元各大家学说、温热疾病学说的逐步发展,张仲景、金元四大家、叶天士等中医名家的出现都是极好证明。几千年来中医得以传承不衰,恰恰说明中医始终站在时代前列和实践前沿,在大胆探索中继承发展。

中医学与印度医学、埃及医学、罗马医学同为人类历史上四大传统医学。这四大传统医学为推动人类社会的发展发挥了巨大的作用,然而,随着社会的进步、科技的发展,除中医以外的其他三个古老医学流派逐渐衰落甚至消亡。今天,中医学既面对现代医学日新月异的发展机遇,又面临着生存、发展、壮大的强有力挑战,只有深刻反思存在的问题,方能创造明日的辉煌。

（毛　珍）

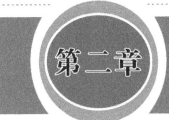

第二章　中医学说

第一节　阴阳学说

　　阴阳学说是中国古代朴素的对立统一理论,它认为阴和阳两个对立统一的方面,贯穿于一切事物之中,是一切事物运动和发展变化的根源及其规律。

　　阴阳是宇宙中相互关联的事物或现象对立双方属性的概括。凡是运动的、外向的、上升的、温热的、无形的、明亮的、兴奋的都属于阳,相对静止的、内守的、下降的、寒冷的、有形的、晦暗的、抑制的都属于阴。

　　一方面阴阳双方是通过比较而分阴阳,如 60 ℃ 的水同 10 ℃ 的水相比,当属阳,但同 100 ℃ 的水相比则属阴,因此单一事物就无法定阴阳;另一方面,阴阳之中复有阴阳,如昼为阳,夜属阴,而白天的上午属阳中之阳,下午则属阳中之阴,黑夜的前半夜为阴中之阴,后半夜为阴中之阳。但是必须注意任何事物都不能随意分阴阳,不能说寒属阳,热属阴,也不能说女属阳,男属阴,必须按照阴和阳所特有的属性来一分为二才是阴阳。

　　阴阳学说的基本内容概括为以下五个方面。

一、阴阳交感

　　阴阳交感是指阴阳二气在运动中互相感应而交合的过程,阴阳交感是万物化生的根本条件。在自然界,天之阳气下降,地之阴气上升,阴阳二气交感,形成云、雾、雷、电、雨、露,生命得以诞生,从而化生出万物。在人类,男女媾精,新的生命个体诞生,人类得以繁衍。如果阴阳二气在运动中不能交合感应,新事物和新个体就不会产生。

二、阴阳对立制约

　　对立即相反,如上与下,动与静,水与火,寒与热等。阴阳相反导致阴阳相互制约。如温热可以驱散寒气,冰冷可以降低高温,水可以灭火,火可以使水沸腾化气等,温热与火属阳,寒冷与水属阴,这就是阴阳对立相互制约。阴阳双方制约的结果,使事物取得了动态平衡。

三、阴阳互根互用

　　阴阳互根是指一切事物或现象中相互对立着的阴阳两个方面,具有相互依存,互为根本的关系,即阴和阳任何一方都不能脱离另一方而单独存在。每一方都以相对的另一方的存在为自己存在的前提和条件;如热为阳,寒为阴,没有热也就无所谓寒,没有寒也就无所谓热。阴阳互用是指阴阳双方不断地资生,促进和助长对方;如藏于体内的阴精,不断地化生为阳气,保卫于体表的阳气,使阴精得以固守于内,即阴气在内,是阳气的根本,阳气在外是阴精所化生的。

四、阴阳消长平衡

阴阳消长平衡是指对立互根的双方始终处于一定限度内的,彼此互为盛衰的运动变化之中,致阴消阳长或阳消阴长等,包括以下四种类型。

(一)此长彼消

这是制约较强造成的,如热盛伤阴,寒盛伤阳皆属此类。

(二)此消彼长

这是制约不及所造成的,如阴虚火旺,阳虚阴盛皆属此类。

(三)此长彼亦长

这是阴阳互根互用得当的结果,如补气以生血,补血以养气。

(四)此消彼亦消

这是阴阳互根互用不及所造成的,如气虚引起血虚,血虚必然气虚,阳损及阴,阴损及阳等。

阴阳平衡,指对立互根的阴阳双方,总是在一定限度内、在一定条件下维持着相对的动态平衡。

五、阴阳相互转化

阴阳相互转化指对立互根,阴阳双方在一定条件下可以各自向其相反的方面发生转化,即阳可转为阴,阴可转为阳,气血转化,气精转化,寒热转化等,一般都产生于事物发展变化的"物极"阶段,即所谓"物极必反"。阴阳消长是一个量变的过程,而阴阳转化是在量变基础上的质变。

(王　赛)

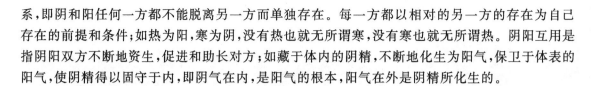

第二节　五　行　学　说

五行学说也属古代哲学范畴,是以木、火、土、金、水五种物质的特性及其"相生"和"相克"规律来认识世界,解释世界和探求宇宙规律的一种世界观和方法论。所谓五行是指木、火、土、金、水五种物质及其运动变化。

一、五行特性

(一)木的特性

"木曰曲直","曲"屈也,"直"伸也。曲直即是指树木的枝条具有生长柔和,能曲又能直的特性。因而引申为凡具有生长、升发、条达、舒畅等性质或作用的事物均归属于木。

(二)火的特性

"火曰炎上","炎"是焚烧、热烈之义,"上"是上升。"炎上"是指火具有温热上升的特性。因而引申为凡具有温热、向上等特性或作用的事物,均归属于火。

(三)土的特性

"土爱稼穑","爱"通"曰","稼"即种植谷物,"穑"即收割谷物。"稼穑"泛指人类种植和收获谷物的农事活动。因而引申为凡具有生化、承载、受纳等性质或作用的事物,均归属于土。

(四)金的特性

"金曰从革","从",由也,说明金的来源,"革"即变革,说明金是通过变革而产生的。自然界现成的金属极少,绝大多数金属都是由矿石经过冶炼而产生的。冶炼即变革的过程,故曰"金曰从革"。因而凡具有沉降、肃杀、收敛等性质或作用的事物,都归属于金。

(五)水的特性

"水曰润下","润"即潮湿、滋润、濡润,"下"即向下,下行,"润下"是指水滋润下行的特点。故引申为凡具有滋润、下行、寒凉、闭藏等性质或作用的事物皆归属于水。

二、自然界五行结构系统

见表 2-1。

表 2-1　自然界五行结构系统

五行	五音	五味	五色	五化	五方	五季	五气
木	角	酸	青	生	东	春	风
火	徵	苦	赤	长	南	夏	暑
土	宫	甘	黄	化	中	长夏 *	湿
金	商	辛	白	收	西	秋	燥
水	羽	咸	黑	藏	北	冬	寒

＊长夏指农历六月份。

三、人体五行结构系统

见表 2-2。

表 2-2　人体五行结构系统

五行	五脏	五腑	五官	形体	情志	五声	变动	五神	五液	五华
木	肝	胆	目	筋	怒	呼	握	魂	泪	爪
火	心	小肠	舌	脉	喜	笑	忧	神	汗	面
土	脾	胃	口	肉	思	歌	哕	意	涎	唇
金	肺	大肠	鼻	皮	悲	哭	咳	魄	涕	毛
水	肾	膀胱	耳	骨	恐	呻	栗	志	唾	发

人体五行结构系统构成了中医脏象学说的理论构架。

四、五行的生克制化规律

(一)五行相生

五行相生是五行之间递相资生、促进的关系,是事物运动变化的正常规律。其次序为木生火、火生土、土生金、金生水、水生木、木生火。

（二）五行相克

五行相克是五行之间递相克制、制约关系，是事物运动变化的正常规律。其次序为木克土、土克水、水克火、火克金、金克木、木克土。

五行相生关系又称为"母子关系"，任何一行都存在"生我"和"我生"两方面的关系。"生我者为母"，"我生者为子"。五行相克关系又称为"所胜""所不胜"关系，"克我"者为"所不胜"，"我克者"为"所胜"。

（三）五行制化

五行制化是指五行之间生中有制，制中有生，递相资生制约以维持其整体的相对协调平衡的关系。如木克土，土生金，金克木，说明木克土，而土生金，金反过来再克木，维持相对平衡关系。水克火，水生木，木生火。说明水既克火，又间接生火，以维持相对协调平衡的关系。

五、五行乘侮和母子相及

（一）五行相乘

五行相乘是五行中的某一行对被克者的另一行过度克制，从而致事物与事物之间失去了正常的协调关系，其原因是克我者一行之气过于强盛或我克者一行之气本气虚弱。如生理状态下，木克土；在病理状态下，即出现木乘土，原因有木旺乘土或土虚木乘。

五行相乘规律与五行相克的次序完全一致，但意义不同，前者是病理状态，后者是生理状态。

（二）五行相侮

五行相侮是五行中某一行对原来克我者的一行反向克制，从而使事物间失去了正常的协调关系。其原因是我克者一行之气过于强盛或克我者一行之气本身虚弱。如生理状态下，木克土；在病理状态下，即出现土侮木。五行相侮规律与五行相克规律相反，是一种病理状态。

（三）母子相及

1.母病及子

母行异常影响到子行，结果母子两行均异常。

2.子病犯母

子行异常影响到母行，结果母子两行均异常。

（王　赛）

第三节　藏象学说

藏象学说是通过对人体的生理、病理现象的观察，研究人体脏腑等的生理功能、病理变化及其相互关系的学说。

一、内脏的分类及其区别

见表 2-3。

表 2-3　内脏的分类及其区别

类别	内容	生理功能特点	形态特点
五脏	心，肝，脾，肺，肾	藏精化气生神 藏精气而不泻 满而不能实	主要为实体性器官
六腑	胆，胃，大肠，小肠，膀胱，三焦，心包络	传化物而不藏 实而不能满 以通降为用	多为管腔性器官
奇恒之腑	脑，髓，骨，脉，胆，女子胞(精室)	藏精气而不泻， 不传化物。 除胆外，无表里关系。 除胆外，无阴阳五行配属关系	形态中空有腔 相对密闭

二、五脏

(一)心的主要生理功能及病理表现

1.心主血脉

心主血脉是指心气推动血液在脉中运行,流注全身,发挥营养和滋润作用。心主血脉的前提条件是心行血,指心气维持心脏的正常搏动,推动血液在脉中运行;心生血,是指心火将水谷精微"化赤"生血;心主脉,是指脉道的通畅,血液在脉中的正常运行,形成脉象。心主血脉的生理表现,主要从以下四个方面观察。面色红黄隐隐,红润光泽;舌质淡红;脉象和缓有力,节律均匀,一息四至;虚里搏动(指心尖)和缓有力,节律均匀,其动应手。病理表现:心气虚,心血虚,血脉空虚可导致心悸不安,面色苍白或萎黄,舌质淡白,脉细弱微,虚里心悸不安;心血瘀,心血阻滞,可出现心绞痛症状,面色灰暗,唇青舌紫,脉结、代、促、涩,虚里闷痛。

2.心藏神

心藏神主要是指心具有主宰人体五脏六腑,形体官窍的一切生理活动和人体精神意识思维活动的功能。而精神意识思维活动主要体现在五神,即神、魂、魄、意、志。五志,即喜、怒、忧、思、悲。五神五志又分属五脏,但主宰是心。中医学中有心(属五脏)和脑(属奇恒之腑)等概念,但以心概脑。心主神志的生理表现,主要是精神饱满,反应灵敏。病理表现如下。①心不藏神:反应迟钝,健忘,神志亢奋,烦躁不安,失眠,谵语多梦。②神志衰弱:神志不合,萎靡不振;神志错乱和癫狂等,后者属现代医学重型精神病范畴。

(二)肺的主要生理功能和病理表现

1.肺主宣发

肺主宣发指肺气向上升宣,向外布散。生理作用如下:①通过呼吸运动,排除人体内浊气;②通过人体经脉气血运行,布散由脾转输而来的水谷精微,津液于全身,内至五脏六腑,外达肌腠皮毛;③宣发卫气,调节腠理开合,排泄汗液,并发挥抗邪作用。

病理表现为肺失宣发:恶寒发热、自汗或无汗、胸闷、咳喘、鼻塞、流清涕,属现代医学上感范畴。

2.肺主肃降

肺主肃降指肺气向下通降或使呼吸道保持洁净。生理作用：①通过呼吸运动,吸入自然界清气；②通过经脉气血运行,将肺吸入清气和由脾而来的水谷精微,津液下行布散；③通过咳嗽等反射性保护作用,肃清呼吸道内过多的分泌物,以保持其清洁。

病理表现：肺气上逆,肺失肃降,胸闷,咳喘。

3.肺主气,司呼吸

肺主气指肺具有主持呼吸之气,一身之气的功能概括。肺司呼吸,指肺具有呼浊吸清,实现机体内外气体交换的功能。生理作用如下：①吸入自然界的清气,促进人体气的生成,营养全身；②呼出体内浊气,排泄体内废物,调节阴阳平衡；③调节人体气机的升降出入运动。

病理表现：胸闷,咳喘,呼吸不利,呼吸微弱。

4.肺主通调水道

肺主通调水道指肺主宣发肃降功能对体内水液的输布排泄起着疏通和调节作用。水道指人体内水液运行的通道。肺主通调水道其生理作用主要是调节体内水液代谢的平衡。机制主要是肺主宣发使津液向外,向上散布,濡养脏腑、器官、腠理、皮毛,呼浊和排汗,将部分水分和废物排除人体外。肺主肃降,使津液下行布散,濡养人体,使代谢后水液下行布散至膀胱,通过膀胱的气化作用生成尿液。

病理表现：肺通调失职可出现痰饮水肿。

5.肺朝百脉,助心行血

肺朝百脉指全身血液通过经脉聚会于肺并进行气体交换,再输布于全身。肺气宣发肃降具有协助心脏、助心行血、促进血液运动的作用。

病理表现：肺气虚,血脉瘀滞,肺气宣降失调,胸闷,心悸,咳喘,唇青舌紫。

6.肺主治节

肺主治节指肺具有协助心脏对机体各个脏腑组织器官生理活动的治理调节作用,是肺的生理功能的概括。

(三)脾的主要生理功能和病理表现

1.脾主运化水谷

脾主运化水谷指脾对饮食物的消化,化为水谷精气,以及对其的吸收、转输和散精作用。生理机制：①脾协助胃消磨水谷；②脾协助胃和小肠把饮食物化为水谷精微；③吸收水谷精微转输到心肺,经肺气宣发肃降而布散全身经脉、气血运行布散全身。

病理表现：主要表现为纳少,腹胀,便溏,四肢倦怠无力,少气懒言,面色萎黄,舌质淡白。

2.脾主运化水液

脾主运化水液指脾对水液的吸收、转输、布散作用。生理机制：①脾吸收津液；②将津液转输到肺,通过肺的宣降而布散全身,起濡养作用,转输到肾,膀胱,经膀胱的气化作用而形成尿液。病理表现主要是脾虚失运而致水液停滞,表现内湿,如痰饮、水肿、带下、泻泄等。

3.脾主升清

脾主升清指脾具有将水谷精微等营养物质吸收并上输入心肺头目,通过心肺的作用化生气血以营养全身的功能。

病理表现：①升清不及可出现眩晕、腹胀、便溏、气虚的表现；②中气下陷,腹部胀坠,内脏下垂,如胃下垂、脱肛、子宫下垂等。

4.脾主统血

脾主统血指脾有统摄血液在脉内运行,不使其逸出脉外的作用。脾不统血表现有脾气虚、出血、崩漏、尿血、便血、皮下出血等。

(四)肝的主要生理功能及病理表现

1.肝主藏血

肝主藏血指肝具有贮藏血液、调节血量、防止出血的生理功能。

病理表现。①机体失养:如头目失养,视力模糊,夜盲,目干涩,眩晕;筋脉失养:肢体拘急,麻木,屈伸不利;胞宫失养:月经后期,量少,闭经,色淡,清稀。②血证:肝血虚,肝火旺盛,热迫血行。③肝肾阴虚:肝阳上亢,阳亢生风,眩晕,上重下轻,头胀痛,四肢麻木。④月经过多,崩漏。

2.肝主疏泄

肝主疏泄指肝具有疏通、宣泄、升发、调畅气机等综合生理功能。

病理表现。①疏泄不及:气郁,气滞,胸胁、乳房、少腹胀痛。②疏泄太过:气逆,面红目赤,心烦易怒,头目胀痛。③气滞则血瘀,胸胁刺痛,痛经,闭经。④气滞则水停,鼓胀水肿。⑤肝失疏泄还可引起肝脾不调、肝胃不和致腹胀、恶心、呕吐、嗳气、返酸。⑥肝胆气郁则口苦,恶心,呕吐,黄疸等。⑦肝气郁结:闷闷不乐,多疑善虑,喜太息。⑧肝气上逆,情志亢奋,急躁易怒,失眠多梦。肝失疏泄可引起气血不和,冲任失调,经带胎产异常,不孕不育。

(五)肾的主要生理功能及病理表现

1.肾藏精

肾藏精是指肾具有封藏精气、促进人体生长发育和生殖功能,以及调节机体的代谢和生殖活动的作用。

肾精包括先天之精和后天之精。先天之精指禀受于父母的生殖之精,后天之精即水谷精微和脏腑之精,二者之间的关系是后天之精依赖于先天之精活力资助,才能不断化生,先天之精依赖于后天之精的培育充养。肾精可化生肾气,肾气有助于封藏肾精。肾中精气按其功能类别可划分为肾阴、肾阳。肾阴是指肾中精气对各脏腑组织器官起滋养濡润作用的生理效应。肾阳指肾中精气对各脏腑组织器官起推动温煦作用的生理效应。

病理表现。①肾中精气不足,可导致生长发育障碍,生殖繁衍能力减弱,发生某些遗传性或先天性疾病。②肾阴阳失调,肾阳虚可致虚寒证,肾阴虚可致虚热证。

2.肾主水液

肾主水液指肾主持和调节人体的水液代谢平衡。人体代谢水液经三焦下行归肾,肾将含废物成分多的水液下注膀胱。通过肾及膀胱气化作用而排出体外,以维持体内水液代谢的平衡。

病理表现:肾气(阳)虚(肾气不化)可致气化失常,导致水液代谢障碍,津液停滞,尿少,痰饮水肿,癃闭;津液流失(肾气不固),尿频,尿多。

3.肾主纳气

肾主纳气指肾具有摄纳肺所吸入的清气,以防止呼吸表浅的作用。

病理表现:呼吸表浅微弱,呼多吸少,动辄气喘。

三、六腑

(一)胆的生理功能

(1)藏泻精汁助消化。

（2）主决断，指胆在精神意识活动中具有准确判断做出决定的作用。

（二）胃的生理功能

1.主受纳，腐熟水谷

主受纳，腐熟水谷指胃具有接受容纳饮食物，消化饮食物成为食糜，吸收水谷精微和津液的功能。

2.胃主通降，以通降为和

胃主通降，以通降为和指胃气下行降浊特点而言，主要是指胃受纳水谷并将食糜下传入小肠的作用，同时也概括了胃气协助小肠将食物残渣下传入大肠协助大肠传化糟粕的功能。

（三）小肠的生理功能

1.主受盛化物

主受盛化物指小肠具有接受由胃下降的食糜并将其进一步消化，化为水谷精微的功能。

2.主分清别浊

主分清别浊指小肠将食糜进一步分别为水谷精微，津液和食物残渣，剩余水分的功能。

（四）大肠的生理功能

主传化糟粕，具有接受食物残渣，吸收水分，将食物残渣化为粪便，排除大便的功能。

（五）膀胱的主要生理功能

膀胱的主要生理功能是贮藏津液排泄小便。

（六）三焦的概念及生理功能

三焦的概念其一是指脏腑的外围组织，是分布于胸腹腔的大腑，又称孤腑，主要功能如下。①通行元气：元气通过三焦而至五脏六腑，推动和激发各脏腑生理功能活动。②决渎行水：具有疏通水道，通行水液的功能，是水液、津液运行输布的道路。

三焦的概念其二是指人体上中下三个部位及其相应脏腑功能的概括。上焦指横膈以上，即心、肺、心包络、头面部、上肢。中焦指横膈以下脐以上，包括脾、胃、肝脏等。下焦指脐以下，包括肝、肾、大小肠、膀胱、精室、子女胞、下肢。其中肝按功能特点可划归下焦，按部位分类划归中焦。三焦的主要生理功能："上焦如雾"，指上焦心肺布散全身津液，营养周身的作用，如同雾露弥散一样。"中焦如沤"，是指中焦脾胃消化饮食物，吸收水谷精微，津液的作用，如同酿酒一样。"下焦如渎"，是指胃、大肠、小肠，膀胱传导糟粕，排泄废物作用，如同沟渠必需疏通流畅。

四、脏与脏之间的关系

（一）心和肺

心和肺主要表现在气血互根互用。肺主气司呼吸，生成宗气，主宣降，肺朝百脉，助心行血，促进心主血脉的生理功能。心行血，肺脏得养，血为清气载体而布散全身，促进肺主宣降的生理功能。

（二）心和脾

心和脾主要表现在血液的化生、运行上的相辅相成。脾运化水谷精微，则心血充盈。心脏化赤生血，则脾得血养。脾主统血，防止血逸脉外，心气维持心脏的正常搏动，推动血行脉中。

（三）心和肝

心和肝主要反映在血液运行，精神活动的相辅相成。心气维持心脏的正常活动；肝主疏泄则气机条畅，促进血液运行，肝主藏血，调节人体部分血量，有助于血液的正常运行。在精神活动方

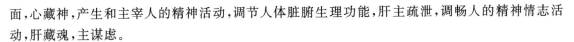

面,心藏神,产生和主宰人的精神活动,调节人体脏腑生理功能,肝主疏泄,调畅人的精神情志活动,肝藏魂,主谋虑。

(四)心和肾

心和肾主要表现在心肾相交。肾阴上济于心,以滋心阴,则心火不亢,心火下降于肾,以温肾阳,则肾水不寒。

(五)肺与脾

肺与脾主要表现在气的生成,津液输布代谢的协同作用。脾为生气之源,脾主运化水谷精微功能旺盛,则水谷精气来源充足。肺为主气之枢,肺在自然界中吸入清气和脾主运化水谷精气,合称宗气。肺的宣降作用推动全身气血正常运行。在代谢方面,脾主运化水液,上输布于肺,经肺的宣降而输布全身,肺主宣降,通调水道,防止内湿痰饮。

(六)肺与肝

肺与肝主要表现在气机升降协调,气血运行的协同作用。肺主肃降,肝主升发,升降相因,则气机协调,肺朝百脉助心行血,促进气血运行,肝主疏泄,气机条畅,促进血液运行,肝主藏血,调节血量,有助于血液的正常运行。

(七)肺与肾

肺与肾主要表现在水液代谢,呼吸运动。脏阴互资的协同作用。肾主水液,升清降浊,肺主宣发肃降,通调水道,维持水液代谢平衡。肺司呼吸,肺主气,肾主纳气,摄纳肺从自然界吸入之清气,防止呼吸表浅,肾阴是一身阴液之根本,肾阴充养肺阴,肺主肃降下输清气,水谷精气,滋养肾阴。

(八)肝与脾

肝与脾主要表现在对饮食物消化。血液的生成运行方面的协同作用:"土得木而达",脾属土,肝属木,肝主疏泄,气机条畅,促进脾纳腐运化,促进脾升胃降,疏泄胆汁,进入小肠,有助消化。"木赖土以培之",脾胃功能健旺,气血生化有源,促进肝藏血,藏魂。脾主运化水谷精微,气血生成有源,肝主疏泄,气机条畅,促进血液运行,肝主藏血,调节血量。脾主统血,防止血逸脉外。

(九)肝与肾

肝与肾主要表现在肝肾同源。肝藏血,肾藏精,精血同源于水谷精微,且精血互化。

(十)脾与肾

脾与肾主要表现在水液代谢中的协同作用(见前述)和先后天的资生促进作用。肾阳温煦脾阳,脾运化水谷精微充养肾精。

由于六腑是以传化物为其生理特点,故六腑之间的相互关系主要体现于饮食物的消化吸收和排泄过程中的相互联系和密切配合。

五脏与六腑之间的关系,实际上就是阴阳表里的关系,由于脏属阴,腑属阳,脏为里,腑为表,一脏一腑,一阴一阳,一里一表,相互配合,并有经脉相互络属,从而构成脏腑之间的密切联系。

（孔庆为）

第四节 经 络 学 说

经络是经脉和络脉的总称,是人体运行全身气血,联络脏腑形体官窍,沟通上下内外的通道。经络学说是研究人体经络系统的组织结构,生理功能,病理变化及其与脏腑形体官窍,气血津液等相互关系的学说,是中医理论体系的重要组成部分。

一、经络系统

经脉是人体气血循行的主要通道,经脉包括十二正经,奇经八脉和十二经别。经脉有固定的循行路线,且循行部位一般较深,多纵行分布于人体上下。十二正经包括手、足三阴经和手、足三阳经。奇经包括督脉、任脉、冲脉、带脉、阴跷脉、阳跷脉、阴维脉、阳维脉,十二经别是十二经脉的较大分支,起于四肢,循行于脏腑深部,上出于颈项浅部。

络脉也是经脉的分支,但多无一定的循行路径,纵横交错,网络全身,多布于人体浅表。络脉有别络,浮络和孙络之分,其中别络的主要功能是加强相为表里的两条经脉之间在体表的联系。

经脉外连经筋和皮部,经脉络脉内络属脏腑,联系全身的组织、器官,散布于体表各处,同时深入体内,连属各个脏腑。经络的基本生理功能是运行全身气血,营养脏腑组织,联络脏腑器官,沟通上下内外,感应传导信息,调节功能平衡。

二、十二经脉

(一)经脉的命名与分布

经脉的命名主要是根据阴阳、手足、脏腑三个方面而定的。人体各部位按阴阳分类,脏为阴,腑为阳,内侧为阴,外侧为阳,手经循行于上肢,足经循于下肢。阴经属脏,循行于四肢内侧,阳经属腑,循行于四肢外侧。

十二经脉命名及分布规律见表2-4。

表2-4　十二经脉命名及分布规律

			(前)	(中)	(后)
	阴经	手	肺	心包	心
		(内侧)	太阴	厥阴	少阴
		足	脾	肝	肾
十二经脉					
	阳经	手	大肠	三焦	小肠
		(外侧)	阳明	少阳	太阳
		足	胃	胆	膀胱

(二)走向规律

手之三阴,从胸走手;手之三阳,从手走头;足之三阳,从头走足;足之三阴,从足走腹胸。阴经向上,阳经向下。

（三）交接规律

阴阳经交于四肢末端,阳经交于头面部,阴经交于内脏,即手三阴经与手三阳经交于上肢末端,手三阳经与足三阳经交于头面部,足三阳经与足三阴经交于下肢末端,足三阴经与手三阴经交于内脏。

（四）表里关系

主要与脏腑的表里关系有关,如手太阴肺经,属肺络大肠,手阳明大肠经,属大肠络肺,其特点是四肢内外侧相对的两条经互为表里。如手太阴肺经分布于上肢内侧前部,手阳明大肠经分布于上肢外侧前部。

（五）流注次序

手太阴肺经→食指端→手阳明大肠经→鼻翼旁→足阳明胃经→足大趾端→足太阴脾经→心中手少阴心经→小指端→手太阳小肠经→目内眦→足太阳膀胱经→足小指端→足少阴肾经→胸中→手厥阴心包经→无名指端→手少阳三焦经→目外眦→足少阳胆经→足大趾→足厥阴肝经→肺中→手太阴肺经。

三、奇经八脉

奇经八脉是督、任、冲、带、阴跷、阳跷、阴维、阳维脉的总称。其主要功能是可加强十二经脉之间的联系,调节十二经脉气血,参与肝、肾、女子胞、脑、髓等重要脏器生理功能。其中督脉为阳脉之海,总督一身之阳经。任脉为阴脉之海,总督一身之阴经,冲脉为血海,调节十二经脉气血。

（孔庆为）

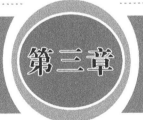

第三章　中医病理观

第一节　病　因

病因是指能影响和破坏人体阴阳相对平衡协调状态,导致疾病发生的各种原因,又称致病因素。病因学说是研究致病因素的致病性质和特点,以及引起疾病后的典型临床表现的学说。病因学说的特点是辨证求因和审因论治。

在中医学术发展过程中,历代医家从不同的角度,对病因提出了不同的分类方法。

"淫生六疾"。秦国名医医和提出的"六气致病"说,被称为病因理论的创始。如《左传·昭公六年》:"六气,曰阴、阳、风、雨、晦、明也……阴淫寒疾,阳淫热疾,风淫末疾,雨淫腹疾,晦淫惑疾,明淫心疾。"

阴阳分类。《内经》以阴阳为总纲,对病因进行分类。《素问·调经论》:"夫邪之生也,或生于阴,或生于阳。其生于阳者,得之风雨寒暑;其生于阴者,得之饮食居处,阴阳喜怒。"《内经》将病因明确分为阴阳两大类,将来自自然界气候异常变化,多伤人外部肌表的,归属于阳;将饮食不节,居处失宜,起居无常,房事失度,情志过极,多伤人内在脏腑精气的,归属于阴。

三种致病途径。东汉时期张仲景以外感六淫为病因,脏腑经络分内外,将病因与发病途径相结合进行研究。《金匮要略·脏腑经络先后病脉证》:"千般疢难,不越三条:一者,经络受邪入脏腑,为内所因也;二者,四肢九窍,血脉相传,壅塞不通,为外所中也;三者,房室、金刃、虫兽所伤。以此详之,病由都尽。"张仲景的病因分类法,对后世影响极大,并沿用了相当长的时间。如晋代葛洪《肘后备急方·三因论》:"一为内疾,二为外发,三为它犯。"

三因分类。宋代陈无择在《金匮要略》的基础上明确提出了"三因学说"。认为六淫邪气侵犯为外所因,七情所伤为内所因,饮食劳倦、跌仆金刃及虫兽所伤等为不内外因。由于陈氏比较全面地概括了各种致病因素,分类也比较合理,故对宋以后的病因研究起到了很大的推动作用。《三因极一病证方论》:"六淫,天之常气,冒之则先自经络流入,内合于脏腑,为外所因;七情,人之常性,动之则先自脏腑郁发,外形于肢体,为内所因;其如饮食饥饱,叫呼伤气,尽神度量,疲极筋力,阴阳违逆,乃至虎狼毒虫,金疮踒折,疰忤附着,畏压溢溺,有悖常理,为不内外因。"

致病因素多种多样,诸如气候异常、疠气传染、七情内伤、饮食失宜、劳逸失度、持重努伤、跌仆金刃、外伤及虫兽所伤等,均可成为病因而导致疾病的发生。

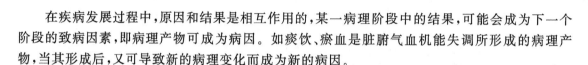

在疾病发展过程中,原因和结果是相互作用的,某一病理阶段中的结果,可能会成为下一个阶段的致病因素,即病理产物可成为病因。如痰饮、瘀血是脏腑气血机能失调所形成的病理产物,当其形成后,又可导致新的病理变化而成为新的病因。

一、六淫

(一)基本概念

1.六淫

六淫是指风、寒、暑、湿、燥、火六种外感性致病因素的总称。"淫",有太过和浸淫之意。六淫可以理解为六气太过,或是令人发病的六气。六淫之名,首见于《三因极一病证方论》,可能是由医和的"淫生六疾"和《素问·至真要大论》的"风淫于内""热淫于内""湿淫于内""火淫于内""燥淫于内""寒淫于内"概括而来。

2.六气

六气是指风、寒、暑、湿、燥、火六种正常的气候变化。《素问·至真要大论》的"六气分治",是指一岁之内,六气分治于四时。六气是万物生长变化的最基本条件,也是人体赖以生存的必要条件。六气对人体是无害的,六气一般不致病。《素问·宝命全形论》:"人以天地之气生,四时之法成。"

3.六气转化为六淫的条件

六气异常变化:六气太过或不及,六气变化过于急骤,非其时而有其气,或"至而不至",或"至而太过",或"至而不及"等。正气不足:六气异常,若逢人体正气不足,抵抗力下降,就会侵犯人体,引起疾病发生而成为致病因素。

(二)致病的共同特点

(1)六淫致病多与季节气候和居处环境有关。六淫为六气的太过或不及,而六气变化,有一定的季节性,所以,六淫致病与季节有关。如春季多风病,夏季多暑病,长夏多湿病,秋季多燥病,冬季多寒病。因六淫致病与时令气候变化有关,故又称"时令病"。此外,久居湿地或长期水中作业,则易患湿病;而长期高温环境下作业,则易患燥热或火邪为病。

(2)六淫邪气既可单独侵袭人体而致病,也可两种或两种以上共同侵犯人体而致病。如风寒感冒、湿热泄泻、暑湿感冒等为两种邪气共同致病,痹证则为风寒湿三邪相并侵犯人体而致病。

(3)六淫邪气侵犯人体后,病证的性质可随病情的发展和体质的不同,而发生转化。如病情发展,寒邪入里化热,湿郁化火,暑湿日久化燥伤阴等。而体质不同,病性也可从阳化热,或从阴化寒。

(4)六淫邪气侵犯人体的途径为肌表或口鼻,因邪从外来,多形成外感病,故六淫又有"外感六淫"之称。

(三)六淫邪气各自的性质和致病特点

1.风

风虽为春季主气,但四季皆可有风,故风邪引起的疾病虽以春季为多,但其他季节亦均可发生。风邪的性质和致病特点如下。

(1)风为阳邪,其性开泄,易袭阳位:风性主动,具有升发向上的特性,所以风属于阳邪。其性开泄,是指风邪侵犯人体,留滞体内,易引起腠理疏泄开张,表现出汗出恶风的症状。阳位是指头面部,因风邪具有升发向上的特性,所以风邪侵袭,常伤及人体的头面部,出现头昏头沉、鼻塞流

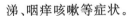

涕、咽痒咳嗽等症状。

《素问·风论》："风气藏于皮肤之间,内不得通,外不得泄。腠理开则洒然寒,闭则热而闷。"《素问·太阴阳明论》："故犯贼风虚邪者,阳先受之","伤于风者,上先受之"。

（2）风性善行而数变："善行",是指风邪致病具有病位游移、行无定处的特性。例如,风邪偏盛所致的痹证,以游走性关节疼痛,痛无定处为特点,风邪为主引起的痹证又称为"行痹"或"风痹"。"数变",是指风邪致病具有变幻无常和发病迅速的特性,如风疹就有皮肤红斑发无定处,此起彼伏,瘙痒难忍的特点。另外,由风邪所致的外感疾病,一般也多有发病急、传变快的特点。

《素问·风论》："风者,善行而数变。"《景岳全书·卷十二》："风气胜为行痹。盖风者善行而数变,故其为痹,则走注历节,无有定所,是为行痹,此阳邪也。"

（3）风为百病之长:是指风邪为六淫病邪中最主要和最常见的致病因素。寒、暑、湿、燥、火诸邪多依附于风而侵犯人体,风邪为外邪致病的先导。另外,风邪致病可以全兼其他五邪,如兼寒为风寒,兼暑为暑风,兼湿为风湿,兼燥为风燥,兼火为风火,而其他五邪则不可全兼。

《素问·风论》："风者,百病之长也。至其变化,乃为他病也。无常方,然致有风气也。"

《临证指南医案·卷五》："盖六气之中,惟风能全兼五邪,如兼寒曰风寒,兼暑曰暑风,兼湿曰风湿,兼燥曰风燥,兼火曰风火。盖因风能鼓荡此五气而伤人,故曰百病之长也。其余五气,则不能互相全兼。"

2.寒

寒为冬季主气,寒邪致病多见于严冬。但盛夏之时人们贪凉饮冷,所以也容易受到寒邪侵袭。

寒邪为病有内寒与外寒之分。内寒是指阳气不足,温煦功能减退,寒由内生的病理变化。外寒指寒邪侵犯人体,寒从外来的病理变化。外寒又分为伤寒和中寒。伤寒是指寒邪损伤肌表,郁遏卫阳的病理变化;中寒是指寒邪直接侵犯脏腑,伤及脏腑阳气的病理变化。外寒与内寒既有区别,又有联系。阳虚内寒之体,容易感受外寒;而外来寒邪侵入机体,日久不散,又能损伤阳气,导致内寒。

寒邪的性质及致病特点如下。

（1）寒为阴邪,易伤阳气:寒为自然界阴气盛的表现,故其性属阴。阴阳之间存在着对立制约的关系,若阴阳处于正常状态,能够相互制约,则机体阴阳平衡。

若阴寒偏盛,对阳气的制约加强,就会损伤阳气,引起阳气不足。故《素问·阴阳应象大论》言"阴胜则阳病"。例如,外寒侵袭肌表,卫阳被遏,就会出现恶寒;寒邪直中脾胃,损伤脾胃阳气,就会出现脘腹冷痛,呕吐,腹泻等症;若心肾阳虚,寒邪直中少阴,就会出现恶寒,手足厥冷,下利清谷,小便清长,精神萎靡,脉微细等症。

（2）寒性凝滞:凝滞,凝结、阻滞之意。气血津液之所以能运行不息,通畅无阻,全赖一身阳和之气的温煦推动。阴寒之邪侵袭人体,损伤阳气,就会影响气血运行,导致气血阻滞不通,不通则痛,故寒邪伤人多见疼痛症状。例如,寒邪偏盛所致的痹证,以关节剧烈疼痛为特点,寒邪为主引起的痹证又称为"痛痹""寒痹"。

《素问·痹论》："寒气胜者为痛痹。"寒邪侵犯肌表会出现全身疼痛,寒邪直中脾胃会出现脘腹冷痛。

《素问·举痛论》："经脉流行不止,环周不休。寒气入经而稽迟,泣（通涩）而不行,客于脉外则血少,客于脉中则气不通,故卒然而痛。"《素问·痹论》："痛者,寒气多也,有寒故痛也。"

（3）寒性收引：收引，收缩牵引之意。寒性收引是指寒邪侵袭人体，会引起气机收敛，腠理、经络、筋脉收缩挛急。

《素问·举痛论》："寒则气收。"例如，寒邪侵袭肌表，腠理闭塞，卫阳被遏不得宣泄，就会出现无汗发热；寒客血脉，则气血凝滞，血脉挛缩，可见头身疼痛，脉紧；寒客经络关节，经脉拘急收引，则可使肢体屈伸不利，或冷厥不仁。

3.暑

暑为夏季的主气，为火热之气所化。《素问·五运行大论》："在天为热，在地为火，其性为暑。"

暑邪致病有明显的季节性，《素问·热论》："先夏至日者为病温，后夏至日者为病暑。"

暑邪的性质及致病特点如下。

（1）暑为阳邪，其性炎热：暑为火热之气所化，具有酷热之性，火热属阳，故暑为阳邪。炎热是指温热上炎，所以暑邪伤人，多出现一系列阳热症状，如壮热、脉象洪大等。暑邪上扰于面，出现面赤；扰乱心神，出现心烦，甚则神昏。

（2）暑性升散，耗气伤津：暑为阳邪，阳性升发，暑邪侵犯人体，直入气分，可致腠理开泄，迫津外泄，所以暑邪侵犯人体可引起大汗出。汗为津液所化，汗出过多，则耗伤津液，津液亏损，可出现口渴喜饮、尿赤短少等。由于津能载气，在大量汗出的同时，气随汗泄，引起气虚，可出现气短乏力、声低懒言等。

（3）暑多夹湿：是指暑邪侵犯人体容易兼夹湿邪。盛夏之季，气候炎热，雨水较多，热蒸湿动，湿邪弥漫，故暑邪为病，常兼夹湿邪侵犯人体。其临床表现，除发热，心烦，口渴喜饮等暑邪致病的症状外，常兼见四肢困倦，胸闷呕恶，脘痞腹胀，大便溏泻不爽等湿阻症状。

4.湿

湿为长夏主气。夏秋之交，阳热下降，水气上腾，氤氲熏蒸，潮湿弥漫，故湿邪致病多见于长夏季节。另外，久居湿地、涉水淋雨或长期水下作业，也易罹患湿病。

湿邪为病，有内湿与外湿之分。内湿是指脾失健运，水湿停聚，湿由内生所形成的病理变化。外湿则多由气候潮湿，居处潮湿，湿邪侵袭人体，湿从外来所致的病理变化。

外湿和内湿虽有不同，但在发病过程中常相互影响。伤于外湿，湿邪困脾，健运失职则易形成内湿；而脾阳虚损，水湿不化，也易招致外湿的侵袭。

湿邪的性质及致病特点如下。

（1）湿为阴邪，易阻遏气机，损伤阳气：湿性类水，水为阴之征兆，故湿为阴邪。湿为有形之邪，侵及人体，留滞于脏腑经络，最易阻遏气机，使气机升降失常，经络阻滞不畅。湿邪侵犯人体，弥漫三焦。上焦气机不畅，可出现胸闷不适；中焦气机不畅，则见恶心呕吐，脘痞腹胀；下焦气机不畅，则见小便短涩，大便不爽等。由于湿为阴邪，阴胜则阳病，故其侵犯人体，最易损伤阳气。脾为阴土，喜燥而恶湿，故湿邪外感，留滞体内，常先困脾，而使脾阳不振，运化无权，水湿停聚，发为腹泻、尿少、水肿、腹水等。

（2）湿性重浊：重，沉重或重着之意。湿性重是指湿邪侵犯人体，可引起带有沉重感的症状。如头重如裹，周身困重，四肢酸懒沉重等。湿邪偏盛所致的痹证，以关节疼痛重着为特点，湿邪为主引起的痹证又称为"着痹"或"湿痹"。浊，秽浊或混浊之意。湿性浊是指湿病患者的分泌物、排泄物多秽浊不清。如面垢眵多、大便溏泻、下痢黏液脓血、小便浑浊、女性白带过多、湿疹浸淫流水等。

（3）湿性黏滞：黏滞,即黏腻停滞。湿性黏滞,主要表现在两个方面:一是指湿病患者分泌物、排泄物的排出多黏滞不爽,如小便不畅,大便不爽等。二是指湿邪为病多缠绵难愈,病程较长或反复发作,如湿痹、湿疹、湿温等。

（4）湿性趋下,易袭阴位:阴位是指二阴和下肢。湿性类水,水曰润下,湿邪有趋下的特性,故湿邪为病多见下部的症状。如淋浊、带下、泻痢等病证,多由湿邪下注所致。

5.燥

燥为秋季主气。秋气当令,天气敛肃,空气中缺乏水分濡润,因而出现秋凉而劲急干燥的气候。

由于燥邪兼夹的邪气不同,所以燥病有温燥、凉燥之分。初秋之时,有夏末之余热,燥与温热相合侵犯人体,则多见温燥病证;深秋之季,有近冬之寒气,燥与寒邪相合侵犯人体,故多见凉燥病证。

燥邪的性质及致病特点如下。

（1）燥性干涩,易伤津液:燥邪为干涩之邪,故外感燥邪最易耗伤人体的津液,造成阴津亏虚的病变。津液受损,滋润濡养功能减退,肌表孔窍失养,可见口鼻干燥,咽干口渴,皮肤干涩,毛发不荣,小便短少,大便干结等症。

（2）燥易伤肺:肺外合皮毛,开窍于鼻;肺为娇脏,喜润而恶燥。燥邪伤人,多从口鼻而入,燥与肺又同属金令,故燥邪袭人最易伤及肺脏,出现干咳少痰,或痰液胶黏难咯,或痰中带血,以及喘息胸痛等症。

6.火

火、热、温三者均为阳盛所生,故火热温经常并称。

火、热、温性质相同,程度有别。热为温之渐,火为热之极;热多属外淫,如风热、暑热、湿热之类;火多由内生,如心火上炎、肝火亢盛、胃火上炎之类。火热为病亦有内外之分,属外感者,多是直接感受温热邪气之侵袭;属内生者,多由脏腑阴阳气血失调,阳气亢盛而成。

火热邪气的性质和致病特点如下。

（1）火热为阳邪,其性炎上:火热之性,燔灼焚焰,升腾向上,故属于阳邪。火热伤人,多见高热、恶热、汗出、脉洪数等症。因其炎上,故火热阳邪常可上炎扰乱神明,出现心烦失眠,狂躁妄动,神昏谵语等症。火热病证,也多表现在人体的头面部位,如心火上炎出现口舌生疮,肝火上炎出现目赤肿痛,胃火上炎出现齿龈肿痛。

（2）火热易伤津耗气:伤津是指损伤津液。火热之邪,侵袭人体,迫津外泄,消灼阴液,使人体阴津耗伤,出现口渴喜饮,咽干舌燥,小便短赤,大便秘结等津伤之症。耗气是指损伤气。火热之邪,侵袭人体,阳热亢盛,"壮火食气",所以火热之邪易于损伤气,出现气短乏力,懒言声低。

（3）火热易生风动血:生风又称动风,是指以动摇不定症状为主要临床表现的病理变化。火热之邪侵袭人体,燔灼肝经,劫耗阴液,筋脉失养,致肝风内动,称为"热极生风",临床表现为高热,神昏谵语,四肢抽搐,目睛上视,颈项强直,角弓反张等。动血是指引起出血,火热之邪侵入血中,迫血妄行,灼伤脉络,可引起各种出血,如吐血、衄血、便血、尿血、皮肤发斑及女性月经过多、崩漏等。

（4）火热易致肿疡:火热之邪入于血分,聚于局部,腐蚀血肉,致血腐肉烂,可发为痈肿疮疡。《医宗金鉴·外科心法要诀》:"痈疽原是火毒生。"

（5）火热易扰心神:火热与心相应,心藏神,故火热邪气侵犯人体,易扰乱心神,引起神志不安,烦躁,或谵妄发狂,或昏迷等。

二、疠气

(一)概念

疠气是一类具有强烈传染性的外感病邪。疠气又称瘟疫之气、戾气、乖戾之气等。

(二)致病特点

发病急骤、病情较重、症状相似,传染性强、易于流行。

(三)发生与流行的因素

(1)气候因素:自然气候的反常变化,如久旱、酷热、湿雾瘴气等。

(2)环境和饮食:如空气、水源,或食物受到污染。

(3)没有及时做好预防隔离工作。

(4)社会影响。

三、内伤七情

(一)概念

七情是指喜、怒、忧、思、悲、恐、惊七种情志活动,是人体对客观事物的反映。正常的情志活动一般不会引起疾病,而突然、剧烈或长期持久的情志刺激,超过了人体的正常生理活动范围,使人体气机紊乱,脏腑阴阳气血失调,就会导致疾病的发生,而成为致病因素。

七情致病首先影响内脏,引起内脏的病变,是造成内伤病的主要致病因素,故称内伤七情。

(二)七情与内脏气血的关系

人体的情志活动与内脏有密切的关系,情志活动是以五脏精气为物质基础的。《素问·阴阳应象大论》言:"人有五脏化五气,以生喜怒悲忧恐。"心在志为喜,肝在志为怒,脾在志为思,肺在志为忧,肾在志为恐。所以,五脏功能正常,情志活动就正常,五脏功能异常,情志活动就出现异常。当情志变化成为致病因素时,便会直接损伤内脏,引起内脏的病变。如"怒伤肝""喜伤心""思伤脾""忧伤肺""恐伤肾"。

气血是情志活动的物质基础,气血正常,情志活动就正常,气血异常,情志活动也会异常。如《素问·调经论》言:"血有余则怒,不足则恐。"当情志变化成为致病因素时,就会影响气血,导致气血失常。

(三)致病特点

1.直接伤及内脏

七情与五脏有着密切的关系,所以七情内伤致病便会直接损伤内脏,影响脏腑功能。如《素问·明阳应象大论》所说的"怒伤肝""喜伤心""思伤脾""忧伤肺""恐伤肾"等。

尽管不同的情志刺激对内脏有不同的影响,但人体是一个有机的整体,各种情志刺激都与心有关,心是五脏六腑之大主,为精神之所舍,为七情发生之处,所以情志刺激首先伤及心神,心神受损可涉及其他脏腑。

心主血脉,心主藏神;肝主藏血,肝主疏泄,促进气血运行,调畅情志活动;脾主运化,是气机升降的枢纽,为气血生化之源,故情志所伤的病证,以心、肝、脾三脏为多见。

2.影响脏腑气机

(1)怒则气上:是指过度愤怒可使肝气横逆上冲。临床见面红目赤,头胀头痛,呕血咯血,甚则昏厥卒倒。

(2)喜则气缓:包括缓和紧张情绪和引起心气涣散两个方面。在正常情况下,喜能缓和紧张情绪,使营卫通利,心情舒畅。当暴喜过度,成为病因时,可使心气涣散,神不守舍,出现精神不集中,甚则失神狂乱等症状。

(3)悲则气消:是指过度悲伤,可使肺气耗伤出现气短神疲,乏力声低懒言等。

(4)恐则气下:是指恐惧过度,可引起肾气不固,气泄以下,可见二便失禁,骨酸痿软,手足厥冷,遗精等。

(5)惊则气乱:是指突然受惊,可导致心无所倚,神无所归,虑无所定,惊慌失措。

(6)思则气结:是指思虑、焦虑过度,可伤神损脾导致气机郁结。思发于脾而成于心,故思虑过度既可耗伤心血,也会影响脾气,引起心脾两虚,出现心悸,健忘,失眠,多梦,纳呆,乏力,脘腹胀满,便溏等。

3.情志异常波动

情志异常波动,可使病情加重,或使病情恶化。

四、饮食劳逸

(一)饮食失宜

饮食是人类生存和维持健康的必要条件。若饮食失宜,饥饱失常,饮食不洁,或饮食偏嗜便会影响人体生理功能,使气机紊乱或正气损伤,从而引起疾病的发生。饮食物的消化吸收主要与脾胃的功能有关,所以饮食失宜主要损伤脾胃,导致脾胃升降失常,又可聚湿、生痰、化热或变生它病。

1.饥饱失常

饮食应以适量为宜,长期的饥饱失常可引起疾病发生。过饥则摄食不足,气血生化之源匮乏,久之则气血衰少,正气虚弱,抵抗力降低,易于产生疾病。过饱则饮食摄入过量,超过了脾胃的消化、吸收和运化能力,可导致饮食物阻滞,脾胃损伤,出现脘腹胀满,嗳腐泛酸,厌食,吐泻等食伤脾胃病证。因小儿脏腑娇嫩,脾胃之气较成人为弱,故过饱引起的病证,更多见于小儿。婴幼儿食滞日久还可以酿成疳积,出现手足心热、心烦易哭、脘腹胀满、面黄肌瘦等症。经常饮食过量,还可影响气血流通,使筋脉淤滞,引起痢疾或痔疮。过食肥甘厚味,易于化生内热,甚至引起痈疽疮毒等病证。

2.饮食不洁

进食不洁,可引起多种疾病,出现腹痛、吐泻、痢疾等。

3.饮食偏嗜

饮食适宜,才能使人体获得较为全面的营养。若有所偏嗜,过寒过热,或五味偏嗜,则可导致阴阳失调而发生疾病。

(1)饮食偏寒偏热:如多食生冷寒凉,可损伤脾胃阳气,导致寒湿内生,引起腹痛泄泻等症;若偏食辛温燥热,引起胃肠积热,可引起口渴、腹满胀痛、便秘或酿成痔疮。

(2)饮食五味偏嗜:五味与五脏,各有其亲和性。《素问·至真要大论》曰:"夫五味入胃,各归所喜攻,酸先入肝,苦先入心,甘先入脾,辛先入肺,咸先入肾。"

如果偏嗜某种食物,日久使该脏机能偏盛,损伤内脏,便可发生多种病变。《素问·至真要大论》:"久而增气,物化之常也。气增而久,夭之由也。"《素问·生气通天论》:"味过于酸,肝气以津,脾气乃绝;味过于咸,大骨气劳,短肌,心气抑;味过于甘,心气喘满,色黑,肾气不衡;味过于苦,脾气不濡,胃气乃厚;味过于辛,筋脉沮弛,精神乃央。"

《素问·五藏生成》篇:"多食咸,则脉凝泣而变色;多食苦,则皮槁而毛拔;多食辛,则筋急而爪枯;多食酸,则肉胝皱而唇揭;多食甘,则骨痛而发落。"

(二)劳逸所伤

适度的劳动和锻炼,有助于气血流通和脾胃的运化,有增强体质、强身去病的作用。必要的休息,可以消除疲劳,恢复体力,有利于健康。所以,《黄帝内经·素问》提出了既要"不妄作劳",又要"常欲小劳"的养生之道。若长时间的过度劳累,或过度安逸,影响脏腑功能和气血运行,就会成为致病因素而使人发病。

1.过劳

过劳是指过度劳累。包括劳力过度、劳神过度和房劳过度三个方面。

(1)劳力过度,是指较长时间的体力劳动太过。劳力过度则伤气,久之则气少力衰,神疲消瘦。《素问·举痛论》的"劳则气耗"和《素问·宣明五气》篇的"久立伤骨,久行伤筋",即指此而言。

(2)劳神过度,是指较长时间的脑力劳动太过。由于脾在志为思,而心主血藏神,所以劳神过度,可耗伤心血,损伤脾气,引起心脾两虚,出现心神失养的心悸,健忘,失眠,多梦及脾不健运的纳呆,乏力,腹胀,便溏等。

(3)房劳过度,是指较长时间的性生活不节,房事过度。由于肾为封藏之本,主藏精,主生殖,所以房劳过度会耗泄肾精,引起腰膝酸软,眩晕耳鸣,精神萎靡,性功能减退,遗精,早泄,或阳痿等。

2.过逸

过逸是指长时间不进行身体活动,过度安闲。适当的身体活动,可以增强脾胃运化功能,使气血生化有源,并促进气血运行。若长期不从事体育锻炼,不仅影响脾胃运化,导致气血乏源,还可影响气血运行,使气血郁滞不畅。气血是构成人体和维持生命活动的基本物质,气血失和,便可继发多种疾病。

五、痰饮瘀血

(一)痰饮

1.痰饮的概念

痰饮是水液代谢障碍形成的病理产物。一般以较稠浊的为痰,清稀的为饮。痰可分为有形之痰和无形之痰。有形之痰是指咯吐出来有形可见的痰液。无形之痰是指瘰疬、痰核和停滞在脏腑经络等组织中而未见咯吐痰液的病证。饮形成后停留于人体的局部,因其停留的部位及症状不同而有不同的名称,如《金匮要略》的"痰饮""悬饮""溢饮""支饮"等。

2.痰饮的形成

痰饮是水液代谢障碍形成的病理产物,水液代谢是一个复杂的生理过程,与肺、脾、肾、三焦以及肝、膀胱等脏腑的功能活动有关。由于肺主宣降,通调水道,敷布津液;脾主运化,运化水液;肾阳主水液蒸化;三焦为水液代谢之道路,所以水液代谢与肺、脾、肾及三焦的关系尤为密切。若外感六淫、内伤七情或饮食劳逸等致病因素侵犯人体,使肺、脾、肾及三焦等脏腑气化功能失常,影响及水液代谢,引起水液代谢障碍,便可形成痰饮。

3.痰饮的病证特点

痰饮形成之后,由于停滞的部位不同,病证特点也各不相同。阻滞于经脉的,可影响气血运行和经络的生理功能。停滞于脏腑的,可影响脏腑的功能和气的升降。

痰的病证特点:痰滞在肺,可见喘咳咳痰;痰阻于心,影响及心血,则心血不畅,可见胸闷胸痛;影响及心神,若痰迷心窍,则可见神昏、痴呆;若痰火扰心,则可见狂乱;痰停于胃,胃失和降,可见恶心呕吐,胃脘痞满;痰在经络筋骨,则可致瘰疬痰核,肢体麻木,或半身不遂,或成阴疽流注等;痰浊上犯于头,可致头晕目眩;痰气交阻于咽,则形成咽中如有物阻,吐之不出,咽之不下的"梅核气"。

饮的病证特点:饮在肠间,则肠鸣沥沥有声;饮在胸胁,则胸胁胀满,咳唾引痛;饮在胸膈,则胸闷、咳喘,不能平卧,其形如肿;饮溢肌肤,则见肌肤水肿,无汗,身体疼重。

（二）瘀血

1.瘀血的概念

瘀血是指血行不畅,或停滞于局部,或离经之血积存体内不能及时消散所形成的病理产物。

2.瘀血的形成

由于血液运行与五脏、气、津液、温度等很多因素有关,所以引起瘀血的原因也是较为复杂的。主要有以下五个方面。

（1）气虚引起血瘀:气为血帅,血液的运行必须依赖着气的推动作用。气虚行血无力,血行迟缓而瘀滞。

（2）气滞引起血瘀:气停留阻滞于局部,不能行血,血液因之而停滞,从而形成瘀血。

（3）血寒引起血瘀:血液得温则行,遇寒则凝。寒性凝滞,侵入血中,则血行迟缓或停滞于局部,形成瘀血。

（4）血热引起血瘀:热入血中,灼伤津液,使得血行迟缓,形成瘀血。或热邪损伤血络,迫血妄行,引起出血,而形成瘀血。

（5）外伤引起血瘀跌扑损伤:造成血离经脉,积存于体内不得消散而形成瘀血。

3.瘀血病证的共同特点

（1）疼痛:其性质多为刺痛,痛处固定不移,拒按,夜间痛甚。

（2）肿块:外伤肌肤局部,可见青紫肿胀;淤积于体内,久聚不散,则可形成癥积,按之有痞块,固定不移。

（3）出血:血色多呈紫暗色,并夹有血块。

（4）望诊方面:久瘀可见面色黧黑,肌肤甲错,唇甲青紫,舌质暗紫,舌边尖部有瘀点、瘀斑。

（5）脉象多见细涩、沉弦或结代等。

4.瘀血的病证特点

瘀血的病证特点因瘀阻的部位和形成瘀血的原因不同而异。常见者为瘀阻于心,影响心主血脉,可见心悸,胸闷胸痛,口唇指甲青紫;瘀血攻心,影响心神,可致发狂;瘀阻于肺,可见胸痛,咳血;瘀阻胃肠,可见呕血,大便色黑如漆;瘀阻于肝,可见胁痛痞块;瘀阻胞宫,可见少腹疼痛,月经不调,痛经,闭经,经色紫暗成块,或见崩漏;瘀阻肢体末端,可成脱骨疽;瘀于肢体肌肤局部,可见局部肿痛青紫。

（王 赛）

第二节 病 机

病机,即疾病发生、发展与变化的机制。疾病过程极其复杂,牵涉局部和全身的各个层次,对病机的研究也可以从不同的层面和角度进行,从而形成多层次的病机理论。

第一层次为基本病机,包括邪正盛衰、阴阳失调、精气血津液失常。第二层次是从脏腑、经络等某一系统来研究疾病的发生、发展、变化和结局的基本规律,如脏腑病机、经络病机等。第三层次是研究某一类疾病的发生、发展、变化和结局的基本规律,如六经病机、卫气营血病机和三焦病机等。第四层次是研究某一种病证的发生、发展、变化和结局的基本规律,如感冒的病机、哮证的病机、痰饮的病机、疟疾的病机等。第五层次是研究某一种症状的发生、发展、变化的病机,如疼痛的病机、发热的病机、健忘的病机等。本节仅讨论基本病机。

一、基本病机

基本病机是指机体对于致病因素侵袭所产生的最基本的病理变化,是病机变化的一般规律。基本病机主要包括邪正盛衰、阴阳失调和精气血津液的病理变化,内生"五邪"是在上述病变基础上产生的常见病理状态,有重要临床意义,故一并介绍。

(一)邪正盛衰

邪正盛衰,是指在疾病过程中,机体的抗病能力与致病邪气之间相互斗争中所发生的盛衰变化。

邪气侵犯人体后,正气和邪气即相互发生作用,一方面是邪气对机体的正气起着损害作用;另一方面是正气对邪气的抗御、驱除作用,及正气的康复功能。邪正双方不断斗争的态势和结果,不仅关系着疾病的发生,而且直接影响着疾病的发展和转归,同时也决定病证的虚实变化。从一定意义上来说,疾病过程就是邪正斗争及其盛衰变化的过程。

1.邪正盛衰与虚实变化

在疾病过程中,正气和邪气这两种力量不是固定不变的,而是在其不断斗争的过程中,发生力量对比的消长盛衰变化。一般地说,正气增长而旺盛,则促使邪气消退;反之,邪气增长而亢盛,则会损耗正气。随着体内邪正的消长盛衰变化,形成了疾病的虚实病机变化。

(1)虚实病机。《素问·通评虚实论》言:"邪气盛则实,精气夺则虚。"虚和实是相比较而言的一对病机概念。

实指邪气盛,是以邪气亢盛为矛盾主要方面的一种病理状态。虽然邪气强盛,而正气未衰,能积极与邪抗争,故正邪相搏,斗争剧烈,反应明显,临床上出现一系列病理性反映比较剧烈的、有余的证候,并表现相应的典型的症状,称为实证。

实证常见于体质壮实的患者外感六淫和疠气致病的初期和中期,或由于湿、痰、水饮、食积、气滞、瘀血等引起的内伤病证。常见壮热、狂躁、声高气粗、腹痛拒按、二便不通、脉实有力、舌苔厚腻等;而内伤病实证则表现为痰涎壅盛、食积不化、水湿泛滥、气滞瘀血等各种病变。

虚指正气不足,是以正气虚损为矛盾主要方面的一种病理反映。亦即机体的正气虚弱,防御能力和调节能力低下,对于致病邪气的斗争无力,而邪气已退或不明显,故难以出现邪正斗争剧

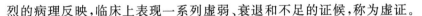

烈的病理反映,临床上表现一系列虚弱、衰退和不足的证候,称为虚证。

虚证,多见于素体虚弱,精气不充;或外感病的后期,以及各种慢性病证日久,耗伤人体的精血津液,正气化生无源;或因暴病吐利、大汗、亡血等使正气随津血而脱失,以致正气虚弱,或阴阳偏衰。临床上,虚证常见神疲体倦、面色无华、气短、自汗、盗汗,或五心烦热,或畏寒肢冷,脉虚无力等表现。

(2)虚实变化:邪正的消长盛衰,不仅可以产生比较单纯的虚或实的病理变化,而且在某些病程较长、病情复杂的疾病中,还会出现虚实之间的多种变化,主要有虚实错杂、虚实转化及虚实真假。

虚实错杂:指在疾病过程中,邪盛和正虚同时存在的病理状态。邪盛正伤,或疾病失治、误治,以致病邪久留,损伤人体正气;或因虚体受邪,正气无力祛邪外出;或本已正虚,又兼内生水湿、痰饮、瘀血等病理产物凝结阻滞,都可形成正虚邪实的虚实错杂病变。细分之下,虚实错杂又有虚中夹实和实中夹虚两种情况。

虚中夹实:是指病理变化以正虚为主,又兼有实邪为患的病理状态。如临床上的脾虚湿滞证,由于脾气不足,运化无权,而致湿邪内生,阻滞中焦。临床上既有属脾气虚弱的神疲肢倦、饮食少思、食后腹胀、大便不实等症状,又兼见属湿滞病变的口黏、脘痞、舌苔厚腻等表现。

实中夹虚:指病理变化以邪实为主,又兼有正气虚损的病理状态。如在外感热病发展过程中,由于热邪伤阴,可形成邪热炽盛、阴气受伤的病证。临床表现既有高热气粗、心烦不安、面红目赤、尿赤便秘、苔黄脉数等实热见症,又兼见口渴引饮、气短心悸、舌燥少津等阴气不足症。

另外,从病位来分析虚实错杂的病机,尚有表里、上下等虚实不同的错杂证候,如表实里虚、里实表虚、上实下虚、下实上虚等。

虚实转化:指在疾病过程中,由于邪气伤正,或正虚而邪气积聚,发生病机性质由实转虚或因虚致实的变化。

虚实真假:指在某些特殊情况下,疾病的临床表现可见与其病机的虚实本质不符的假象,主要有真实假虚和真虚假实两种情况。

真实假虚:是指病机的本质为"实",但表现出"虚"的临床假象。一般是由于邪气亢盛,结聚体内,阻滞经络,气血不能外达所致,故真实假虚又称为"大实有羸状"。如热结胃肠的里热炽盛证,一方面有大便秘结、腹痛硬满、谵语等实热症状,同时因阳气被郁,不能四布,而见面色苍白、四肢逆冷、精神委顿等状似虚寒的假象。再如小儿食积而出现的腹泻,妇科瘀血内阻而出现的崩漏下血等,也属此类。

真虚假实:是指病机的本质为"虚",但表现出"实"的临床假象。一般是由于正气虚弱,脏腑经络之气不足,推动、激发功能减退所致,故真虚假实证又称为"至虚有盛候"。如脾气虚弱,运化无力,可见脘腹胀满、疼痛(但时作时减)等假实征象。再如老年或大病久病,因气虚推动无力而出现的便秘(大便不干不硬,但排泄无力),也属此类。

总之,在疾病的发生和发展过程中,病机的虚和实是相对的。由实转虚、因虚致实和虚实夹杂,常常是疾病发展过程中的必然趋势。因此,在临床上不能以静止的、绝对的观点来对待虚和实的病机变化,而应以动态的、相对的观点来分析虚和实的病机。特别在有虚实真假的特殊情况时,必须透过现象看本质,才能不被假象所迷惑,真正把握住疾病的虚实变化。

2.邪正盛衰与疾病转归

在疾病的发生、发展过程中,由于邪正双方的斗争,其力量对比不断发生消长盛衰的变化,这种变化对疾病转归起着决定性的作用。一般而论,正胜邪退,疾病趋向于好转和痊愈;邪胜正衰,则疾病趋向于恶化,甚则导致死亡;若邪正力量相持不下,则疾病趋向迁延或慢性化。

(1)正胜邪退:是指在疾病过程中,正气奋起抗邪,正气渐趋强盛,而邪气渐趋衰减,疾病向好转和痊愈方向发展的一种病理变化,也是在许多疾病中最常见的一种转归。这是由于患者的正气比较充盛,抗御病邪的能力较强,或因为邪气较弱,或因及时、正确的治疗,邪气难以进一步发展,进而促使病邪对机体的侵害作用消失或终止,精气血津液等的耗伤和机体的脏腑、经络等组织的病理性损害逐渐得到康复,机体的阴阳两个方面在新的基础上又获得了相对平衡,疾病即告痊愈。

(2)邪胜正衰:是指在疾病过程中,邪气亢盛,正气虚弱,机体抗邪无力,疾病向恶化、危重,甚至向死亡方面转归的一种病理变化。这是由于机体的正气虚弱,或由于邪气的炽盛,或因失于治疗,或治疗不当,机体抗御病邪的能力日趋低下,不能制止邪气的侵害作用,邪气进一步发展,机体受到的病理性损害日趋严重,则病情因而趋向恶化和加剧。若正气衰竭,邪气独盛,脏腑经络及精血津液的生理功能衰惫,阴阳离决,则机体的生命活动亦告终止。例如,在外感病过程中,"亡阴""亡阳"等证候的出现,即是正不敌邪,邪胜正衰的典型表现。

(3)邪正相持:指在疾病过程中,机体正气不甚虚弱,而邪气亦不亢盛,则邪正双方势均力敌,相持不下,病势处于迁延状态的一种病理过程。此时,由于正气不能完全祛邪外出,因而邪气可以稽留于一定的部位,病邪既不能消散,亦不能深入传变,故又称之为"邪留"或"邪结"。一般说来,邪气留结之处,即是邪正相搏,病理表现明显之所。疾病随邪留部位的不同而有不同的临床表现。

若正气大虚,余邪未尽,或邪气深伏伤正,正气无力驱尽病邪,致使疾病处于缠绵难愈的病理过程,称为正虚邪恋。正虚邪恋,可视为邪正相持的一种特殊病机,一般多见于疾病后期,且是多种疾病由急性转为慢性,或慢性病久治不愈,或遗留某些后遗症的主要原因之一。

(二)阴阳失调

阴阳失调是由于邪气侵犯人体导致阴阳失去平衡协调而出现的阴阳偏胜、偏衰、互损、格拒、亡失等一系列病理变化。同时,阴阳失调又是脏腑、经络、营卫等相互关系失调及气机升降出入运动失常的概括。本节着重讨论阴阳失调的阴阳偏胜、阴阳偏衰、阴阳互损、阴阳格拒、阴阳亡失机制。

1.阴阳偏胜

阴阳偏胜是指人体阴阳双方中的某一方的病理性亢盛状态,属"邪气盛则实"的实证。

阳邪侵入人体,机体阴气与之相搏,邪胜则病成,可形成阳偏胜;阴邪侵入人体,机体阳气与之抗争,邪胜则病成,可形成阴偏胜。机体的精气血津液代谢失常,"邪"自内生,亦可分阴阳两类,如内寒内湿属阴而内火内热属阳,从而表现为阴偏胜或阳偏胜的病理变化。《素问·阴阳应象大论》言:"阳胜则热,阴胜则寒。"明确地指出了阳偏胜和阴偏胜病机的临床表现特点。

阴阳是相互制约的,一方偏胜必然制约另一方而使之虚衰。阳偏胜伤阴可引起阳盛兼阴虚,进而发展为阴虚的病变;阴偏胜伤阳可导致阴盛兼阳虚,进而发展为阳虚的病变。所以《素问·阴阳应象大论》又说"阳胜则阴病,阴胜则阳病",指出了阳偏胜或阴偏胜的必然发展趋势。

(1)阳偏胜:即是阳盛,是指机体在疾病过程中,所出现的一种阳气病理性偏盛,功能亢奋,机体反应性增强,热量过剩的病理状态。一般地说,其病机特点多表现为阳盛而阴未虚的实热证。

形成阳偏胜的主要原因:多由于感受温热阳邪,或虽感受阴邪,但从阳化热,也可由于情志内

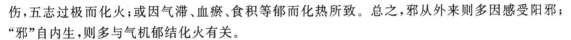

伤,五志过极而化火;或因气滞、血瘀、食积等郁而化热所致。总之,邪从外来则多因感受阳邪;"邪"自内生,则多与气机郁结化火有关。

阳气的病理性亢盛,则以热、动、燥为其特点,故阳气偏胜可见壮热、烦渴、面红、目赤、尿黄、便干、苔黄、脉数等症。如果病情发展,阳热亢盛且明显耗伤机体阴气,病则从实热证转化为实热兼阴亏证,若阴气大伤,病可由实转虚而发展为虚热证。

(2)阴偏胜:即是阴盛,是指机体在疾病过程中所出现的一种阴气病理性偏盛,功能抑制,热量耗伤过多,病理性代谢产物积聚的病理状态。一般地说,其病机特点多表现为阴盛而阳未虚的实寒证。

形成阴偏胜的主要原因:多由于感受寒湿阴邪,或过食生冷,寒邪中阻等,机体阳气难以与之抗争而致阴气的病理性亢盛。阴气的病理性亢盛,则以寒、静、湿为其特点,如形寒、肢冷、蜷卧、舌淡而润、脉迟等,即是阴气偏胜的具体表现。由于阴寒内盛多伤阳气,故在阴偏胜时,常同时伴有程度不同的阳气不足,形成实寒兼阳虚证,若阳气伤甚,病可由实转虚,发展为虚寒证。

2.阴阳偏衰

阴阳偏衰是指人体阴阳双方中的一方虚衰不足的病理状态,属"精气夺则虚"的虚证。

阴气或阳气的某一方减少或功能减退时,则不能制约对方而引起对方的相对亢盛,形成"阳虚则阴盛""阳虚则寒"(虚寒)"阴虚则阳亢""阴虚则热"(虚热)的病理变化。

(1)阳偏衰:即阳虚,是指机体阳气虚损,功能减退或衰弱,代谢减缓,产热不足的病理状态。一般地说,其病机特点多表现为机体阳气不足,阳不制阴,阴气相对偏亢的虚寒证。

形成阳偏衰的主要原因:多由于先天禀赋不足,或后天失养,或劳倦内伤,或久病损伤阳气所致。人体阳气虚衰,突出地表现为温煦、推动和兴奋功能减退。

由于阳气的温煦功能减弱,因而人体热量不足,难以温暖全身而出现寒象,见畏寒肢冷等症。由于阳气的推动作用不足,经络、脏腑等组织器官的某些功能活动也因之而减退,加之温煦不足,则血液凝滞,脉络缩蜷,津液停滞而成水湿痰饮。由于兴奋作用减弱,可见精神不振,喜静萎靡症状。以上便是"阳虚则寒"的主要机制。阳虚则寒,虽也可见到面色㿠白、畏寒肢冷、脘腹冷痛、舌淡、脉迟等寒象,但还有喜静蜷卧、小便清长、下利清谷、脉微细等虚象。所以,阳虚则寒与阴胜则寒,不仅在病机上有区别,而且在临床表现方面也有不同:前者是虚而有寒;后者是以寒为主,虚象不明显。

阳气不足一般以脾肾阳虚衰常见,亦可发于五脏六腑,如心阳、肺阳、肝阳、脾阳、胃阳和肾阳等,皆可出现虚衰病变。肾阳为诸阳之本,"五脏之阳气,非此不能发",所以肾阳虚衰(命门之火不足)在阳气偏衰的病机中占有极其重要的地位。阳气一般由精血津液中属阳的部分化生,尤其以精血为主要化生之源;故精血大伤,可致阳气化生无源而虚衰,阳不制阴,发为虚寒性病证。

(2)阴偏衰:即阴虚,是指机体阴气不足,阴不制阳,导致阳气相对偏盛,功能虚性亢奋的病理状态。一般地说,其病机特点多表现为阴气不足,阳气相对偏盛的虚热证。

形成阴偏衰的主要原因:多由于阳邪伤阴,或因五志过极,化火伤阴,或因久病伤阴所致。阴偏衰时,主要表现为凉润、抑制与宁静的功能减退,从而出现虚热、失润及虚性亢奋的症状。所谓阴虚则热,即是指阴气不足,不能制阳,阳气相对亢盛,从而形成阴虚内热、阴虚火旺和阴虚阳亢等多种表现。如五心烦热、骨蒸潮热、面红升火、消瘦、盗汗、咽干口燥、舌红少苔、脉细数等,即是阴虚则热的表现。阴虚则热与阳胜则热的病机不同,其临床表现也有所区别:前者是虚而有热;后者是以热为主,虚象并不明显。

阴气不足一般以肾阴亏虚为主,亦可见于五脏六腑,如肺阴、脾阴、胃阴、心阴、肝阴和肾阴,皆可发生亏虚的病变。肾阴为诸阴之本,"五脏之阴气,非此不能滋",所以肾阴不足在阴偏衰的病机中占有极其重要的地位。阴气一般由精血津液中属阴的部分化生,尤其以津液为主要化生之源,故阳热亢盛,必耗津液而致阴气不足,而津液大伤,又可致阴气化生无源而亏虚,阴不制阳,发为虚热性病证。

3.阴阳互损

阴阳互损是指在阴或阳任何一方虚损的前提下,病变发展影响及相对的一方,形成阴阳两虚的病机。在阴虚的基础上,继而导致阳虚,称为阴损及阳;在阳虚的基础上,继而导致阴虚,称为阳损及阴。阴阳双方之间本来存在着相互依存、相互资生、互为化源和相互为用的关系,一方亏虚或功能减退,不能资助另一方或促进另一方的化生,必然导致另一方的虚衰或功能减退。如唐代王冰注《素问·四气调神大论》言:"阳气根于阴,阴气根于阳,无阴则阳无以生,无阳则阴无以化。"

(1)阴损及阳:是指由于阴精或阴气亏损,累及阳气生化不足或无所依附而耗散,从而在阴虚的基础上又导致了阳虚,形成了以阴虚为主的阴阳两虚病理状态。如肝阳上亢一证,其病机主要为肝肾阴虚,水不涵木,阴不制阳的阴虚阳亢,但病情发展,亦可进一步耗伤肝肾精血,影响肾阳化生,继而出现畏寒、肢冷、面色㿠白、脉沉细等肾阳虚衰症状,转化为阴损及阳的阴阳两虚证。

(2)阳损及阳:是指由于阳气虚损,无阳则阴无以生,从而在阳虚的基础上又导致了阴虚,形成以阳虚为主的阴阳两虚病理状态。如肾阳亏虚、水泛为肿一证,其病机主要为阳气不足,气化失司,水液代谢障碍,津液停聚而水湿内生,溢于肌肤所致。但其病变发展,则又可因阳气不足而导致阴气化生无源而亏虚,出现日益消瘦,烦躁升火,甚则阳升风动而抽搐等肾阴亏虚之征象,转化为阳损及阴的阴阳两虚证。

4.阴阳格拒

阴阳格拒是在阴阳偏盛基础上由阴阳双方相互排斥而出现寒热真假病变的一类病机,包括阴盛格阳和阳盛格阴两方面。阴阳相互格拒的机制,在于阴阳双方的对立排斥,即阴或阳的一方偏盛至极,壅遏于内,将另一方排斥格拒于外,迫使阴阳之间不相维系,从而出现真寒假热或真热假寒的复杂病变。如明代虞抟《医学正传》言:"假热者,水极似火,阴证似阳也……此皆阴盛格阳,即非热也。""至若假寒者,火极似水,阳证似阴也……亦曰阳盛格阴也。"

(1)阴盛格阳:又称格阳,是指阴寒偏盛至极,壅闭于内,逼迫阳气浮越于外一而相互格拒的一种病理状态。阴寒内盛是疾病的本质,由于排斥阳气于外,可在原有面色苍白、四肢逆冷、精神萎靡、畏寒蜷卧、脉微欲绝的阴气壅盛于内表现的基础上,又出现面红、烦热、口渴、脉大无根等假热之象,故称其为真寒假热证。

(2)阳盛格阴:又称格阴,是指阳热偏盛至极,深伏于里,阳气被遏,郁闭于内,不能外达于肢体而将阴气排斥于外的一种病理状态。阳盛于内是疾病的本质,但由于格阴于外,可在原有壮热、面红、气粗、烦躁、舌红、脉数大有力等邪热内盛表现的基础上,又现四肢厥冷、脉象沉伏等假寒之象,故称为真热假寒证。

5.阴阳亡失

阴阳的亡失包括亡阴和亡阳两类,是指机体的阴气或阳气突然大量地亡失,导致生命垂危的一种病理状态。

(1)亡阳是指机体的阳气发生突然大量脱失,而致全身功能严重衰竭的一种病理状态。

一般地说,亡阳多由于邪气太盛,正不敌邪,阳气突然脱失所致;也可因汗出过多,吐、利无度,津液过耗,阳随阴泄,阳气外脱;或由于素体阳虚,劳伤过度,阳气消耗过多所致;亦可因慢性疾病,长期大量耗散阳气,终至阳气亏损殆尽,而出现亡阳。

阳气暴脱,多见大汗淋漓、心悸气喘、面色苍白、四肢逆冷、畏寒蜷卧、精神萎靡、脉微欲绝等生命垂危的临床征象。

(2)亡阴是指由于机体阴气发生突然大量消耗或丢失,而致全身功能严重衰竭的一种病理状态。

一般地说,亡阴多由于热邪炽盛,或邪热久留,大量煎灼津液,或逼迫津液大量外泄而为汗,以致阴气随之大量消耗而突然脱失。也可由于长期大量耗损津液和阴气,日久导致亡阴者。

阴气脱失多见手足虽温而大汗不止、烦躁不安、心悸气喘、体倦无力、脉数疾躁动等危重征象。

亡阴和亡阳,在病机和临床征象等方面,虽然有所不同,但由于机体的阴和阳存在着互根互用的关系,阴亡,则阳无所依附而散越;阳亡,则阴无以化生而耗竭。故亡阴可以迅速导致亡阳,亡阳也可继而出现亡阴,最终导致“阴阳离决,精气乃绝”,生命活动终止而死亡。

综上所述,阴阳失调的病机,是以阴阳的属性,阴和阳之间所存在着的对立制约、互根互用以及相互消长、转化等理论,来阐释、分析、综合机体病变的机制。因此,阴阳失调的各种病机,并不是固定不变的,而是随着病情的进退和邪正盛衰等情况的改变而变化,在阴阳的偏胜和偏衰之间,亡阴和亡阳之间,都存在着内在的密切联系。

(三)气血失常

1.气的失常

气的失常主要包括两个方面:一是气的生化不足或耗散太过,形成“气虚”的病理状态。二是气的运动失常,出现气滞、气逆、气陷、气闭或气脱等“气机失调”的病理变化。

(1)气虚指一身之气不足及其功能低下的病理状态。

气虚的原因:主要由于先天禀赋不足,或后天失养,或肺脾肾的功能失调而致气的生成不足。也可因劳倦内伤,久病不复等,使气过多消耗而致。

气虚的共同症状特点:劳累后加重,休息后减轻。气虚的常见临床表现:精神委顿、倦怠乏力、眩晕、自汗、易于感冒、面色㿠白、舌淡、脉虚等症状。偏于元气虚者,可见生长发育迟缓,生殖功能低下等症;偏于宗气虚者,可见动则心悸、呼吸气短等症。营卫气虚和脏腑、经络气虚的病机,则各有特点,临床表现亦各有不同。

(2)气机失调是指气的升降出入失常而引起的气滞、气逆、气陷、气闭、气脱等病理变化。

气滞:指气的流通不畅,郁滞不通的病理状态。气滞主要由于情志抑郁,或痰、湿、食积、热郁、瘀血等的阻滞,影响到气的流通;或因脏腑功能失调,如肝气失于疏泄、大肠失于传导等,皆可形成局部或全身的气机不畅或郁滞,从而导致某些脏腑、经络的功能障碍。气滞一般属于邪实为患,但亦有因气虚推动无力而滞者。气滞的共同特点不外闷、胀、疼痛。气滞的病理表现有多个方面:气滞于某一经络或局部,可出现相应部位的胀满、疼痛。气滞则血行不利,津液输布不畅,故气滞甚者可引起血瘀、津停,形成瘀血、痰饮水湿等病理产物。由于肝升肺降、脾升胃降,在调整全身气机中起着极其重要的作用,故脏腑气滞以肺、肝、脾胃为多见。肺气壅塞,见胸闷、咳喘;肝郁气滞,见情志不畅、胁肋或少腹胀痛;脾胃气滞,见脘腹胀痛,休作有时,大便秘结等。因气虚而滞者,一般在闷、胀、痛方面不如实证明显,并兼见相应的气虚征象。

气逆:指气升之太过,或降之不及,以脏腑之气逆上为特征的一种病理状态。气逆多由情志所伤,或因饮食不当,或因外邪侵犯,或因痰浊壅阻所致,气逆于上,以实为主,亦有因虚而气机上逆者。气逆最常见于肺、胃和肝等脏腑。在肺,则肺失肃降,肺气上逆,发为咳逆上气。在胃,则胃失和降,胃气上逆,发为恶心、呕吐、嗳气、呃逆。在肝,则肝气上逆,发为头痛头胀,面红目赤,易怒等症。由于肝为刚脏,主动主升,而又为藏血之脏,因此,在肝气上逆时,甚则可导致血随气逆,或为咯血、吐血,乃至壅遏清窍而致昏厥。

气陷:指气的上升不足或下降太过,以气虚升举无力而下陷为特征的一种病理状态。气陷多由气虚病变发展而来,尤与脾气的关系最为密切。若素体虚弱,或病久耗伤,致脾气虚损,清阳不升,或中气下陷,从而形成气虚下陷的病变。气陷的病理变化,主要有"上气不足"与"中气下陷"两方面。①"上气不足",主要指上部之气不足,头目失养的病变。一般由于脾气虚损,升清之力不足,无力将水谷精微上输于头目,致头目失养,可见头晕、目眩、耳鸣等症。②"中气下陷",指脾气虚损,升举无力,气机趋下,内脏位置维系无力,而发生某些内脏的位置下移,形成胃下垂、肾下垂、子宫脱垂、脱肛等病变。

气闭:即气机闭阻,外出严重障碍,以致清窍闭塞,出现昏厥的一种病理状态。气闭多由情志刺激,或外邪、痰浊等闭塞气机,使气不得外出而闭塞清窍所致。气闭的临床所见,有因触冒秽浊之气所致的闭厥,突然精神刺激所致的气厥,剧痛所致的痛厥,痰闭气道之痰厥等,其病机都属于气的外出突然严重受阻,而陷于清窍闭塞,神失所主的病理状态。气闭发生急骤,以突然昏厥,不省人事为特点,多可自行缓解,亦有因闭不复而亡者。其临床表现,除昏厥外,随原因不同而伴相应症状。

气脱:即气不内守,大量向外亡失,以致功能突然衰竭的一种病理状态。气脱多由于正不敌邪,或慢性疾病,正气长期消耗而衰竭,以致气不内守而外脱;或因大出血、大汗等气随血脱或气随津泄而致气脱,从而出现功能突然衰竭的病理状态。气脱可见面色苍白、汗出不止、目闭口开、全身瘫软、手撒、二便失禁、脉微欲绝或虚大无根等症状。

2.血的失常

血的失常,一是因血液的生成不足或耗损太过,致血的濡养功能减弱而引起的血虚;二是血液运行失常而出现的血瘀、出血等病理变化。

(1)血虚是指血液不足,血的濡养功能减退的病理状态。

失血过多,新血不能生成补充;或因脾胃虚弱,饮食营养不足,血液生化乏源;或因血液的化生功能障碍;或因久病不愈,慢性消耗等因素而致营血暗耗等,均可导致血虚。脾胃为气血生化之源;肾主骨生髓,输精于肝,皆可化生血液,故血虚的成因与脾胃、肾的关系较为密切。

全身各脏腑、经络等组织器官,都依赖于血的濡养而维持其正常的生理功能,所以血虚就会出现全身或局部的失荣失养,功能活动逐渐衰退等虚弱证候。血虚者气亦弱,故血虚除见失于滋荣的证候外,多伴气虚症状,常见面色淡白或萎黄、唇舌爪甲色淡无华、神疲乏力、头目眩晕、心悸不宁、脉细等临床表现。

心主血、肝藏血,血虚时心、肝两脏的症状比较多见。心血不足常见惊悸怔忡、失眠多梦、健忘、脉细涩或歇止等心失血养的症状。肝血亏虚见两目干涩、视物昏花,或手足麻木、关节屈伸不利等症。若肝血不足,导致冲任失调,又可出现女性经少,月经愆期,闭经诸症。

（2）血运失常：血液运行失常出现的病理变化，主要有血瘀和出血。

1）血瘀：是指血液的循行迟缓，流行不畅，甚则血液停滞的病理状态。

血瘀主要表现为血液运行郁滞不畅，或形成淤积，可以为全身性病变，亦可瘀阻于脏腑、经络、形体、官窍的某一局部，从而产生不同的临床表现。但无论病在何处，均易见疼痛，且痛有定处，甚则局部形成肿块，触之较硬，位置比较固定，如肿块生于腹内，称为"癥积"。另外，唇舌紫暗以及舌有瘀点、瘀斑，皮肤赤丝红缕或青紫，肌肤甲错，面色黧黑等，也是血液瘀滞的征象。

导致血瘀的病机，主要有气虚、气滞、痰浊、瘀血、血寒、血热等，此处只介绍血寒。

血寒是指血脉受寒、血流滞缓乃至停止不行的病理状态。多因外感寒邪，侵犯血分，形成血寒；亦可因阳气失于温煦所致。血寒的临床表现除见一般的阴寒证候外，常见血脉瘀阻而引起的疼痛，和手足、爪甲、皮肤及舌色青紫等表现。若寒凝心脉，心脉血气痹阻，可发生真心痛；寒凝肝脉，肝经血气瘀滞，可见胁下、少腹、阴部冷痛，或女性痛经、闭经等。寒阻肌肤血脉，则见冻伤等症。寒瘀互结酿毒于内，可生癥积。

2）出血：是指血液逸出血脉的病理状态。逸出血脉的血液，称为离经之血。若此离经之血不能及时消散或排出，蓄积于体内，则称为瘀血。瘀血停积体内，又可引起多种病理变化。若突然大量出血，可致气随血脱而引起全身功能衰竭。

导致出血的病机主要有血热、气虚、外伤及瘀血内阻等。此处仅叙述血热。

血热，即热入血脉之中，使血行加速，脉络扩张，或迫血妄行而致出血的病理状态。血热多由于热入血分所致，如温邪、疠气入于血分，或其他外感病邪入里化热，伤及血分。另外，情志郁结，五志过极化火，内火炽盛郁于血分，或阴虚火旺，亦致血热。血热病变，除一般热盛的证候外，由于血行加速，脉络扩张，可见面红目赤，肤色发红，舌色红绛，经脉异常搏动等症状。血热炽盛，灼伤脉络，迫血妄行，常可引起各种出血，如吐血、衄血、尿血、皮肤斑疹、月经提前量多等。心主血脉而藏神，血热则心神不安，可见心烦，或躁扰不安，甚则神昏、谵语、发狂等症。血热的临床表现，以既有热象，又有动血为其特征。

因为血液主要由营气和津液组成，热入血脉不仅可以耗伤营气、津液而致血虚，而且可由热灼津伤，使其失去润泽流动之性，变得浓稠，乃至干涸不能充盈脉道，血液运行不畅而为瘀。

3.气血失调

（1）气滞血瘀：指因气的运行郁滞不畅，导致血液运行障碍，继而出现血瘀的病理状态。

气滞血瘀的形成多因情志内伤、抑郁不遂、气机阻滞而致血瘀。肝主疏泄而藏血，肝气的疏泄作用在气机调畅中起着关键作用，因而气滞血瘀多与肝失疏泄密切相关，与心肺也有关。

临床上多见胸胁胀满疼痛、癥聚、癥积等病证。肺主气，调节全身气机，辅心运血，若邪阻肺气，宣降失司，日久可致心、肺气滞血瘀，而见咳喘、心悸、胸痹、唇舌青紫等表现。

气滞可导致血瘀，血瘀必兼气滞。由于气滞和血瘀互为因果，多同时并存，常难以明确区分孰先孰后。如闪挫外伤等因素，就是气滞和血瘀同时形成。但无论何种原因所致的气滞血瘀，辨别气滞与血瘀的主次则是必要的。

（2）气虚血瘀：指因气对血的推动无力而致血行不畅，甚至瘀阻不行的病理状态。

气虚血瘀的形成较多见于心气不足、运血无力而致的血行不畅，甚至瘀阻不行的病理状态。

临床表现常见于惊悸怔忡、喘促、水肿及气虚血滞的肢体瘫痪、痿废。另外，老年人多血瘀，且多气虚，故气虚血瘀病机在老年病中具有重要意义。

（3）气不摄血：指由于气虚不足，统摄血液的生理功能减弱，血不循经，逸出脉外，而导致各种出血的病理状态。

气不摄血的形成主要由于脾主统血功能失司，和心、肝、肺、肾、胃等脏腑功能不足有关。

临床表现见于咯血、吐血、紫斑、便血、尿血、崩漏等症，兼见面色不华、疲乏倦怠、脉虚无力、舌淡等气虚的表现。

（4）气随血脱：指在大量出血的同时，气也随着血液的流失而急剧散脱，从而形成气血并脱的危重病理状态。

各种大失血皆可导致气随血脱，较常见的有外伤失血、呕血和便血，或女性崩中，产后大出血等因素。血为气之载体，血脱则气失去依附，故气亦随之散脱而亡失。

临床上此症多表现为精神萎靡、眩晕或晕厥、冷汗淋漓、四末不温，或有抽搐，或见口干，脉芤或微细。

（5）气血两虚：即气虚和血虚同时存在的病理状态。

气血两虚多因久病消耗，气血两伤所致；或先有失血，气随血耗；或先因气虚，血化障碍而日渐衰少，从而形成气血两虚。气血两虚，则脏腑经络、形体官窍失之濡养，各种功能失之推动及调节，故可出现不荣或不用的病证。

临床上主要表现为肌体失养及感觉运动失常的病理征象，如面色淡白或萎黄、少气懒言、疲乏无力、形体瘦怯、心悸失眠、肌肤干燥、肢体麻木，甚至感觉障碍、肢体痿废不用等。

（四）津液代谢失常

津液代谢是一个复杂的生理过程，必须由多个脏腑的相互协调才能维持正常，诸如肺的宣发和肃降，脾的运化转输，肾与膀胱的蒸腾气化，三焦的通调，以及肝的疏泄功能都参与其中，以肺、脾、肾三脏的作用尤为重要，而其核心是气对津液的作用。因此，气的运动及其维持的气化过程，调节着全身的津液代谢。

因此，如果肺、脾、肾等有关脏腑生理功能异常，气的升降出入运动失去平衡，气化功能失常，均能导致津液生成、输布或排泄的失常，包括津液不足及津液在体内滞留的病理变化。

1.津液不足

津液不足，是指津液在数量上的亏少，进而导致内则脏腑，外而孔窍、皮毛，失于濡润、滋养，而产生一系列干燥枯涩的病理状态。

导致津液不足的原因主要有三方面：一是热邪伤津，如外感燥热之邪，灼伤津液；或邪热内生，如阳亢生热、五志化火等耗伤津液。二是丢失过多，如吐泻、大汗、多尿及大面积烧伤等，均可损失大量津液。三是生成不足，如体虚久病，脏腑气化功能减退，可见津液生成不足。另外，慢性疾病耗伤津液，亦致津液亏耗。

伤津常见于吐、泻之后。如夏秋季节，多有饮食伤中而致呕吐、泄泻或吐泻交作，损失大量津液者，如不及时补充，可出现目陷、螺瘪、尿少、口干舌燥、皮肤干涩而失去弹性；甚则见目眶深陷、啼哭无泪、小便全无、精神委顿、转筋等症。严重者，因血中津少而失其滑润流动之性，气随津泄而推动无力，血液运行不畅，而见面色苍白、四肢不温、脉微欲绝的危象。另外，炎夏、高热、多汗也易伤津，常见口渴引饮、大便燥结、小便短少色黄；气候干燥季节，常见口、鼻、皮肤干燥等均属于伤津为主的临床表现。

伤液见于热病后期或久病伤阴，所见到的形瘦骨立，大肉尽脱，肌肤毛发枯槁，或手足震颤、肌肉瞤动、唇裂、舌光红无苔或少苔，则属于脱液的临床表现。必须指出，津和液本为一体，伤津

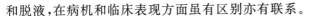

和脱液,在病机和临床表现方面虽有区别亦有联系。

一般而论,伤津主要是丢失水分,伤津未必脱液;脱液不但丧失水分,更损失精微营养物质,故脱液必兼津伤。从病情轻重而论,脱液重于伤津,可以说津伤乃液脱之渐;液脱乃津伤之甚。津易伤亦易补充,而液一般不易损耗,一旦亏损则较难恢复。但津伤可暴急发生而突然陷于气随津泄,甚至气脱的重危证候,则又非脱液可比。

2.津液输布排泄障碍

津液的输布和排泄是津液代谢中的两个重要环节。二者虽有不同,但其结果都能导致津液在体内不正常的停滞,成为内生水湿痰饮等病理产物的根本原因。

(1)津液的输布障碍:是指津液得不到正常的转输和布散,导致津液在体内环流迟缓,或在体内某一局部发生滞留。因而津液不化,可致水湿内生,酿痰成饮。引起津液输布障碍的原因很多,如肺失宣发和肃降,津液不得正常布散;脾失健运,运化水液功能减退,可致水饮不化;肝失疏泄,气机不畅,气滞津停;三焦的水道不利,不仅直接影响津液的环流,而且影响津液的排泄,凡此均致津液输布障碍而生痰饮水湿之患。上述多种成因中,以脾气的运化功能障碍具有特殊意义。因脾主运化,不仅对津液的输布起重要作用,而且在津液的生成方面具主导作用。脾失健运不但使津液的输布障碍,而且水液不归正化,变生痰湿为患。故《素问·至真要大论》言:"诸湿肿满,皆属于脾。"

(2)津液的排泄障碍:主要是指津液转化为汗液和尿液的功能减退,而致水液潴留体内,外溢于肌肤而为水肿。津液化为汗液,有赖肺气的宣发功能;津液化为尿液,有赖肾气的蒸化功能。肺和肾的功能减弱,虽然均可引起水液潴留,发为水肿,但肾气的蒸化作用失常则起着主导作用。这是因为,肾阳肾阴为五脏阴阳之本,能推动和调节各脏腑的输布和排泄水液功能,而且水液主要是通过尿液而排泄的。

湿浊困阻:多由脾虚运化功能减退,津液不能转输布散,聚为湿浊。湿性重浊黏滞,易于阻遏中焦气机,而见胸闷、脘痞、呕恶、腹胀、便溏、苔腻等症。

痰饮凝聚:多因脾、肺等脏腑功能失调,津液停而为饮,饮凝成痰。痰随气的升降,无处不到,病及脏腑经络,滞留于机体的不同部位而有多种的病理变化和多变的临床表现。饮停之部位比较局限,如停于胸胁的"悬饮",饮留于肺的"支饮"等。

水液潴留:多由肺、脾、肾、肝等脏腑功能失调,气不行津,津不化气,津液代谢障碍,潴留于肌肤或体内,发为水肿或腹水。

3.津液与气血关系失调

(1)水停气阻:指津液代谢障碍,水湿痰饮停留导致气机阻滞的病理状态。

因水湿痰饮皆有形之邪,易阻碍气的运行,即导致了水停气阻的形成。

其临床表现因水液停蓄的部位不同而异。如水饮阻肺,肺气壅滞,宣降失职,可见胸满咳嗽,喘促不能平卧;水饮凌心,阻遏心气,则可见心悸、心痛;水饮停滞中焦,阻遏脾胃气机,可致清气不升,浊气不降,而见头昏困倦,脘腹胀满,纳化呆滞;水饮停于四肢,则可使经脉气血阻滞,故除见水肿外,尚可见肢体沉重胀痛等临床表现。

(2)气随津脱:主要指津液大量丢失,气失其依附而随津液之外泄出现暴脱亡失的病理状态。

气随津脱多由高热伤津,或大汗伤津,或严重吐泻耗伤津液等所致。吐下之余,定无完气。

频繁而大量的呕吐、泄泻,皆可使气随津液的耗伤而脱失,出现面色苍白,神昏晕厥,汗出不止,目闭口开手撒,甚则二便失禁,脉微欲绝等症。

（3）津枯血燥：主要指津液亏乏枯竭，导致血燥虚热内生或血燥生风的病理状态。

因高热伤津，或烧伤引起津液损耗，或阴虚痨热，津液暗耗，均会导致津枯血燥。

临床表现为心烦、鼻咽干燥、肌肉消瘦，皮肤干燥，或肌肤甲错、皮肤瘙痒或皮屑过多、舌红少津等临床表现。

（4）津亏血瘀：主要指津液耗损导致血行瘀滞不畅的病理状态。

因高热、烧伤，或吐泻、大汗出等因素，致使津液大量亏耗，则血量减少，血液循行滞涩不畅，从而发生血瘀之病变。

临床表现除见原有津液不足的表现外，还出现舌质紫绛，或有瘀点、瘀斑，或见斑疹显露等症。

（5）血瘀水停：指因血脉瘀阻导致津液输布障碍而水液停聚的病理状态。

血中有津、脉外之津液可从脉络渗入血中，血瘀则津液环流不利；另外，血瘀必致气滞，也导致津停为水，故血瘀常伴水停。

临床上表现为心阳亏虚、运血无力、血脉瘀阻，除见心悸、气喘、口唇爪甲青紫、舌有瘀点或瘀斑，甚则胁下痞块等症外，亦见下肢、面目水肿，即属此候。

（五）内生"五邪"

内生"五邪"，是指在疾病的发展过程中，由于脏腑经络及精气血津液的功能失常而产生的化风、化寒、化湿、化燥、化火等病理变化。因病起于内，又与风、寒、湿、燥、火外邪所致病证的临床征象类似，故分别称为"内风""内寒""内湿""内燥"和"内火"，统称为内生"五邪"。

1.风气内动

（1）概念：风气内动，即是"内风"。由于"内风"与肝的关系较为密切，故又称肝风内动或肝风。

（2）形成和表现：内风是指疾病发展过程中，主要因为阳盛，或阴虚不能制阳，阳升无制，出现动摇、眩晕、抽搐、震颤等类似风动的病理状态。《素问·至真要大论》言："诸暴强直，皆属于风。""诸风掉眩，皆属于肝。"即指明了内风的临床表现，不仅与外风为病相类似，而且指出了与肝的密切关系。

1）风气内动：主要是体内阳气亢逆变动所致。《临证指南医案》指出："内风乃身中阳气之变动。"内风的病机，主要有肝阳化风、热极生风、阴虚风动、血虚生风等。

2）肝阳化风：多由于情志所伤，肝气郁结，郁久化火而亢逆，或暴怒伤肝，肝气亢逆，或操劳过度，耗伤肝肾之阴，阴虚不能制阳，水亏不得涵木，肝阳因之浮动不潜，升而无制，亢逆之阳气化风，形成风气内动。在肝阳上亢表现的基础上，可见筋惕肉瞤、肢麻震颤、眩晕欲仆，甚则口眼㖞斜、半身不遂。严重者，则因血随气升而发卒然厥仆。

3）热极生风：又称热甚动风。多见于热性病的极期，由于火热亢盛，化而为风，并因邪热煎灼津液，伤及营血，燔灼肝经，筋脉失其柔顺之性，而出现痉厥、抽搐、鼻翼翕动、目睛上吊等临床表现，常伴有高热、神昏、谵语。

4）阴虚风动：多见于热病后期，津液和阴气大量亏损，或由于久病耗伤，津液及阴气亏虚所致。主要病机是津液枯竭，阴气大伤，失其凉润柔和之能，既对筋脉失之滋润，又不能制阳而致阳气相对亢盛，因而产生筋挛肉瞤、手足蠕动等动风症状，并见低热起伏、舌光少津、脉细如丝等阴竭表现。

5）血虚生风：多由于生血不足或失血过多，或久病耗伤营血，肝血不足，筋脉失养，或血不荣

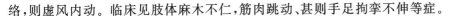

络,则虚风内动。临床见肢体麻木不仁,筋肉跳动、甚则手足拘挛不伸等症。

另外,并非所有内风病证的病位皆为肝,如小儿慢脾风,其病机主要在于脾土虚。

2.寒从中生

(1)概念:寒从中生,又称"内寒",是指机体阳气虚衰,温煦气化功能减退,虚寒内生,或阴寒之气弥漫的病理状态。

(2)形成及表现:因先天禀赋不足,阳气素虚,或久病伤阳,或外感寒邪,过食生冷,损伤阳气,以致阳气虚衰。阳气虚衰,不能制阴祛寒,故阴寒内盛。一般表现为阳热不足,温煦失职,虚寒内生,可见面色苍白,畏寒喜热,肢末不温,舌质淡胖,苔白滑润,脉沉迟弱或筋脉拘挛,肢节痹痛等症。内寒的病机主要与脾肾阳虚有关。脾为气血生化之源,脾阳能达于肌肉四肢。肾阳为人身阳气之根,能温煦全身脏腑形体。故脾肾阳气虚衰,则温煦失职,最易表现虚寒之象,而尤以肾阳虚衰为关键。故《素问·至真要大论》言:"诸寒收引,皆属于肾。"阳气虚衰,则蒸化水液的功能减退或失司,水液代谢障碍,从而导致病理产物的积聚或停滞,形成水湿、痰饮等。故《素问·至真要大论》言:"诸病水液,澄彻清冷,皆属于寒。"临床多见尿频清长,涕唾痰涎稀薄清冷,或大便泄泻,或水肿等,多由阳气不足,蒸化无权,津液不能正常输布代谢所致。

阳气虚衰,不能温煦血脉,反生内寒以收引血脉,血脉收缩则血流迟缓不畅,重者可致血液停积于血脉和脏腑之中,形成瘀血。临床可见痛处固定,遇寒加重。

"内寒"与"外寒"之间区别:"内寒"的临床特点主要是虚而有寒,以虚为主;"外寒"的临床特点是以寒为主,亦可因寒邪阻阳而兼虚象。两者之间的主要联系:寒邪侵犯人体,必然会损伤机体阳气,而最终导致阳虚;而阳气素虚之体,则又因抗御外邪能力低下,易感寒邪而致病。

3.湿浊内生

(1)概念:湿浊内生,又称"内湿",是指由于脾的运化功能和输布津液的功能障碍,从而引起湿浊蓄积停滞的病理状态。由于内生之湿多因脾虚,故又称之为脾虚生湿。

(2)形成及表现:内湿的产生,多因过食肥甘,嗜烟好酒,恣食生冷,内伤脾胃,致使脾失健运不能为胃行其津液,或喜静少动,素体肥胖,情志抑郁,致气机不利,津液输布障碍,聚而成湿所致。因此,脾的运化失职是湿浊内生的关键。

脾主运化有赖于肾阳的温煦气化。因此,内湿不仅是脾阳虚津液不化而形成的病理产物,在肾阳虚衰时,亦必然影响及脾之运化而导致湿浊内生。反之,由于湿为阴邪,湿胜则可损伤阳气,故湿浊内困,久之必损及脾阳肾阳,而致阳虚湿盛之证。另外,湿浊可以聚而为痰,留而为饮,积而成水,变生多种病患。

湿性重浊黏滞,多阻遏气机,故其临床表现常可随湿邪阻滞部位的不同而异。如湿邪留滞经脉之间,则见头闷重如裹,肢体重着或屈伸不利,故《素问·至真要大论》言:"诸痉项强,皆属于湿。"湿犯上焦,则胸闷咳嗽;湿阻中焦,则脘腹胀满、食欲缺乏、口腻或口甜、舌苔厚腻;湿滞下焦,则腹胀便溏、小便不利;水湿泛溢于皮肤肌腠,则发为水肿。故《素问·六元正纪大论》言:"湿胜则濡泄,甚则水闭胕肿。"湿浊虽可阻滞于机体上、中、下三焦的任何部位,但仍以湿阻中焦脾胃为多。

此外,外感湿邪与内生湿浊在其形成方面虽然有所区别,但二者亦常相互影响。湿邪外袭每易伤脾,脾失健运又滋生内湿。故临床所见,脾失健运,内湿素盛之体,易外感湿邪而发病。

4.津伤化燥

(1)概念:津伤化燥,又称"内燥",是指机体津液不足,人体各组织器官和孔窍失其濡润,而出

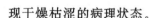

现干燥枯涩的病理状态。

（2）形成及表现：因久病伤阴耗液，或大汗、大吐、大下，或亡血失精导致阴亏津少，以及某些热性病过程中的热盛伤阴耗津等所致。由于津液亏少，不足以内溉脏腑，外润腠理孔窍，从而燥邪便由内而生，故临床多见干燥不润等病变。所以《素问·阴阳应象大论》言："燥胜则干。"

内燥病变可发生于各脏腑组织，以肺、胃及大肠为多见。内燥因津液枯涸，失去滋润濡养作用所致。津液枯涸则阴气化生无源而虚衰，阴虚则阳相对偏亢则生内热，故内燥常伴虚热证的表现。临床常见肌肤干燥不泽，起皮脱屑，甚则皲裂，口燥咽干唇焦，舌上无津，甚或光红龟裂，鼻干目涩少泪，爪甲脆折，大便燥结，小便短赤等症。如以肺燥为主，还兼见干咳无痰、甚则咯血；以胃燥为主时，可见食少、舌光红无苔；若系肠燥，则兼见便秘等症。故金代刘完素《素问玄机原病式·六气为病》言："诸涩枯涸，干劲皲揭，皆属于燥。"

5.火热内生

（1）概念：火热内生，又称"内火"或"内热"，是指由于阳盛有余，或阴虚阳亢，或由于气血郁滞，或由于病邪郁结而产生的火热内扰，功能亢奋的病理状态。

（2）形成：主要包括阳气过盛化火、邪郁化火、五志过极化火、阴虚火旺四个方面的因素形成的。

1）阳气过盛化火：阳气过盛，功能亢奋，必然使物质的消耗增加，以致伤阴耗津。此种病理性的阳气过亢则称为"壮火"，中医学又称为"气有余便是火"。

2）邪郁化火。邪郁化火包括两方面的内容：一是外感六淫病邪，在疾病过程中，皆可郁滞而从阳化热化火，如寒郁化热、湿郁化火等。二是体内的病理性代谢产物（如痰、瘀血、结石等）和食积、虫积等，亦能郁而化火。邪郁化火的主要机制，实质上是由于这些因素导致人体之气的郁滞，气郁则生热化火。

3）五志过极化火：又称为"五志之火"。多指由于情志刺激，影响了脏腑精气阴阳的协调平衡，造成气机郁结或亢逆。气郁日久则可化热，气逆自可化火，因之火热内生。如情志内伤，抑郁不畅，则常能导致肝郁气滞，气郁化火，发为肝火；而大怒伤肝，肝气亢逆化火，亦可发为肝火。

4）阴虚火旺：此属虚火。多由于津液亏虚，阴气大伤，阴虚不能制阳，阳气相对亢盛，阳亢化热化火，虚热虚火内生。

（3）表现：内生火热，主要有心火、肝火、相火（肾火）及胃火等证，其临床表现则随其发病机制和病位的差异而各有不同。凡阳盛、邪郁化热化火及五志化火，多为实热实火，可见高热，烦渴，面红目赤，尿赤，便干，唇舌生疮等。若阴虚内热多见全身性的虚热征象，如五心烦热、骨蒸潮热、面部烘热、消瘦、盗汗、咽干口燥、舌红少苔、脉细数无力等；阴虚火旺，多集中于机体某一部位的火热征象，如虚火上炎所致的牙痛、齿衄、咽痛、升火颧红等。

二、疾病传变

传变是指疾病在机体脏腑经络组织中的传移和变化。从本质上讲，即是疾病在其发展过程中的不同时间和不同层次上人体脏腑经络及精气血津液等各种病理改变的复杂联系和变化。疾病传变，就是阐明疾病过程中各种病理变化的演变、发展规律。

（一）疾病传变的形式

疾病传变，不外两种形式：一是病位的传移，二是病性的变化。

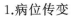

1.病位传变

病位,即疾病所在的部位。人是一个有机的整体,机体的表里之间、内脏之间,均有经络相互沟通联络,气血津液循环贯通。因此,某一部位的病变,可以向其他部位波及扩展,从而引起该部位发生病变,这就是病位的传变。常见的病位传变包括表里之间与内脏之间的传变,而外感病和内伤病的传变又各有特点。

《素问·阴阳应象大论》言:"邪风之至,疾如风雨,故善治者治皮毛,其次治肌肤,其次治筋脉,其次治六腑,其次治五脏。治五脏者半死半生也。"说明了掌握疾病传变规律,实施早期治疗的重要性。

(1)表里出入:表与里是一个相对的概念,所指的病变部位并不是固定的。以整体而言,则病在皮肤、毛窍、肌肉、经络等为外属表,在脏腑、骨髓等组织器官为内属里。如以皮毛与经络相对而言,则皮毛属表,经络属里;以三阴三阳经而言,则三阳经为表,三阴经为里;以脏与腑相对而言,则腑为表,脏为里。由于疾病表里的传变,意味着病邪的表里出入变化,故疾病的表里传变,亦称邪之表里出入。

1)表病入里:亦即表邪入里,指外邪侵袭人体,首先停留于机体的肌肤卫表层次,而后内传入里,病及脏腑的病理传变过程。常见于外感疾病的初期或中期,是疾病向纵深发展的反映。多由于机体正气受损,抗病能力减退,正气不能制止病邪的致病作用,病邪得以向里发展,或因邪气过盛,或因失治、误治等因素,以致表邪不解,迅速传变入里而成。如外感风寒证,可出现恶寒、发热、无汗等寒邪在表病变。若在表的风寒之邪不解,可由肌表而内传入里,影响肺、胃功能,发展为高热、口渴、喘咳、便秘等症,此即由表寒证转化成了里热病变。

2)里病出表:是指病邪原本位于脏腑等在里层次,而后由正邪斗争,病邪由里透达于外的病理传变过程。如温热病变,内热炽盛,见高热、烦渴、胸闷、咳逆等症,继则汗出而热邪外解,脉静身凉,症状缓解,或热病疹等透发于外,以及伤寒三阴病变转化为三阳病变等,均属里病出表之病理过程。

人体表里是相对的,而且是多层次的。所以,病变在表里出入的传变中,可以有介于表里之间的阶段,即半表半里。伤寒的少阳病机,温病的邪伏募原病机,都称之为半表半里,皆出现介于表与里之间的见证,其发展趋势既可达表也可入里,此为其特点。

(2)外感病传变:一般而论,外感病发于表,发展变化过程是自表入里、由浅而深的传变。故外感病基本是表里传变,但内传入里后,亦见脏腑间的传变。不同的外感病,其病位传变的形式又有所区别,主要有六经传变、卫气营血和三焦传变。

1)六经传变:六经指三阴、三阳,实即十二经脉。六经传变是指疾病的病位在六经之间的相对转移。东汉张机的《伤寒杂病论》,在《内经》所论外感热病的传变规律的基础上,创立了"六经传变"理论。六经传变,实际上是对伤寒热病六个不同发展阶段的病变规律和本质的概括。

经脉是运行气血的通路,能"内属于腑脏,外络于肢节",把人体各部的组织器官联结成一个有机的整体。因而也成为病邪传播转移的通路和病理变化反应的部位。特别是十二经脉,是经络系统的主干、核心部分,也成为外感病传变的重要途径。

六经由表入里传变的基本形式是由阳入阴,即先太阳、阳明、少阳,而后太阴,少阴、厥阴的六个层次,说明阳气由盛而衰,疾病由轻到重的发展过程。反之,由阴出阳,则说明正气由衰而盛,疾病由重到轻的好转过程。若正气不支,邪气亢盛,也可不经阳经而直接侵犯阴经,称为直中三阴,其中以直中少阴为多。六经的具体传变形式尚有阴阳经传变、表里经传变、手足经传变等。

另外,由于经脉与脏腑有属络关系,所以六经病变实际上与相应的脏腑功能失常有关。

2)三焦传变:是指病变部位循上、中、下三焦而发生传移变化。此三焦是人体上、中、下部位的划分,也是诸气与水液上下运行的通路,因而也可作为病位转移的途径。温病的三焦传变,是对温热病三个不同发展阶段的病变规律和本质的阐释,由部位三焦的概念延伸而来。

三焦传变是温病的主要传变形式。温热病邪,多自口鼻而入,首先侵犯上焦肺卫。病邪深入,则从上焦传入中焦脾胃,再入下焦肝肾。这是疾病由浅入深,由轻而重的一般发展过程,故称之为顺传。如果病邪从肺卫直接传入心包,病情发展恶化,超越了一般传变规律,故称为逆传。即如吴瑭所说:"肺病逆传,则为心包。上焦病不治,则传中焦,胃与脾也;中焦病不治,即传下焦,肝与肾也。始上焦,终下焦"(《温病条辨·卷二》)。疾病之所以顺传和逆传,主要取决于正邪双方力量的对比和病邪的性质。若疾病好转向愈,则可由下焦向上焦传变。

3)卫气营血传变:是指温热病过程中,病变部位在卫、气、营、血四个阶段的传移变化。卫分是温病的初期阶段,病位在肺卫;气分为温病的中期,病位在胃、肠、脾及肺、胆;营分是温病的严重阶段,病位在心包及心;血分属温病的晚期,病位在肝、肾及心。

卫气营血传变,一般从卫分开始,发展传为气分,再入营分,而血分。反映病邪由浅入深,病势由轻而重的发展过程,称为"顺传"。若邪入卫分后,不经过气分阶段,而直接深入营分或血分,称为"逆传",反映了传变过程渐进与暴发之不同。

此外,卫气营血传变,还有初起即不见卫分阶段,而径入气分、营分者;亦有卫分证未罢,又兼见气分证而致"卫气同病"者;或气分证尚存,同时出现营分、血分证而成"气营两燔""气血两燔"者;更有严重者为邪热充斥表里,遍及内外,出现卫气营血同时累及的局面。

(3)内伤病传变:内伤病是内脏遭到某些病因损伤所导致的一类疾病。因此,内伤病的基本病位在脏腑。

人体是以脏腑为核心的有机整体,脏腑之间在生理上密切相关,在病理上则可通过经络、精气血津液等的相互影响,以及位置相邻,而在脏腑之间发生传变。所以,内伤病的基本传变形式是脏腑传变。另外,脏腑与形体官窍之间,在生理上相互联系,在病理上亦相互影响,故内伤病也可在脏腑与形体官窍之间传变。

1)脏与脏传变:即指病位传变发生于五脏之间,这是内伤病最主要的病位传变形式。

五脏之间通过经络相互联系,在生理功能上密切相关而又协调平衡,在精气血津液的生化、贮藏、运行、输布等方面存在相互依存、相互为用又相互制约的关系。因而,某一脏的病变,常常影响到他脏而发生传变。例如心与肺、心与脾、心与肝、心与肾之间,其病变都可以相互影响。心与肺同居上焦胸中,心主血脉,肺主气,而宗气"贯心脉而行呼吸"。所以,疾病在心与肺的两脏之间的传变,主要是心血与肺气病变的相互影响。临床上,心运血功能失常,可以导致肺气郁滞,宣降失司,而见咳喘不得平卧;肺病日久,吸清呼浊功能异常,气病及血,可致肺气胀满,心血瘀阻,发生心悸、胸闷、口唇爪甲青紫等症。另外,心与脾之间,主要是心血、心神与脾气运化病变的相互影响;心与肝之间,主要是心血与肝血、心神与肝失疏泄情志病变的相互影响;心与肾之间,主要是心肾阴阳不交与精血亏损病变的相互影响。于此可知,由于两脏之间生理功能的联系各不相同,所以其病理传变情况也各不一样。

2)脏与腑传变:是指病位传变发生于脏与腑之间,或脏病及腑,或腑病及脏。其具体传变形式则是按脏腑之间表里关系而传。如《素问·咳论》言:"五脏之久咳,乃移予六腑。脾咳不已,则胃受之……肺咳不已,则大肠受之。"这是由于心与小肠、肝与胆、脾与胃、肺与大肠、肾与膀胱等表里相合脏腑之间,有经脉直接属络,从而使病气得以相互移易。如肺与大肠表里相合,脏腑气化相通,大肠得肺肃降之气而后传导排便。若肺气壅滞于上,肃降失职,则可致大肠腑气不通而发生便秘;而大肠实热,积滞不通,亦反过来影响肺气的肃降,从而发生气逆喘咳。故肺病可传至大肠。大肠病又可累及于肺。如心火移热于小肠;小肠有热,循经上熏于心;脾运失职,影响胃的受纳与和降;食滞于胃,导致脾失健运等,均为脏腑表里相传的疾病传变。

应当指出,脏腑表里相合关系的传变,并不是脏与腑之间病位传变的唯一形式,如肝气横逆犯胃;寒凝肝脉导致小肠气滞等,虽是由脏传腑,但不属于表里相合传变。

3)腑与腑传变:即是指病变部位在六腑之间发生传移变化。六腑生理功能各有不同,但都参与饮食物的受纳、消化、传导和排泄,以及水液的输送与排泄,并始终维持着虚实更替的动态变化。若其中某一腑发生病变,则势必影响及另一腑,导致其功能失常。如大肠传导失常,腑气不通,下游闭塞,则可导致胃气上逆,出现嗳气、呕恶等症状;若胃中湿热蕴结,熏蒸于胆,则又可引起"胆热液泄",而出现口苦、黄疸等症。可以看出,任何一腑的气滞或气逆,均可破坏六腑整体"实而不能满""通而不宜滞"的生理特性,从而使病变部位在六腑中发生相应的传变。

4)形脏内外传变:包括病邪通过形体而内传相关之脏腑,及脏腑病变影响形体。

外感病邪侵袭肌表形体,由经脉传至脏腑,是内伤病发作、加重的重要原因。如风寒之邪侵袭肌表,客于皮毛,然后内合于肺。至于其内合于肺的机制,则是"外内合邪"。因已有过食寒凉生冷饮食,损伤脾胃阳气,手太阴肺经起于中焦(相当于胃的中脘部),胃寒阳衰,可通过经脉影响于肺,而致肺阳不足,宣发失职,若再有风寒之邪外袭,则因肺阳虚衰,卫外功能减退,因而客肺而发生咳嗽、喘促等病变。

某些形体组织的病变,久则可按五脏所合关系,从病变组织传入于本脏,而发展为内伤病证。反之,病变可由脏腑传至经脉,亦可反映于体表。如《灵枢·邪客》言:"肺心有邪,其气留于两肘。"说明心肺有病亦会通过其所属经脉,并在其循行的形体肌表部位反映出来,而出现胸痛、两臂内痛等症。临床上,五脏病变通过经络和精气血津液等影响及五体和官窍,亦是常见现象。

2.病性转化

(1)寒热转化:指疾病过程中,病机性质由寒转化为热,或由热转化为寒的病理变化,实际是由阴阳的消长和转化所致。

由寒化热是指病证的性质本来属寒,继而又转变成热性的病理过程。

寒证有实寒证与虚寒证,而热证亦有实热证与虚热证。临床所见,由寒化热主要有两种形式:一是实寒证转为实热证,以寒邪化热入里为常见。如太阳表寒证,疾病初起恶寒重,发热轻,脉浮紧,以后继则出现阳明里热证,而见壮热,不恶寒反恶热,心烦口渴,脉数。另外,阴邪内聚,也可从热而化,转化为实热证。如哮喘病开始不发热,咳嗽,痰稀而白;继则转见发热,咳嗽,胸痛,痰黄而黏稠,即表示病性已由寒而化热。二是虚寒证转化为虚热证。这是基于"阳损及阴"的道理,在阴阳互损病机中已有论及。

至于实寒证转化为虚热证,因为寒邪难以直接伤阴,则少有直接转化者。但若实寒证化热,日久亦可伤阴而转化为虚热证。虚寒证转化为实热证,亦有所见,可因重感于邪、邪郁化热、过用辛热药物等因素所致。

由热转寒是指病证的性质本来属热,继而转变成为寒性的病理过程。

由热转寒主要有三种形式:一是实热证转化为虚寒证,一般因伤阳所致。如外感高热患者,由于大汗不止,阳从汗脱;或因吐泻过度,阳随津脱,病机就由实热转为虚寒的亡阳危证,出现冷汗淋漓、体温骤降、四肢厥冷、面色苍白、脉细微欲绝等症。又如内伤便血患者,初起便血鲜红,肛门灼热,口干舌燥,大便秘结或不爽。若日久不愈;血去正伤,阳气虚衰,继则转见血色紫暗或色淡,脘腹隐痛,痛时喜按喜温,并见畏寒肢冷,大便清溏,则表明其病性已由热而转寒。二是实热证转化为实寒证。比如风湿热邪痹阻肢体关节的热痹证,或因治疗用药,或素体阳虚,可热去而从寒化为风寒湿邪痹阻的寒痹证。三是虚热证转化为虚寒证,机制为"阴损及阳",见阴阳互损病机。

至于虚热证转化为实寒证,则较为少见。如果虚热证转化为虚寒证,因阴邪内聚,或感受寒邪,亦可发展为实寒证。

(2)虚实转化:疾病过程中,正邪双方处于不断的斗争和消长之中,当正邪双方力量对比发生变化,则疾病的虚实性质亦会发生转变,或由实而转虚,或因虚而致实。

1)由实转虚:指疾病或病证本来是以邪气盛为矛盾主要方面的实性病变,继而转化为以正气虚损为矛盾主要方面的虚性病变的过程。

由实转虚的机制,主要在于邪气过于强盛,正不敌邪,正气耗损所致。此外,因失治、误治等原因,致使病程迁延,虽邪气渐去,然正气已伤,则亦可由实转虚。如外感暑热病邪,可因迫津外泄而大汗,气随津泄而脱失,病从暑热内盛证较快地转为实热兼阴虚证,进而发展为阴虚证,再为亡阴证,出现面色淡白、精神萎靡、汗出肢温、口渴喜饮、脉细而数等症,若出现冷汗淋漓、四肢发凉、脉微欲绝,则为亡阳证。又如,肝火上炎证的眩晕,日久则火盛伤阴而发展为肝肾阴虚的病变。

2)因虚致实:指病证本来是以正气亏损为矛盾主要方面的虚性病变,转变为邪气盛较突出的病变过程。

因虚致实的机制,多由于脏腑功能减退,气化不行,以致全身气血津液等代谢障碍,从而产生气滞、水饮、痰浊、瘀血等病理变化;或因正虚病证,复感外邪,邪盛则实。如心肾阳气亏虚的心悸气喘,可因病情突然变化而发生水饮泛溢,上凌心肺,肺气闭塞,出现怔忡不宁、端坐喘息、胸中憋闷欲死的危急证候。又如肺肾两虚的哮证,肺卫不固,复感风寒,哮喘复发,而见寒邪束表、痰涎壅肺的实证。因虚致实的转变,正虚方面仍然存在,只不过实性病机占突出地位而已。

(二)影响疾病传变的因素

1.体质因素

体质主要从两方面对疾病的传变发生作用。一是在较大程度上影响正气之强弱,从而影响发病与传变的迟速。如素体盛者,一般不易感受病邪,一旦感邪则发病急速,但传变较少,病程亦较短暂;素体虚者,则易于感邪,且易深入,病势较缓,病程缠绵而多传变。二是在邪正相争过程中,对病邪的"从化"具有重要的决定作用。一般而论,素体阳盛者,则邪多从火化,疾病多向阳热实证演变;素体阴盛者,则邪多从寒化,疾病多向寒实或虚寒等证演变。例如,同为湿邪,阳热之体得之,则湿从阳而化热,形成"湿热";若阴寒之体得之,则湿从阴而寒化,成为"寒湿"。

2.病邪因素

病邪是影响疾病传变的重要因素,在传变的迟速以及病位、病性的传变方面都受到邪气的影响。传变的迟速与邪气的性质直接相关。如外感六淫病邪,一般阳邪传变较快,特别是火(热)邪、风邪、暑邪;阴邪传变较慢,特别是湿邪黏滞而较少传变。疠气则传变急速。湿、痰、水饮及瘀血内生,传变一般迟于外邪。另外,邪盛则传变较快,邪微则传变缓慢。

各种不同的病邪,其伤人的途径不同,病位传变的路径亦有较大的差异。外感病因以表里传

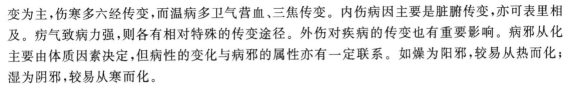

变为主,伤寒多六经传变,而温病多卫气营血、三焦传变。内伤病因主要是脏腑传变,亦可表里相及。疠气致病力强,则各有相对特殊的传变途径。外伤对疾病的传变也有重要影响。病邪从化主要由体质因素决定,但病性的变化与病邪的属性亦有一定联系。如燥为阳邪,较易从热而化;湿为阴邪,较易从寒而化。

3.地域因素和气候因素

地域因素的长期作用,形成不同地理环境人群的体质特征和疾病谱的差异,同时亦影响疾病的传变。比如,居处高燥地域的人群,感邪后较易化热、化燥,伤阴耗津;而居处卑湿之地者,病变较易化湿,伤气伤阳。时令气候对疾病的影响颇大,其中包括对疾病传变的影响。比如,在冬春寒冷季节,寒哮一证,容易出现外寒入里引动内饮而发病,发生表里的传变;而阳盛之躯,则可因寒邪外束腠理,阳气不得发越而暴亢,乃至化火生风,发生厥仆之变,此又属脏腑经络的传变。

4.生活因素

主要包括情志、饮食、劳逸等,主要是通过对正气发生作用而影响疾病的传变进程。概而言之,良好的心情,合理的饮食,劳逸得当使疾病趋向好转康复。相反,恶劣的心境,饮食不当以及劳逸失度则使疾病发展生变。如狂证患者,可因情志刺激,导致气郁化火,挟痰上蒙心窍,使病情加重或引起复发;肾气本亏的患者,可因惊恐重伤精气而发生阳痿等病变。饮食对脾胃、胆、大小肠病证传变的关系尤为密切,且通过对水谷运化、气血生化的影响而对疾病传变发生作用。

此外,正确的治疗、护理,则可及时阻断、中止疾病的发展和传变,或使疾病转危为安,以至痊愈。反之,若用药不当,或失治、误治,护理不当则可损伤人体正气,并助长邪气,以至变证叠起,坏证丛生,甚至预后不良。

（周尊奎）

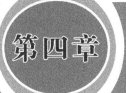

第四章 中医诊断方法

第一节 望 诊

望诊是医师运用视觉观察患者的神色形态、局部表现，舌象、分泌物和排泄物色质的变化来诊察病情的方法。望诊应在充足的光线下进行，以自然光线为佳。

一、全身望诊

全身望诊主要是望患者的精神、面色、形体、姿态等，从而对病性的寒热虚实，病情的轻重缓急，形成总体的认识。

(一)望神

神，广义是指高度概括的人体生命活动的外在表现，狭义是指神志、意识、思维活动。望神即是通过观察人体生命活动的整体表现来判断病情。

1.得神

得神多见精力充沛，神志清楚，表情自然，言语正常，反应灵敏，面色明润含蓄，两目灵活明亮，呼吸顺畅，形体壮实，肌肉丰满等。

2.少神

少神多见于神气不足，精神倦怠，动作迟缓，气短懒言，反应迟钝，面色少华等。

3.失神

失神多见于神志昏迷，或烦躁狂乱，或精神萎靡；目睛呆滞或晦暗无光，转动迟钝；形体消瘦，或全身水肿；面色晦暗或鲜明外露；还可见到呼吸微弱，或喘促鼻扇，甚则猝然仆倒，目闭口开，手撒遗尿，或撮空理线，寻衣摸床等。

4.假神

假神多见大病、久病、重病之人，精神萎靡，面色暗晦，声低气弱，懒言少食，病未好转，突然见精神转佳，两颊色红如妆，语声清亮，喋喋多言，思食索食等。也称"回光返照""残灯复明"。

(二)望色

望色是指通过观察皮肤色泽变化以了解病情的方法。能了解脏腑功能状态和气血盛衰、病邪的性质及邪气部位。

1.常色

正常的面色与皮肤色,包括主色与客色。

(1)主色:终生不变的色泽。

(2)客色:受季节、气候、生活和工作环境、情绪及运动的因素影响所致气色的短暂性改变。

2.病色

病色包括五色善恶与五色变化。五色善恶主要通过色泽变化反映出来,明润光泽而含蓄为善色;晦暗枯槁而显露为恶色。五色变化主要表现有青、赤、黄、白、黑五色,主要反映主病、病位、病邪性质和病机。

(1)青色:主寒证、痛证、惊风、血瘀。

(2)赤色:主热。

(3)黄色:主湿、虚、黄疸。

(4)白色:主虚、寒、失血。

(5)黑色:主肾虚、水饮、瘀血。

(三)望形体

形体指患者的外形和体质。

1.胖瘦

主要反映阴阳气血的偏盛偏衰的状态。

2.水肿

面浮肢肿而腹胀为水肿证;腹胀大如裹水,脐突、腹部有青筋是臌胀之证。

3.瘦瘪

大肉消瘦,肌肤干瘪,形肉已脱,为病情危重之恶病质。小儿发育迟缓,面黄肌瘦,或兼有胸廓畸形、前囟迟闭等,多为疳积之证。

(四)望动态

动态指患者的行、走、坐、卧、立等体态。

1.动静

阳证、热证、实证者多以动为主;阴证、寒证、虚证者多以静为主。

2.咳喘

呼吸气粗,咳嗽喘促,难于平卧,坐而仰首者,是肺有痰热,肺气上逆之实证;喘促气短,坐而俯首,动则喘甚,是肺虚或肾不纳气;身肿心悸,气短咳喘,喉中痰鸣,多为肾虚水泛,水气凌心射肺之证。

3.抽搐

多为动风之象。手足拘挛,面颊牵动,伴有高热烦渴者,为热盛动风。伴有面色萎黄,精神萎靡者为血虚风动;手指震颤蠕动者,多为肝肾阴虚,虚风内动。

4.偏瘫

猝然昏仆,不省人事,偏侧手足麻木,运动不灵,口眼㖞斜,为中风偏枯。

5.痿痹

关节肿痛,屈伸不利,沉重麻木或疼痛者多是痹证;四肢痿软无力,行动困难,多是痿证。

二、局部望诊

局部望诊是对患者的某些局部进行细致的观察,而了解病情的方法。

（一）望头面

头部过大过小均为异常,多由先天不足而致;囟门陷下或迟闭,多为先天不足或津伤髓虚;面肿者,或为水湿泛溢,或为风邪热毒;腮肿者,多为风温毒邪,郁阻少阳;口眼㖞斜者,或为风邪中络,或为风痰阻络,或为中风。

（二）望五官

1.望眼

眼部内应五脏,可反映五脏的情况。其中目眦血络属心,白睛属肺,黑睛属肝,瞳子属肾,眼胞属脾。望眼主要包括望眼神、色泽、形态的变化以了解人体气血盛衰的变化。

2.望耳

耳主要反映肾与肝胆情况。

3.望鼻

鼻主要反映肺与脾胃的情况。

4.望口唇

口唇主要反映脾胃的情况。

5.望齿龈

齿龈主要反映肾与胃的情况。

（三）望躯体

见瘿瘤者,为肝气郁结,气结痰凝;见瘰疬者,为肺肾阴虚,虚火灼津,或感受风火时毒,郁滞气血;项强者,为风寒外袭,经气不利,或为热极生风;鸡胸者,多为先天不足,或为后天失养;腹部深陷,多为久病虚弱,或为新病津脱;腹壁青筋暴露者,多属肝郁血瘀。

（四）望皮肤

主要观察皮肤的外形变化及斑疹、痘疮、痈疽、疔疖等情况。

（五）望毛发

主要为色泽、分布及有无脱落等情况。

三、望排出物

望排出物包括望排泄物和分泌物。如痰、涎、涕、唾,呕吐物,大小便等,通过观察性状、色泽、量的多少等辨别疾病的寒热虚实,脏腑的盛衰和邪气的性质。

四、望小儿指纹

望小儿指纹适用于 3 岁以内的小儿,与成人诊寸口脉具有相同的诊断意义。小儿指纹是手太阴肺经的分支,按部位可分为风、气、命三关。示指第一节为风关,第二节为气关,第三节为命关。正常指纹为红黄隐隐于示指风关之内。其临床意义可概括为纹色辨寒热,即红紫多为热证,青色主惊风或疼痛,淡白多为虚证;淡滞定虚实,即色浅淡者为虚证,色浓滞者为实证;浮沉分表里,即指纹浮显者多表证,指纹深沉者多为里证;三关测轻重,即指纹突破风关,显至气关,甚至显于命关,表明病情渐重,若直达指端称为"透关射甲",为临床危象。

五、望舌

舌诊对了解疾病本质,指导辨证论治有重要意义。

望舌时应注意光线充足,以自然光线为佳。患者应自然伸舌,不可太过用力。并注意辨别染苔。正常舌象可概括为淡红舌,薄白苔,即舌质淡红明润,胖瘦适中,柔软灵活;舌苔薄白均匀,干湿适中,不黏不腻,揩之不去。

(一)望舌质

1.舌色

(1)淡白舌:舌色红少白多,色泽浅淡,多为阳气衰弱或气血不足,为血不盈舌,舌失所养而致。主虚证、寒证。

(2)红舌:舌色鲜红或正红,多由热邪炽盛,迫动血行,舌之血脉充盈所致。主热证。

(3)绛舌:舌色红深,甚于红。主邪热炽盛,主瘀。

(4)青紫舌:色淡紫无红者为青舌,舌深绛而暗是紫舌,二者常常并见。青舌主阴寒,瘀血;紫舌主气血壅滞,瘀血。

2.望舌形

(1)老嫩:舌质粗糙,坚敛苍老,主实证或热证,多见于热病极期;浮胖娇嫩,或边有齿痕,主虚证或寒证,多见于疾病后期。

(2)胖瘦:舌体肥大肿胀为胖肿舌,舌体瘦小薄瘪为瘦瘪舌。

(3)芒刺:舌乳头增生、肥大高起,状如草莓星点,为热盛之象。

(4)裂纹:舌面有裂沟,深浅不一,浅如划痕,深如刀割,常见于舌面的前半部及舌尖侧,多因阴液耗伤。

(5)齿印:舌边有齿痕印记称为齿痕舌,多属气虚或脾虚。

(6)舌疮:以舌边或舌尖为多,形如粟粒,或为溃疡,局部红痛,多因心经热毒壅盛而成。

(7)舌下络脉:舌尖上卷,可见舌底两侧络脉,呈青紫色。若粗大迂曲,兼见舌有瘀斑瘀点,多为有瘀血之象。

3.望舌态

(1)痿软:舌体痿软无力,伸卷不灵,多为病情较重。

(2)强硬:舌体板硬强直,活动不利,言语不清,称舌强。

(3)震颤:舌体震颤抖动,不能自主。常因热极生风或虚风内动所致。

(4)歪斜:舌体伸出时,舌尖向左或向右偏斜,多为风中经络,或风痰阻络而致。

(5)卷缩:舌体卷缩,不能伸出,多为危重之证。

(6)吐弄:舌体伸出,久不回缩为吐舌。舌体反复伸出舔唇,旋即缩回为弄舌,为心脾经有热所致。

(7)麻痹:舌体麻木,转动不灵称舌麻痹。常见于血虚风动或肝风挟痰等证。

(8)舌纵:舌体伸出,难以收回称为舌纵,多属危重凶兆。

(二)望舌苔

1.苔质

(1)厚薄:透过舌苔能隐约见到舌质者为薄,不见舌质者为厚。苔质的厚薄可反映病邪的浅深和轻重。苔薄者多邪气在表,病轻邪浅;苔厚者多邪入脏腑,病较深重。由薄渐厚,为病势渐

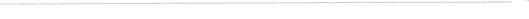

增;由厚变薄,为正气渐复。

(2)润燥:反映津液之存亡。苔润表示津液未伤;太过湿润,水滴欲出者为滑苔,主脾虚湿盛或阳虚水泛。苔燥多为津液耗伤,或热盛伤津,或阴液亏虚。舌质淡白,口干不渴,或渴不欲饮,多为阳虚不运,津不上承。

(3)腐腻:主要反映中焦湿浊及胃气的盛衰情况。颗粒粗大,苔厚疏松而厚,易于刮脱者,称为腐苔,多为实热蒸化脾胃湿浊所致;颗粒细小,状如豆腐渣,边缘致密而黏,中厚或糜点如渣,多为湿热或痰热所致;苔厚,刮之不脱者,称为腻苔,多为湿浊内蕴,阳气被遏所致。

2.苔色

(1)白苔:多主表证、寒证、湿证。

(2)黄苔:多主里证、热证。黄色越深,热邪越重。

(3)灰苔:多主痰湿、里证。

(4)黑苔:主里证,多见于病情较重者。苔黑干焦而舌红,多为实热内炽;苔黑燥裂,舌绛芒刺,为热极津枯;苔薄黑润滑,多为阳虚或寒盛。

3.苔形

舌苔布满全舌者为全苔,分布于局部者为偏苔,部分剥脱者为剥苔。全苔主痰湿阻滞;偏苔,多属肝胆病证;苔剥多处而不规则称为花剥苔,主胃阴不足;小儿苔剥,状如地图者,多见于虫积;舌苔光剥,舌质绛如镜面,为肝肾阴虚或热邪内陷。

(姜高赞)

第二节　闻　诊

闻诊是通过听声音和嗅气味来诊察疾病的方法。

一、听声音

(一)声音

实证和热证,声音重浊而粗、高亢洪亮、烦躁多言;虚证和寒证,声音轻清、细小低弱,静默懒言。

(二)语言

1.谵语

神志不清,语无伦次,语意数变,声音高亢。多为热扰心神之实证。

2.郑声

神志不清,声音细微,语多重复,时断时续。为心气大伤,精神散乱之虚证。

3.独语

喃喃自语,喋喋不休,逢人则止。属心气不足之虚证,或痰气郁结清窍阻蔽所致。

4.狂言

精神错乱,语无伦次,不避亲疏。多为痰火扰心。

5.言謇

舌强语謇,言语不清。多为中风证。

(三)呼吸

1.呼吸

呼吸主要与肺肾病变有关。呼吸声高气粗而促,多为实证和热证;呼吸声低气微而慢,多为虚证和寒证。呼吸急促而气息微弱,为元气大伤的危重证候。

2.气喘

呼吸急促,甚则鼻翼翕动,张口抬肩,难以平卧,多为肺有实邪或肺肾两虚所致。

3.哮

呼吸时喉中有哮鸣音。哮证有冷热之别,多时发时止,反复难愈,多为缩痰内状,或外邪所诱发。

4.上气

气促咳嗽,气逆呕呃。多为痰饮内停,或阴虚火旺,气道壅塞而致。

5.太息

时发长吁短叹,以呼气为主。多为情志抑郁,肝不疏泄。

(四)咳嗽

有声无痰为咳,有痰无声为嗽,有痰有声为咳嗽。暴咳声哑为肺实;咳声低弱而少气,或久咳喑哑,多为虚证。

(五)呕吐

胃气上逆,有声有物自口而出为呕吐,有声无物为干呕,有物无声为吐。虚证或寒证,呕吐来势徐缓,呕声低微无力;实证或热证,呕吐来势较猛,呕声响亮有力。

(六)呃逆

气逆于上,自咽喉出,其声呃呃,不能自主,俗称"打呃"。虚寒者,呃声低沉而长,气弱无力;实热者,呃声频发,高亢而短,响而有力。

二、嗅气味

(一)口气

酸馊者是胃有宿食;臭秽者,是脾胃有热,或消化不良;腐臭者,可为牙疳或内痈。

(二)汗气

汗有腥膻味为湿热蕴蒸;腋下汗臭者,多为狐臭。

(三)痰涕气味

咳唾浊痰脓血,味腥臭者为肺痈;鼻流浊涕,黄稠有腥臭为肺热鼻渊。

(四)二便气味

大便酸臭为肠有积热;大便溏薄味腥为肠寒;失气奇臭为宿食积滞;小便臭秽黄赤为湿热;小便清长色白为虚寒。

(五)经带气味

白带气味臭秽,多为湿热;带下清稀腥臊多为虚寒。

(姜高赞)

第三节　问　诊

问诊包括询问一般情况、主诉、既往史、个人生活史、家族史并围绕主诉重点询问现在证候等。

一、问寒热

(一)恶寒发热
恶寒与发热同时出现,多为外感病初期,是表证的特征。

(二)但寒不热
多为里寒证。新病畏寒为寒邪直中;久病畏寒为阳气虚衰。

(三)但热不寒
高热不退,为壮热,多为里热炽盛;按时发热,或按时热盛为潮热(日晡潮热者,为阳明腑实证;午后潮热,入夜加重,或骨蒸痨热者,为阴虚)。

(四)寒热往来
恶寒与发热交替而发,为正邪交争于半表半里,见于少阳病和疟疾。

二、问汗

主要诊察有是否汗出,汗出部位、时间、性质、多少等。

(一)表证辨汗
表实无汗,多为外感风寒;表证有汗,为表虚证或表热证。

(二)里证辨汗
汗出不已,动则加重者为自汗,多因阳气虚损,卫阳不固;睡时汗出,醒则汗止为盗汗,为阴虚内热;身大热大汗出,为里热炽盛,迫津外泄;汗热味咸,脉细数无力,为亡阴证;汗凉味淡,脉微欲绝者,为亡阳证。

(三)局部辨汗
头汗可因阳热或湿热;半身汗出者,多无汗部位为病侧,可因痰湿或风湿阻滞,或中风偏枯;手足心汗出甚者,多因脾胃湿热,或阴经郁热而致。

三、问疼痛

(一)疼痛的性质
新病疼痛,痛势剧烈,持续不解而拒按者为实证;久病疼痛,痛势较轻,时痛时止而喜按者为虚证。

(二)疼痛的部位
头痛,痛连项背,病在太阳经;痛在前额或连及眉棱骨,病在阳明经;痛在两颞或太阳穴附近,为少阳经病;头痛而重,腹满自汗,为太阴经病;头痛连及脑齿,指甲微青,为少阴经病;痛在巅顶,牵引头角,气逆上冲,甚则作呕,为厥阴经病。胸痛多为心肺之病。常见于热邪壅肺,痰浊阻肺,气滞血瘀,肺阴不足及肺痨、肺痈、胸痹等证。胁痛,多与肝胆病关系密切,可见于肝郁气滞、肝胆湿热、肝胆火盛、瘀血阻络及水饮内停等病证。脘腹痛,其病多在脾胃。可因寒凝、热结、气滞、血瘀、食积、虫积、气虚、血虚、阳虚所致。喜暖为寒,喜凉为热,拒按为实,喜按为虚。腰痛,或为寒湿痹证,或为湿热阻络,或为瘀血阻络,或为肾虚所致。四肢痛,多见于痹证。疼痛游走者,为行痹;剧痛喜暖者,为寒痹;重着而痛者,为湿痹;红肿疼痛者,为热痹。足跟或胫膝酸痛为气血亏虚,经气不利常见。

四、问饮食口味

主要问食欲好坏,食量多少,口渴饮水,口味偏嗜,冷热喜恶,呕吐与否等情况,以判断胃气有无及脏腑虚实寒热。

五、问睡眠

主要有失眠与嗜睡。不易入睡,或睡而易醒不能再睡,或睡而不酣,易于惊醒,甚至彻夜不眠者为失眠,为阳不入阴,神不守舍所致。时时欲睡,眠而不醒,精神不振,头沉困倦者为嗜睡,多见于痰湿内盛、困阻清阳、阳虚阴盛或气血不足。

六、问二便

主要了解二便的次数、便量、性状、颜色、气味以及便时有无疼痛、出血等方面。

七、问小儿及女性

(一)问小儿
主要应了解出生前后的情况,及预防接种和传染病史与传染病接触史,小儿常见致病因素有易感外邪、易伤饮食、易受惊吓等。

(二)问女性
应了解月经的初潮、月经周期、行经天数、经量、经色、经质、末次月经,或痛经、带下、妊娠、产育以及有无经闭或绝经年龄等情况。

(严胜利)

第四节　切　诊

一、脉诊的部位和方法

脉诊的常用部位是手腕部的寸口脉,并分为寸、关、尺三部。通常以腕后高骨为标记,其内侧为关,关前(腕侧)为寸,关后(肘侧)为尺。其临床意义大致为左手寸候心、关候肝胆,右手寸候肺、关候脾胃,两手尺候肾。

以中指定关位,示指切寸位,环指(无名指)切尺位。诊脉时用轻力切在皮肤上称为浮取或轻取;用力不轻不重称中取;用重力切按筋骨间称为沉取或重取。诊脉时,医师的呼吸要自然均匀,

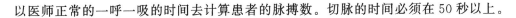

以医师正常的一呼一吸的时间去计算患者的脉搏数。切脉的时间必须在 50 秒以上。

二、正常脉象

正常脉象:三部有脉,沉取不绝,一息 4 至(每分钟 70～80 次),不浮不沉,不大不小,从容和缓,流畅有力。临床所见斜飞脉、反关脉均为脉道位置的变异,不属于病脉。

三、常见病脉及主病

(一)浮脉

1.脉象

轻取即得,重按反减;举之有余,按之稍弱而不空。

2.主病

主表证,为卫阳与邪气交争,脉气鼓动于外而致。也见于虚证,多因精血亏损,阴不敛阳或气虚不能内守,脉气浮散于外而致。内伤里虚见浮脉,为虚象严重。

(二)洪脉

1.脉象

脉形宽大,状如波涛,来盛去衰。

2.主病

气分热盛。证属实证,乃邪热炽盛,正气抗邪有力,气盛血涌,脉道扩张而致。

(三)大脉

1.脉象

脉体阔大。但无汹涌之势。

2.主病

邪盛病进,又主正虚。根据脉之有力与无力,辨别邪正的盛衰。

(四)沉脉

1.脉象

轻取不应,重按始得。

2.主病

里证。里实证可见于气滞血瘀、积聚等,为邪气内郁,气血困阻,阳气被遏,不能浮应于外而致,多脉沉而有力按之不衰。里虚证,为气血不足,阳气衰微,不能运行营气于脉外所致,多脉沉无力。

(五)弱脉

1.脉象

轻取不应,重按应指细软无力。

2.主病

气血不足,元气耗损。阳气衰微鼓动无力而脉沉。阴血亏虚,脉道空豁而脉细无力。

(六)迟脉

1.脉象

脉来缓慢,一息脉动不足四至。

2.主病

寒证。脉迟无力,为阳气衰微的里虚寒证。脉迟有力,为里实寒证。

(七)缓脉

1.脉象

一息四至,应指徐缓。

2.主病

湿证、脾虚、亦可见正常人。

(八)结脉

1.脉象

脉来缓中时止,止无定数。

2.主病

主阴盛气结,寒痰瘀血,气血虚衰。实证者脉实有力,迟中有止,为实邪郁遏,心阳被抑,脉气阻滞而致。虚证者脉虚无力,迟中有止,为气虚血衰,脉气不相顺接所致。

(九)数脉

1.脉象

脉来急促,一息五至以上(每分钟90次以上)。

2.主病

热证。若数而有力,多因邪热鼓动,气盛血涌,血行加速而致。数而无力,多因精血亏虚、虚阳外越、致血行加速、脉搏加快。

(十)促脉

1.脉象

往来急促,数而时止,止无定数。

2.主病

实证多为阳盛热实或邪实阻滞,见脉促有力。前者因阳热亢盛,迫动血行而脉数,热灼阴津,津血衰少,致急行血气不相接续,故脉有歇止。后者由气滞、血瘀、痰饮、食积等有形之邪阻闭气机,脉气不相接续而致;虚证多为脏气衰败,可见脉促无力。多因阴液亏耗,真元衰惫,气血不相接续而致。

(十一)虚脉

1.脉象

举之无力,按之空虚,应指软弱。

2.主病

虚证,多见于气血两虚。因气虚则血行无力,血少则脉道空虚而致。

(十二)细脉

1.脉象

脉细如线,应指明显,按之不绝。

2.主病

主气血两虚,诸虚劳损;又主伤寒、痛甚及湿证。虚证因营血亏虚,脉道不充,血运无力而致。实证因暴受寒冷或疼痛,则脉道拘急收缩,细而弦紧。湿邪阻遏脉道,则见脉象细缓。

（十三）代脉

1.脉象

脉来迟缓力弱，时发歇止，止有定数。

2.主病

虚证多脉代而无力，良久不能自还，为脏气衰微，脉气不复所致。实证多脉代而有力，多为痹证、痛证、七情内伤、跌打损伤等邪气阻遏脉道，血行涩滞而致。

（十四）实脉

1.脉象

脉来坚实，三部有力，来去俱盛。

2.主病

实证。乃邪气亢盛，正气不衰，正邪剧烈交争，气血涌盛，脉道坚满而致。若虚证见实脉则为真气外越之险候。

（十五）滑脉

1.脉象

往来流利，应指圆滑，如盘走珠。

2.主病

痰饮、食积、实热。为邪正交争，气血涌盛，脉行通畅所致。脉滑和缓者，可见于青壮年的常脉和妇人的孕脉。

（十六）弦脉

1.脉象

形直体长，如按琴弦。

2.主病

肝胆病、诸痛、痰饮、疟疾。弦为肝脉，以上诸因致使肝失疏泄，气机失常，经脉拘急而致；老年人脉象多弦硬，为精血亏虚，脉失濡养而致。此外，春令平脉亦见弦象。

（十七）紧脉

1.脉象

脉来绷紧有力，屈曲不平，左右弹指，如牵绳转索。

2.主病

寒证、痛证、宿食。乃邪气内扰，气机阻滞，脉道拘急紧张而致。

（十八）濡脉

1.脉象

浮而细软。

2.主病

主诸虚，又主湿。

（十九）涩脉

1.脉象

脉细行迟，往来艰涩不畅，如轻刀刮竹。

2.主病

气滞血瘀，伤精血少，痰食内停。

四、按诊

按诊是医师用手直接触摸或按压患者某些部位,以了解局部冷热、润燥、软硬、压痛、肿块或其他异常变化,从而推断疾病部位、性质和病情轻重等情况的一种诊病方法。

(一)按胸胁

主要了解心、肺、肝的病变。

(二)按虚里

虚里位于左乳下心尖冲动处,反映宗气的盛衰。

(三)按脘腹

主要检查有无压痛及包块。腹部疼痛,按之痛减,局部柔软者为虚证;按之痛剧,局部坚硬者为实证。

(四)按肌肤

主要了解寒热、润燥、肿胀等内容。肌肤灼热为热证,清冷为寒证。

(五)按手足

诊手足的冷暖,可判断阳气的盛衰。

(六)按俞穴

通过按压某些特定俞穴以判断脏腑的病变。

(严胜利)

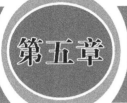

第五章 脑系病证的内科诊疗

第一节 头 痛

头痛是以患者自觉头部疼痛为特征的一种常见病证,可以发生在多种急慢性疾病中,有时亦是某些相关疾病加重或恶化的先兆。临床表现以头痛为主症,一侧、双侧或全头部疼痛,呈跳痛、灼痛、胀痛、重痛、针刺痛等,甚则伴恶心呕吐,难以忍受。本病外感六淫、内伤七情均可引发,其中由肝阳上亢、痰瘀互结导致头部持续性疼痛、反复发作、经久不愈者又称为头风。头痛病位在头,与肝、脾、肾密切相关。

中医治疗头痛有其特色与优势,除以药物治疗为主外,还可配合针灸、推拿、熨敷及饮食调护等。根据络脉气血通则不痛的特性,头痛的治疗原则在于"通络"。实证以祛邪通络为主,具体的治法包括疏风散寒、疏风清热、祛风胜湿、活血化瘀、化痰降浊、平肝潜阳等;虚证以扶正通络为主,具体的治法包括补肾养阴、气血双补等。

本节重点论述头风头痛,西医学中的偏头痛、三叉神经性头痛等,均可参照本节辨证论治。

一、诊断标准

(一)中医诊断标准
(1)头痛部位多在头部一侧额颞、前额、巅顶,或左或右辗转发作,或呈全头痛。头痛的性质多为跳痛、刺痛、胀痛、昏痛、隐痛,或头痛如裂等。头痛每次发作可持续数分钟、数小时、数天,也有持续数周者。

(2)隐袭起病,逐渐加重或反复发作。

(3)查血常规,测血压,必要时做腰椎穿刺、脑电图。有条件时做经颅多普勒、CT、磁共振等检查,以明确头痛的病因,排除器质性疾病。

(二)西医诊断标准
1.偏头痛的典型先兆的诊断标准

(1)至少2次发作符合下列标准。

(2)至少有下列的一种表现、没有运动无力症状:①完全可逆的视觉症状,包括阳性症状(如闪烁的光、点、线)或阴性症状(视觉丧失);②完全可逆的感觉症状,包括阳性症状(如针刺感)或阴性症状(麻木感);③完全可逆的语言功能障碍。

(3)至少满足下列的两项:同向视觉症状或单侧感觉症状。至少一种先兆症状在≥5分钟内逐渐发展,不同的先兆症状在≥5分钟内相继发生。每个症状持续5～60分钟。

2.无先兆偏头痛的诊断标准

(1)至少有符合无先兆偏头痛的诊断标准(2)～(4)的5次发作。

(2)每次头痛发作(未经治疗或治疗无效的)持续4～72小时。

(3)至少有下列中的两项头痛特征:①单侧性;②搏动性;③中或重度疼痛;④日常活动会使头痛加剧或因此而避免此类日常活动(如走路或爬楼梯)。

(4)头痛过程中至少伴随下列一项:①恶心或呕吐;②畏光和畏声。

(5)不能归因于其他疾病。

3.有先兆偏头痛的诊断标准

(1)典型先兆偏头痛:具有偏头痛的典型先兆症状;在先兆症状同时或在先兆发生后60分钟内出现头痛,头痛符合无先兆偏头痛诊断标准(2)～(4)项;不能归因于其他疾病。

(2)典型先兆伴非偏头痛性头痛:具有偏头痛的典型先兆症状;头痛不符合无先兆偏头痛特点,在先兆同时或先兆后的60分钟内发生;不是因其他疾病造成的继发性头痛。

(3)典型先兆不伴头痛:只有偏头痛的典型先兆症状,但不伴有头痛。

(4)家族性偏瘫型偏头痛:多在儿童期发病,偏瘫可与其他偏头痛先兆同时发生,亦可单独发生。

(5)散发性偏瘫型偏头痛:一旦先兆中出现肢体无力,称偏瘫型偏头痛,如果其一级亲属中有类似发作,则诊断为家族性偏瘫型偏头痛,否则诊断为散发性偏瘫型偏头痛。

(6)基底型偏头痛:当先兆中有两项以上症状提示后颅窝受累且同时没有肢体无力表现时,诊断为基底型偏头痛。这些症状包括:构音障碍、眩晕、耳鸣、听力下降、复视、双鼻侧或双颞侧视野同时出现的视觉症状、共济失调、意识水平下降、双侧同时出现的感觉异常等。

4.头痛分期

有先兆的偏头痛分为前驱期、先兆期、头痛期、头痛后期;无先兆的偏头痛前驱症状不明显,先兆可表现为短暂而轻微的视物模糊。

(1)前驱期:精神症状如抑郁、欣快、不安和嗜睡等,神经症状如畏光、畏声、嗅觉过敏等,以及厌食、腹泻、口渴等,出现在发作前数小时到数日。

(2)先兆期:视觉先兆,如闪光、暗点、视野缺损、视物变形和物体颜色改变等;躯体感觉先兆,如一侧肢体和(或)面部麻木、感觉异常等;运动障碍性先兆较少。先兆症状可持续数分钟到1小时,复杂性偏头痛病例的先兆可持续时间较长。

(3)头痛期:多为一侧眶后或额颞部搏动性头痛或钻痛,可扩展到一侧头部或全头部。不经治疗或治疗无效,头痛可持续4～72小时,儿童持续2～8小时;常伴有恶心、呕吐、畏光、畏声等症状。头痛可因活动或摆动头颈部而加重,睡眠后减轻。

(4)头痛后期:头痛消退后常有疲劳、倦怠、烦躁、注意力不集中、不愉快感等症状。

二、鉴别诊断

(一)类中风头痛

类中风病多见于中老年人,常有眩晕反复发作;若有头痛突然加重,兼有肢体麻木、活动不

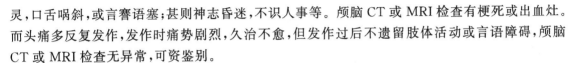

灵,口舌㖞斜,或言謇语塞;甚则神志昏迷,不识人事等。颅脑 CT 或 MRI 检查有梗死或出血灶。而头痛多反复发作,发作时痛势剧烈,久治不愈,但发作过后不遗留肢体活动或言语障碍,颅脑 CT 或 MRI 检查无异常,可资鉴别。

（二）真头痛

真头痛多呈突然剧烈头痛,常表现为持续钝痛,并阵发性加剧,咳嗽、喷嚏、大便用力等均可使头痛加重。头痛以清晨时明显,或可在夜间痛醒,可伴恶心呕吐,病重时甚至呕吐如喷不已,以至肢厥、抽搐,且发夕死,夕发旦死,抢救不及,立致死亡。头痛发作时也可剧烈头痛,且反复发作,头痛多在睡眠后减轻。临床上可根据病史、脑 CT、脑血管造影、磁共振成像等进行鉴别。

（三）外感头痛

外感头痛多由风寒湿邪,阻滞经络,络脉不通而引起,其痛势一般较轻,且伴有恶寒发热、咽痛、肢痛、咳嗽咳痰等外感表证的症状,且头痛随病愈而止,多无反复发作。头风头痛可由外邪诱发,但痛势剧烈,其他表证症状不明显,且持续时间久,同一外邪可引起头痛反复发作,部位、症状相似,可以鉴别。

三、病因

（一）原发病因

1.外感六淫

起居不慎,坐卧当风。风性轻扬,且为六淫之首,多夹寒、热、湿邪为患。若夹寒者,寒凝血滞,络脉不畅,绌急而痛;若夹热邪,风热上炎,扰乱气血,气血逆乱,清窍被扰;热邪耗灼精血,络脉失荣而痛;若夹湿邪,风伤于巅,湿困清阳,蒙蔽清窍,脑髓络脉失充而成。

2.情志所伤

忧郁过度,肝失条达,或恼怒伤肝,气郁化火,或邪热上犯清窍,或灼津炼液生痰,或火伤肾阴,阴虚阳亢,均可上扰清窍,使气血逆乱而致头痛。

3.饮食所伤

饥饱失宜,过食生冷,损伤中阳,则中焦温化不利,气血化生乏源,遂致清窍、络脉失于充养而痛;或过食肥甘,饮酒无度,脾失健运,聚湿成痰,蒙蔽清窍,致使清阳不升,浊阴不降,痰瘀痹阻,络脉不通而致头痛。

4.劳倦过度

久坐伏案,气血运行不畅,清窍失养;或房事不节,淫欲过度,损伤肾精,精气不足,髓海空虚;或思虑过度,耗伤脾气,清气不升,清浊升降失序,皆可导致头痛。

（二）继发病因

吐血、崩漏、便血或产后出血过多等,导致营血亏损,气随血脱而成气血两虚。气虚则清阳不升,血虚则络脉失充,脑髓失养,皆可导致头痛。

不论何种原因引起的头痛,皆可因外感六淫、内伤七情、饮食不节、劳倦过度、大病之后而诱发或加重头痛发作。

四、病机

（一）发病

由外感六淫、情志所伤所引起的头痛,一般呈现急性发作;由劳倦失宜、久病失血所致头痛,

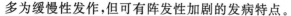

多为缓慢性发作,但可有阵发性加剧的发病特点。

(二)病位

本病病位在头,与肝、脾、肾密切相关。

(三)病性

本病有外感、内伤之分。外感头痛多由外邪引起,尤以风邪为主,夹寒、热、湿邪为患,其证属实;内伤头痛,有以气血亏虚、肝肾不足为主属虚证者,亦有肝阳上扰、瘀血痰浊闭阻清窍,属实或虚实夹杂者。

(四)病势

发作期及发病初期以风、火、痰、瘀标实证表现为主;病久或缓解期,则虚证逐渐显露,由肝及脾,进而及肾,终致肝、脾、肾三脏俱虚。

(五)病机转化

外感头痛,一般病程短,治疗较易,预后较好。内伤头痛,一般病程较长,反复不愈,治疗较难。在发病过程中,各种病因病机可以相互影响,相互转化,形成虚实夹杂;或阴损及阳,阴阳两虚;或肝风痰火,上蒙清窍,阻滞经络,并发中风、眩晕、偏盲等病。本病一般表现为本虚标实;在早期及发作期标实证候突出,如肝阳上亢、痰浊中阻、瘀血内停等;病证后期或缓解期,本虚证候表现逐渐明显,如气血不足、脑髓不充、肾精亏损等。

五、辨证论治

(一)辨证思路

1.辨久暂

暂病之头痛,多因外邪所致,大多痛势较剧,多表现为掣痛、跳痛、灼痛、胀痛、重痛、痛无休止;久病之头痛,多因内伤所致,大多痛势较缓。多表现为隐痛,空痛,昏痛,病势悠悠,遇劳则剧、时作时止。若瘀血头痛,痛处固定不移,痛如锥刺。

2.辨虚实

大抵外感头痛如风寒头痛、风湿头痛、风热头痛及内伤头痛之肝郁化火头痛多属实证;内伤头痛之肝肾阴虚头痛、阴血亏虚头痛多属于虚证,往往平素体虚。至于痰浊、瘀血所致者,则又虚中有实,自当分别施治。

3.辨部位

头为诸阳之会,三阳经均循头面,厥阴经亦上会于额顶。辨别头痛,若能根据经脉循行部位加以判断,则对审因论治,均有所帮助。太阳头痛:多在头后部,下连于项。阳明头痛:多在前额及眉棱。少阳头痛:多在头之两侧,连及耳部。厥阴头痛:在巅顶部位,或连于目系。

头痛的治疗原则在于"通络"。实证以祛邪通络为主,具体的治法包括疏风散寒、疏风清热、祛风胜湿、活血化瘀、化痰降浊、平肝潜阳等;虚证以扶正通络为主,具体的治法包括补肾养阴、气血双补等。

(二)分证论治

1.外感头痛

(1)风寒:头痛起病较急,其痛如破,连及项背,恶风寒,遇风尤剧,口不渴,苔薄白,脉多浮紧。

病机分析:本症为外感头痛之风寒证。头为诸阳之会,素体卫气不足,卫外不固或将养失宜,感受风寒,风性清扬善犯阳位;寒性凝敛,闭阻经脉阳气,风邪夹寒循太阳经上犯巅顶,清阳之气被遏,头痛乃作。太阳经主一身之表,其经脉上行巅顶,循项背,故其痛连及项背;风寒阻于肌表,卫阳被郁,失于温煦而不得宣达,故恶风寒;寒属阴邪,得温则减,故头痛遇风加剧,喜裹喜温;无热则口不渴;苔薄白,脉浮紧,俱为风寒在表之象。

治法:疏风散寒,通络止痛。

常用方:川芎茶调散(《太平惠民和剂局方》)加减。川芎、荆芥、防风、羌活、白芷、细辛、薄荷。

加减:若寒犯厥阴,引起巅顶头痛,伴干呕、吐涎,甚则四肢逆冷,苔白脉弦,治当温散厥阴寒邪,方用吴茱萸汤(《伤寒论》)加减。组成:吴茱萸、人参、生姜、大枣。阳虚恶寒较甚,加炙麻黄、熟附子以温阳散寒。寒凝痛甚者,加蜈蚣、制川乌以散寒止痛。

针灸:风池,外关,丰隆,足三里。

操作:风池进针时,针尖稍向上方斜刺,用捻转法,使针感向额部放散;其他各穴均用提插法,以加强针感;各穴均可配合灸法以增强温散的作用。每天1次。10次为1个疗程。

方解:风寒夹痰,阻滞于头部三阳经络,络道不通,因而致痛,故取风池、外关以疏散外受之风邪;取丰隆、足三里以疏通阻滞之痰浊,风祛痰化,络脉畅通。更应根据疼痛部位,结合对症取穴,以疏通局部气血而收止痛之效。

临证参考:本证以风寒入络、阳气郁闭的邪实为主,故以祛邪为主。治疗方药,多选辛温散寒、疏风通络之品。因风药走散,久服伤气;风药药性偏颇,易伤阴津,故应中病即止,不宜久服。风药性升,对有阳亢征象之人要慎用;对气血不足、阴虚精亏之人亦应慎用,或适当配伍养血润燥之品如当归、熟地黄等药;总之宜把握用药时机,旨在祛邪而不伤正。

(2)风热:头痛而胀,甚则头痛如裂,发热或恶风,口渴欲饮,面红目赤,便秘尿黄,舌红苔黄,脉浮数。

病机分析:热为阳邪,其性上炎,风热中于阳络,上扰清窍,故头痛而胀,甚则头痛如裂。面红目赤,亦为热邪上炎之征;风热之邪郁遏卫气故发热,邪气在表故恶风;热盛伤津,可见口渴欲饮、便秘尿黄;舌质红、苔黄、脉浮数均为风热邪盛之象。

治法:疏风清热,通络止痛。

常用方:芎芷石膏汤(《医宗金鉴》)加减。川芎、白芷、菊花、羌活、生石膏、薄荷、栀子。

加减:若热盛伤津,症见舌红少津,可加知母、石斛、天花粉清热生津;大便秘结,口鼻生疮,腑气不通者,可合用黄连上清丸以苦寒降火、通腑泄热。

针灸:商阳,关冲,少泽,曲池,合谷,丰隆。

方义:风热夹痰,阻塞经络,经气不利,则为疼痛,并伴见痰热症状,故治宜疏风散热。取手三阳经之井穴点刺出血,以宣泄三阳经之风热;取曲池、合谷以清手足阳明之热;配丰隆以去痰浊,痰热得去,疼痛可望缓解;结合对症取穴,可以加强止痛效果。

临证参考:本证由素体阳热亢盛又感受风热外邪而诱发,也有风寒日久化热者。治疗应分清热邪之在表、在里。表热重者,加强疏风清热之功,使邪自表而解;里热甚者,重在通腑泄热,使热邪自二便而去。

(3)风湿:头痛如裹,肢体困重,胸闷纳呆,小便不利,大便或溏,苔白腻,脉濡滑。

病机分析:湿为阴邪,受风邪裹夹上犯巅顶,闭阻清阳,清窍阳气不展,故头痛如裹;脾司运化而主四肢,内外之邪同气相求,湿邪中阻,困遏脾阳,故见四肢困重、纳呆胸闷;湿邪内蕴,不能分清泌浊,故小便不利、大便溏泄;苔白腻,脉濡均为湿浊中阻之象。

治法:祛风胜湿。

常用方:羌活胜湿汤(《内外伤辨惑论》)加减。羌活、独活、防风、藁本、川芎、蔓荆子、甘草。

加减:胸闷纳呆、便溏,可加苍术、厚朴、陈皮;恶心呕吐者,可加生姜、半夏、藿香;若见身热汗出不扬胸闷口渴者,为暑湿所致,用黄连香薷饮加藿香、佩兰等。

针灸:风池、头维、三阳络、足三里。

操作:风池进针时,针尖稍向上方斜刺,用捻转法,使针感向额部放散;其他各穴均用提插法,以加强针感。每天1次。10次为1个疗程。

方解:风湿阻滞于头部三阳经络,络道不通,因而致痛,故取风池、头维以疏散外受之风邪;取三阳络、足三里以疏通阻滞之痰浊,风去痰化,络脉畅通。更应根据疼痛部位,结合对症取穴,以疏通局部气血而收止痛之效。

临证参考:湿邪属阴邪,借风邪上扬之力到达巅顶,闭阻清阳,非温阳通达不能除之。治疗多选辛开温化之剂,但不可过用温燥及辛香走窜之品,以防伤及阴液。如有化热倾向,见身热不扬、口苦咽燥、小便短赤,舌红苔黄者,当佐清泄之剂。应注意风药的运用在治疗中必不可少,因"高巅之上,惟风药可及",湿邪赖风邪裹夹才能上犯,因此只有祛除风邪,湿邪才能尽去。

2.内伤头痛

(1)肝阳:头胀痛而眩,心烦易怒,胁痛,夜眠不宁,口苦,舌红苔薄黄,脉沉弦有力。

病机分析:由于肝肾阴虚,肝阳偏亢,阴阳失去相对平衡,形成了上盛下虚的病理状态;肝主疏泄,最喜条达,若郁怒忧思,致气郁不畅,郁而化火,风火相煽,上扰清窍,自然可见头痛眩晕,肝火偏亢,扰乱心神,则心烦易怒,夜眠不宁;肝胆气郁化火上炎,可见面红耳赤、口苦咽干等症,如邪热充斥三焦,还可见尿赤便干;舌质红或红绛是阴液不足的表现,舌苔薄黄系风阳化热,脉弦有力则为肝风内盛的征象。

治法:平肝潜阳。

常用方:天麻钩藤饮(《杂病证治新义》)加减。天麻、钩藤、石决明、黄芩、栀子、牛膝、杜仲、桑寄生、夜交藤、茯神、生龙骨、生牡蛎。

加减:肝肾阴虚而头痛朝轻暮重,或遇劳而剧,脉弦细,舌红苔薄少津者,酌加生地黄、何首乌、女贞子、枸杞子、墨旱莲、石斛滋养肝肾;如头痛甚剧、胁痛者,加郁金、龙胆草、夏枯草等。

针灸:太冲、太阳、风池、阳辅、中封、头维。

方义:太冲为肝经原穴,配经外奇穴太阳和少阳与阳维之会风池,有平肝潜阳、清头目之效;中封、阳辅分别为肝、胆经之经穴,又为清泻肝胆热之对穴,配足阳明胃经与足少阳胆经之交会穴头维,是治疗肝阳上亢头痛的特效穴。

临证参考:风阳火邪上扰清窍是本证的基本病机,以邪热标实为急;本型又常有肝火上扰的前驱征象,因此,祛邪是治疗的关键。当疏肝理气、清热降火以调理气血;风火之邪易夹血上逆,每加用凉血降逆之品,以引血下行。邪热上扰神明,进一步发展有邪闭脑窍,发展为中风病的趋势。因此,祛邪以防闭窍、养阴以治根本及预防变证在治疗中不容忽视。

(2)痰浊:头痛昏蒙,胸脘满闷,呕恶痰涎,舌胖大有齿痕,苔白腻,脉沉弦或沉滑。

病机分析:素蕴痰湿,遇情志劳累等诱因使气机逆乱于心胸,进而痰湿郁积中焦或肝阳素盛,又兼平时饮食不节,嗜酒过度或劳倦内伤致使脾失健运,聚湿生痰,上蒙清窍;脾运力薄,清阳不升,则可发生头痛、眩晕,并见痰多等症;痰阻胸膈,则胸脘满闷,痰浊上逆,故呕恶痰涎。舌苔白腻、脉沉滑均属痰浊内停之象。

治法:健脾化痰,降逆止痛。

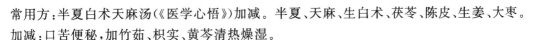

常用方:半夏白术天麻汤(《医学心悟》)加减。半夏、天麻、生白术、茯苓、陈皮、生姜、大枣。

加减:口苦便秘,加竹茹、枳实、黄芩清热燥湿。

针灸取穴:丰隆、太阳、上星透百会、阴陵泉、中脘、头维。

方义:丰隆为胃经之络,阴陵泉为脾经之合,中脘为胃之募,三穴有健中州、化痰浊之功,上星透百会可醒神清脑;头维、太阳善治偏正头痛及昏蒙。

临证参考:此证乃饮食不节,损伤脾胃,痰湿内生,上蒙清窍;痰湿之邪流窜经络,引动宿疾,风、痰、湿、瘀互阻,脑窍不利所致。痰湿郁久化热,伴见口苦、大便不畅、苔黄腻、脉滑数者,去白术加黄芩、枳实、竹茹;伴眩晕昏蒙较甚、耳鸣重听、神志不宁者,加胆南星、石菖蒲、远志;痛甚者,加白芷、细辛、全蝎、蜈蚣。

(3)瘀血:头痛经久不愈,其痛如刺,固定不移,舌紫或有瘀斑,苔薄白,脉沉细或细涩。

病机分析:久病入络,瘀血内停,脉络不畅,故头痛经久不愈,痛有定处,且如锥刺,是瘀血疼痛的特点;舌质紫或有瘀斑,脉细涩是瘀血内阻之征。

治法:通窍活络化瘀。

常用方:通窍活血汤(《医林改错》)加减。人工麝香、生姜、葱白、桃仁、红花、川芎、赤芍。

加减:头痛甚者,加入全蝎、蜈蚣;久病气血虚明显者,加黄芪、当归。

针灸取穴:风池、血海、率谷、三阴交、阿是穴、太冲,太阳刺络拔罐。

方义:太冲、血海、三阴交相配行气活血,佐风池、率谷通调胆经以助其疏利,阿是穴及太阳刺络拔罐可活血化瘀止痛。

临证参考:久病入络、久痛入络,血瘀证可以出现在头痛的各类证候中,应辨证论治,灵活配用其他药物,如理气活血常配香附、橘红、砂仁;益气活血常重用黄芪、党参;养血活血常重用当归、川芎、熟地黄;凉血活血常配牡丹皮、生地黄、羚羊角;温阳活血常配炮附子、干姜、鹿茸;育阴活血常配何首乌、白芍、女贞子等。以上药物可根据正邪偏重,选择应用。

(4)肾虚:头痛而空,每兼眩晕,腰痛酸软,神疲乏力,遗精,带下,耳鸣少寐,舌红少苔,脉细无力。

病机分析:脑为髓海,其主在肾,现肾虚髓不上荣,脑海空虚,故头脑空痛、眩晕耳鸣;腰为肾之府,肾虚精关不固而遗精,女子则带脉不束而带下;少寐、舌红少苔、脉细无力是肾阴不足、心肾不交之象。

治法:补肾养阴。

常用方:大补元煎(《景岳全书》)加减。熟地黄、山茱萸、山药、枸杞子、人参、当归、杜仲。

加减:虚热重,加知母、地骨皮、桑椹子;盗汗,加煅龙骨、煅牡蛎。

针灸取穴:风池、完骨、天柱、肾俞、命门、太溪。

方义:风池、完骨、天柱益髓充脑,肾俞、命门、太溪补肾填精,共疗肾精亏虚之头痛。

临证参考:头痛日久不愈,应注意病久及肾,肾精亏虚,治当填精补髓,重视如紫河车、何首乌等药物的应用。对于下焦虚寒,寒气上逆的"肾厥头痛",即头痛具有每发于子夜,或子夜较甚,头热足冷,其脉浮弦、而沉按无力、舌淡等辨证特点,可选用玉真丸。玉真丸是在半硫丸(半夏、硫黄)的基础上,加石膏、硝石而成。硫黄味辛性热有毒,温肾散寒;半夏温胃而降逆气;硝石咸寒以石膏同用,能入肾精,而石类重降,与半夏、硫黄相配,起到寒热拮抗、协同降逆的作用。近年来有医者用医门黑锡丹代替玉真丸。黑锡丹由硫黄、黑锡二味组成,当偏头痛具有上述辨证特点且多方治疗无效果时可以选用。

（5）气血虚：头痛而晕，心悸不宁，遇劳则重，自汗，气短，畏风，神疲乏力，面色㿠白，舌淡苔白，脉沉细而弱。

病机分析：头为清窍，赖气血之充养。素体气血亏虚或失血、亡血之后，气随血脱，成气血双虚之证。血虚脑脉失养故头痛，遇劳尤甚；虚火上扰，可见头晕；血不足则心神失养，故心悸易慌；气虚则神疲乏力，自汗气短，面色㿠白。舌淡苔白，脉沉细而弱，为气血两虚之象。

治法：气血双补。

常用方：八珍汤（《丹溪心法》）加减。当归、熟地黄、白芍、川芎、人参、白术、茯苓、甘草、菊花、蔓荆子。

加减：畏风怕冷加黄芪、党参、细辛；耳鸣心烦、少寐加制首乌、枸杞子、黄精、炒酸枣仁等。

临证参考：本证多发生于久病或产后或体虚之人。此乃正气虚弱，脑窍脉络失养，痰瘀伏邪羁留不去，乘虚作祟所致。临床应分清气虚、血虚的偏重不同用药，偏气虚者用四君子汤，偏血虚者用四物汤，气血双亏者用八珍汤，气血阴阳俱虚者用十全大补汤，随症加减搜痰、化瘀、通络、止痛之品，以达益气养血、滋阴扶阳、活血化瘀、祛痰利窍、缓急止痛之效。

六、西医治疗

西医治疗偏头痛分为发作期终止疼痛和缓解期预防性治疗。急性发作期以控制症状为目的，给予镇痛、血管收缩药等，尚没有特效疗法。

急性发作期治疗常用药物包括血管收缩剂如麦角胺制剂，是多年以来治疗偏头痛的基本药物之一。包括麦角胺咖啡因，前驱期或发作初期用；酒石酸麦角胺注射液，用于头痛严重时；5-羟色胺受体激动剂，如曲普坦类；前列腺素抑制剂，如阿司匹林、对乙酰氨基酚等，可显著缩短发作持续时间；镇静剂地西泮、阿司匹林和对乙酰氨基酚等，对早期患者有明显效果，经常服用效果越来越差。麻醉止痛剂可卡因、吗啡、哌替啶止痛作用强，吸收好，但易成瘾，头痛严重且治疗效果不好时，一般尽量不用；封闭疗法，偏头痛发作期可用1％普鲁卡因 2 mL 加 1：1 000 肾上腺素 1～2 滴对太阳穴或阿是穴进行封闭，常可止痛。

发作间歇期预防性治疗可选用 5-HT 对抗剂，如甲基麦角酰胺，苯噻啶；β-受体阻滞剂普萘洛尔；α 受体激动剂可乐定；单胺氧化酶抑制剂，包括苯乙肼，阿米替林等及小剂量抗抑郁药可减少偏头痛发作。此外，内分泌障碍所致偏头痛，用激素治疗效佳。如月经性偏头痛患者可用己烯雌酚 1～2 mg 睡前服，可防止发作。对药物治疗无效的病例，可采用手术治疗：沿浅大神经切断、脑膜中动脉切断结扎术；血管-神经-肌肉联合手术或血管-神经联合切除术。

偏头痛发作期的治疗以控制症状为目的，在发作先兆期迅速给予药物以图阻止发作，在发作期给予药物以图减轻头痛的程度和缩短发作持续时间，临床上尚能达到一定的疗效。但顽固性的偏头痛疼痛剧烈时，需多次重复使用止痛药，或长期使用预防性治疗药物，这些药物都不同程度地存在着一些不良反应，如：①由于血管收缩剂的使用，可使患者更易发生心肌梗死、肾动脉狭窄、脑梗死、外周小动脉闭塞引起坏疽，或部分患者可发生纤维化疾病；②前列腺素抑制剂，主要有胃肠道刺激症状，长期大量应用可引起慢性中毒；③若使用可卡因、吗啡、哌替啶等麻醉止痛剂，止痛效果较好但易成瘾，导致其使用受到限制。

七、其他中医疗法

(一)推拿

推拿是临床医疗保健的常用法之一,是中医学的重要组成部分。具有活血化瘀、止痛、消肿、解痉以及调理气血和内脏的作用。人类的各种病理性疼痛与循环障碍、机械压迫以及炎症刺激有关。实验研究表明,推拿能通过被动活动,改善肌肉的伸展性,促使被牵拉的肌肉放松,从而大大改善肌体的血液循环;同时,推拿手法虽然作用于体外,但压力能传递到血管壁,使血管有节律地压瘪、复原,驱动血液流动,起到活血化瘀的作用,因而,推拿具有良好的止痛作用。

常用手法包括:抹法、拇指揉法、按法等。临证操作:患者平卧,医者立于床头,先用抹法,以拇指腹从印堂开始,向上至上星沿病侧前额发际至头维、太阳,反复3～4遍;改拇指揉法2～3遍,部位同前;再用指按法,取上星、头维、太阳、风池、百合。三法共操作10分钟;最后以手按揉患者头部,放松肌肉。

(二)耳针

耳部是全身经络汇集之处,五脏六腑、十二经脉皆络于耳。耳部不但通过经络与脏腑有着密切的关系,同时耳又与脏腑的生理、病理直接相关。耳针疗法,通过针刺相关穴位,可以起到激发和疏通经气、运行气血、调整脏腑功能。

常用穴位:取枕、额、皮质下、神门、交感、肾上腺、内分泌、肝,每次取穴2～3对,以皮肤针刺,留针30分钟至1小时或埋针3～5天。也可以冰片压耳穴神门、脑、皮质下,持续2～3天,止痛效果更好。

(三)穴位注射疗法

穴位注射疗法将穴位的治疗作用和药物的性能结合起来,综合性发挥经穴和药物对疾病的治疗效能,从而达到治病目的。经络内联脏腑、外络肢节,运行气血于全身各部。穴位是分布于经络上的气血聚集点,穴位通过经络与机体某个部位或脏腑、组织、器官保持内在的联系。穴位注射药物,一方面通过针和药物对穴位的刺激,调节脏腑功能,疏通经络气血,平衡机体阴阳;另一方面是药物沿着经络系统直达病所,充分发挥药效,以此达到经、穴与药效协同作用,充分发挥了二者的共同治疗作用,达到治病目的。同时,因穴位注射后,药物在穴内存留时间较长,故可加强和延续穴位的治疗效能。

常用穴:风池、天柱、阿是穴(疼痛处触到圆形结节)。

操作:用3%～5%川芎嗪注射液,或3%～5%防风注射液,刺2～3分,每穴注入0.5～1 mL,每天治疗1次。

(周尊奎)

第二节　眩　　晕

眩晕是以头晕、眼花为主症的一类病证。眩即眼花或眼前黑蒙;晕即头晕,感觉到自身或外界景物旋转,两者常同时并见,故统称为"眩晕"。其轻者闭目可止,重者如坐舟船,旋转不定,不能站立,或伴有恶心、呕吐、汗出、面色苍白等症状,严重者可突然仆倒。眩晕为临床常见的病证之一,多见于中老年人,亦可发于青年人。本病可反复发作,妨碍正常工作及生活,严重者可发展为中风或厥证、脱证,甚至危及生命。

引起眩晕的病因通常可分为外感、内伤两大方面。本节主要讨论风邪上扰、少阳邪郁、肝阳上亢、痰浊上蒙、气血亏虚、肝肾阴虚、瘀血内阻等所致眩晕。治疗以疏散外风、和解少阳、平肝息风、燥湿化痰、补益气血、滋养肝肾、化瘀通络为法。中医药在预防和治疗眩晕方面有着悠久的历史,积累了丰富经验,有其独特的优势,中医通过辨证论治根据不同证型设立不同治法方药,并且结合针灸、推拿、药物熏洗、气功和康复训练等方法进行系统全面的治疗。临床上用中医药防治眩晕,对控制眩晕的发生、发展有较好的疗效。

眩晕为临床常见的症状,临床上将眩晕分为前庭系统性眩晕(亦称真性眩晕、系统性眩晕)及非前庭系统性眩晕(亦称头晕、非系统性眩晕)。前者由前庭神经系统病变(包括末梢器、前庭神经及其中枢)所引起,为真性眩晕,表现为运动幻觉的眩晕,例如感觉旋转、摇晃、移动感。后者通常也可由心血管疾病,全身中毒性、代谢性疾病,眼病,贫血等疾病所引起,为假性眩晕,表现为头重脚轻、眼花等主诉,但并无外境或自身旋转的运动感觉,即头昏。真性眩晕与假性眩晕可有相同的致病原因。本节就真性眩晕与假性眩晕进行综合论述。上述疾病临床表现以眩晕为主要症状者,均可参照本节进行辨证论治。

一、诊断标准

(一)中医诊断标准

(1)头晕目眩,视物旋转,轻则闭目即止,重者如坐舟船,甚则仆倒。

(2)可伴恶心呕吐、眼球震颤、耳鸣耳聋、汗出、面色苍白等。

(3)慢性起病,逐渐加重,或急性起病,或反复发作。

(4)测血压,查血红蛋白、红细胞计数及心电图,电测听,脑干诱发电位、眼球震颤图及颈椎 X 线摄片、经颅多普勒等有助明确诊断。有条件做 CT、MRI 等进一步检查。

(5)应注意除外肿瘤、严重血液病等。

(二)西医诊断标准

眩晕在现代医学中只是临床常见的一种症状,引起眩晕的疾病有很多,现将临床上经常可以见到的引起眩晕的梅尼埃病、椎-基底动脉供血不足、前庭神经元炎、脑动脉硬化、贫血、低血压、高血压病、脑外伤后综合征、颈源性眩晕、神经衰弱和良性阵发性位置性眩晕的诊断要点介绍如下。

1.梅尼埃病

(1)反复发作的旋转性眩晕,持续 20 分钟至数小时,至少发作 2 次以上。常伴恶心、呕吐、平衡障碍。无意识丧失。可伴水平或水平旋转型眼震。

(2)至少 1 次纯音测听为感音神经性听力损失。早期低频听力下降,听力波动,随病情进展听力损失逐渐加重。可出现重振现象。

(3)耳鸣。间歇性或持续性,眩晕发作前后多有变化。

(4)可有耳胀满感。

(5)排除其他疾病引起的眩晕,如位置性眩晕、前庭神经元炎、药物中毒性眩晕、突发性耳聋伴眩晕、椎-基底动脉供血不足和颅内占位性病变等引起的眩晕。

(6)甘油试验、重振试验可呈阳性,有条件建议做 ENG、EcochG 及 ABR 等检测。

2.前庭神经元炎

(1)多见于中青年。

(2)为突然发作的眩晕,病前常有上呼吸道感染史或腹泻史。

(3)发病突然,眩晕严重,伴有恶心、呕吐、出冷汗、脸色苍白,患者不敢睁眼,卧床仍有眩晕感,但无耳鸣和听力减退。

(4)检查可发现眼球震颤,多为水平性,听力检查正常,前庭功能则减退或消失,可为一侧性或双侧性。

(5)眩晕在3~4周逐渐消失,很少复发。

3.椎-基底动脉供血不足

(1)年龄多在45岁以上。

(2)多有脑动脉硬化或颈椎病等病史。

(3)眩晕多为突发性的,可持续一定时间,卧位时减轻,站立时加重,可反复发作,可自发,也可因转换体位、头颈部屈伸和转动而诱发。

(4)眩晕发作时可伴有视力障碍、共济失调、头痛、意识障碍等症状,常有恶心呕吐、面色苍白、冷汗等自主神经症状。

(5)伸颈试验阳性,颈椎X线片、经颅多普勒等检查有助于诊断。

4.颈源性眩晕

(1)三联疾病的存在,即动脉粥样硬化、颈椎病、血压偏低。

(2)眩晕的严重程度与疾病存在着明显的因果关系。

(3)颈椎X线摄片、CT等检查发现颈椎增生性改变;椎动脉造影发现椎动脉和基底动脉有狭窄、闭塞、扭曲、变形、移位和先天性异常等。

5.脑外伤后综合征

(1)有脑部外伤、重力打击脑部史。

(2)眩晕可为旋转性或其他性质,常描述其本身或周围环境有运动,同时感觉很不稳,常与体位改变有关,转头或向上看等动作常可使之加重,眩晕轻重程度不一。

(3)可伴有头痛、健忘、失眠、耳鸣、心悸、恶心欲吐、饮食欠佳、记忆力减退、精神不振等症状。

(4)神经系统检查一般无明显异常。

(5)脑电图等检查有助于诊断。如脑电图可出现 α 波频率变慢、波幅增高,且不稳定,以及出现病理性慢波等。

(三)眩晕轻重分级标准

1.轻度

自觉头晕目眩,无自身或景物之旋转感或晃动感;或单纯头部昏沉而不影响活动。

2.中度

自觉头晕并有自身旋转或晃动感,但不影响生活;或单纯头昏而影响活动,但能坚持工作。

3.重度

自觉头昏并有自身和景物旋转感,头身不敢转动;或单纯头昏,心烦意乱,难以胜任工作。

二、鉴别诊断

本病应与中风、厥病、痫病和头痛相鉴别。

（一）中风

中风是以猝然昏仆，不省人事，伴有口眼㖞斜，语言謇涩，半身不遂为主症的一种疾病；或不经昏仆仅以㖞僻不遂为特征。中风昏仆与眩晕之甚者相似，但眩晕之昏仆无昏迷㖞僻不遂等症，与中风迥然不同。但中年以上患者，肝阳上亢之眩晕，极易化为肝风而演变为中风。

（二）厥病

厥病以突然昏倒，不省人事或伴有四肢逆冷为主，患者一般在短时间内逐渐苏醒，醒后无偏瘫、失语、口眼㖞斜等后遗症，但亦有一厥不复而死亡者。眩晕发作严重者，有眩晕欲仆或晕旋仆倒等现象，与厥病十分相似，但无昏仆、不省人事的表现，病者始终神志清醒，与厥病有异。

（三）痫病

痫病以突然仆倒，昏不知人，口吐涎沫，两目上视，四肢抽搐或口中如作猪羊叫声，移时苏醒，醒后一如常人为特点。与眩晕之甚者亦很相似，且发作前常有眩晕、乏力、胸闷等先兆症状，故应与眩晕进行鉴别。而眩晕之重者，虽有仆倒，但无抽搐、两目上视。

（四）头痛

在主症方面，眩晕和头痛可单独出现，亦可同时互见。头痛以头部疼痛为主，临床上可表现为掣痛，灼痛，重痛，胀痛，跳痛，刺疼；或隐痛，空痛，痛势悠悠、缠绵难愈。眩晕则以头晕目眩，视物旋转为主，临床上并可伴有项强、恶心呕吐、眼球震颤、耳鸣耳聋、汗出、面色苍白等。临床上二者可相兼发作，但表现主次不同。在病因方面，头痛可由外感与内伤两方面致病，眩晕则以内伤致病为主。在辨证方面，头痛偏于实证者为多，眩晕则以虚证为主。

三、病因

（一）原发病因

1.外感风邪

风性轻扬，升发向上，且为六淫之首，常夹寒、热、燥或湿邪，易犯巅顶，上扰清窍，导致眩晕。

2.情志所伤

忧郁过度，肝失条达；或恼怒伤肝，肝阳上亢，化火上逆；或气郁化火生痰；或火伤肾阴，阴虚阳亢；或素体阳盛，心肝火旺，复遇怫郁而阳亢化风，均可上扰清窍，而致眩晕；亦有忧思伤脾，气血乏源，日久清窍失养，随之发作眩晕。

3.饮食所伤

饥饱失宜，过食生冷，损伤中气，气血生化乏源，遂致清窍失养而眩晕；或由过食肥甘、辛辣炙煿之品，嗜酒无度，损伤脾胃，脾运失健，聚湿生痰，上蒙清窍，亦致眩晕。

4.劳倦过度

长期久坐伏案，气血运行不畅，清窍失养；或房事不节，淫欲过度，损伤肾精，精气不足，髓海空虚；或劳倦伤脾，清气不升，清浊升降失常，皆可引起眩晕。

5.年老气衰

年迈体弱，肾精亏虚，髓海不足，无以充盈于脑；或体弱多病，损伤肾精肾气；或脾气不充，气血化生乏源，均可致清窍失养，脑髓空虚，而发为眩晕。

（二）继发病因

1.失血、外伤

吐血、崩漏、便血或产后出血过多等，均可引起气血亏虚。气虚则清阳不升，血虚则肝失所养

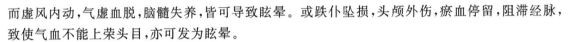

而虚风内动,气虚血脱,脑髓失养,皆可导致眩晕。或跌仆坠损,头颅外伤,瘀血停留,阻滞经脉,致使气血不能上荣头目,亦可发为眩晕。

2.不寐

多为心肾不交之证,肾阴不足,肾水不能上济,心火偏亢,水火失济,虚实兼夹,阴虚脑髓失充,火旺上扰清窍;或痰热郁滞,扰动心神;或气机郁滞化火,上扰清窍。以上引起不寐者,皆可引发眩晕。

3.癫痫

癫痫频频发作,久则肝肾阴虚,气血不足,脑髓失充,清窍失养亦发眩晕。

不论何种原因引起的眩晕,皆可因外感六淫、内伤七情、饮食不节、劳倦过度、大病之后而诱发或加重眩晕发作。

四、病机

(一)发病

由外感风邪、情志所伤、跌仆坠损、失血引起之眩晕,一般呈现急性发作;由老年气虚、久病失血、不寐、癫痫所致之眩晕,多为缓慢性发生,但可呈阵发性加剧。

(二)病位

本病病位在脑,但与肝、脾、肾密切相关,其中又以肝为主。

(三)病性

本病以虚证居多,以气血亏虚、肝肾不足为本,致使清窍失养,脑髓失充,而发眩晕;实证以风、火、痰、瘀为标,外风侵袭,客于肌表,或兼夹寒、热、燥、湿之邪,循经上扰巅顶,邪遏清窍;肝阳风炎,上扰巅顶;痰浊阻遏,升降失调,痰火气逆,上犯清窍;瘀血内阻,络道不通,气血运行不畅,脑失所养,亦可发为眩晕。临床常见虚实标本夹杂。

(四)病势

发作期及发病初期以风、火、痰、瘀标实证表现为主,病久或缓解期,则虚证逐渐显露,由肝及脾,进而及肾,终致肝、脾、肾三脏俱虚。若年老体弱,不能御邪,或病后失治误治,则外邪可由表入里,由外及内,损伤脏腑,加重眩晕病情。

(五)病机转化

眩晕在发病过程中,各种病因病机之间可以相互影响,相互转化,形成虚实夹杂。或外邪侵袭,邪郁不解,入里化热,引动肝风;或阴损及阳、阴阳两虚;或肝风痰火上蒙清窍,阻滞经络,而形成中风;或突发气机逆乱,清窍暂闭或失养,而引起晕厥。本病一般表现为本虚标实,在早期及发作期标实证候突出,如风邪上扰、肝阳上亢、痰浊中阻、瘀血内停等;病证后期或缓解期,本虚证候表现突出,如气血不足、脑髓不充、肾精亏损等。

五、辨证论治

(一)辨证要点

1.辨相关脏腑

眩晕病在清窍,因内伤而致病者多与肝、脾、肾三脏功能失调密切相关,因外感而致病者多与肌表、肺卫有关。肝阳上亢之眩晕兼见头胀痛、面色潮红、急躁易怒、口苦脉弦等症状。脾胃虚弱,气血不足之眩晕,兼有纳呆、乏力、面色㿠白等症状。脾失健运,痰湿中阻之眩晕,兼见纳呆呕

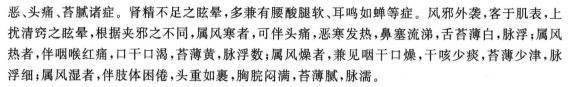

恶、头痛、苔腻诸症。肾精不足之眩晕,多兼有腰酸腿软、耳鸣如蝉等症。风邪外袭,客于肌表,上扰清窍之眩晕,根据夹邪之不同,属风寒者,可伴头痛,恶寒发热,鼻塞流涕,舌苔薄白,脉浮;属风热者,伴咽喉红痛,口干口渴,苔薄黄,脉浮数;属风燥者,兼见咽干口燥,干咳少痰,苔薄少津,脉浮细;属风湿者,伴肢体困倦,头重如裹,胸脘闷满,苔薄腻,脉濡。

2.辨虚实

凡病程较长,反复发作,遇劳即发,伴两目干涩,腰膝酸软,或面色㿠白,神疲乏力,脉细或弱者,多属虚证,由精血不足或气血亏虚所致。凡病程短,或突然发作,眩晕重,视物旋转,伴头痛,面赤,呕恶痰涎,形体壮实者,多属实证。其中,肝阳风火所致者,眩晕,面赤,烦躁,口苦,肢麻震颤,甚则昏仆,脉弦有力;痰湿所致者,头重昏蒙,胸闷呕恶,苔腻脉滑;瘀血所致者,头昏头痛,痛点固定,唇舌紫暗,舌有瘀斑。凡有明显的外感病史,急性起病,伴见恶寒发热,鼻塞流涕,或咽喉红肿,或干咳少痰,或头身如裹,脉浮等表证者,属外感眩晕,多属实证。

3.辨标本缓急

眩晕多本虚标实。肝肾阴虚,气血不足为病之本,风、火、痰、瘀,为病之标。肝肾之阴亏虚,阴不敛阳,亢而上扰清窍,及气血不足,不能荣脑益髓,皆可致眩晕发生。风、火、痰、瘀,各有其特点,如风性主动,火性炎上,痰性黏滞,瘀性留着等,都需加以辨识。其中尤以肝风肝火最急,风生火动,两阳相搏,上干清窍,症见眩晕、面赤、口苦,重者昏仆,脉弦数有力,舌红苔黄。因外邪致病者亦可见急性起病,多为实证,风邪外袭,扰乱清空,在出现头目眩晕的同时兼有表证之象,若失治误治,可使表邪入里而引起变证。所以应分清标本缓急,避免造成严重后果。

4.辨外感和内伤

外感引发的眩晕病因多由风邪上扰引起,多为新病,起病急,其症状可见眩晕,头痛,恶寒发热,鼻塞流涕,苔薄白,脉浮等肺卫表证,其中临床症状以恶寒发热,鼻塞流涕,头项强痛,肢体酸痛,舌苔薄白,脉浮紧为主要表现者多属风寒;以鼻塞流浊涕,咽疼,口干欲饮,头疼,苔薄黄,脉浮数为主要表现者多属风热;以干咳少痰,鼻干鼻燥,舌尖红,苔薄黄少津,脉细数为主要表现者多属风燥;以头重如裹,骨节困重,胸脘痞闷,呕恶纳呆,口黏腻,舌苔白腻,脉濡为主要表现者多属风湿。也可见于少阳邪郁而引发的眩晕,其临床症状多以口苦咽干,心烦喜呕,兼寒热往来,胸胁苦满,默默不欲饮食,苔薄,脉弦为主要表现。

内伤眩晕则多为久病,病程长,若伴有头胀痛,易怒,面部潮红,目赤,少寐多梦,舌质红苔黄,脉弦,则见于肝阳上亢型眩晕;若伴有头重如裹,胸闷,舌胖苔浊腻或厚腻而润,脉滑或弦滑,或脉濡缓,则见于痰浊型眩晕;若气短声低,神疲懒言,面色㿠白,唇甲苍白则多见于气血亏虚型眩晕;若见腰膝酸软,齿摇,耳鸣则多见于肾精亏虚型眩晕;若伴有头痛,唇甲紫暗,舌边及舌面有瘀点、瘀斑则见于瘀血内阻型眩晕等,在辨证过程中要仔细的详加辨证分清外感内伤,以明确病因病机,指导用药,提高疗效。

5.辨病与辨证相结合

眩晕以头晕、眼花、视物旋转为主症,从中医学角度认识该病证,其临床表现与其他中医病证差异较大,常不难鉴别。临证时,结合病因病机,常将其分为风邪上扰、少阳邪郁、肝阳上亢、痰浊中阻、气血亏虚、肾精不足、瘀血内阻7型,各证型之间辨证要点清晰明了,易对其进行正确的论治。

西医学中许多疾病均可出现眩晕症状,诸如梅尼埃病、椎-基底动脉供血不足、前庭神经元炎、脑动脉硬化、贫血、低血压、高血压等近百种疾病。若单从中医学角度按症状进行辨证施治,而忽略西医学对病因学的认识,常不利于疾病的诊治。诸如肿瘤等发展迅速、预后较差的疾病,仅从眩晕症状给予辨治,而忽视对肿瘤针对性治疗,往往会延误病情,甚至贻误治疗时机。若在疾病早期就明确病因,针对原发病因积极治疗,不仅可以改善症状,亦可控制或延缓疾病进展,对患者预后意义重大。因此,辨西医之病显得不容忽视。

鉴于上述,现代中医学家提出了西医"辨病"与中医"辨证"相结合之观点。采用现代科技,通过实验室及影像学等相关检查,结合询问病史及查体,综合分析,确定导致眩晕的西医病种;在明确西医诊断的同时,采集患者相关信息,从现代中医角度对疾病的病因病机、诊治规律作出系统的分析。这种西医辨病与中医辨证相结合的方式,既有全局观念和整体认识,又有阶段性、现实性和灵活性认识,可以动态把握疾病发生、发展的变化规律,准确辨别疾病病位、性质,明确所患何病、何证,在治疗中更具针对性。

中西医结合诊治疾病的基本思路与方法,可以相互补充,提高诊疗效果。辨病有助于提高辨证的预见性、准确性,重点在全过程;辨证又有助于辨病的个体化、针对性,重点在现阶段。二者结合,不仅有利于弥补中西医体系各自的缺陷,且能更加明确疾病的发展、转归、预后,亦更有利于疾病的治疗,值得在临床推广。

引起眩晕的病因通常可分为外感、内伤两大方面。本节主要讨论风邪上扰、少阳邪郁、肝阳上亢、痰浊上蒙、气血亏虚、肝肾阴虚、瘀血内阻等所致眩晕。治疗以疏散外风、和解少阳、平肝息风、燥湿化痰、补益气血、滋养肝肾、化瘀通络为法。

(二)分证论治

1.风邪上扰

(1)证候表现:眩晕,头身痛,发热恶寒(或恶风),鼻塞流涕,苔薄。或伴恶寒重发热轻,鼻流清涕,苔薄白,脉浮紧;或伴发热重,微恶风,鼻流浊涕,咽喉红肿,口渴,汗出,溲赤,苔薄黄,脉浮数;或兼见咽干口渴,干咳少痰,苔薄,脉浮细;或伴身重头如裹,胸脘闷满,苔薄腻,脉濡。

(2)病机分析:风为阳邪易袭阳位,风邪外袭,客于肌表,循经上扰巅顶,邪遏清窍,故作眩晕。风邪亦为百病之长,因风致病者,常可兼杂风、寒、燥、湿邪气伤人。风寒束表,则有头身痛,卫阳被郁,则出现恶寒重发热轻;风寒袭肺,肺气不利,则鼻流清涕;苔薄白,脉浮紧均为风寒袭表之象。风热侵袭,则见发热重,微恶风,汗出,鼻流浊涕,咽喉红肿,溲赤;热盛伤津则口干口渴;苔薄黄,脉浮数亦为风热在表之象。风燥袭肺,肺失宣降,则见干咳少痰;燥盛则干,则咽干口燥;苔薄少津,脉浮细亦为风燥外袭之象。风湿袭表,则肢体困倦,头重如裹,风湿内阻,中焦气机不利,则胸脘闷满;苔薄腻,脉濡亦为风湿之象。

(3)治法:风寒表证治以疏风散寒、辛温解表;风热表证治以疏风清热、辛凉解表;风燥眩晕治以轻宣解表,凉润燥热;风湿眩晕,治以疏风祛湿。

(4)常用方:风寒表证用川芎茶调散(《太平惠民和剂局方》)加减。川芎、荆芥、薄荷(后下)、羌活、细辛、白芷、防风、生甘草。风热表证用银翘散(《温病条辨》)加减。风燥表证用桑杏汤(《温病条辨》)加减。风湿眩晕用羌活胜湿汤(《内外伤辨惑论》)加减。

(5)加减:风寒夹湿,伴头痛如裹者,加苍术、藁本、半夏、陈皮以祛风散寒,燥湿健脾;风热夹湿,头昏沉,胸闷口渴者,加藿香、佩兰、黄连以清热化湿;外邪束表,致颈项强酸痛者,加葛根,升麻,芍药以解表缓急止痛;若湿阻中焦,症见纳呆、呕恶者,加白术,半夏,扁豆,香薷以健脾和胃调中。

2.少阳邪郁

(1)证候表现:眩晕,口苦咽干,心烦喜呕,或兼寒热往来,胸胁苦满,默默不欲饮食,苔薄,脉弦。

(2)病机分析:表邪不解,郁于少阳,胆火循经上扰清窍,故时时作眩;胆热扰心则心烦,上炎则口苦,灼津则咽干;正邪分争于半表半里,则见寒热往来;少阳经脉布于两胁,邪郁少阳,经气不利,故胸胁苦满;少阳胆气失于疏泄,郁而化热,邪热扰胃,胃失和降,胃气上逆则吐不欲食;脉弦亦为少阳胆经之病脉。

(3)治法:和解少阳,疏风清利。

(4)常用方:小柴胡汤(《伤寒论》)加减。柴胡、黄芩、姜半夏、党参、旋覆花、代赭石(先煎)、生姜、大枣、生甘草。

(5)加减:若营卫不和,见发热者,去党参,加桂枝以取微汗而解肌;若素有肺寒留饮,见咳嗽者,去党参、生姜、大枣,加紫菀、干姜、炙款冬花以温肺止咳;若痰热壅肺,见痰多者,加瓜蒌、贝母以清热化痰。

3.肝阳上亢证

(1)证候表现:眩晕、头胀痛、易怒、面部潮红、目赤、口苦、少寐多梦、舌质红苔黄、脉弦。

(2)病机分析:情志郁薄,郁而化火,火极生风,风阳上扰或肝肾阴虚,阴不敛阳,肝阳上亢,上冒清窍,故眩晕、耳鸣、头痛且胀,脉见弦象;劳则伤肾,怒则伤肝,致使肝阳更盛,则头晕、耳鸣、头痛加剧;肝阳升发太过,故急躁易怒;肝阳扰动心神,故失眠多梦;若肝火偏盛,循经上炎,则兼见面红、目赤、口苦、脉弦且数;火热灼津,故便秘尿赤,舌红苔黄;若属肝肾阴亏,水不涵木,肝阳上亢者,则兼见腰膝酸软,健忘遗精,舌红少苔,脉弦细数。若肝阳亢极化风,则可出现眩晕欲仆,泛泛欲呕,头痛如掣,肢麻震颤,语言不利,步履不正等风动之象。此乃中风之先兆,宜加防范。

(3)治法:平肝潜阳,清火息风。

(4)常用方:天麻钩藤饮(《中医内科杂病证治新义》)加减。天麻、钩藤(后下)、石决明(先煎)、川牛膝、益母草、黄芩、栀子、杜仲、桑寄生、夜交藤、茯神。

(5)加减:肝火偏盛,烦躁易怒、面红、口苦、目赤、咽痛明显者,加龙胆草,牡丹皮、夏枯草以清肝泄热,或改用龙胆泻肝汤加石决明、钩藤等以清肝泻火;兼腑热便秘者,可加大黄,芒硝以通腑泄热;若肝肾阴虚较甚,目涩耳鸣,腰酸膝软,舌红少苔,脉弦细数者,可酌加枸杞子、首乌、生地黄、麦冬、玄参、生白芍以滋补肝肾之阴;若肝阳亢极化风,症见眩晕欲仆、头痛如掣、手足麻木或震颤者,可用羚羊角粉吞服,牡蛎、赭石入煎以镇肝息风,或用羚羊角汤加减,以防中风变证。

4.痰浊中阻

(1)证候表现:头晕不爽,头重如裹,胸闷,恶心而时吐痰涎,少食而多思睡,舌胖苔浊腻或厚腻而润,脉滑或弦滑,或脉濡缓。

(2)病机分析:痰浊中阻,气机阻滞,清阳不升,浊阴不降,痰湿上蒙清窍,故眩晕,头重如裹;痰为湿聚,湿性重浊,阻遏清阳,故倦怠头重如蒙;痰浊中阻,气机不利,故胸闷恶心;胃失和降,胃气上逆,故时吐痰涎;脾阳为痰浊阻遏而不振,故少食多寐;舌胖、苔浊腻或白厚而润,脉滑或弦滑或兼结代,均为痰浊内蕴之征。若为阳虚不化水,寒饮内停,上逆凌心,则兼见心下逆满,心悸怔忡;若痰浊久郁化火,痰火上扰则头目胀痛,口苦;痰火扰心,故心烦而悸;痰火劫津,故尿赤;苔黄腻,脉弦滑而数,均为痰火内蕴之象。若痰浊夹肝阳上扰,则兼头痛耳鸣,面赤易怒,胁痛,脉弦滑。

(3)治法:燥湿祛痰,健脾和胃。

(4)常用药:半夏白术天麻汤(《古今医鉴》)加减。制半夏、白术、天麻、茯苓、生姜、大枣、橘红。

(5)加减:若痰郁化火,壅滞中焦,胃降失和,症见眩晕较甚,呕吐口苦频作者,可加代赭石、旋覆花、胆南星、竹茹、生姜之类以除痰降逆止呕;若水湿潴留,舌苔厚腻者,可合五苓散,使小便得利,湿从下去;若脾虚湿困,见脘闷不食者,加白蔻仁、砂仁化湿醒脾;若气郁不通阻于头窍,见耳鸣重听者,加葱白、郁金、石菖蒲、远志肉以通阳开窍;若痰郁化火,头痛头胀,心烦口苦,渴不欲饮,舌红苔黄腻,脉弦滑者,宜用黄连温胆汤清化痰热。

5.气血亏虚

(1)证候表现:头晕目眩,劳累则甚,气短声低,神疲懒言,面色㿠白,唇甲苍白,发色不泽,心悸少寐,纳少体倦,舌淡胖嫩,且边有齿印,苔少或薄,脉细或虚弱。

(2)病机分析:气虚则清阳不展,血虚则脑失所养,故头晕目眩;劳则气耗,故活动劳累后眩晕加剧,或劳累即发;心主血脉,其华在面,血虚失濡,则面色苍白少华或萎黄,唇甲不华,发色不泽;气虚则神疲懒言;脾胃虚弱,运化失司,则饮食减少;脾肺气虚,故气短声低;营血不足,血不养心,心神失养,故心悸失眠;舌色淡、质胖嫩、边有齿印、苔少或厚,脉细或虚大,均是气虚血少之象。若偏于脾虚气陷,则兼见食后腹胀,大便稀溏;若脾阳虚衰,气血生化不足,则兼见畏寒肢冷,唇甲淡白。

(3)治法:补益气血,健运脾胃。

(4)常用方:十全大补汤(《太平惠民和剂局方》)加减。人参(或党参)、黄芪、当归、炒白术、茯苓、川芎、熟地黄、生白芍、肉桂、枸杞子、怀牛膝、炙甘草。

(5)加减:若气虚自汗,易于感冒者,当重用黄芪,加防风、浮小麦益气固表敛汗;若中气不足,清阳不升,兼见气短乏力,纳少神疲,便溏下坠,脉象无力者,可合用补中益气汤以健运脾胃,升阳举陷;若气虚湿盛,伴有泄泻或便溏者,重用茯苓、白术,加薏苡仁、泽泻、炒扁豆、炒当归以健脾化湿;若血虚较甚,面色㿠白,唇舌色淡者,可加阿胶、紫河车粉(冲服)以益气养血;若血虚心神失养,见心悸怔忡,少寐健忘者,可加柏子仁、合欢皮、夜交藤以养心安神;若阳虚失温,见形寒肢冷,腹中隐痛,脉沉者,可酌加桂枝、干姜以温中助阳;若脾阳虚衰,中焦运化无权,兼见畏寒肢冷,唇甲淡白者,则在上方中去地黄、枸杞子、牛膝,加干姜、熟附片等以温运中阳。

6.肾精不足

(1)证候表现:头晕而空,精神萎靡,失眠,多梦,健忘,腰膝酸软,齿摇,耳鸣,或有遗精滑泄,发枯脱落。偏于阴虚者,五心烦热,颧红,咽干,形瘦,舌嫩红,苔少或光剥,脉细数;偏于阳虚者,四肢不温,形寒怯冷,舌质淡,脉沉细无力。

(2)病机分析:肾精不足,无以生髓,脑髓失充,故眩晕,精神萎靡;肾精不足,心肾不交,故少寐、多梦、健忘;肾主骨,腰为肾之府,齿为骨之余,精虚骨骼失养,故腰膝酸软,牙齿动摇;肾虚封藏固摄失职,故遗精滑泄;肾开窍于耳,肾精虚少,故时时耳鸣;肾其华在发,肾精亏虚,故发易脱落;肾精不足,阴不维阳,虚热内生,故颧红,咽干,形瘦,五心烦热,舌嫩红、苔少或光剥,脉细数;精虚无以化气,肾气不足,日久真阳亦衰,则见面色㿠白或黧黑,形寒肢冷,舌淡嫩,苔白或根部有浊苔,脉弱尺甚。

(3)治法:补肾填精,充养脑髓。

(4)常用方:河车大造丸(《活人心统》)加减。紫河车、龟甲(先煎)、黄柏、杜仲、怀牛膝、天冬、

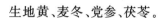

生地黄、麦冬、党参、茯苓。

(5)加减:若肝肾精亏,症见目花、耳鸣、腰酸、眩晕持久者,可加入山茱萸、菟丝子、枸杞子、鹿角胶、女贞子等以填精补髓;若肾失封藏固摄,遗精滑泄者,可选加莲须、芡实、桑螵蛸、沙苑子、覆盆子等以固肾涩精;若阴虚火旺,症见五心烦热,潮热颧红,舌红少苔,脉细数者,可加鳖甲、知母、黄柏、牡丹皮、地骨皮以滋阴清热;若心肾不交,症见失眠,多梦,健忘者,加阿胶、鸡子黄、酸枣仁、柏子仁等交通心肾,养心安神;若阴损及阳,肾阳虚明显,症见四肢不温,形寒怕冷,精神萎靡,舌淡脉沉者,或予右归丸,或酌配巴戟天、淫羊藿、肉桂温补肾阳,填精补髓;若因阳虚水泛,症见下肢浮肿,尿少者,可加桂枝、茯苓、泽泻等温肾利水消肿。

7.瘀血内阻

(1)证候表现:眩晕时作,反复不愈,头痛,唇甲紫暗,舌边及舌面有瘀点、瘀斑;伴有善忘、夜寐不安、心悸、精神不振及肌肤甲错等;脉弦涩或细涩。

(2)病机分析:瘀血阻络,络脉不通,气血不得正常流布,脑失所养,故眩晕时作;瘀血不去,新血不生,阻遏脉道,脉不舍神,心神失养,故可兼见健忘、失眠心悸、精神不振;头痛,面唇紫暗,舌有紫斑瘀点,脉弦涩或细涩,均为瘀血内阻之征。

(3)治法:祛瘀生新,活血通络。

(4)常用方:血府逐瘀汤(《医林改错》)加减。当归、生地黄、桃仁、红花、赤芍、水蛭、北柴胡、桔梗、川牛膝、枳壳、川芎、甘草。

(5)加减:若气虚身倦无力,少气自汗者,宜加黄芪,且应重用(30 g 以上)以补气行血;若阳虚失于温煦,症见畏寒肢冷者,可加附子,桂枝以温经活血;若虚热内生,骨蒸潮热,肌肤甲错者,可加牡丹皮、黄柏、知母、玄参,重用干地黄,去桔梗、枳壳耗津之药,以达清热养阴、祛瘀生新的目的。

六、西医治疗

(一)一般治疗

卧床休息,尽可能避免外界环境的各种刺激,饮食以半流质为宜,酌情给予静脉输液以维持营养供应。对内耳眩晕者应限制摄入水与盐分,24 小时内摄入水分在 1 500 mL 左右,禁止食含盐较多的食物,建议每天食盐控制在 0.8~1.0 g,对部分患者可有效地控制发作或减轻发作程度。

(二)药物治疗

1.镇静及安定剂

常选用的药物有苯巴比妥、地西泮、异丙嗪等。可以控制患者焦虑不安,抑制前庭敏感度而减轻眩晕,另外且有止呕作用。

2.利尿剂

可有效地利尿脱水,同时影响耳蜗与肾脏的离子交换而维持内耳淋巴电解质平衡。控制内耳性眩晕,常供选择的药物有氢氯噻嗪、呋塞米等。呋塞米因对内耳有毒性,临床应慎用。

3.扩张血管剂

交感神经兴奋性过度导致耳蜗毛细血管收缩缺氧,继而渗透性增高引起内耳性眩晕,故用血管扩张药物改善耳蜗血循环,降低毛细血管渗透性,可控制眩晕发作。常选用地巴唑、罂粟碱、烟酸、倍他司汀、消旋山莨菪碱等。临床上,对于低血压患者,使用此类药物时应注意其血压的变化。

4.抗胆碱能药物

作用于自主神经系统,有明显控制前庭症状的作用,其中首选东莨菪碱,也可选用普鲁苯辛,或阿托品等。

5.抗组胺药物

通过拮抗中枢和周围神经系统乙酰胆碱作用而治疗眩晕,其控制前庭症状最好。常用药物有苯海拉明、异丙嗪、茶苯海明等。可完全控制恶心、头晕症状。

(三)手术治疗

手术治疗适应于反复发作性眩晕,或眩晕无间歇期已长期不能工作者,或听力丧失达 30 db 以上,语言辨别率少于 50% 者,经药物等保守治疗半年以上无效。治疗原则为破坏迷路的前庭部分,尽可能保留听力。治疗方法有保守性的,如内淋巴囊分流、减压与切开;半破坏性的,如前庭神经与前庭神经节切断术,适用于两侧或一侧病变而希望保留听力者,可防止眩晕进一步发作而不影响其尚存的听力;破坏性的,如迷路和耳蜗前庭神经切除术,仅适用于单侧病变且听力已严重而持久受损者,双侧病变不宜采用,能持久地缓解眩晕症状,但可导致手术侧耳聋。

(周尊奎)

第三节　中　风

中风是由于阴阳失调,气血逆乱,上犯于脑所引起的以卒然昏仆,不省人事,半身不遂,口眼㖞斜,语言不利为主症的病证。病轻者可无昏仆而仅见半身不遂及口眼㖞斜等症状。

由于本病发生突然,起病急骤,"如矢石之中的,若暴风之疾速"。临床见症不一,变化多端而速疾,与自然界"风性善行而数变"的特征相似,故古代医家取类比象而名之为"中风";又因其发病突然,亦称之为"卒中"。

《内经》中有关中风的论述较详。在病名方面,依据症状表现和发病阶段不同而有不同的名称,如在卒中昏迷期间称为仆击、大厥、薄厥;半身不遂者则有偏枯、偏风、身偏不用、风痱等病名。在病因方面,认识到感受外邪、烦劳暴怒可以诱发本病,如《灵枢·刺节真邪》云:"虚邪偏客于身半,其入深,内居营卫,营卫稍衰则真气去,邪气独留,发为偏枯。"《素问·生气通天论》云:"阳气者,大怒则形气绝,而血菀于上,使人薄厥。"此外,还认识到本病的发生与体质、饮食有密切的关系。如《素问·通评虚实论》曾经明确指出:"……仆击,偏枯……肥贵人则膏粱之疾也。"这些论述至今仍有指导意义。

在《内经》之后,历代医家对中风病因和治法的探讨大体可划分为两个阶段。在唐宋以前以"外风"学说为主,多从"内虚邪中"立论;唐宋以后,特别是金元时期,突出以"内风"立论,是中风病因学说的一大转折。刘河间主"心火暴盛",李东垣认为属"正气自虚",朱丹溪主张"湿痰生热"。元代王履提出"真中""类中"病名。明代张景岳认为本病与外风无关而倡导"非风"之说,并提出"内伤积损"的论点。明代医家李中梓将中风中脏腑明确分为闭、脱二证。以内风立论是中风病防治的进步,清代叶天士始明确以"内风"立论,并提出滋液息风、补阴潜阳以及开闭、固脱等法。王清任指出中风半身不遂、偏身麻木是由于气虚血瘀所致,立补阳还五汤治疗偏瘫,至今仍为临床常用。近代医家张伯龙、张山雷等总结前人经验,进一步探讨发病机制,认识到本病的发生主要在于肝阳化风,气血并逆,直冲犯脑,中风的病因病机和治法认识渐趋深化。

根据中风的临床表现特征,西医学的急性脑血管疾病与之相近,包括缺血性中风和出血性中风,其他如短暂性脑缺血发作、局限性脑梗死、原发性脑出血和蛛网膜下腔出血等,均可参照本节进行辨证论治。

一、病因病机

本病多是在气血阴阳亏损的基础上,复因劳逸失度、情志不遂、饮酒饱食或外邪侵袭等触发,引起脏腑阴阳失调,血随气逆,肝阳暴涨,内风旋动,夹痰夹火,横窜经脉,蒙蔽神窍,从而发生卒然昏仆、半身不遂诸症。

(一)内伤积损

素体阴亏血虚,阳盛火旺,风火易炽,或久患消渴、眩晕之病或年老体衰,肝肾阴虚,肝阳偏亢,复因将息失宜,致使阴虚阳亢,气血上逆,上蒙神窍,突发本病。正如《景岳全书·非风》所言:"卒倒多有昏聩,本皆内伤积损颓败而然。"

(二)劳欲过度

《素问·生气通天论》言:"阳气者,烦劳则张。"人身之阳气若扰动太过,则亢奋不敛,烦劳过度,形神失养,耗气伤阴,易使阳气暴涨,引动风阳上旋,血随气逆,壅阻清窍;纵欲过度,房事不节,耗伤肾水,水亏于下,火旺于上,水不制火,则阳亢风动。

(三)饮食不节

饮食无节制,嗜食肥甘厚味、辛香炙煿之物,或饮酒过度,致使脾失健运,聚湿生痰,痰湿生热,热极生风,导致风火痰热内盛,窜犯络脉、上阻清窍而发病。此即《丹溪心法·论中风》所言:"湿土生痰,痰生热,热生风也。"

(四)情志所伤

五志过极,心火暴盛,可引动内风而发卒中,临床上以郁怒伤肝为多。平素忧郁恼怒,情志不畅,肝气不舒,气郁化火,则肝阳暴亢,引动心火,气血上冲于脑,神窍闭阻,遂致卒倒。或长期烦劳过度,精神紧张,阴精暗耗,虚火内燔,日久导致肝肾阴虚、阳亢风动。此外,素体阳盛、心肝火旺之青壮年人亦有遇怫郁而阳亢化风,以致突然发病者。

(五)气虚邪中

气血不足,脉络空虚,尤其在气候突变之际,风邪乘虚入中,气血痹阻,或痰湿素盛,形盛气衰,外风引动内风,痰湿闭阻经络而致喎僻不遂。

(六)气候变化

本病虽一年四季均可发病,但发病常与气候骤变有关,一是入冬骤然变冷,寒气入侵,寒伤阳气,凝滞血脉,使气血逆乱、脑脉失养、脑络痹阻而发病;二是春季厥阴风木主令,内应于肝,风阳易动,气血逆乱而易导致本病发生。

中风的形成虽有上述各种原因,但其基本病机总属阴阳失调,气血逆乱。病位在脑,与肝、肾密切相关;病理基础则为肝肾阴虚,因肝肾之阴下虚,则肝阳易于上亢,复加饮食起居不当、情志刺激或感受外邪,气血上冲于脑,神窍闭阻,故卒然昏仆,不省人事。

中风的病理因素主要为风、火、痰、气、瘀,其形成与脏腑功能失调有关。如肝肾阴虚,阳亢化火生风,或五志化火动风;脾失健运,痰浊内生,或火热炼液为痰;暴怒使血菀于上,或气虚无力推动,皆可致瘀血停滞。五者之间可互相影响或兼见同病,如风火相煽、痰瘀互结等。严重时风阳痰火与气血阻于脑窍,横窜经络,出现昏仆、失语、喎僻不遂。

病理性质多属本虚标实。肝肾阴虚、气血衰少为致病之本,风、火、痰、气、瘀为发病之标,两者可互为因果。发病之初邪气鸱张,风阳痰火炽盛,气血上菀,故以标实为主;如病情剧变,在病邪的猛烈攻击下,正气急速溃败,可以正虚为主,甚则出现正气虚脱。后期因正气未复而邪气独留,可留后遗症。

由于病邪所阻病位浅深以及病情轻重的不同,在病理变化和临床表现上又有中经络和中脏腑之别,轻者中经络,重者中脏腑。若肝风夹痰横窜经络,血脉瘀阻,气血不能濡养机体,则见中经络之证,表现为半身不遂,口眼喎斜,不伴神志障碍;若风阳痰火蒙蔽神窍,气血逆乱,上冲于脑,则见中脏腑重证,络损血溢、瘀阻脑络而致卒然昏倒、不省人事。中脏腑者因邪正虚实的不同而有闭、脱之分及由闭转脱的演变。

中风的发生病机虽然复杂,但归纳起来不外乎虚(阴虚、血虚)、火(肝火、心火)、风(肝风、外风)、痰(风痰、湿痰)、气(气逆、气滞)、瘀(血瘀)六端。

二、诊断

(一)诊断要点

1.病史

多发于40岁以上年龄段的人群,发病前多有头晕、头痛、肢体一侧麻木等先兆症状,常有眩晕、头痛、心悸等病史,发病多有情志失调、饮食不当或劳累等诱因。

2.证候特征

具有突然昏仆,不省人事,半身不遂,偏身麻木,口眼喎斜,言语謇涩等特定的临床表现。轻证仅见眩晕,偏身麻木,口眼喎斜,半身不遂等。

3.辅助检查

中风与西医急性脑血管病相近,临床可作脑脊液、眼底及 CT、MRI 等检查。短暂性脑缺血发作检查无明显异常。局限性脑梗死患者脑脊液压力不高,常在正常范围,蛋白质含量可升高,头颅 CT 和 MRI 可显示梗死区。出血性中风在起病后 1 周 CT 能正确诊断大脑内直径在 1 cm 或更大的血肿。对于脑干内小的血肿或血块已变为和脑组织等密度时,MRI 的诊断比 CT 可靠。原发性蛛网膜下腔出血主要原因为动脉瘤破裂和动静脉血管畸形,早期 CT 扫描可显示破裂附近脑池或脑裂内有无凝血块、脑内或硬膜下血肿,以及是否合并脑出血。MRI 对原发性蛛网膜下腔出血的诊断并不可靠,在无 CT 的条件下,可谨慎进行脑脊液检查。

(二)类证鉴别

1.中风与口僻

口僻俗称吊线风,主要症状是口眼喎斜,但常伴耳后疼痛、口角流涎、言语不清,而无半身不遂或神志障碍等表现,多因正气不足,风邪入脉络,气血痹阻所致,不同年龄人群均可罹患。

2.中风与厥证

厥证也有突然昏仆、不省人事之表现。一般而言,厥证神昏时间短暂,发作时常伴有四肢逆冷,移时多可自行苏醒,醒后无半身不遂、口眼喎斜、言语不利等表现。

3.中风与痉证

痉证以四肢抽搐、项背强直,甚至角弓反张为主症,发病时也可伴有神昏,须与中风闭证相鉴别。但痉证之神昏多出现在抽搐之后,而中风患者多在起病时即有神昏,而后可以出现抽搐。痉证抽搐时间长,中风抽搐时间短。痉证患者无半身不遂、口眼㖞斜等症状。

4.中风与痿证

痿证可以有肢体瘫痪、活动无力等类似中风之表现;中风后半身不遂日久不能恢复者,亦可见肌肉瘦削、筋脉弛缓,两者应予以区别。但痿证一般起病缓慢,以双下肢瘫痪或四肢瘫痪,或肌肉萎缩,筋惕肉瞤为多见;而中风的肢体瘫痪多起病急骤,且以偏瘫不遂为主。痿证起病时无神昏,中风则常有不同程度的神昏。

5.中风与痫病

痫病发作时起病急骤,突然昏仆倒地,与中风相似。但痫病为阵发性神志异常的疾病,卒发仆地时常口中作声如猪羊啼叫,四肢频抽而口吐白沫;中风则仆地无声,一般无四肢抽搐及口吐涎沫的表现。痫病之神昏多为时短暂,移时可自行苏醒,醒后一如常人,但可再发;中风患者昏仆倒地,其神昏症状严重,持续时间长,难以自行苏醒,须及时治疗方可逐渐清醒。中风多伴有半身不遂、口眼㖞斜等症,亦与痫病不同。

三、辨证论治

(一)辨证要点

1.辨病期

根据病程长短,分为三期。急性期为发病后2周以内,中脏腑者可至1个月;恢复期指发病2周后或1个月至半年内;后遗症期指发病半年以上。

2.辨中经络、中脏腑

中经络者虽有半身不遂、口眼㖞斜、语言不利,但意识清楚;中脏腑则昏不知人,或神志昏糊、迷蒙,伴见肢体不用。

3.辨闭证与脱证

闭证属实,因邪气内闭清窍所致,症见神志昏迷、牙关紧闭、口噤不开、两手握固、肢体强痉等。其中阳闭有瘀热痰火之象,如身热面赤、气粗鼻鼾、痰声如拽锯、便秘溲黄、舌苔黄腻、舌绛干,甚则舌体卷缩,脉弦滑而数;阴闭有寒湿痰浊之征,如面白唇紫、痰涎壅盛、四肢不温、苔白腻、脉沉滑等。脱证属虚,乃五脏真阳散脱、阴阳即将离绝之候,临床可见神志昏聩无知、目合口开、四肢松懈瘫软、手撒肢冷汗多、二便自遗、鼻息低微等。此外,还有阴竭阳亡之分,并可相互关联。

4.辨病理性质

急性期重在辨别标实证候。若素患头痛、眩晕等症,突然发生半身不遂,甚或神昏,抽搐,肢体强痉拘急,属内风动越;若发病后咯痰较多,或神昏而喉中痰鸣,舌苔厚腻,属痰浊壅盛;若面红目赤,口干口苦,甚或项强身热,燥扰不宁,大便秘结,小便黄赤,则以邪热为主;若肢体拘挛疼痛,痛处不移,舌质紫暗,有瘀点瘀斑,面色黧黑,多属血瘀。恢复期及后遗症期重在辨识本虚。若见肢体瘫软,手足肿胀,气短自汗者,多属气虚;若有畏寒肢冷,多为阳气虚衰的表现;若见心烦少寐,口干咽干,手足心热,舌红少苔,多属阴虚内热。

(二)治疗原则

中经络者以平肝息风、化痰祛瘀通络为主。中脏之闭证治当息风清火、豁痰开窍、通腑泄热;脱证急宜救阴回阳固脱;对内闭外脱之证,则须醒神开窍与扶正固脱兼用。恢复期及后遗症期多为虚实兼夹,当扶正祛邪,标本兼顾,平肝息风,化痰祛瘀与滋养肝肾、益气养血并用。

(三)分证论治

1.中经络

(1)风痰入络证:肌肤不仁,手足麻木,突发口眼㖞斜,言语不利,口角流涎,舌强语謇,甚则半身不遂;或兼见肢体拘挛,关节酸痛等症;舌质暗红,舌苔薄白、脉浮数,或见舌苔黄腻,脉滑数。

证候分析:本证以脉络空虚,风痰乘虚入中,气血闭阻为基本病机。患者素体气血不荣络脉,使络脉空虚,故见肌肤不仁,手足麻木;在此基础上由于风痰搏结于络脉则成"真气去,邪气独留"之状,使血脉闭阻、气血不通而突发口眼㖞斜,言语不利,口角流涎,舌强语謇,甚则半身不遂;经络不畅,气血不濡筋脉,故见肢体麻木,关节酸痛;舌质暗红为络脉不和之象,脉浮数示风痰阻于络脉,如脉见滑数则为痰浊内盛化热,热极生风,风痰阻于络脉。本证以肌肤不仁,手足麻木,突发半身不遂,肢体拘急,口眼㖞斜为辨证要点。

治法:祛风化痰通络。

方药:大秦艽汤。语言不清者,再加石菖蒲、远志祛痰宣窍;痰瘀交阻,舌紫有瘀斑,脉细涩者,可酌加丹参、桃仁、红花、赤芍等活血化瘀;若烦躁不安,舌苔黄腻,脉滑数者,可加黄芩、栀子以清热泻火。

(2)风阳上扰证:平素头晕头痛,耳鸣目眩,突然发生口眼㖞斜,舌强语謇,或手足重滞,甚则半身不遂;面红目赤,心烦易怒,口苦咽干,便秘尿黄;舌质红苔黄,脉弦或弦数。

证候分析:本证以阳亢化风、横窜络脉为基本病机。素体肝旺,肝阳偏亢,故时有头晕头痛,耳鸣目眩;如逢情志不遂,肝郁化火,或过食辛辣烟酒刺激之品,致肝阳骤亢,阳化风动,夹痰横窜经络,可致半身不遂,肢体强痉,口舌歪斜,言语不利;风阳上扰清窍,则见面红目赤;肝经郁热则见口苦咽干,易怒,便秘尿黄;肝火扰心则心中烦热易怒;舌质红或绛,苔黄或黄燥,脉弦或弦数均为肝阳上亢、肝经实火之征。本证以头晕头痛,面红目赤,心烦易怒,舌红脉弦为辨证要点。

治法:平肝潜阳,活血通络。

方药:天麻钩藤饮加减。夹有痰浊,胸闷,恶心,苔腻,加陈胆星、郁金;头痛较重,加羚羊角(现用山羊角)、夏枯草以清肝息风;腿足重滞,加杜仲、桑寄生补益肝肾。

(3)阴虚风动证:半身不遂,口眼㖞斜,言语不利,手足心热,肢体麻木;五心烦热,失眠,眩晕耳鸣;舌质红或暗红,苔少或光剥无苔,脉弦细或弦细数。

证候分析:本证以肝肾阴虚,风阳内动,风痰瘀阻经络为基本病机。肝为刚脏,体阴而用阳,内寄相火,赖肾水以濡养。若房劳过度,精血暗耗,或久病失养,或操劳过度,精神紧张,耗伤真阴,皆令阴不足而阳有余,阴不制阳,相火妄动,虚风内生,虚风上扰,横窜经络,故见半身不遂,口眼㖞斜,言语不利;阴血不足,经脉失养,则肢体麻木;阴虚则生内热,虚热内扰,则心烦不寐,五心烦热;肾精不足,脑髓不充,则头晕耳鸣;舌质红、苔少或无苔、脉弦细数为阴虚内热之象,舌暗为挟瘀血之征。本证以眩晕耳鸣,五心烦热,舌红苔剥为辨证要点。

治法:滋阴潜阳,镇肝息风。

方药:镇肝息风汤。痰热较重,苔黄腻,泛恶,加胆南星、竹沥、川贝母清热化痰;阴虚阳亢,肝火偏旺,心中烦热,加栀子、黄芩清热除烦。

2.中腑脏

(1)闭证:闭证的主要症状是突然昏仆,不省人事,牙关紧闭,口噤不开,两手握固,大小便闭,肢体强痉。

1)阳闭(痰火闭窍证):突然昏仆,不省人事,半身不遂,肢体强痉拘急,口舌㖞斜;鼻鼾痰鸣,面红目赤,或见抽搐,两目直视,项背身热,躁扰不宁,大便秘结;舌质红或红绛,苔黄腻或黄厚干,脉滑数有力。

证候分析:本证以痰火壅盛,气血上逆,神窍闭阻为基本病机。患者素有肝阳偏盛或素体肥胖,痰湿内盛,日久痰湿郁而化热,复因劳累、饮食偏嗜、情感过极等致心火炽盛,痰随火升,上逆闭阻清窍而发病。痰火闭窍,故见昏倒,不省人事,半身不遂,肢体强痉拘急,口舌㖞斜,面红目赤,两目直视,甚则抽搐;痰火上扰,气道受阻,故鼻鼾痰鸣;痰火扰心则躁扰不宁;痰火内结阳明,腑气不通,故项背身热,大便秘结;舌质红、苔黄腻或黄厚干、脉滑数有力为痰火内盛之象。本证以鼻鼾痰鸣,面红目赤,项背身热,大便秘结,舌红或绛,舌苔黄腻或厚干为辨证要点。

治法:清热涤痰,醒神开窍。

方药:羚羊角汤配合安宫牛黄丸鼻饲。痰热盛者加鲜竹沥汁、胆南星、猴枣散以清热化痰;火盛者加黄芩、栀子、石膏以清热泻火;烦扰不宁者加石菖蒲、郁金、远志、珍珠母以化痰开窍、镇心安神;大便秘结,口臭,腹胀满,日晡潮热者,合大承气汤以通腑泻热。安宫牛黄丸有辛凉开窍醒脑之效,每6～8小时灌服或鼻饲1～2丸。或用清开灵注射液40 mL加入5％葡萄糖液中静脉滴注,每天2～3次。合而有清热息风、育阴潜阳、开窍醒神之功。

2)阴闭(痰湿蒙窍证):突然昏仆,不省人事,半身不遂,肢体松懈,口舌㖞斜;痰涎壅盛,面白唇暗,四肢不温,甚则逆冷;舌质暗淡,苔白腻,脉沉滑或缓。

证候分析:本证以痰浊偏盛,上壅清窍,内蒙心神,神机闭塞为基本病机。患者素体气弱痰盛,或年老体衰,气不化津,致痰湿内生,复因劳累、过食辛辣烟酒及情志不调而引动痰湿,痰湿上犯,蒙蔽清窍,故见昏仆、不省人事;痰湿流窜经络而见半身不遂、口舌歪斜;湿性黏滞重着,故见肢体松懈;痰湿之邪易伤阳气,阻遏气机,阳气受郁,故见四肢不温,甚则逆冷;卫阳之气不充肌肤,故面白唇暗;舌质暗淡、苔白腻、脉沉滑或沉缓为阳气不足、湿痰内盛之征。本证以痰涎壅盛,面白唇暗,四肢不温,舌质暗淡,苔白腻为辨证要点。

治法:燥湿化痰,醒神开窍。

方药:涤痰汤配合苏合香丸鼻饲。苏合香丸每天3～4次,每次1～2丸,与涤痰汤合用有燥湿化痰、醒神开窍之效。舌暗有瘀斑、脉涩者加桃仁、红花、丹参以活血化瘀;四肢厥冷者加制附子、桂枝、细辛以温阳散寒;兼有风象者可加天麻、钩藤以平肝息风。

(2)脱证(阴竭阳亡):突然昏仆,不省人事,汗出如珠,目合口张,肢体瘫软,手撒肢厥,气息微弱,面色苍白,瞳神散大,二便失禁;舌质淡紫,或舌体卷缩,苔白腻,脉微欲绝。

证候分析:本证多由中风闭证转化而来,邪实而正衰,元气衰微,阴阳欲绝是本证的基本病机。久病脏腑精气已衰,复因情志失调、饮食不节等诱因,突致阳浮于上,阴竭于下,阴阳离决。元气已脱,神志失守,故见神昏;五脏精气藏于内而开窍于外,五脏真气脱,四肢百骸皆无真气充养而失用,冷汗淋漓为心气绝,目合口开为脾气绝,舌卷囊缩、瞳孔散大为肝气绝,气息低微为肺气绝,二便自遗为肾气绝;肢体瘫软,手撒肢厥,面色苍白,舌质淡紫为真阳外脱、阴寒凝滞之征;阳气大虚,脉道鼓动乏力,故见脉微欲绝。本证以昏仆不省人事,汗出,目合口张,肢体瘫软,瞳神散大为辨证要点。

治法:益气回阳,扶正固脱。

方药:参附汤。汗出不止者加黄芪、煅龙骨、煅牡蛎、五味子以敛汗固脱;兼有瘀滞者,加丹参、赤芍;真阴不足,阴不敛阳致使虚阳外越,或上证使用参附汤后见面赤足冷、虚烦不安、脉极虚弱或突现脉大无根者,是阳气稍复而真阴不足,此为阴虚阳脱之证,当以地黄饮子填补真阴、温壮肾

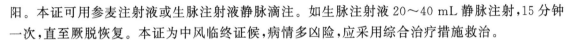

阳。本证可用参麦注射液或生脉注射液静脉滴注。如生脉注射液20～40 mL静脉注射,15分钟一次,直至厥脱恢复。本证为中风临终证候,病情多凶险,应采用综合治疗措施救治。

3.恢复期

中风急性阶段经抢救治疗,若神志渐清,痰火渐平,饮食稍进,渐入恢复期,但后遗症有半身不遂、口眼㖞斜、言语謇涩或失声等。此时仍须积极治疗并加强护理。

针灸与药物治疗并进可以提高疗效。药物治疗根据病情可采用标本兼顾或先标后本等治法,治标宜搜风化痰、通络行瘀;肝阳偏亢者可采用平肝潜阳法。治本宜补益气血、滋养肝肾或阴阳并补。

(1)风痰瘀阻证:口眼㖞斜,舌强语謇或失语,半身不遂,肢体麻木;苔滑腻,舌暗紫,脉弦滑。

证候分析:本证以风痰阻络,经脉瘀阻为基本病机。风痰阻络,则口眼㖞斜;阻于心络,则舌强语謇,甚或失语;风痰流窜经络,血脉运行不利,故半身不遂,肢体麻木;苔滑腻、舌暗紫、脉弦滑皆为风、痰、瘀留阻所致。本证以肢体麻木,舌暗红,苔滑腻,脉弦滑为辨证要点。

治法:搜风化痰,行瘀通络。

方药:解语丹加减。若痰热偏盛者,加全瓜蒌、竹茹、川贝母清化痰热;兼有肝阳上亢,头晕头痛,面赤,苔黄舌红,脉弦劲有力,加钩藤、石决明、夏枯草平肝息风潜阳;咽干口燥者加天花粉、天冬养阴润燥。

(2)气虚络瘀证:肢体偏枯不用,肢软无力,面色萎黄;舌质淡紫或有瘀斑,苔薄白,脉细涩或细弱。

证候分析:本证以气血亏虚,络脉瘀阻为基本病机。气虚不能推动血液运行,血郁成瘀,脉阻络痹,则肢体偏废不用;气血亏虚,肌肤失荣,故面色萎黄;舌淡、脉细弱为气虚之征;舌有紫斑、脉细涩则为血瘀之象。本证以肢软无力,面色萎黄,舌淡紫或有瘀斑,脉细涩为辨证要点。

治法:益气养血,化瘀通络。

方药:补阳还五汤加减。若血虚甚,加枸杞、鸡血藤、制首乌以补血;肢冷,阳失温煦者,加桂枝温经通脉;腰膝酸软者加川续断、桑寄生、杜仲以壮筋骨、强腰膝。

(3)肝肾亏虚证:半身不遂,患肢僵硬拘挛变形,舌强不语,或偏瘫,肢体肌肉萎缩;舌红脉细,或舌淡红,脉沉细。

证候分析:本证以肝肾亏虚,经脉失养为基本病机。肝肾亏虚,阴血不足,筋脉失养,则患侧肢体拘挛变形;肾虚精气不能上承,则舌暗不语;精血虚衰,筋脉失养,则肌肉渐见萎缩;舌红、脉细为肝肾精血耗伤之征;若舌质淡红、脉沉细,则为肾之阴阳皆虚。本证以患肢僵硬拘挛变形,肌肉萎缩,舌红脉细为辨证要点。

治法:滋养肝肾。

方药:左归丸、地黄饮子加减。若腰酸腿软较甚,加杜仲、桑寄生、牛膝补肾壮腰;肾阳虚,加巴戟天、肉苁蓉补肾益精;加附子、肉桂引火归原;夹有痰浊,加石菖蒲、远志、茯苓化痰开窍。

四、其他疗法

(一)中成药

1.清开灵注射液

清热解毒,化痰通络,醒神开窍。肌内注射,每天2～4 mL。静脉滴注可用20～40 mL加入5%葡萄糖注射液250～500 mL中,每天1～2次。

2.醒脑静注射液

清热泻火,凉血解毒,开窍醒神。肌内注射,每天 1～2 次,每次 2～4 mL。静脉滴注可用 10～20 mL 加入 5％葡萄糖注射液 250～500 mL 中,每天 1 次。

3.灯盏细辛注射液

活血通络。肌内注射,每次 4 mL,每天 2～3 次;或静脉滴注,可用 20～40 mL 加入 0.9％氯化钠注射液 250～500 mL 中,每天 1 次,14 天为 1 个疗程。

4.安宫牛黄丸

清热解毒,镇惊开窍,适用于阳闭证。每次 1 丸,每天 1 次,口服或鼻饲。

5.苏合香丸

芳香开窍,行气止痛。适用于脑卒中属阴闭证者。每次 1 丸,每天 1～2 次口服。

6.速效牛黄丸

清热解毒,开窍镇惊,适用于痰火内盛的阳闭证。每次 1 丸,每天 2 次口服。

7.醒脑再造丸

化痰醒脑,祛风活络。适用于神志不清,语言謇涩,肾虚痿痹,筋骨酸痛,手足拘挛,半身不遂。每次1 丸,每天 2～3 次口服。

8.麝香抗栓胶囊

通络活血,醒脑散瘀。适用于中风半身不遂,言语不清,手足麻痹,头痛,目眩等。每次 4 粒,每天 3 次口服。

(二)针灸治疗

1.神昏

闭证者可刺人中,或十宣放血;属脱证者灸关元、气海、神阙。

2.半身不遂

上肢针曲池、外关、合谷等;下肢针环跳、委中、阳陵泉、足三里、太冲等。

3.言语謇涩或不语

针刺廉泉、哑门等。

(三)推拿

推拿适用于中风急性期或恢复期的半身不遂,尤其是半身不遂的重症。其手法为推、擦、按、捻、搓、拿、擦。取穴有风池、肩井、天宗、肩髃、瞳子髎、手三里、合谷、环跳、阳陵泉、委中、承山。以患侧颜面、背、四肢为重点。

(四)功能训练

功能训练是中风病治疗中的重要措施之一,特别是早期规范的功能康复治疗对患者肢体功能的恢复有十分重要的作用,功能训练主要针对患者的半身不遂、语言障碍和唇缓流涎等功能障碍而设。

1.肢体训练

在急性期即应当把患者的肢体置于功能位,并定期翻身,清洁皮肤,适当地轻揉患肢,并进行肢体的被动训练。此时除按上肢、下肢规定的康复动作训练外,还须注意动作要轻柔、和缓,不可勉强拉扯,以免伤及肢体的肌肉和关节,双侧肢体做同样的动作。还要依照先上肢后下肢、先大关节后小关节的顺序练习。对神志清醒患者,要在被动训练的基础上进行主动训练,一定要按照医生的要求,定时完成每天规定的动作和次数。对动作不规范者,医护人员要及时予以纠正。一般经过一段时间的综合训练,大多数患者就可在他人的帮助下起床下地或行走,但要掌握循序渐进的原则。合理选用各类助行工具也是非常必要的,可使足下垂、膝后屈得以减轻。

2.语言训练

待患者神志清醒后即应鼓励患者讲话,若患者言语障碍,要首先向患者交代清楚病情,动员其配合治疗,并与之约定一些必要的信号,如喝水则张口,不喝水则摇头等,有书写能力者可令其写出要求,然后即开始语言训练。先教患者发"啊""喔"等元音,而后逐渐成词,最后成句。语言康复必须有耐心,掌握循序渐进的原则。

3.唇缓流涎者的训练

每天坚持做鼓腮、示齿等动作,并自我或由他人按摩患侧。

(周尊奎)

第四节 痴 呆

痴呆是多由髓减脑消或痰瘀痹阻脑络,神机失用而引起在无意识障碍状态下,以呆傻愚笨、智能低下、善忘等为主要临床表现的一种脑功能减退性疾病。轻者可见神情淡漠,寡言少语,反应迟钝,善忘等;重者为终日不语,或闭门独居,口中喃喃,言词颠倒,或举动不经,忽笑忽哭,或不欲食,数日不知饥饿等。

《左传》对本病有记载,曰:"成十八年,周子有兄而无慧,不能辨菽麦,不知分家犬","无慧,盖世所谓白痴。"晋代《针灸甲乙经》以"呆痴"命名。唐代孙思邈在《华佗神医密传》中首载"痴呆"病名。明代《景岳全书·杂证谟》有"癫狂痴呆"专篇,指出本病由多种病因渐致而成;临床表现具有"千奇百怪""变易不常"的特点;病位在心以及肝胆二经;若以大惊猝恐,一时偶伤心胆而致失神昏乱者,宜七福饮或大补元煎主之;本病"有可愈者,有不可愈者,亦在乎胃气元气之强弱"。陈士铎《辨证录》立有"呆病门",认为"大约其始也,起于肝气之郁;其终也,由于胃气之衰",对呆病症状描述也甚详,且提出"开郁逐痰、健胃通气"为主的治法,用洗心汤、转呆丹、还神至圣汤等。《石室秘录》曰:"治呆无奇法,治痰即治呆也。"王清任《医林改错·脑髓说》曰:"高年无记性者,脑髓渐空。"另外,古人在中风与痴呆的因果关系方面也早有认识,《灵枢·调经论》曰:"血并于上,气并于下,乱而善忘。"《临证指南医案》指出:"中风初起,神呆遗尿,老人厥中显然。"《杂病源流犀烛·中风》进而指出:"有中风后善忘。"是中医较早有关血管性痴呆的记载。

西医学诊断的老年性痴呆、脑血管性痴呆及混合性痴呆、代谢性脑病、中毒性脑病等,可参考本篇进行辨证论治。

一、病因病机

痴呆有因老年精气亏虚,渐成呆傻,亦有因情志失调、外伤、中毒等引起者。虚者多因气血不足,肾精亏耗,导致髓减脑消,脑髓失养;实者常见痰浊蒙窍、瘀阻脑络、心肝火旺,终致神机失用而致痴呆。临床多见虚实夹杂证。

(一)脑髓空虚

脑为元神之府,神机之源,一身之主,而肾主骨生髓通于脑。老年肝肾亏损或久病血气虚弱,肾精日亏,则脑髓空虚,心无所虑,精明失聪,神无所依而使灵机记忆衰退,出现迷惑愚钝,反应迟钝,发为痴呆。此类痴呆发病较晚,进展缓慢。

(二)气血亏虚

《素问·灵兰秘典论》:"心者,君主之官,神明出焉。"《灵枢·天年》曰:"六十岁心气始衰,苦忧悲。"年迈久病损伤于中,或情志不遂木郁克土,或思虑过度劳伤心脾,或饮食不节损伤脾胃,皆可致脾胃运化失司,气血生化乏源。心之气血不足,不能上荣于脑,神明失养则神情涣散,呆滞善忘。

(三)痰浊蒙窍

《石室秘录》云:"痰气最盛,呆气最深。"久食肥甘厚味,肥胖痰湿内盛;或七情所伤,肝气久郁克伐脾土;或痫、狂久病积劳,均可使脾失健运,痰湿上扰清窍,脑髓失聪而致痴呆。

(四)瘀阻脑络

七情久伤,肝气郁滞,气滞则血瘀;或中风、脑部外伤后瘀血内阻,均可瘀阻脑络,脑髓失养,神机失用,发为痴呆。

(五)心肝火旺

年老精衰,髓海渐空,复因烦恼过度,情志相激,水不涵木,肝郁化火,肝火上炎;或水不济火,心肾不交,心火独亢,扰乱神明,发为痴呆。

总之,痴呆病位在脑,与肾、心、肝、脾四脏功能失调相关,尤以肾虚关系密切。其基本病机为髓减脑消,痰瘀痹阻,火扰神明,神机失用。其证候特征以肾精、气血亏虚为本,以痰瘀痹阻脑络邪实为标。其病性不外乎虚、痰、瘀、火。

虚,指肾精、气血亏虚,髓减脑消;痰,指痰浊中阻,蒙蔽清窍;瘀,指瘀血阻痹,脑脉不通;火,指心肝火旺,扰乱神明。痰、瘀、火之间相互影响,相互转化,如痰浊、血瘀相兼而致痰瘀互结;肝郁、痰浊、血瘀均可化热,而形成肝火、痰热、瘀热,上扰清窍;若进一步发展耗伤肝肾之阴,水不涵木,阴不制阳,则肝阳上亢,化火生风,风阳上扰清窍,使痴呆加重。虚实之间也常相互转化,如实证的痰浊、瘀血日久,损伤心脾,则气血不足,或伤及肝肾,则阴精不足,均使脑髓失养,实证由此转化为虚证;虚证病久,气血亏乏,脏腑功能受累,气血运行失畅,或积湿为痰,或留滞为瘀,又可因虚致实,虚实兼夹而成难治之候。

二、诊断

(1)痴呆是一种脑功能减退性疾病,临床以呆傻愚笨、智能低下、善忘等为主要表现。本病记忆力障碍是首发症状,先表现为近记忆力减退,进而表现为远记忆力减退。

(2)起病隐匿,发展缓慢,渐进加重,病程一般较长。患者可有中风、头晕、外伤等病史。

三、相关检查

神经心理学检查,颅脑 CT、MRI、脑电图、生化等检查,有助于明确病性。

四、鉴别诊断

(一)郁病

郁病是以情志抑郁不畅,胸闷太息,悲伤欲哭或胸胁、胸背、脘胁胀痛,痛无定处,或咽中如有异物不适为特征的疾病;主要因情志不舒、气机郁滞所致,多见于中青年女性,也可见于老年人,

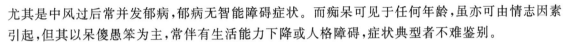

尤其是中风过后常并发郁病,郁病无智能障碍症状。而痴呆可见于任何年龄,虽亦可由情志因素引起,但其以呆傻愚笨为主,常伴有生活能力下降或人格障碍,症状典型者不难鉴别。

部分郁病患者常因不愿与外界沟通而被误认为痴呆,取得患者信赖并与之沟通后,两者亦能鉴别。

(二)癫证

癫证是以沉默寡言、情感淡漠、语无伦次、静而多喜为特征的精神失常疾病,俗称"文痴",可因气、血、痰邪或三者互结为患,以成年人多见。痴呆则属智能活动障碍,是以神情呆滞、愚笨迟钝为主要表现的脑功能障碍性疾病。另一方面,痴呆的部分症状可自制,治疗后有不同程度的恢复;重证痴呆患者与癫证在临床证候上有许多相似之处,临床难以区分,CT、MRI 检查有助于鉴别。

(三)健忘

健忘是指记忆力差,遇事善忘的一种病证,其神识如常,晓其事却易忘,但告知可晓,多见于中老年患者;由于外伤、药物所致健忘,一般经治疗后可以恢复。而痴呆老少皆可发病,以神情呆滞或神志恍惚,不知前事或间事不知、告知不晓为主要表现,虽有善忘但仅为兼伴症,其与健忘之"善忘前事"有根本区别。

健忘可以是痴呆的早期临床表现,这时可不予鉴别,健忘病久也可转为痴呆,CT、MRI 检查有助于两者的鉴别。

五、辨证论治

(一)辨证要点

本病乃本虚标实之证,临床上以虚实夹杂者多见。本虚者不外乎精髓、气血;标实者不外乎痰浊、瘀血、火邪。无论为虚为实,都能导致脏腑功能失调以及髓减脑消。因而辨证当以虚实或脏腑失调为纲领,分清虚实,辨明主次。

1.辨虚实

本病病因虽各有不同,但终不出虚实两大类。虚者,以神气不足、面色失荣、形体枯瘦、言行迟弱为特征,并结合舌脉、兼症,分辨气血、肾精亏虚;实者,智能减退、反应迟钝,兼见痰浊、瘀血、风火等表现。由于病程较长,证情顽固,还需注意虚实夹杂的病机属性。

2.辨脏腑

本病病位主要在脑,但与心、肝、脾、肾相关。若年老体衰、头晕目眩、记忆认知能力减退、神情呆滞、齿枯发焦、腰膝酸软、步履艰难,为病在脑与肾;若兼见双目无神,筋惕肉𥆧,毛甲无华,为病在脑与肝肾;若兼见食少纳呆,气短懒言,口涎外溢,四肢不温,五更泻泄,为病在脑与脾肾;若兼见失眠多梦,五心烦热,为病在脑与心肾。

(二)治疗原则

虚者补之,实者泻之。补虚益损,解郁散结是其治疗大法。脾肾不足,髓海空虚之证,宜培补先天、后天,以冀脑髓得充,化源得滋;对于气郁血瘀痰滞者,气郁应开,血瘀应散,痰滞应清,以冀气充血活,窍开神醒。

(三)分证论治

1.髓海不足

主症:耳鸣耳聋,记忆模糊,失认失算,精神呆滞。

兼症:发枯齿脱,腰脊酸痛,骨痿无力,步履艰难,举动不灵,反应迟钝,静默寡言。

舌脉:舌瘦色淡或色红,少苔或无苔,多裂纹;脉沉细弱。

分析:肾主骨生髓,年高体衰,肾精渐亏,脑髓失充,灵机失运,故见精神呆滞,举动不灵,反应迟钝,记忆模糊,失认失算等痴呆诸症。肾开窍于耳,其华在发,肾精不足,故耳鸣耳聋,发枯易脱。腰为肾府,肾主骨,精亏髓少,骨骼失养,故见腰脊酸痛,骨痿无力,步履艰难;齿为骨之余,故齿牙动摇,甚则早脱。舌瘦色淡或色红,苔少或无苔,多裂纹,脉沉细弱为精亏之象。

治法:补肾益髓,填精养神。

方药:七福饮加减。方中重用熟地黄滋阴补肾,营养先天之本;合当归养血补肝;人参、白术、炙甘草益气健脾,强壮后天之本;远志、杏仁,宣窍化痰。本方填补脑髓之力尚嫌不足,应选加鹿角胶、龟板胶、阿胶、紫河车、猪骨髓等血肉有情之品,还可以本方加减制蜜丸或膏剂以图缓治,或可用参茸地黄丸或河车大造丸补肾益精。

若肝肾阴虚,年老智能减退,腰膝酸软,头晕耳鸣者,可去人参、白术、紫河车、鹿角胶,加怀牛膝、生地黄、枸杞子、女贞子、制首乌;若兼言行不一,心烦溲赤,舌质红,少苔,脉细而弦数,是肾精不足,水不制火而心火妄亢,可用六味地黄丸加丹参、莲子心、石菖蒲等清心宣窍;也有舌质红而苔黄腻者,是内蕴痰热,干扰心窍,可加用清心滚痰丸去痰热郁结,俟痰热化净,再投滋补之品;若肾阳亏虚,症见面白无华,形寒肢冷,口中流涎,舌淡者,加热附片、巴戟天、益智仁、淫羊藿、肉苁蓉等。

2.气血亏虚

主症:呆滞善忘,倦怠嗜卧,神思恍惚,失认失算。

兼症:少气懒言,口齿含糊,词不达意,心悸失眠,多梦易惊,神疲乏力,面唇无华,爪甲苍白,纳呆食少,大便溏薄。

舌脉:舌质淡胖边有齿痕;脉细弱。

分析:心主神明,心之气血亏虚,神明失养,故见呆滞善忘,神思恍惚,失认失算等痴呆症状。心血不足,心神失养,故心悸失眠、多梦易惊;血虚不荣肌肤爪甲,故面唇无华、爪甲苍白。气虚则少气懒言,神疲乏力,倦怠嗜卧;脾气不足,胃气亦弱,故纳呆食少;脾气亏虚,水湿不化,故大便溏薄。气血亏虚,脉道失充,故脉细弱。

治法:益气养血,安神宁志。

方药:归脾汤加减。方中以人参、黄芪、白术、甘草补脾益气;当归养肝血而生心血;茯神、枣仁、龙眼肉养心安神;远志交通心肾而定志宁心;木香理气醒脾,以防益气补血之药滋腻滞气。

纳呆食少,加谷芽、麦芽、鸡内金、山楂等消食;纳呆伴头重如裹,时吐痰涎,头晕时作,舌苔腻,加陈皮、半夏、生薏苡仁、白豆蔻健脾化湿和胃;纳呆伴舌红少苔,加天花粉、玉竹、麦冬、生麦芽养阴生津;失眠多梦,加夜交藤、合欢皮;若舌质偏暗,舌下有青筋者,加入川芎、丹参等以养血活血;若伴情绪不宁,易忧善愁者,可加郁金、合欢皮、绿萼梅、佛手等理气解郁之品。

3.痰浊蒙窍

主症:终日无语,表情呆钝,智力衰退,口多涎沫。

兼症:头重如裹,纳呆呕恶,脘腹胀痛,痞满不适,哭笑无常,喃喃自语,呆若木鸡。

舌脉:舌质淡胖有齿痕,苔白腻;脉滑。

分析:痰浊壅盛,上蒙清窍,脑髓失聪,神机失运,而致表情呆钝、智力衰退、呆若木鸡等症。

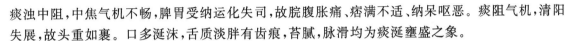

痰浊中阻,中焦气机不畅,脾胃受纳运化失司,故脘腹胀痛、痞满不适、纳呆呕恶。痰阻气机,清阳失展,故头重如裹。口多涎沫,舌质淡胖有齿痕,苔腻,脉滑均为痰涎壅盛之象。

治法:健脾化浊,豁痰开窍。

方药:洗心汤加减。方中党参、甘草培补中气;半夏、陈皮健脾化痰;附子助阳化痰;茯神、枣仁宁心安神,神曲和胃。

若纳呆呕恶,脘腹胀痛,痞满不适以脾虚明显者,重用党参、茯苓,可配伍黄芪、白术、山药、麦芽、砂仁等健脾益气之品;若头重如裹,哭笑无常,喃喃自语,口多涎沫以痰湿重者,重用陈皮、半夏,可配伍制南星、莱菔子、佩兰、白豆蔻、全瓜蒌、贝母等理气豁痰之品;痰浊化热,上扰清窍,舌质红,苔黄腻,脉滑数者,将制南星改用胆南星,并加瓜蒌、栀子、黄芩、天竺黄、竹沥;若伴有肝郁化火,灼伤肝血心阴,症见心烦躁动,言语颠倒,歌笑不休,甚至反喜污秽,或喜食炭灰,宜用转呆丹加味,本方在洗心汤基础上,加用当归、白芍柔肝养血,丹参、麦冬、天花粉滋养心胃阴液,用柴胡合白芍疏肝解郁,用柏子仁合茯苓、枣仁加强养心安神之力;属风痰瘀阻,症见眩晕或头痛,失眠或嗜睡,或肢体麻木阵作,肢体无力或肢体僵直,脉弦滑,可用半夏白术天麻汤;脾肾阳虚者,用金匮肾气丸,加干姜、黄芪、白豆蔻等。

4.瘀血内阻

主症:言语不利,善忘,易惊恐,或思维异常,行为古怪。

兼症:表情迟钝,肌肤甲错,面色黧黑,甚者唇甲紫暗,双目暗晦,口干不欲饮。

舌脉:舌质暗,或有瘀点瘀斑;脉细涩。

分析:瘀阻脑络,脑髓失养,神机失用,故见表情迟钝,言语不利,善忘,思维异常,行为古怪等痴呆症状。瘀血内阻,气血运行不利,肌肤失养,故肌肤甲错,面色黧黑,甚者唇甲紫暗。口干不欲饮,舌质暗或有瘀点瘀斑,脉细涩均为瘀血之象。

治法:活血化瘀,通络开窍。

方药:通窍活血汤加减。方中麝香芳香开窍,活血散结通络;桃仁、红花、赤芍、川芎活血化瘀;葱白、生姜合石菖蒲、郁金以通阳宣窍。

如瘀血日久,血虚明显者,重用熟地黄、当归,再配伍鸡血藤、阿胶、鳖甲、制首乌、紫河车等以滋阴养血;气血不足,加党参、黄芪、熟地黄、当归益气补血;气虚血瘀为主者,宜补阳还五汤加减;若见肝郁气滞,加柴胡、枳实、香附疏肝理气以行血;久病血瘀化热,致肝胃火逆,症见头痛、呕恶等,应加钩藤、菊花、夏枯草、栀子、竹茹等清肝和胃之品;若痰瘀交阻伴身困重,口流涎沫,纳呆呕恶,舌紫暗有瘀斑,苔腻,脉滑,可酌加胆南星、半夏、莱菔子、瓜蒌以豁痰开窍;病久入络者,宜加蜈蚣、僵蚕、全蝎、水蛭、地龙等虫类药以疏通经络,同时加用天麻、葛根;兼见肾虚者,可加益智仁、补骨脂、山药。

5.心肝火旺

主症:急躁易怒,善忘,判断错误,言行颠倒。

兼症:眩晕头痛,面红目赤,心烦不寐,多疑善虑,心悸不安,咽干口燥,口臭口疮,尿赤便干。

舌脉:舌质红,苔黄;脉弦数。

分析:脑髓空虚,复因心肝火旺,上扰神明,故见善忘,判断错误,言行颠倒,多疑善虑等痴呆之象。心肝火旺,上犯巅顶,故头晕头痛;气血随火上冲,则面红目赤。肝主疏泄,肝性失柔,情志失疏,故急躁易怒。心肾不交则心烦不寐、心悸不安。口臭口疮、口干舌燥、尿赤便干为火甚伤津之象,舌质红、苔黄、脉弦数均为心肝火旺之候。

治法:清热泻火,安神定志。

方药:黄连解毒汤加减。方中黄连可泻心火;黄芩、栀子清肝火;黄柏清下焦之火。加用生地黄清热滋阴,石菖蒲、远志、合欢皮养心安神,柴胡疏肝。本方大苦大寒,中病即止,不可久服,脾肾虚寒者慎用。

若心火偏旺者用牛黄清心丸;大便干结者加大黄、火麻仁。

六、预后转归

痴呆的病程一般较长。虚证患者,若长期服药,积极接受治疗,部分精神症状可有明显改善,但不易根治;实证患者,及时有效地治疗,待实邪去,方可获愈。虚中夹实者,病情往往缠绵,更需临证调理,方可奏效。

(周尊奎)

第五节 癫 狂

一、定义

癫病以精神抑郁,表情淡漠,沉默痴呆,语无伦次,静而少动为特征;狂病以精神亢奋,狂躁刚暴,喧扰不宁,毁物打骂,动而多怒为特征。癫病与狂病都是精神失常的疾病,两者在临床上可以互相转化,故常并称。

二、历史沿革

癫之病名最早见于马王堆汉墓出土的《足臂十一脉灸经》"数癫疾"。癫狂病名出自《内经》。该书对于本病的症状、病因病机及治疗均有较详细的记载。

在症状描述方面,如《灵枢·癫狂》篇说:"癫疾始生,先不乐,头重痛,视举,目赤,甚作极,已而烦心""狂始发,少卧,不饥,自高贤也,自辨智也,自尊贵也,善骂詈,日夜不休。"

在病因病机方面,《素问·至真要大论》篇言:"诸躁狂越,皆属于火。"《素问·脉要精微论》篇言:"衣被不敛,言语善恶,不避亲疏者,此神明之乱也。"《素问·脉解》篇又载:"阳尽在上,而阴气从下,下虚上实,故狂癫疾也。"指出了火邪扰心和阴阳失调可以发病。《灵枢·癫狂》篇又有"得之忧饥""得之大恐""得之有所大喜"等记载。明确指出情志因素也可以导致癫狂的发生。《素问·奇病论》篇言:"人生而有病癫疾者,此得之在母腹中时。"指出本病具有遗传性。

在治疗方面,《素问·病能论》篇言:"帝曰:有病怒狂者,其病安生?岐伯曰:生于阳也。帝曰:治之奈何?岐伯曰:夺其实即已,夫食入于阴,长气于阳,故夺其食则已,使之服以生铁落为饮,夫生铁落者,下气疾也。"至《难经》则明确提出癫与狂的鉴别要点,如《二十难》记有"重阳者狂,重阴者癫",而《五十九难》对癫狂二证则从症状表现上加以区别,其曰:"狂癫之病何以别之?然:狂疾之始发,少卧而不饥,自高贤也,自辩智也,自倨贵也,妄笑好歌乐,妄行不休是也。癫疾始发,意不乐,僵仆直视,其脉三部阴阳俱盛是也。"对两者的鉴别可谓要言不烦。

汉代张仲景《金匮要略·五脏风寒积聚病脉证治》言:"邪哭(作"人"解)使魂魄不安者,血气少也，血气少者属于心，心气虚者，其人则畏；合目欲眠，梦远行而精神离散，魂魄妄行。阴气衰者为癫，阳气衰者为狂。"对本病的病因做进一步的探讨，提出因心虚而血气少，邪乘于阴则为癫，邪乘于阳则为狂。

唐宋以后，对癫狂的证候描述更加确切，唐代孙思邈《备急千金要方·风癫》曰："示表癫邪之端，而见其病，或有默默而不声，或复多言而漫说，或歌或哭，或吟或笑，或眠坐沟渠，瞰于粪秽，或裸形露体，或昼夜游走，或嗔骂无度，或是蜚蛊精灵，手乱目急。"对癫狂采用针药并用的治疗方式。

金元时期对癫狂的病因学说有了较大的发展。如金代刘完素《素问玄机原病式·五运主病》言："经注曰多喜为癫，多怒为狂，然喜为心志，故心热甚则多喜而为狂，况五志所发，皆为热，故狂者五志间发。"元代朱丹溪《丹溪心法·癫狂》篇云："癫属阴，狂属阳……大率多因痰结于心胸间。"提出了癫狂的发病与"痰"有关的理论，并提出"痰迷心窍"之说，对于指导临床实践具有重要意义，也为后世许多医家所遵循。此时不仅对病因病机的认识更臻完善，而且从实践中也积累了一些治疗本病的经验。如治癫用养心血、镇心神、开痰结，治狂用大吐下之法。此外，《丹溪心法》还记有精神治疗的方法。

及至明清两代，不少医家对本病证治理法的研究多有心得体会。如明代楼英《医学纲目》卷二十五记有："狂之为病少卧，少卧则卫独行，阳不行阴，故阳盛阴虚，令昏其神。得睡则卫得入于阴，而阴得卫镇，不虚，阳无卫助，不盛，故阴阳均平而愈矣。"对《内经》狂病，由阴阳失调而成的理论有所发挥。再如李梴、张景岳等对癫狂二证的区别，分辨甚详。明代李梴《医学入门·癫狂》言："癫者异常也，平日能言，癫则沉默；平日不言，癫则呻吟，甚则僵卧直视，心常不乐""狂者凶狂也，轻则自高自是，好歌好舞，甚则弃衣而走，逾垣上屋，又甚则披头大叫，不避水火，且好杀人。"明代张介宾《景岳全书·癫狂痴呆》言："狂病常醒，多怒而暴；癫病常昏，多倦而静。由此观之，则其阴阳寒热，自有冰炭之异。"明代王肯堂《证治准绳》中云："癫者，俗谓之失心风。多因抑郁不遂……精神恍惚，言语错乱，喜怒不常。"这一时期的医家肯定了癫狂痰迷心窍的病机，治疗多主张治癫宜解郁化痰、宁心安神为主；治狂则先夺其食，或降其火，或下其痰，药用重剂，不可畏首畏尾。明代戴思恭《证治要诀·癫狂》提出："癫狂由七情所郁，遂生痰涎，迷塞心窍。"明代虞抟《医学正传》以牛黄清心丸治癫狂，取其豁痰清心之意。至王清任又提出了血瘀可病癫狂的论点，并认识到本病与脑有着密切的关系。如王清任《医林改错》癫狂梦醒汤谓："癫狂一证……乃气血凝滞脑气，与脏腑气不接，如同做梦一样。"清代何梦瑶《医碥·狂癫痫》剖析狂病病机为火气乘心，劫伤心血，神不守舍，痰涎入踞。清代张璐《张氏医通·神志门》集狂病治法之大成："上焦实者，从高抑之，生铁落饮；阳明实则脉伏，大承气汤去厚朴加当归、铁落饮，以大利为度；在上者，因而越之，来苏膏，或戴人三圣散涌吐，其病立安，后用洗心散、凉膈散调之；形证脉气俱实，当涌吐兼利，胜金丹一服神效……《经》云：喜乐无极则伤魂，魄伤则狂，狂者意不存，当以恐胜之，以凉药补魄之阴，清神汤。"

综上，历代医家则对癫狂的病因、病机、临床症状及治疗进行了较多的论述，对后世有较大的影响。

三、范围

癫病与狂病都是精神失常的疾病，其表现类似于西医学的某些精神病，精神分裂症的精神抑郁型、心境障碍中躁狂抑郁症的抑郁型、抑郁发作大致相当于癫病。精神分裂症的紧张性兴奋型及青春型、心境障碍中躁狂抑郁症的躁狂型、躁狂发作、急性反应性精神病的反应兴奋状态大致相当于狂病。凡此诸病出现症状、舌苔、脉象等临床表现与本节所述相同者，均可参考本节进行辨证论治。

四、病因病机

癫狂发生的原因，总与七情内伤密切相关，或以思虑不遂，或以悲喜交加，或以恼怒惊恐，皆能损伤心、脾、肝、胆，导致脏腑功能失调和阴阳失于平秘，进而产生气滞、痰结、火郁、血瘀等，蒙蔽心窍而引起神志失常。狂病属阳，癫病属阴，病因病机有所不同。如清代叶天士《临证指南医案》龚商年按："狂由大惊大恐，病在肝胆胃经，三阳并而上升，故火炽则痰涌，心窍为之闭塞。癫由积忧积郁，病在心脾包络，三阴蔽而不宣，故气郁则痰迷，神志为之混淆。"

癫狂发生的存在原发病因、继发病因和诱发因素。原发病因有禀赋不足，情志内伤和饮食不节；继发病因有气滞、痰结、火郁、血瘀等；诱发因素有情志失节，人事怫意，突遭变乱及剧烈的情志刺激。癫病起病多缓慢，渐进发展，癫病病位在肝、脾、心、脑，病之初起多表现为实证，后转换为虚实夹杂，病程日久，损伤心、脾、脑、肾，转为虚证。狂病急性发病，狂病病位在肝、胆、胃、心、脑，病之初起为阳证、热证、实证，渐向虚实夹杂转化，终至邪去正伤，渐向癫病过渡。

兹从气、痰、火、瘀四个方面对本病的病因病机列述如下。

(一)气机阻滞

《素问·举痛论》篇有"百病皆生于气"之说，平素易怒者，由于郁怒伤肝，肝失疏泄，则气机失调，气郁日久，则进一步形成气滞血瘀，或痰气互结，或气郁化火，阻闭心窍而发为癫狂。正如《证治要诀·癫狂》所说："癫狂由七情所郁，遂生痰涎，迷塞心窍。"

(二)痰浊蕴结

自从金元时期朱丹溪提出癫狂与"痰"有关的论点以后，不少医家均宗其说。如明代张景岳《景岳全书·癫狂痴呆》言："癫病多由痰气，凡气有所逆，痰有所滞，皆能壅闭经络，格塞心窍。"近代张锡纯《医学衷中参西录·医方》明确指出"癫狂之证，乃痰火上泛，瘀塞其心与脑相连窍络，以致心脑不通，神明皆乱"。由于长期的忧思郁怒造成气机不畅，肝郁犯脾，脾失健运，痰涎内生，以致气血痰结。或因脾气虚弱，升降失常，清浊不分，浊阴蕴结成痰，则为气虚痰结。无论气郁痰结或气虚痰结，总由"痰迷心窍"而病癫病。若因五志之火不得宣泄，炼液成痰，或肝火乘胃，津液被熬，结为痰火；或痰结日久，郁而化火，以致痰火上扰，心窍被蒙，神志遂乱，也可发为狂病。

(三)火郁扰神

《内经》早就指出狂病与火有关。如《素问·至真要大论》篇指出："诸躁狂越，皆属于火。"《素问·阳明脉解》篇又曰："帝曰：病甚则弃衣而走，登高而歌，或至不食数日，逾垣上屋，所上之处，皆非其素所能也，病反能者何也？岐伯曰：四肢者，诸阳之本也，阳盛则四肢实，实则能登高也""帝曰：其妄言骂詈不避亲疏而歌者何也？岐伯曰：阳盛则使人妄言骂詈，不避亲疏而不欲食，不欲食故妄走也。"因阳明热盛，上扰心窍，以致心神昏乱而发为狂病。《景岳全书·癫狂痴呆》也说："凡狂病多因于火，此或以谋为失志，或以思虑郁结，屈无所伸，怒无所泄，以致肝胆气逆，木火合邪，是诚东方实证也，此其邪盛于心，则为神魂不守，邪乘于胃，则为暴横刚强。"

综上所述，胃、肝、胆三经实火上升扰动心神，皆可发为狂病。

(四)瘀血内阻

由于血瘀使脑气与脏腑之气不相连接而发狂。如清代王清任《医林改错》言："癫狂一证，哭笑不休,詈骂歌唱,不避亲疏,许多恶态,乃气血凝滞,脑气与脏腑气不接,如同做梦一样。"并自创癫狂梦醒汤治疗本病。另外,王清任还创立脑髓说,其曰:"灵机记性在脑者,因饮食生气血,长肌肉,精汁之清者,化而为髓""小儿无记性者,脑髓未满,高年无记性者,脑髓渐空。"联系本病的发生,如头脑发生血瘀气滞,使脏腑化生的气血不能正常的充养元神之府,或因血瘀阻滞脉络,气血不能上荣脑髓,则可造成灵机混乱,神志失常发为癫狂。

综上所述,气、痰、火、瘀均可造成阴阳的偏盛偏衰,而历代医家多以阴阳失调作为本病的主要病机。如《素问·生气通天论》篇言:"阴不胜其阳,则脉流薄疾,并乃狂。"又《素问·宣明五气论》篇言:"邪入于阳则狂,邪入于阴则痹,搏阳则为癫疾。"《难经·二十难》言:"重阳者狂,重阴者癫。"所谓重阴重阳者,医家论述颇不一致。有说阳邪并于阳者为重阳,阴邪并于阴者为重阴;有说三部阴阳脉皆洪盛而牢为重阳,三部阴阳脉皆沉伏而细为重阴;还有认为气并于阳而阳盛气实者为重阳,血并于阴而阴盛血实者为重阴。概言之,两种属阳的因素重叠相加称为重阳,如平素好动、性情暴躁,又受痰火阳邪,此为重阳而病狂;两种属阴的因素重叠相加,称为重阴,如平素好静,情志抑郁,又受痰郁阴邪,此为重阴而病癫。此后在《诸病源候论》《普济方》以及明清许多医家的著述中,也都说明机体阴阳失调,不能互相维系,以致阴虚于下,阳亢于上,心神被扰,神明逆乱而发癫狂。

此外,张仲景《伤寒论》尚有蓄血发狂的记载,应属血瘀一类;由于思虑太过,劳伤心脾,气血两虚,心失所养也可致病。《医学正传·癫狂痫证》言:"癫为心血不足。"癫狂病的发生还与先天禀赋有关,若禀赋充足,体质强壮,阴平阳秘,虽受七情刺激也只是短暂的情志失畅;反之禀赋素虚,肾气不足,复因惊骇悲恐,意志不遂等七情内伤,则每可引起阴阳失调而发病。禀赋不足而发病者往往具有家族遗传性,其家族可有类似的病史。

五、诊断与鉴别诊断

(一)诊断

1.发病特点

本病发生与内伤七情密切相关,性格暴躁、抑郁、孤僻、易于发怒、胆怯疑虑等,是发病的常见因素;头颅外伤、中毒病史对确定诊断也有帮助。但其主要诊断依据是灵机、情志、行为三方面的失常。所谓灵机即记性、思考、谋虑、决断等方面的功能表现。

2.临床表现

本病的临床症状大致可分为4类,兹分述于后。

(1)躁狂症状:如弃衣而走,登高而歌,数天不食而能逾垣上屋,所上之处,皆非其力所能,妄言骂詈,不避亲疏,妄想丛生,毁物伤人,甚至自杀等,其证属实热,为阳气有余的症状。

(2)抑郁症状:如精神恍惚,表情淡漠,沉默痴呆,喃喃自语或语无伦次,秽洁不知,颠倒错乱,或歌或笑,悲喜无常,其证多偏于虚。为阴气有余的症状,或为痰气交阻。

(3)幻觉症状:幻觉是患者对客观上不存在的事物,却感到和真实的一样,可有幻视、幻听、幻嗅、幻触等症。如早在《灵枢·癫狂》就对幻觉症状有明确的记载:"目妄见,耳妄闻……善见鬼神。"再如明代李梴《医学入门·癫狂》记有:"视听言动俱妄者,谓之邪祟,甚则能言平生未见闻事及五色神鬼。"此处所谓邪祟,即为幻觉症状。

(4)妄想症状:妄想是与客观实际不符合的病态信念,其判断推理缺乏令人信服的根据,但患者坚信其正确而不能被说服。正如《灵枢·癫狂》所说:"自高贤也,自辨智也,自尊贵也。"《中藏

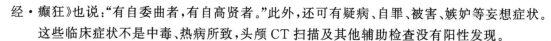

经·癫狂》也说:"有自委曲者,有自高贤者。"此外,还可有疑病、自罪、被害、嫉妒等妄想症状。

这些临床症状不是中毒、热病所致,头颅CT扫描及其他辅助检查没有阳性发现。

总之,癫病多见抑郁症状,呆滞好静,其脉多沉伏细弦;狂病多见躁狂症状,多怒好动,其脉多洪盛滑数,这是两者的区别。至于幻觉症状和妄想症状则既可见于癫病,也可见于狂病。

(二)鉴别诊断

1.痫病

痫病是以突然仆倒,昏不知人,四肢抽搐为特征的发作性疾病,与本病不难区分。但自秦汉至金元时期,往往癫、狂、痫同时并称,常常混而不清,尤其是癫病与痫病始终未能明确分清,及至明代王肯堂才明确提出癫狂与痫病的不同。如《证治准绳·癫狂痫总论》中有"癫者或狂或愚,或歌或笑,或悲或泣,如醉如痴,言语有头无尾,秽洁不知,积年累月不愈""狂者病之发时猖狂刚暴,如伤寒阳明大实发狂,骂詈不避亲疏,甚则登高而歌,弃衣而走,逾垣上屋,非力所能,或与人语所未尝见之事""痫病发则昏不知人,眩仆倒地,不省高下,甚而瘛疭抽掣,目上视,或口眼㖞斜,或口作六畜之声"。至此已将癫狂与痫病截然分开,为后世辨证治疗指出了正确方向。

2.谵语、郑声

谵语是因阳明实热或温邪入于营血,热邪扰乱神明,而出现神志不清、胡言乱语的重症。郑声是指疾病晚期心气内损,精神散乱而出现神识不清,不能自主,语言重复,语声低怯,断续重复而语不成句的垂危征象。狂病与谵语、郑声在症状表现上是不同的,如《东垣十书·此事难知集·狂言谵语郑声辨》记有"狂言声大开自与人语,语所未尝见事,即为狂言也。谵语者,合目自语,言所日用常见常行之事,即为谵语也。郑声者,声战无力,不相接续,造字出于喉中,即郑声也"。

3.脏躁

脏躁好发于妇人,其症为悲伤欲哭,数欠伸,像如神灵所作,但可自制,一般不会自伤及伤害他人,与癫狂完全丧失自知力的神志失常不同。

六、辨证

(一)辨证要点

1.癫病审查轻重

精神抑郁,表情淡漠,寡言呆滞是癫病的一般症状,初发病时常兼喜怒无常,喃喃自语,语无伦次,舌苔白腻,此为痰结不深,证情尚轻。若病程迁延日久,则见呆若木鸡,目瞪如愚,灵机混乱,舌苔渐变为白厚而腻,乃痰结日深,病情转重。久则正气日耗,脉由弦滑变为滑缓,终至沉细无力。倘使病情演变为气血两虚,而症见神思恍惚,思维贫乏,意志减退者,则病深难复。

2.狂病明辨虚实

狂病应区分痰火、阴虚的主次先后,狂病初起是以狂暴无知,情感高涨为主要表现,概由痰火实邪扰乱神明而成。病久则火灼阴液,渐变为阴虚火旺之证,可见情绪焦躁,多言不眠,形瘦面赤舌红等症状。这一时期,分辨其主次先后,对于确定治法处方是很重要的。一般说,亢奋症状突出,舌苔黄腻,脉弦滑数者,是痰火为主,而焦虑、烦躁、失眠、精神疲惫,舌质红少苔或无苔,脉细数者,是阴虚为主。至于痰火、阴虚证候出现的先后,则需对上述证候,舌苔、脉象的变化作动态的观察。

(二)证候

1.癫病

(1)痰气郁结:精神抑郁,表情淡漠,寡言呆滞,或多疑虑,语无伦次,或喃喃自语,喜怒无常,甚则忿不欲生,不思饮食。舌苔白腻,脉弦滑。

病机分析:因思虑太过,所愿不遂,使肝气被郁,脾失健运而生痰浊。痰浊阻蔽神明,故出现抑郁、呆滞、语无伦次等症;痰扰心神,故见喜怒无常,忿不欲生,又因痰浊中阻,故不思饮食。苔腻、脉滑皆为气郁痰结之征。

(2)气虚痰结:情感淡漠,不动不语,甚则呆若木鸡,目瞪如愚,傻笑自语,生活被动,灵机混乱,甚至目妄见,耳妄闻,自责自罪,面色萎黄,便溏溲清。舌质淡,舌体胖,苔白腻,脉滑或脉弱。

病机分析:癫久正气亏虚,脾运力薄而痰浊益甚。痰结日深,心窍被蒙,故情感淡漠而呆若木鸡,甚至灵机混乱,出现幻觉症状;脾气日衰故见面色萎黄,便溏、溲清诸症。舌淡胖,苔白腻,脉滑或弱皆为气虚痰结之象。

(3)气血两虚:病程漫长,病势较缓,面色苍白,多有疲惫不堪之象,神思恍惚,心悸易惊,善悲欲哭,思维贫乏,意志减退,言语无序,魂梦颠倒。舌质淡,舌体胖大有齿痕,舌苔薄白,脉细弱无力。

病机分析:癫病日久,中气渐衰,气血生化乏源,故面色苍白,肢体困乏,疲惫不堪;因心血内亏,心失所养,可见神思恍惚,心悸易惊,意志减退诸症。舌胖,脉细是气血俱衰之征。

2.狂病

(1)痰火扰心:起病急,常先有性情急躁,头痛失眠,两目怒视,面红目赤,突然狂暴无知,情感高涨,言语杂乱,逾垣上屋,气力逾常,骂詈叫号,不避亲疏,或毁物伤人,或哭笑无常,登高而歌,弃衣而走,渴喜冷饮,便秘溲赤,不食不眠。舌质红绛,苔多黄腻,脉弦滑数。

病机分析:五志化火,鼓动阳明痰热,上扰清窍,故见性情急躁,头痛失眠;阳气独盛,扰乱心神,神明昏乱,症见狂暴无知,言语杂乱,骂詈不避亲疏;四肢为诸阳之本,阳盛则四肢实,实则登高、逾垣、上屋,而气力超乎寻常。舌绛苔黄腻,脉弦而滑数,皆属痰火壅盛,且有伤阴之势。以火属阳,阳主动,故起病急骤而狂暴不休。

(2)阴虚火旺:狂病日久,病势较缓,精神疲惫,时而躁狂,情绪焦虑、紧张,多言善惊,恐惧而不稳,烦躁不眠,形瘦面红,五心烦热。舌质红,少苔或无苔,脉细数。

病机分析:狂乱躁动日久,必致气阴两伤,如气不足则精神疲惫,仅有时躁狂而不能持久。由于阴伤而虚火旺盛,扰乱心神,故症见情绪焦虑,多言善惊,烦躁不眠,形瘦面红等。舌质红,脉细数,也为阴虚内热之象。

(3)气血凝滞:情绪躁扰不安,恼怒多言,甚则登高而歌,弃衣而走,或目妄见,耳妄闻,或呆滞少语,妄思离奇多端,常兼面色暗滞,胸胁满闷,头痛心悸,或妇人经期腹痛,经血紫暗有块。舌质紫暗有瘀斑,舌苔或薄白或薄黄,脉细弦,或弦数,或沉弦而迟。

病机分析:本证由血气凝滞使脑气与脏腑气不相接续而成,若瘀兼实热,苔黄,脉弦致,多表现为狂病;若瘀兼虚寒,苔白,脉沉弦而迟,多表现为癫病。但是无论属狂属癫,均以血瘀气滞为主因。

七、治疗

(一)治疗原则

1.解郁化痰,宁心安神

癫病多虚,为重阴之病,主于气与痰,治疗宜解郁化痰,宁心安神,补养气血为主要治则。

2.泻火逐痰,活血滋阴

狂病多实,为重阳之病,主于痰火、瘀血,治疗宜降其火,或下其痰,或化其瘀血,后期应予滋养心肝阴液,兼清虚火。

概言之,癫病与狂病总因七情内伤,使阴阳失调,或气并于阳,或血并于阴而发病,故治疗总则以调整阴阳,以平为期,如《素问·生气通天论》篇所言:"阴平阳秘,精神乃治。"

(二)治法方药

1.癫病

(1)痰气郁结。

治法:疏肝解郁,化痰开窍。

方药:逍遥散合涤痰汤加减。药用柴胡配白芍疏肝柔肝,可加香附、郁金以增理气解郁之力,其中茯苓、白术可以健脾化浊。涤痰汤为二陈汤增入胆南星、枳实、人参、石菖蒲、竹茹而成,胆南星、竹茹辅助二陈汤化痰,石菖蒲合郁金可以开窍,枳实配香附可以理气,人参可暂去之。

单用上方恐其效力不达,须配用十香返生丹,每服 1 丸,日服两次,是借芳香开窍之力,以奏涤痰散结之功;若癫病因痰结气郁而化热者,症见失眠易惊,烦躁不安而神志昏乱,舌苔转为黄腻,舌质渐红,治当清化痰热,清心开窍,可用温胆汤送服至宝丹。

(2)气虚痰结。

治法:益气健脾,涤痰宣窍。

方药:四君子汤合涤痰汤加减。药用人参、茯苓、白术、甘草四君益气健脾以扶正培本。再予半夏、胆南星、橘红、枳实、石菖蒲、竹茹涤除痰涎,可加远志、郁金,既可理气化痰,又能辅助石菖蒲宣开心窍。

若神思迷惘,表情呆钝,症情较重,是痰迷心窍较深,治宜温开,可用苏合香丸,每服 1 丸,日服两次,以豁痰宣窍。

(3)气血两虚。

治法:益气健脾,养血安神。

方药:养心汤加减。方中人参、黄芪、甘草补脾益气;当归、川芎养心血;茯苓、远志、柏子仁、酸枣仁、五味子宁心神;更有肉桂引药入心,以奏养心安神之功。

若兼见畏寒蜷缩,卧姿如弓,小便清长,下利清谷者,属肾阳不足,应加入温补肾阳之品,如补骨脂、巴戟天、肉苁蓉等。

2.狂病

(1)痰火扰心。

治法:泻火逐痰,镇心安神。

方药:泻心汤合礞石滚痰丸加减。方中大黄、黄连、黄芩苦寒直折心肝胃三经之火,知母滋阴降火而能维护阴液,佐以生铁落镇心安神。礞石滚痰丸方用青礞石、沉香、大黄、黄芩、朴硝,逐痰降火,待痰火渐退,礞石滚痰丸可改为包煎。

胸膈痰浊壅盛,而形体壮实,脉滑大有力者,可采用涌吐痰涎法,三圣散治之,方中瓜蒂、防风、藜芦三味,劫夺痰浊,吐后如形神俱乏,当以饮食调养。阳明热结,躁狂谵语,神志昏乱,面赤腹满,大便燥结,舌苔焦黄起刺或焦黑燥裂,舌质红绛,脉滑实而大者,宜先服大承气汤急下存阴,再投凉膈散加减清以泻实火;病情好转而痰火未尽,心烦失眠,哭笑无常者,可用温胆汤送服朱砂安神丸。

(2)阴虚火旺。

治则:滋阴降火,安神定志。

方药:选用二阴煎加减,送服定志丸。方中生地黄、麦门冬、玄参养阴清热;黄连、木通、竹叶、灯心草泻热清心安神;可加用白薇、地骨皮清虚热;茯神、炒酸枣仁、甘草养心安神。定志丸方用人参、茯神、石菖蒲、甘草,其方健脾养心,安神定志,可用汤药送服,也可布包入煎。

若阴虚火旺兼有痰热未清者,仍可用二阴煎适当加入全瓜蒌、胆南星、天竺黄等。

(3)气血凝滞。

治则:活血化瘀,理气解郁。

方药:选用癫狂梦醒汤加减,送服大黄䗪虫丸。方中重用桃仁合赤芍活血化瘀,还可加用丹参、红花、水蛭以助活血之力;柴胡、香附理气解郁;青陈皮、大腹皮、桑白皮、苏子行气降气;半夏和胃,甘草调中。

如蕴热者可用木通加黄芩以清之;兼寒者加干姜、附子助阳温经。大黄䗪虫丸方用大黄、黄芩、甘草、桃仁、杏仁、芍药、干生地黄、干漆、虻虫、水蛭、蛴螬、䗪虫。可祛瘀生新,攻逐蓄血,但需要服用较长时期。

(三)其他治法

1.单方验方

(1)黄芫花:取花蕾及叶,晒干研粉,成人每天服1.5~6.0 g,饭前1次服下,10~20天为1个疗程,主治狂病属痰火扰心者。一般服后有恶心、呕吐、腹泻等反应,故孕妇、体弱、素有胃肠病者忌用。

(2)巴豆霜:1~3 g,分2次间隔半小时服完,10次为1个疗程,一般服用2个疗程,第1个疗程隔天1次,第2个疗程隔两日1次。主治狂病,以痰火扰心为主者。

2.针灸

取穴以任督二脉、心及心包经为主,其配穴总以清心醒脑,豁痰宣窍为原则,其手法多采用三人或五人同时进针法,狂病多用泻法,大幅度捻转,进行强刺激,癫病可用平补平泻的手法。

(1)癫病主方:①中脘、神门、三阴交;②心俞、肝俞、脾俞、丰隆。两组可以交替使用。

(2)狂病主方:①人中、少商、隐白、大陵、丰隆;②风府、大椎、身柱;③鸠尾、上脘、中脘、丰隆;④人中、风府、劳宫、大陵。每次取穴一组,4组穴位可以轮换使用。狂病发作时,可独取两侧环跳穴,用四寸粗针,行强刺激,可起安神定志作用。

3.灌肠疗法

痰浊蒙窍的癫病:以生铁落、牡蛎、石菖蒲、郁金、胆南星、法半夏、礞石、黄连、竹叶、灯心草、赤芍、桃仁、红花组方,先煎生铁落、礞石30分钟,去渣加其他药物煎30分钟,取汁灌肠。

4.饮食疗法

心脾不足者:黄芪莲子粥,取黄芪,文火煎10分钟,去渣,入莲子、粳米,煮粥。

心肾不交者:百合地黄粥。生地黄切丝,煮1~2分钟,去渣,入百合,粳米煮成粥,加蜂蜜适量。

八、转归及预后

癫病属痰气郁结而病程较短者,及时祛除壅塞胸膈之痰浊,复以理气解郁之法,较易治愈;若病久失治,则痰浊日盛而正气日虚,乃成气虚痰结之证;或痰郁化热,痰火渐盛,转变为狂病。

气虚痰结证如积极调治,使痰浊渐化,正气渐复,则可以向愈,但较痰气郁结证易于复发。若迁延失治或调养不当,正气愈虚而痰越盛,痰越盛则症越重,终因灵机混乱,日久不复成废人。

气血两虚治以扶正固本,补养心脾之法,使气血渐复,尚可向愈,但即使病情好转,也多情感淡漠,灵机迟滞,工作效率不高,且复发机会较多。

狂病骤起先见痰火扰心之证,急投泻火逐痰之法,病情多可迅速缓解;若经治以后,火势渐衰而痰浊留恋,深思迷惘,其状如癫,乃已转变为癫病。如治不得法或不及时,致使真阴耗伤,则心神昏乱日重,其证转化为阴虚火旺,若此时给予正确的治疗,使内热渐清而阴液渐复,则病情可向愈发展。如治疗失当,则火愈旺而阴愈伤,阴愈亏则火愈亢,以致躁狂之症时隐时发,时轻时重。

另外,火邪耗气伤阴,导致气阴两衰,则迁延难愈。狂病日久出现气血凝滞,治疗得法,血瘀征象不断改善,则癫狂症状也可逐渐好转。若病久迁延不愈,可形成气血阴阳俱衰,灵机混乱,预后多不良。

九、预防与调护

癫狂之病多由内伤七情而引起,故应注意精神调摄。应正确对待患者的各种病态表现,不应讥笑、讽刺,要关心患者。

(1)对于尚有一些适应环境能力的轻证患者,应注意调节情志活动,如以喜胜忧,以忧胜怒等。

(2)对其不合理的要求应耐心解释,对其合理的要求应尽量满足。

(3)对重证患者的打人、骂人、自伤、毁物等症状,要采取防护措施,注意安全,防止意外。

(4)对于拒食患者应找出原因,根据其特点进行劝导、督促、喂食或鼻饲,以保证营养。

(5)对有自杀、杀人企图或行为的患者,必须严密注意,专人照顾,并将危险品如刀、剪、绳、药品等严加收藏,注意投河、跳楼、触电等意外行为。

(周尊奎)

第六节　痫　　证

痫证是一种由多种病因引起以反复发作性、短暂性、刻板性为特征的慢性脑神经异常疾病,又有"癫痫""羊痫风"之称。其临床特征多为发作时精神恍惚,甚则仆倒,昏不知人,口吐涎沫,两目上视,四肢抽搐,口中怪叫,移时苏醒,醒后如常人;或口、眼、手等局部抽搐而无突然昏倒,或幻视,或呕吐、多汗,或言语障碍,或无意识的动作等。其轻者发作次数少,间隔时间长,瞬间即过,间歇期如常人;重者病情重,发作次数多,间隔时间短,持续时间长,间歇期常有精神不振,思维迟钝。多由于脑部外伤、外感风热毒邪、先天禀赋异常、七情所伤、饮食失节等引发,或患其他病之后,造成脏腑失调,痰浊阻滞,气机逆乱,风阳内动所致。其中痰浊内阻,脏气不平,阴阳偏胜,神机受累,元神失控是病机关键所在。发作时开窍以治其标,控制其发作;休作时祛邪补虚以治其本。临床多以开窍定痫、调气豁痰、平肝息风、清肝泻火、补益心脾、滋养肝肾、通络镇惊、宁心安神等法治之。

痫证属中医脑病范畴,其临床表现与西医所称的癫痫是一致的,包括一组疾病和综合征,其均以脑神经元过度放电导致的反复、发作性和短暂性的中枢神经系统功能失常为特征。根据其病因不同,可分为原发性和继发性两大类。前者是指目前病因不明的癫痫,亦称特发性癫痫;后者是指由多种脑部病损及代谢异常所致者,或称症状性癫痫。

一、中医诊断标准

(1)全面性发作时突然昏倒,项背强直,四肢抽搐;或仅两目瞪视,呼之不应,或头部下垂,肢体无力。

(2)部分性发作时可见多种形式,如口、眼、手等局部抽搐而无突然昏倒,或幻视,或呕吐、多汗,或言语障碍,或无意识的动作等。

(3)起病急骤,醒后如常人,反复发作。

(4)多有家族史,每因惊恐、劳累、情志过极等诱发。

(5)发作前常有眩晕、胸闷等先兆。

(6)脑电图检查有阳性表现,有条件做 CT、磁共振检查。

(7)应注意与中风、厥证、痉病等鉴别。

二、鉴别诊断

(一)厥病

厥病除见突然仆倒、昏不知人外,还伴有面色苍白,四肢厥冷,冷汗出,而无口吐涎沫,两目上视,四肢抽搐和病作怪叫之见症,且厥病脑电图检查多无阳性发现,而痫证有特征性改变。

(二)中风

典型发作的痫证与中风病均有突然仆倒,昏不知人,但痫证有反复发作史,发时口吐涎沫,两目上视,或作怪叫,移时可醒,醒后无后遗症,而中风病则常有口眼㖞斜,语言不利,半身不遂等症,昏迷持续时间长,清醒后常有㖞僻不遂等后遗症。

(三)痉病

痫证与痉病都具有时发时止、四肢抽搐等症状,但痫证仅见于发作之时,兼有口吐涎沫,病作怪叫,醒后如常人,且呈阵发性,有间歇期。而痉病多见于持续发作,伴有角弓反张,项背强急,但无惊叫,经治疗后方可恢复,恢复后仍有原发疾病存在。必要时行脑电图、脑脊液等辅助检查以资鉴别。

三、病因病机

(一)病因

中医认为本病的发生,大多由于先天因素以及情志不遂、饮食失节、劳累过度、温热病后热毒所伤以及脑部外伤、中风等因素,导致心、肝、脾、肾等脏腑功能失调,气机逆乱,触动积痰,痰浊上扰,闭塞心窍,壅塞经络而发为痫证。

1.先天因素

古代医家早已认识到癫痫与先天因素有关，所谓"病从胎气而得之"。系母体怀孕后，受惊恐或饮食失调，食味偏嗜，或误服不当之药，或近亲结婚，或七情郁结，使母体精气耗伤，胎元受损而致痫。

2.七情所伤

主要责之于惊恐郁怒。五志过极，"恐则气下""惊则气乱"，由于突受惊恐，愤郁恼思，脏腑气机逆乱，肝肾亏损，肝阳上亢、化火生风，风火交炽，引动痰气，蒙塞清窍，扰及神明而致惊痫。若因五志化火，火邪一方面炼津成痰，另一方面触动内伏痰浊，使痰随火升，阻蔽心包，可使痫发，即无火不动痰之谓。

3.饮食失节

平素脾胃积热生痰，加之饮食失宜，过食肥甘厚味，脾胃损伤，失于健运，聚湿生痰，蕴伏于内，一遇劳累过度或生活起居失于调摄，遂致气机逆乱，触动积痰，痰阻经络，闭塞清窍，而致痰痫。或因饮食不洁，误食带虫食物，或过食病畜之肉，导致虫卵内阻，循经阻于脑窍而发虫痫。

4.外感风热毒邪

素体虚弱，腠理疏松，外受风热毒邪，风淫肝经，热极生风，风火痰热结聚，上冲清窍而发风痫、热痫。

5.久病、中风、他病日久

痫证久治不愈或中风、他病日久，导致脾胃虚弱，气血耗伤，伤及肝肾，筋脉失控，或脑髓受累，髓海失充，而并发痫证。

6.脑部外伤

由于胎胞外伤或就产时头颅受伤，或由高坠下跌仆撞击，均能导致颅脑受伤，损伤脉络，血溢脉外，瘀血内停，脑络闭阻，神志逆乱，昏不知人；络脉不和，肢体抽搐而发痫证。

(二)病机

1.发病

具有突然性、反复发作性、重复性和刻板性，发作间歇期无不适，事后对发作过程无记忆，发作前可有先兆。

2.病位

本病病位在脑，与心、肝、脾、肾关系密切。

3.病性

五脏虚损为本，风、痰、火、郁、瘀为标，其发作期以邪实为主，缓解期（或休止期）以五脏虚损为主。本病在初期虽可见到实证，后期因其反复发作，一般以虚实夹杂证多见。痫证有阳痫、阴痫之别。

4.病势

痫证初发，正气尚盛，痰虽结而不深，气机逆乱尚易调顺，所以发作持续的时间一般较短，其间歇期亦较长。若久发不愈，本虚而标实，正气渐伤，痰结较深，气机闭阻，不易调顺，则发作持续的时间必然较长，甚则持续不已而间歇期也逐渐缩短。总的发病趋势是由实转虚，虚实夹杂，日久不愈，病机复杂，以成痫疾。

5.病机转化

本病的病机转化取决于正气的盛衰及痰邪深浅。凡发病初期，正气尚足，邪中较浅，多属正盛邪实之实证;日久损伤正气,痰浊、瘀血等邪实沉痼,必致脏腑愈虚,正气更衰,形成虚实夹杂证。如肝风痰浊证,日久不愈,可致肝郁化火,痰郁化热而成肝火痰热证;亦可影响气血正常运行而致瘀血内阻等,此即实证之间可互相转化或兼夹。肝风痰浊日久亦可木旺克脾土,致脾虚水湿失运或致脾虚痰盛证;肝火痰热证日久不解,火热灼伤肝肾之阴,致肝肾阴虚证等,此即实证转虚证。脾虚痰盛证日久,气血生化乏源,则可致心血不足证;心血不足日久,精血同源,则伤及肝肾之阴精,而成肝肾阴虚证等,此即虚证之间亦可互相转化。凡脾、心、肝、肾功能失调,气血运行失畅,则可致痰浊、瘀血等邪实因素,此即因虚致实而成虚实夹杂证,使病机越发复杂,病情越发加重。

四、辨证论治

(一)辨证思路

1.详细了解病史

包括胎产史、家族史、高热惊厥史、脑炎、脑膜炎史、头部外伤史、食生蟹史、疫水接触史、中风病史及发病的年龄、病程等,通过详细了解病史,可对诊断病因及性质提供一定的依据。

2.辨先兆症状

痫证发作之前,多有先兆症状。或在发作之前可呈现情绪改变,如易怒,或嗜睡,或表现抑郁,呈现莫名的恐惧;或饮食倍增;或头痛欲静卧,或出现一时眩晕;或突然腹痛,并有上冲感,呈阵发性;或突然筋脉挛急,多在下腹部;或胸有压迫感,或诉心悸;或意识蒙眬状态,或表现出怪异心情。

3.辨发作

一般说发作时间短、间歇期长者病情轻,反之,则病情重;发病急,程度重,昏仆叫号、抽掣吐涎者多实,发病相对较缓,程度较轻,反呈口眼相引,呆木无知,不能持物者多虚;主症突出,兼症不明显者多实,主症较微,脏腑虚损较明显者多虚。

4.辨别标本虚实

五脏虚损为本,风、痰、火、郁、瘀为标,其发作期或初病以邪实为主,缓解期(或休止期)或久病不愈多虚,久病多虚实夹杂。

5.辨气机逆乱

气机逆乱在本病病机方面有重要意义。临床上,应辨是清气不升,还是浊气不降,或是肝气郁结,以定升清、降浊、理气之法。清气不升多属虚,常有气短乏力、脉弱无力等表现;浊气不降多属实,常有脘腹胀满、二便不爽、脉滑有力等表现;肝郁不舒者常有情志抑郁、急躁易怒、口苦脉弦等表现。

6.治疗原则

治疗当急则开窍以治其标,控制发作;缓则祛邪补虚以治其本。多以调气豁痰、平肝息风、清肝泻火、补益心脾、滋养肝肾、通络镇惊、宁心安神等法治之。本病病久入络,多反复发作,缠绵难愈,酌情加用活血搜风剔络药物。

(二)分证论治

1.痰火扰神

(1)证候表现:猝然仆倒,不省人事,四肢强痉拘挛,口中有声,口吐白沫,烦躁不安,气高息粗,痰鸣辘辘。痫止后仍烦躁不安,失眠,口臭便干,或咳痰黏稠,舌质红或暗红,苔黄腻,脉弦滑。

（2）病机分析：痰邪久郁化火，或火邪煎熬津液酿成痰热，痰火阻闭心窍，扰乱神明，而猝然仆倒，不省人事；痰火壅遏气机则气高息粗；热扰心神则烦躁不安，失眠；火热伤津则口干便秘；痰鸣辘辘，舌红苔黄腻、脉弦滑等为痰火之象。

（3）治法：清热泻火，化痰开窍。

（4）常用方：龙胆泻肝汤（《太平惠民和剂局方》）合涤痰汤（《济生方》）加减。龙胆草、黄芩、栀子、泽泻、柴胡、当归、生地黄、橘红、半夏、胆南星、枳实、茯苓、竹茹、石菖蒲。

（5）加减：抽搐明显者，加钩藤、羚羊角粉0.3 g冲服以息风止痉；便秘、腹胀痛可合大承气汤或凉膈散加减以泻下腑积；火热伤津而口干口渴者，加麦冬、沙参以益胃生津；痰黏稠甚者，可加天竺黄、竹沥水清热化痰。

（6）针灸取穴以任、督两脉和足阳明胃经、足厥阴肝经穴为主。

治法：清肝泻火，豁痰开窍。

主穴：长强、鸠尾、阳陵泉、筋缩、丰隆、行间、足三里、通里。

配穴：发作时加水沟、颊车、素髎、神门、涌泉、内关，强刺激不留针。夜间发作加照海，白昼发作加申脉。

操作：毫针刺，针用泻法，每天1次，每次留针30分钟，10次为1个疗程。

（7）临证参考：本证往往由邪滞体内，久郁化热，或火热炽盛所引发，故治以清郁热，泻肝火。清郁热尚可酌加牡丹皮、赤芍、柴胡、大黄等；泻肝火尚可予黛蛤散；邪闭神昏重者可灌服安宫牛黄丸。

2.痰郁扰神

（1）证候表现：发作时多为口面自动症（咂嘴、舔唇、咀嚼、吞咽或进食样动作）、点头及肢体运动等，或者出现情感症状，以精神抑郁为主要特征，或表现为痴呆、认知障碍，头痛、头晕，气上冲胸感，恶心、胸闷、心慌等。舌质红，苔薄白或腻，脉弦。

（2）病机分析：素有脾胃虚弱，运化无力，精微不布，痰浊内聚，复因惊恐恼怒而肝气郁结，气机逆乱，痰随气逆，痰气郁上扰清窍，而发精神抑郁，头痛、头晕；痰阻脑窍神明失司则痴呆、认知障碍，并出现自动症、点头等；痰气郁结胸中则恶心、胸闷、心慌。舌质红，苔薄白或腻，脉弦均为肝郁气滞，风痰上扰之象。

（3）治法：疏肝理气，化痰息风开窍。

（4）常用方：柴贝止痛汤加减。柴胡、浙贝母、牡蛎、天麻、石菖蒲、地龙、半夏。

（5）加减：头晕明显者，选加菊花、石决明、赭石、怀牛膝镇肝息风；烦躁不安，失眠肝胆火盛，加羚羊角（现用山羊角）、龙胆草、栀子清肝泻火息风；胸脘满滞、纳呆、疲倦者，加白术、山药、茯苓、佛手健脾理气；恶心，可加半夏、旋覆花降气止逆；痰多，加半夏、胆南星化痰。

（6）针灸：疏肝理气，化痰息风止痉。

取穴：百会、水沟、太冲、丰隆、膻中。

操作：毫针刺，针用泻法，每天1次或隔天1次，10次为1个疗程。

（7）临证参考：本证临床上属于西医难治性癫痫多见，特别是颞叶癫痫多见，多表现为复杂部分性发作。临证当辨郁、风、痰孰重孰轻，可用定痫丸、柴胡加桂枝龙骨牡蛎汤随症加减，方能取得满意的疗效。痫证因长期发作形成虚实夹杂证，可辨证久服中成药六味地黄丸、补肾益脑片、逍遥散。

3.血虚风动

(1)证候表现:猝然仆倒,或面部烘热,或两目瞪视,或局限性抽搐,或四肢抽搐无力,手足蠕动,二便自遗,舌质淡,少苔,脉细弱。

(2)病机分析:本证总由血虚而虚风内动,或因痫证日久及他病缠绵伤及气血;血虚则筋脉失于濡养而发抽搐或蠕动,或局限性抽搐;肝风夹痰上蒙清窍则仆倒,二便自遗。舌淡苔白,脉细弱均为血虚之象。

(3)治法:养血安神,平肝息风。

(4)常用方:四物汤(《太平惠民和剂局方》)加减。当归、白芍、熟地黄、川芎、酸枣仁、夜交藤、菊花、莲子心。

(5)加减:若抽搐甚,可加全蝎、僵蚕;急躁易怒,加夏枯草、炒栀子;心悸气短,加太子参、五味子。

(6)针灸:健脾养血,化痰息风。

取穴:以任脉穴、背俞穴为主。主穴取脾俞、气海、膈俞、血海、通里、阳陵泉、筋缩。配穴:虚烦不眠者,加三阴交、神门。心悸气短者,加内关、膻中。

操作:毫针刺,针用补法,并可加灸,每天1次,每次留针30分钟,10次为1个疗程。

(7)临证参考:本证多见后天脾胃失于调养,化源不足,故治疗上应重视健脾益气以生血,平时常服益气养血健脾之品,如八珍丸、归脾丸等。

4.风痰闭窍

(1)证候表现:发则猝然昏仆,目睛上视,口吐白沫,手足抽搐,喉中痰鸣或口吐涎沫,移时苏醒如常人,病发前多有头晕、头痛、胸闷乏力,痰多,欠伸等先兆症状,舌质淡红,苔白腻,脉滑。

(2)病机分析:素有痰浊内蕴,深伏于脑,复因惊恐恼怒,肝气郁结,肝阳暴张,阳亢化风,气机逆乱,痰随气逆,风阳夹痰浊闭阻脑窍,而猝然昏仆;头晕头痛、胸闷欠伸多为风痰上逆,气机不畅;风痰窜扰筋脉则目睛上视、手足抽搐;风痰上壅则喉中痰鸣,口吐涎沫。苔白腻脉滑为风痰闭阻之象。

(3)治法:涤痰息风,开窍定痫。

(4)常用方:定痫丸(《医学心悟》)加减。天麻、僵蚕、全蝎、远志、竹茹、川贝母、石决明(先煎)、石菖蒲、珍珠母(先煎)、胆南星、姜半夏、钩藤(后下)。

(5)加减:若痰黏不利,加白芥子、莱菔子以祛痰下气;痰涎清稀,加细辛、干姜以温化痰涎;腹胀,加青皮、陈皮、枳壳以理气除胀。

(6)针灸:取穴以任、督二脉及足少阳胆经、足厥阴肝经穴为主。主穴取长强、鸠尾、阳陵泉、筋缩、本神、风池、太冲、丰隆、足三里、内关;配穴:眩晕加合谷、百会。

治法:开窍化痰息风。

操作:毫针刺,针用泻法,每天1次,每次留针30分钟,10次为1个疗程。

(7)临证参考:基本方中全蝎、僵蚕等虫类搜剔药可研粉吞服,但因其有一定的毒性,宜从小量开始,逐渐增量,切不可骤用重剂。若抽搐甚者,可加钩藤、蜈蚣等息风止痉;平素食少纳呆,加神曲、麦芽、鸡内金等化食和胃;胸闷呕恶者可加桔梗、厚朴、旋覆花理气止呕。

5.瘀阻脑络

(1)证候表现:发则猝然昏仆,瘛疭抽搐,或单以口角、眼角、肢体抽搐,颜面口唇青紫,缓解期兼见头部或胸胁刺痛,肢体麻木,精神恍惚,舌质紫暗或瘀点、瘀斑,脉弦或涩。

（2）病机分析：跌仆撞击，或产伤，导致脑内受伤，瘀血内停，阻于脑脉，脑络闭塞，脑神失养所致。脑失气血充养，而虚风内生，瘀血夹痰上冲于头则猝然昏仆，瘀血内阻，血行不畅，筋脉失养，则瘛疭抽搐，肢体麻木；瘀阻血脉，不通则痛，故见头部或胸胁刺痛；唇舌紫暗、脉涩为瘀血内阻之象。

（3）治法：活血化瘀，息风通络。

（4）常用方：通窍活血汤（《医林改错》）加减。麝香、赤芍、川芎、桃仁、红花、石决明、牡蛎、全蝎、僵蚕、地龙。

（5）加减：痰多者，加清半夏、竹茹以化痰散结；舌苔白腻，加胆南星、石菖蒲以化痰通络；神疲乏力，加黄芪、太子参以益气养神；头晕，加天麻、菊花；大便干结者，加大黄；气阴两虚者，加太子参、麦冬以补气养阴。

（6）针灸：取穴以督脉穴为主。

治法：活血化瘀，开窍息风。

主穴：水沟、上星、太阳、风池、阳陵泉、筋缩、血海、膈俞、内关。

配穴：头痛者，在局部以梅花针叩刺微出血。

操作：毫针刺，针用泻法，或点刺出血，每天1次，每次留针30分钟，10次为1个疗程。

（7）临证参考：本证由外伤或久病所致，若遇劳累、情绪波动及气候变化等常易诱发。故患者应避免过度劳累及精神紧张等，遇气候突变宜在家静养。

6.心脾两虚

（1）证候表现：久发不愈，猝然昏仆，或仅头部下垂，四肢无力，伴面色无华，口吐白沫，四肢抽搐无力，口噤目闭，二便自遗。平素可见神疲乏力，眩晕时作，食欲不佳，大便溏薄。舌质淡，苔白，脉弱。

（2）病机分析：平素心虚胆怯之人，忧思郁怒不解，劳伤心脾，脾虚失运，气血亏虚，精微不布，湿痰内生，则猝然昏仆，口噤目闭，二便自遗。脾虚气血不足故神疲乏力，面色不华；清阳之气不升故眩晕时作；脾失健运则便溏纳差。舌淡脉弱为气血两虚之象。

（3）治法：补益气血，健脾养心。

（4）常用方：归脾汤（《济生方》）加减。人参、龙眼肉、黄芪、白术、当归、茯苓、酸枣仁、远志、陈皮、姜半夏、熟地黄、五味子、炙甘草。

（5）加减：呕吐痰涎，加胆南星、姜竹茹、瓜蒌、石菖蒲和胃化痰；便溏，加炒扁豆、炮姜温中固涩；头晕健忘者，加制首乌、益智仁以滋阴养血；血瘀者，加丹参、桃仁、红花以活血化瘀；夜游，加生龙骨、生牡蛎、珍珠母以重镇安神。

（6）针灸：取穴以足太阴脾经、足阳明胃经穴为主。

治法：健脾养心，益气补血。

主穴：三阴交、中脘、足三里、心俞、脾俞、内关、阳陵泉、通里。

配穴：发作持续昏迷不醒者，可针补涌泉，灸气海、关元。

操作：毫针刺，针用补法，并可加灸，每天1次，每次留针30分钟，10次为1个疗程。

（7）临证参考：本证常由后天之本失于调养所致，故平时应重视健脾益气生血，可常服八珍汤、归脾汤等方药。补气健脾，可杜绝生痰之源，故本证患者平时宜常服六君子汤、参苓白术散等方药以调理，并注意药物、饮食、劳逸等结合调治。

7.肝肾阴虚

(1)证候表现:发则猝然昏仆,或失神发作,或语謇,四肢逆冷,肢搐瘛疭,手足蠕动,健忘失眠,腰膝酸软。舌质红绛,少苔无苔,脉弦细数。

(2)病机分析:多因痫证反复发作日久不愈,气血先虚,继则肝肾俱亏,肾精不足,肝血亏虚;或肝火亢盛,耗伤肝肾阴液,以致周身失于濡养,阴虚阳亢,化风夹痰,上扰脑神,而猝然昏仆,或失神发作,并见心神失养之健忘、失眠之症。舌红绛少苔、无苔,脉弦细数均为肝肾阴虚之象。

(3)治法:滋养肝肾,息风安神。

(4)常用方:大定风珠(《温病条辨》)加减。鸡子黄、阿胶、白芍、甘草、五味子、生地黄、麦冬、火麻仁、龟甲、鳖甲、牡蛎、枸杞子。

(5)加减:心中烦热者,加竹叶、栀子、灯心草以清心除烦;手足心热明显者,加地骨皮、白薇以清虚热;痰热者,加天竺黄、竹茹以清热化痰;腰膝酸软者,加杜仲、川续断、桑寄生以补肝肾、强筋骨;大便干燥者,加肉苁蓉、火麻仁以润肠通便。

(6)针灸:取穴以足少阴肾经、足厥阴肝经穴为主。

治法:滋补肝肾,潜阳安神。

主穴:肝俞、肾俞、三阴交、太溪、通里、鸠尾、阳陵泉、筋缩。

配穴:神疲面白、久而不复者,为阴精气血俱虚之象,加气海、足三里、百会。

操作:毫针刺,针用补法,每天1次,每次留针30分钟,10次为1个疗程。

(7)临证参考:本证患者常因反复发作,久病伤肾,故须处处顾护肾脏之精血,不可过用刚燥之品,并需因势利导,以柔克刚。若形瘦体羸,神疲面㿠,久而不复,为阴精气血俱虚,当大补精血,宜常服河车大造丸。

五、其他中医疗法

(一)穴位敷贴疗法

以白胡椒3g,月石1g,麝香0.01g,共研细末,贴敷神阙穴。发作期,3天换1次;发作控制后,7天换1次,巩固3个月。

(二)穴位注射法

取大椎、陶道、脾俞、肺俞、三阴交、足三里、丰隆、孔最,每次取3穴,督脉与背俞穴各1穴,另1穴依病情而定,每穴得气后注入当归液4mL,15天为1个疗程,间隔5天,最少4个疗程。

(三)埋线法

取督脉穴风府、大椎、癫痫为主穴;腰际、陶道、筋缩、命门为配穴,选用0～2号羊肠线1.5～3.0cm,埋入以上穴位,1个月埋线1次。

(四)推拿疗法

指压患者头部、颈部、肩部、胸椎、腰椎两侧及腹部,大小腿血脉经络,有防治功效。

(五)头针

刺激胸腔区、运动区、晕听区、制癫区、舞蹈震颤控制区,留针15～20分钟,每隔5分钟捻转1次。

(周尊奎)

第七节 神 昏

神昏是以神志丧失且不易逆转为特征的一种病证,又称昏迷、昏不知人,昏谵、昏愦等。

神昏有程度不同,现代医学分为轻、中、重三度。祖国医学虽未明确分度标准,但从所用术语含义来看,大致有轻重之别。轻者称神识朦胧,时清时昧,重者昏谵、神昏、昏不识人、不知与人言等,最重者常称昏愦,或其状如尸厥等。

神昏只是一个症,不作为病证名称理解,是很多疾病发展到危重阶段时所出现的一个共同病理反映。

现代医学中的昏迷,是由于大脑皮层和皮下网状结构发生高度抑制,脑功能严重障碍的一种病理状态。由急性传染性疾病,感染性疾病,内分泌及代谢障碍性疾病,水电解质平衡紊乱,中毒,物理性损害等引起的昏迷,可参照中医神昏辨证论治。

一、病因病机

(一)阳明腑实

感受寒邪,或温热、湿热之邪,入里化热,热与糟粕相合,结于胃肠,浊气上熏于心,扰于神明而神昏谵语。《伤寒论》中的神昏谵语,皆因阳明腑实所致。正如陆九芝所说:"胃热之甚,神为之昏,从来神昏之病,皆属胃家。"温病中因阳明腑实而致昏迷的记载亦颇多。如《温病条辨·中焦篇》第六条:"阳明温病,面目俱赤,肢厥,甚则通体皆厥,不瘛疭,但神昏,不大便七八日以外,小便赤,脉沉伏,或并脉亦厥,胸腹坚满,甚则拒按,喜凉饮者,大承气汤主之。"《温热病篇》第六条:"湿热证,发痉,神昏笑妄,脉洪数有力,开泄不效者,湿热蕴结胸膈,宜仿凉膈散,若大便数天不通者,热邪闭结胃肠,宜仿承气急下之例。"阳明腑实是热性病发生昏迷的重要因素,因而通下法在救治昏迷患者中占有重要位置。

(二)热闭心包

热闭心包而产生昏迷的理论,是温病学首创,是温病学的一大贡献。除伤寒阳明腑实所造成的神昏之外,又提出了热闭心包的理论,为救治神昏开辟了新的途径。热闭心包有两个传变途径,一是逆传,由卫分证不经气分,而直陷心营,阻闭心包,使神明失守而昏迷。这种逆传,往往是由于所感受有温热之邪毒力太盛,或素体阴虚,外邪易于内陷,或误治引起内陷,这就是叶天士所说的"逆传心包"。另一个传变途径是顺传,由卫分经气分,再传入心营而出现神昏,这种昏迷虽较逆传者出现较晚,但是由于邪热不解,对阴液的耗伤较重。

(三)湿热酿痰蒙蔽心包

感受湿热之邪,湿热交蒸酿痰,痰浊蒙蔽心包,心明失守而神昏。这是叶天士所说的"湿与温合,蒸郁而蒙蔽于上,清窍为之壅塞,浊邪害清也"。

湿为阴邪,热为阳邪,湿遏则热伏,热蒸则湿横,湿热郁蒸,最易闭窍动风,所以薛生白在《湿热病篇》中说"是证最易耳聋干呕,发痉发厥",《湿热病篇》全篇中有许多条都记载了昏厥的症状。《温病条辨·上焦篇》第四十四条亦有"湿温邪人心包,神昏肢厥"的记载。至于吸收秽浊之气而昏迷者,亦有称为发痧者,其实质也是湿热秽浊之邪,如《温病条辨·中焦篇》第五十六条"吸受秽

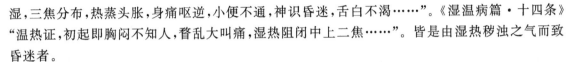

湿,三焦分布,热蒸头胀,身痛呕逆,小便不通,神识昏迷,舌白不渴……"。《湿温病篇·十四条》"温热证,初起即胸闷不知人,瞀乱大叫痛,湿热阻闭中上二焦……"。皆是由湿热秽浊之气而致昏迷者。

(四)瘀热交阻

由于湿热之邪入营血,煎熬阴液,则血行凝涩而成瘀血。热瘀交阻于心窍而神昏,或素有瘀血在胸膈,加之热邪内陷,交阻于心窍,亦可发生神昏,正如叶天士所说"再有热传营血,其人素有瘀伤宿血在胸膈中,挟热而搏,其舌必紫而暗,扪之湿,当加入散血之品,如琥珀、丹参、桃仁、牡丹皮等。不尔,瘀血与热为伍,阻遏正气,遂变如狂发狂之证"。何秀山亦说:"热陷包络神昏,非痰迷心窍,即瘀阻心窍。"(《重订通俗伤寒论》犀地清络饮,何秀山按)

"热入血室"及"下焦蓄血"所产生的昏迷谵狂,其机理与瘀血交阻相似,只是交阻的部位不同而已。热入血室在胞宫,下焦蓄血者在膀胱(部位尚有争议),热入血室者,乃妇人于外感热病过程中,经水适来适断,热邪乘虚陷入血室,与血搏结,瘀热冲心,扰于神明,遂发昏狂,正如薛生白于《湿热病篇》第三十二条所说:"湿热证,经水适来,壮热口渴,谵语神昏,胸腹痛,或舌无苔,脉滑数,邪陷营分,宜大剂犀角、紫草、茜草、贯众、连翘、鲜菖蒲、银花露等味。"

伤寒下焦蓄血者,是因为太阳表证不解,热邪随经入腑,与血搏结而不行,瘀热冲心,扰乱神明,其人发狂。如《伤寒论》所说:"太阳病六七日,表证仍在,反不结胸,其人发狂者,以热在下焦,少腹当鞕满,小便自利者,下血乃愈,抵当汤主之。"

瘀热交阻的部位,虽然有在心、在胸膈、在下焦、在胞宫之异,但因心主血脉,血分之瘀热,皆可扰于心神而发昏谵或如狂发狂,其病机有共同之处。

(五)气钝血滞

外邪人里化热,病久不解,必伤于阴,络脉凝瘀,阴阳两困,气钝血滞,灵机不运,神识昏迷、呆顿。这种昏迷,薛生白在《湿热病篇》第三十四条中阐述得很清楚。他说:"湿热证,七八日,口不渴,声不出,与饮食也不欲,默默不语,神识昏迷,进辛开凉泄、芳香逐秽,俱不效,此邪入厥阴,主客浑受,宜仿吴又可三甲散,醉地鳖虫、醋炒鳖甲、土炒甲片、生僵蚕、柴胡、桃仁泥等味。"薛生白在本条自注中,对气钝血滞的昏迷又做了进一步的解释,他说:"暑热先伤阳分,然病久不解,必及于阴,阴阳两困,气钝血滞而暑湿不得外泄,遂深入厥阴,络脉凝瘀,使一阳不能萌动,生气有降无升,心主阻遏,灵气不通,所以神不清而昏迷默默也。破滞破瘀,斯络脉通而邪得解矣。"这种昏迷,在热病后期的后遗症多见,表现昏迷或呆痴、失语等。

(六)心火暴盛

素体肝肾阴虚,加之五志过极,或嗜酒过度,或劳逸失宜,致肝阳暴涨,阳升风动,心火偏亢,神明被扰,瞀乱而致昏迷。这一病机是由刘河间所倡导,他在《素问玄机原病式·火类》中说:"由于将息失宜,而心火暴甚,肾水虚衰,不能制之,则阴虚阳实,而热气拂郁,心神昏冒,筋骨不用,而猝倒无知也,多因喜怒思悲恐之五志有所过极而卒中者,由五志过极,皆为热甚故也。"

(七)正虚邪实

正气不足,邪气乘之,神无所倚而致昏迷,《灵枢·九宫八风》篇中言:"其有三虚而偏中于邪风,则为击仆偏枯矣。"击仆即卒然昏仆,如物击之速。《金匮要略·中风历节》篇言:"络脉空虚,贼邪不泻……入于腑,即不识人,邪入于脏,舌即难言,口吐涎。"不识人,即昏迷之谓。《东垣十书·中风辨》言:"有中风者,卒然昏愦,不省人事,痰涎壅盛,语言謇涩等证,此非外来风邪,乃本气自病也。"东垣之论,以气虚为主。

（八）痰蔽清窍

脾失健运,聚湿生痰,痰郁化热,蒙蔽清窍,猝然昏仆。

对中风昏仆,朱丹溪以痰立论,他在《丹溪心法·中风》篇言:"中风大率主血虚有痰,治痰为先,次养血行血。"

（九）肝阳暴涨,上扰清窍

暴怒伤肝,肝阳暴涨,气血并走于上,或夹痰火,上扰清窍,心神昏冒而猝倒不知。《素问·生气通天论》曰:"阳气者,大怒则形气绝,而血菀于上,使人薄厥。"《素问·调经论》曰:"血之与气,并走于上,则为大厥,厥则暴死,气复返则生,不返则死。"张山雷根据上述经文加以阐发,著《中风斠诠》,强调镇肝潜阳,摄纳肝肾,故以"镇摄潜阳为先务,缓则培其本"。

二、诊断要点

（一）临床表现

临床神识不清,不省人事,且持续不能苏醒为特征。病者的随意运动丧失,对周围事物如声音、光等的刺激全无反应。

（二）鉴别诊断

(1)与癫痫鉴别:癫痫,卒然仆倒,昏不知人,伴牙关紧闭、四肢抽搐、僵直,发作片刻又自行停止,复如常人,并有反复发作,每次发作症状相似的特点。而昏迷,可伴抽搐,亦可无抽搐僵直,一旦昏迷后,非经治疗则不易逆转,且无反复发作史。

(2)与厥证鉴别:厥证,发作呈突然昏仆,常伴四肢厥冷,少有抽搐,短时间即可复苏,醒后无偏瘫、失语、口眼㖞斜等后遗症。且每次发作都有明显诱因,如食厥之因于食,酒厥之因于酒,暑厥之因于暑,气厥之因于气等。昏迷除外伤外,都是在原发病恶化的基础上发生的,神志复苏以后,原发病仍然存在。

(3)与脏躁鉴别:脏躁往往在精神刺激下突然发病,多发于青壮年女性,可表现为抽搐、失语、瘫痪、暴喘等多种状态,发作时神志不丧失,可反复发作,发作后常有情感反应,如哭笑不能抑制,或忧郁寡欢等,每次发作大致相似,与昏迷可资鉴别。

三、辨证论治

（一）闭证

1.热陷心包

主症:昏愦不语,灼热肢厥,或伴抽搐、斑疹、出血、便干溲赤、面赤目赤,可因邪气大盛、正气不支而身热骤降、四肢厥冷、大汗淋漓、面色苍白。舌干绛而蹇,脉细数而疾,或细数微弱。

治法:清心开窍,泄热护阴。

方药:清营汤加减。

水牛角(先煎)30～50 g,生地黄、玄参、麦冬、丹参、连翘各 15 g,竹叶心 6 g,黄连 10 g,甘草6 g。水煎服。

加减:抽搐者,加羚羊角(现用山羊角,先煎)5 g,钩藤 20 g,地龙 15 g。

2.阳明热盛

主症:身热大汗,烦渴引饮,躁扰不安,渐至谵语神昏,四肢厥冷,面赤目赤。若成阳明腑实证,则大便秘结,腹部坚满。舌红苔黄,脉洪大。甚则舌苔黄燥或干黑起芒刺,脉沉实或沉小而躁疾。

治法:清气泄热。

方药:大承气汤。

大黄 15 g,芒硝、枳实各 12 g,厚朴 10 g,水煎服。

加减:口渴引饮者,加石膏 30 g、知母 15 g。

3.湿热酿痰,蒙蔽心窍

主症:神志蒙眬或时清时昧,重者亦可昏愦不语,少有狂躁,身热不扬,午后热甚,胸脘满闷。舌红苔黄腻,脉濡滑或滑数。

治法:宣扬气机,化浊开窍。

方药:菖蒲郁金汤加减。

石菖蒲、郁金各 15 g,栀子、连翘、牛蒡子、牡丹皮、菊花各 12 g,竹沥适量(冲服),姜汁适量(冲服),玉枢丹 1 粒(研冲)。水煎服。

4.瘀热交阻

主症:昏谵或狂,胸膈窒塞疼痛拒按,身热夜甚,唇甲青紫。下焦蓄血者,少腹硬满急结,大便干,其人如狂。热入血室者,经时来时断,谵语如狂,寒热如疟。舌绛紫而润或舌蹇短缩,脉沉伏细数。

治法:清热化瘀,通络开窍。

方药:犀地清络饮。

犀角汁 20 mL(冲),粉牡丹皮 6 g,青连翘(带心)4.5 g,淡竹沥 60 mL(和匀),鲜生地黄 24 g,生赤芍 4.5 g,桃仁 9 粒(去皮),生姜汁 2 滴(同冲),鲜茅根 30 g,灯心草 1.5 g,鲜石菖蒲汁 10 mL(冲服)。

5.气钝血滞

主症:大病之后,神情呆痴,昏迷默默,口不渴,声不出,与饮食亦不欲,语言謇涩,肢体酸痛拘急,胁下锥刺,肌肉消灼。舌暗,脉沉涩。

治法:破滞化瘀,通经活络。

方药:通经逐瘀汤。

刺猬皮 9 g,薄荷 9 g,地龙 9 g,皂角刺 6 g,赤芍 6 g,桃仁 6 g,连翘 9 g,金银花 9 g。

加减:血热,加栀子、生地黄;风寒,加麻黄、桂枝;虚热,加银柴胡、地骨皮;喘咳,加杏仁、苏梗。

6.五志过极,心火暴盛

主症:素有头晕目眩,卒然神识昏迷,不省人事,肢体僵直抽搐,牙关紧闭,两手握固,气粗口臭,喉中痰鸣,大便秘结。舌红苔黄腻,脉弦滑而数。

治法:凉肝息风,清心开窍。

方药:镇肝息风汤。

怀牛膝 30 g,生赭石 30 g,川楝子 6 g,生龙骨 15 g,生牡蛎 15 g,生龟板 15 g,生杭芍、玄参、天冬各 15 g,生麦芽、茵陈各 6 g,甘草 4.5 g。

7.痰浊阻闭

主症:神识昏蒙,痰声辘辘,胸腹痞塞,四肢欠温,面白唇暗。舌淡苔白腻,脉沉缓滑。

治法:辛温开窍,豁痰息风。

方药:涤痰汤送服苏合香丸。

半夏、胆南星、橘红、枳实、茯苓、人参、菖蒲、竹茹、甘草、生姜、大枣。

(二)脱证

1.亡阴

主症:神昏舌强,身热汗出,头汗如洗,四肢厥冷,喘促难续,心中憺憺,面红如妆,唇红而艳。舌绛干萎短,脉虚数或细促。

治法:救阴敛阳。

方药:生脉散加味。

人参(另炖)12 g,麦冬 20 g,五味子、山茱萸各 15 g,黄精、龙骨、牡蛎各 30 g。水煎服。

2.阳脱

主症:神志昏迷,目合口开,鼻鼾息微,手撒肢厥,大汗淋漓,面色苍白,二便自遗,唇舌淡润,甚则口唇青紫,脉微欲绝。

治法:回阳救逆。

方药:参附汤。

加减:人参 15 g,制附子 12 g。水煎服。

四、预后与预防

(一)预后

(1)昏迷患者,可以红灵丹、通关散等搐鼻取嚏,有嚏者生,无嚏者死,为肺气已绝。

(2)正衰昏迷,寸口脉已无,趺阳脉尚存者,为胃气未败,尚可生;若趺阳脉已无,为胃气已绝,胃气绝者死。

(3)厥而身温汗出,入腑者吉;身冷唇青,入脏者凶,指甲青紫者死。或醒或未醒,或初病或久病;忽吐出紫红色者死。

(4)口干、手撒、目合、鼻鼾、遗溺,为五脏绝,若已见一二症,唯大剂参、附,兼灸气海、丹田,间有活者。

(5)若高热患者,突然出现体温骤降,冷汗淋漓,四肢厥冷,脉微欲绝者,为邪气太盛,正气不支而亡阳,先急予参、附回阳。待阳复后可复热,当转而清热解毒。不可固守原方,继续扶阳。

(二)预防调护

(1)本病预防主要是及时治疗各种可引起神昏的病证,防止其恶化。

(2)神昏不能进食者,可用鼻饲,给予足够的营养,并输液吸氧等。

(3)神昏患者应定期翻身按摩,及时做五官及二便的清洁护理等。

(周尊奎)

第六章 心系病证的内科诊疗

第一节 心 悸

心悸是指阴阳失调,气血失和,心神失养,出现心中悸动不安,甚则不能自主的一类病证。一般多呈阵发性,每因情绪波动或劳累过度而发。心悸发作时常伴不寐、胸闷、气短,甚则眩晕、喘促、心痛、晕厥。心悸包括惊悸和怔忡。

心悸的病名首见《内经》。《素问·本病论》曰:"热生于内,气痹于外,足胫疫疼,反生心悸。"《素问·气交变大论》对心悸的临床表现及脉象的变化亦有了生动的描述,如"心儋儋大动""其动应衣""心怵惕""心下鼓""惕惕然而惊,心欲动""惕惕如人将捕之"。《素问·三部九候论》曰:"参伍不调者病……其脉乍疏乍数、乍迟乍疾者,日乘四季死。"最早认识到心悸,严重脉律失常与疾病预后的关系。在病因病机方面认识到宗气外泄,突受惊恐,复感外邪,心脉不通,饮邪上犯,皆可引起心悸。如《素问·平人气象论》曰:"乳之下,其动应衣,宗气泄也。"《素问·举痛论》曰:"惊则心无所倚,神无所归,虑无所定,故气乱矣。"《素问·痹论》曰:"脉痹不已,复感于邪,内舍于心……心痹者,脉不通,烦则心下鼓。"《素问·评热病论》曰:"诸水病者,故不得卧,卧则惊,惊则咳甚也。"汉代张仲景在《伤寒杂病论》中详述了"惊悸""心动悸""心中悸""喘悸""眩悸"的辨证论治纲领,如《伤寒论·辨太阳病脉证治》曰:"脉浮数者,法当汗出而愈。若下之,身重,心悸者,不可发汗,当自汗出乃解……伤寒二三日,心中悸而烦者,小建中汤主之""伤寒,脉结代,心动悸,炙甘草汤主之。"《金匮要略·血痹虚劳病脉证治》中提到"卒喘悸,脉浮者,里虚也";《金匮要略·痰饮咳嗽病脉证治》提到:"凡食少饮多,水停心下,甚者则悸……眩悸者,小半夏加茯苓汤主之。"《金匮要略·惊悸吐衄下血胸满瘀血病脉证治》中有"寸口脉动而弱,动即为惊,弱则为悸"。认为心悸的病因病机为惊扰、水饮、虚损、汗后受邪等,记载了心悸时结、代、促脉及其区别,所创之炙甘草汤、麻黄附子细辛汤、苓桂甘枣汤、桂甘龙牡汤、小半夏加茯苓汤等仍是目前临床辨证治疗心悸的常用方剂。

汉代以后,诸医家从心悸、惊悸、怔忡等不同方面都有所发挥,并不断补充完善了心悸的病因病机、治法方药。如宋代严用和《济生方·惊悸怔忡健忘门》首先提出怔忡病名,并对惊悸、怔忡的病因病机、病情演变、治法方药做了较详细的论述。认为惊悸乃"心虚胆怯之所致",治宜"宁其心以壮其胆气",选用温胆汤、远志丸作为治疗方剂;怔忡因心血不足所致,亦有因感受外邪及饮邪停聚而致者,惊悸不已可发展为怔忡,治疗"当随其证,施以治法"。朱丹溪认为"悸者怔忡之谓",强调了虚与痰的致病因素,如《丹溪心法·惊悸怔忡》中认为"怔忡者血虚,怔忡无时,血少者多。有思虑便动,属虚。时作时止者,痰因火动"。明代《医学正传·惊悸怔忡健忘证》认为惊悸怔忡尚与肝胆有关,并对惊悸与怔忡加以鉴别。提出"怔忡者,心中惕惕然,动摇而不得安静,无时而作者是也;惊悸者,蓦然而跳跃惊动,而有欲厥之状,有时而作者是也"。明代《景岳全书·怔忡惊恐》中认为怔忡由阴虚劳损所致,指出"盖阴虚于下,则宗气无根而气不归源,所以在上则浮撼于胸臆,在下则振动于脐旁",生动地描述了心悸重证上及喉、下及腹的临床表现。其在治疗与护理上主张"速宜节欲节劳,切戒酒色。凡治此者,速宜养气养精,滋培根本",提出左归饮、右归饮、养心汤、宁志丸等至今临床广为应用的有效方剂。清代王清任、唐容川力倡瘀血致悸理论,开启了活血化瘀治疗心悸的先河。

一、病因病机

本病的发生既有体质因素、饮食劳倦或情志所伤,亦有因感受外邪或药物中毒所致。其虚证者,多因气血阴阳亏虚,引起阴阳失调、气血失和、心神失养;实证者常见痰浊、瘀血、水饮、邪毒,而致心脉不畅、心神不宁。

(一)感受外邪

正气内虚,感受温热邪毒,首先犯肺系之咽喉,邪毒侵心,耗气伤阴,气血失和,心神失养,发为心悸;或感受风寒湿邪,痹阻血脉,日久内舍于心,心脉不畅,发为心悸。正如叶天士所说:"温邪上受,首先犯肺,逆传心包。"及《素问·痹论》所云:"脉痹不已,复感于邪,内舍于心。"

(二)情志所伤

思虑过度,劳伤心脾,心血暗耗,化源不足,心失所养,发为心悸;恚怒伤肝,肝气郁结,久之气滞血瘀,心脉不畅,发为心悸,或气郁化火,炼液成痰,痰火上扰,心神不宁,发为心悸;素体心虚胆怯,暴受惊恐,致心失神、肾失志,心气逆乱,发为惊悸,日久则稍惊即悸,或无惊亦悸。正如《素问·举痛论》所云:"惊则心无所倚,神无所归,虑无所定,故气乱矣。"

(三)饮食不节

嗜食肥甘厚味,煎炸炙煿之品,或嗜酒过度,皆可蕴热化火生痰,痰火扰心,心神不宁,发为心悸;或饮食不节,损伤脾胃,脾运呆滞,痰浊内生,心脉不畅,而发心悸。正如唐容川所云:"心中有痰者,痰入心中,阻其心气,是以跳动不安。"

(四)体质虚弱

先天心体禀赋不足,阴阳失调,气血失和,心脉不畅,发为心悸;或素体脾胃虚弱,化源不足,或年老体衰,久病失养,劳欲过度,致气血阴阳亏虚,阴阳失调,气血失和,心失所养,而发为心悸。

(五)药物所伤

用药不当,或药物毒性较剧,损及于心,而致心悸。综上所述,心悸病因不外外感与内伤,其病机则不外气血阴阳亏虚,心失濡养;或邪毒、痰饮、瘀血阻滞心脉,心脉不畅,心神不宁。其病机关键为阴阳失调,气血失和,心神失养。其病位在心,但与肺、脾、肝、肾密切相关。

本证以虚证居多,或因虚致实,虚实夹杂。虚者以气血亏虚,气阴两虚,心阳不振,心阳虚脱,心神不宁为常见;实者则以邪毒侵心,痰火扰心,心血瘀阻,水饮凌心为常见。虚实可相互转化,如脾失健运,则痰浊内生;脾肾阳虚,则水饮内停;气虚则血瘀;阴虚常兼火旺,或夹痰热;实者日久,可致正气亏耗;久病则阴损及阳,阳损及阴,形成阴阳两虚等复杂证候。

二、诊断

(1)自觉心慌不安,神情紧张,不能自主,心搏或快速,或缓慢,或心跳过重,或忽跳忽止,呈阵发性或持续性。

(2)伴有胸闷不适,易激动,心烦,少寐,乏力,头晕等,中老年发作频繁者,可伴有心胸疼痛,甚则喘促、肢冷汗出,或见晕厥。

(3)脉象对心悸的诊断有重要意义。心悸者常见疾、促、结、代、迟、涩、雀啄等脉;听诊示心搏或快速,或缓慢,或忽跳忽止,或伴有心音强弱不匀等。

(4)发作常由情志刺激、惊恐、紧张、劳倦过度、饮酒饱食等因素而诱发。

三、相关检查

血液分析、测血压、X线胸片、心电图、动态心电图、心脏彩超检查等,有助于病因及心律失常的诊断。

四、鉴别诊断

(一)心痛

心痛除见心慌不安,脉结代外,必以心痛为主症,多呈心前区或胸骨后压榨样痛、闷痛,常因劳累、感寒、饱餐或情绪波动而诱发,多呈短暂发作。但甚者心痛剧烈不止,唇甲发绀,或手足青至节,呼吸急促,大汗淋漓,甚至晕厥,病情危笃。心痛常可与心悸合并出现。

(二)奔豚

奔豚发作之时,亦觉心胸躁动不安。《难经·五十六难》曰:"发于小腹,上至心下,若豚状,或上或下无时。"称之为肾积。《金匮要略·奔豚气病脉证治》曰:"奔豚病从少腹起,上冲咽喉,发作欲死,复还止,皆从惊恐得之。"故本病与心悸的鉴别要点为心悸为心中剧烈跳动,发自于心;奔豚乃上下冲逆,发自少腹。

(三)卑惵

《证治要诀·怔忡》描述卑惵症状为"痞塞不欲食,心中常有所歉,爱处暗室,或倚门后,见人则惊避,似失志状"。卑惵病因为"心血不足",虽有心慌,一般无促、结、代、疾、迟等脉出现,是以神志异常为主的疾病,与心悸不难鉴别。

五、辨证论治

(一)辨证要点

1.辨虚实

心悸证候特点多为虚实相兼,故当首辨虚实。虚当审脏腑气、血、阴、阳何者偏虚,实当辨痰、饮、瘀、毒何邪为主。其次,当分清虚实之程度。正虚程度与脏腑虚损情况有关,即一脏虚损者轻,多脏虚损者重。在邪实方面,一般来说,单见一种夹杂者轻,多种合并夹杂者重。

2.辨脉象

脉搏的节律异常为本病的特征性征象,故尚需辨脉象。如脉率快速型心悸,可有一息六至之数脉,一息七至之疾脉,一息八至之极脉,一息九至之脱脉,一息十至以上之浮合脉。脉率过缓型心悸,可见一息四至之缓脉,一息三至之迟脉,一息二至之损脉,一息一至之败脉,两息一至之夺

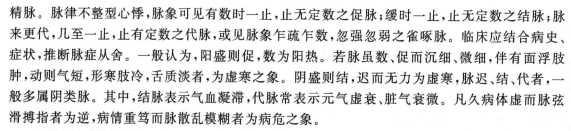

精脉。脉律不整型心悸,脉象可见有数时一止,止无定数之促脉;缓时一止,止无定数之结脉;脉来更代,几至一止,止有定数之代脉,或见脉象乍疏乍数,忽强忽弱之雀啄脉。临床应结合病史、症状,推断脉症从舍。一般认为,阳盛则促,数为阳热。若脉虽数、促而沉细、微细,伴有面浮肢肿,动则气短,形寒肢冷,舌质淡者,为虚寒之象。阴盛则结,迟而无力为虚寒,脉迟、结、代者,一般多属阴类脉。其中,结脉表示气血凝滞,代脉常表示元气虚衰、脏气衰微。凡久病体虚而脉弦滑搏指者为逆,病情重笃而脉散乱模糊者为病危之象。

3.辨病与辨证相结

合对心悸的临床辨证应结合引起心悸原发疾病的诊断,以提高辨证准确性,如功能性心律失常所引起的心悸,常表现为心率快速型心悸,多属心虚胆怯,心神不宁于活动后反而减轻为特点;冠心病心悸,多为阴虚气滞,气虚气滞,或气阴两虚,肝气郁结,久之痰瘀交阻而致;病毒性心肌炎引起的心悸,初起多为风温先犯肺卫,继之热毒逆犯于心,随后呈气阴两虚、瘀阻络脉证;风湿性心肌炎引起的心悸,多由风湿热邪杂至,合而为痹,痹阻心脉所致;病态窦房结综合征多由心阳不振,心搏无力所致;慢性肺源性心脏病所引起的心悸,则虚实兼夹为患,多心肾阳虚为本,水饮内停为标。

4.辨惊悸怔忡

大凡惊悸发病,多与情志因素有关,可由骤遇惊恐,忧思恼怒,悲哀过极或过度紧张而诱发,多为阵发性,实证居多,但也存在内虚因素。病来虽速,病情较轻,可自行缓解,不发时如常人。怔忡多由久病体虚、心脏受损所致,无精神因素亦可发生,常持续心悸,心中惕惕,不能自控,活动后加重。病来虽渐,病情较重,每属虚证,或虚中夹实,不发时亦可见脏腑虚损症状。惊悸日久不愈,亦可形成怔忡。

(二)治疗原则

心悸由脏腑气血阴阳亏虚、心神失养所致者,治当补益气血,调理阴阳,以求气血调畅,阴平阳秘,配合应用养心安神之品,促进脏腑功能的恢复。心悸因于邪毒、痰浊、水饮、瘀血等实邪所致者,治当清热解毒、化痰蠲饮、活血化瘀,配合应用重镇安神之品,以求邪去正安,心神得宁。临床上心悸表现为虚实夹杂时,当根据虚实轻重之多少,灵活应用清热解毒、益气养血、滋阴温阳、化痰蠲饮、行气化瘀、养心安神、重镇安神之法。

(三)分证论治

1.心虚胆怯

(1)主症:心悸不宁,善惊易恐,稍惊即发,劳则加重。

(2)兼症:胸闷气短,自汗,坐卧不安,恶闻声响,失眠多梦而易惊醒。

(3)舌脉:舌质淡红,苔薄白,脉动数,或细弦。

(4)分析:心为神舍,心气不足易致神浮不敛,心神动摇,失眠多梦;胆气怯弱则善惊易恐,恶闻声响;心胆俱虚则更易为惊恐所伤,稍惊即悸;心位胸中,心气不足,胸中宗气运转无力,故胸闷气短;气虚卫外不固则自汗;劳累耗气,心气益虚,故劳则加重。脉动数或细弦为气血逆乱之象。

(5)治法:镇惊定志,养心安神。

(6)方药:安神定志丸加琥珀、磁石、朱砂。方中龙齿、琥珀、磁石镇惊宁神,朱砂、茯神、菖蒲、远志安神定惊,人参补益心气。兼见心阳不振,加附子、桂枝;兼心血不足,加熟地黄、阿胶;心悸气短,动则益甚,气虚明显时,加黄芪以增强益气之功;气虚自汗,加麻黄根、浮小麦、瘪桃干、乌梅;气虚夹瘀者,加丹参、桃仁、红花;气虚夹湿,加泽泻,重用白术、茯苓;心气不敛,加五味子、酸

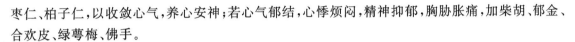

枣仁、柏子仁,以收敛心气,养心安神;若心气郁结,心悸烦闷,精神抑郁,胸胁胀痛,加柴胡、郁金、合欢皮、绿萼梅、佛手。

2.心脾两虚

(1)主症:心悸气短,失眠多梦,思虑劳心则甚。

(2)兼症:神疲乏力,眩晕健忘,面色无华,口唇色淡,纳少腹胀,大便溏薄,或胸胁胀痛,善太息。

(3)舌脉:舌质淡,苔薄白;脉细弱,或弦细。

(4)分析:心脾两虚主要指心血虚、脾气弱之气血两虚证。思虑劳心,暗耗心血,或脾气不足,生化乏源,皆可致心失血养,心神不宁,而见心悸、失眠多梦。思虑过度可劳伤心脾,故思虑劳心则甚。血虚则不能濡养脑髓,故眩晕健忘;不能上荣肌肤,故面色无华,口唇色淡。纳少腹胀,大便溏薄,神疲乏力,均为脾气虚之表现。气血虚弱,脉道失充,则脉细弱。肝气郁结则胸胁胀痛,善太息,脉弦。

(5)治法:补血养心,益气安神。

(6)方药:归脾汤。方中当归、龙眼肉补养心血;黄芪、人参、白术、炙甘草益气以生血;茯神、远志、酸枣仁宁心安神;木香行气,使补而不滞。气虚甚者重用人参、黄芪、白术、炙甘草,少佐肉桂,取少火生气之意;血虚甚者加熟地黄、白芍、阿胶。若心动悸脉结代,气短,神疲乏力,心烦失眠,五心烦热,自汗盗汗,胸闷,面色无华,舌质淡红少津,苔少或无,脉细数,为气阴两虚,治以益气养阴,养心安神,用炙甘草汤加减。本方益气补血,滋阴复脉。若兼肝气郁结,胸胁胀痛,泛酸、善太息,可改用逍遥散合左金丸为煎剂,以补益气血,调达肝郁,佐金以平木。

3.阴虚火旺

(1)主症:心悸少寐,眩晕耳鸣。

(2)兼症:形体消瘦,五心烦热,潮热盗汗,腰膝酸软,咽干口燥,小便短黄,大便干结,或急躁易怒,胁肋胀痛,善太息。

(3)舌脉:舌红少津,苔少或无;脉细数或促。

(4)分析:肾阴亏虚,水不济火,以致心火亢盛,扰动心神,故心悸少寐;肾主骨生髓,腰为肾之府,肾虚则髓海不足,骨骼失养,故腰膝酸软,眩晕耳鸣;阴虚火旺,虚火内蒸,故形体消瘦,五心烦热,潮热盗汗,口干咽燥,小便短黄,大便干结;舌红少津,少苔或无苔,脉细数或促,为阴虚火旺之征。若肝气郁结,肝火内炽则急躁易怒,胁肋胀痛,善太息。

(5)治法:滋阴清火,养心安神。

(6)方药:天王补心丹或朱砂安神丸。阴虚心火不亢盛者,用天王补心丹。方中生地黄、玄参、麦冬、天冬养阴清热;当归、丹参补血养心;人参补益心气;朱砂、茯苓、远志、枣仁、柏子仁养心安神;五味子收敛心气;桔梗引药上行,以通心气。合而用之有滋阴清热,养心安神之功。汗多加山茱萸。若阴虚心火亢盛者,用朱砂安神丸。方中朱砂重镇安神;当归、生地黄养血滋阴;黄连清心泻火。合而用之有滋阴清火,养心安神之功。因朱砂有毒,不可过剂。本证亦可选用黄连阿胶汤。若肾阴亏虚,虚火妄动,梦遗腰酸者,此乃阴虚相火妄动,治当滋阴降火,方选知柏地黄丸加味,方中知母、黄柏清泻相火,六味地黄丸滋补肾阴,合而用之有滋阴降火之功。若兼肝郁,急躁易怒,胁肋胀痛,善太息,治法为养阴疏肝,可在六味地黄丸基础上加枳壳、青皮,常可获效。

4.心阳不振

(1)主症:心悸不安,动则尤甚,形寒肢冷。

（2）兼症：胸闷气短，面色白，自汗，畏寒喜温，或伴心痛。

（3）舌脉：舌质淡，苔白，脉虚弱，或沉细无力。

（4）分析：久病体虚，损伤心阳，心失温养，则心悸不安；不能温煦肢体，故面色白，肢冷畏寒。胸中阳气虚衰，宗气运转无力，故胸闷气短。阳气不足，卫外不固，故自汗出。阳虚则无力鼓动血液运行，心脉痹阻，故心痛时作。舌质淡，脉虚弱无力，为心阳不振之征。

（5）治法：温补心阳。

（6）方药：桂枝甘草龙骨牡蛎汤。方中桂枝、炙甘草温补心阳，生龙齿、生牡蛎安神定悸。心阳不足，形寒肢冷者，加黄芪、人参、附子；大汗出者，重用人参、黄芪、浮小麦、山茱萸、麻黄根；或用独参汤煎服；兼见水饮内停者，选加葶苈子、五加皮、大腹皮、车前子、泽泻、猪苓；夹有瘀血者，加丹参、赤芍、桃仁、红花等；兼见阴伤者，加麦冬、玉竹、五味子；若心阳不振，以心动过缓为著者，酌加炙麻黄、补骨脂、附子，重用桂枝。如大汗淋漓，面青唇紫，肢冷脉微，气喘不能平卧，为亡阳征象，当急予独参汤或参附汤，送服黑锡丹，或参附注射液静脉注射或静脉滴注，以回阳救逆。

5.水饮凌心

（1）主症：心悸眩晕，肢面水肿，下肢为甚，甚者咳喘，不能平卧。

（2）兼症：胸脘痞满，纳呆食少，渴不欲饮，恶心呕吐，形寒肢冷，小便不利。

（3）舌脉：舌质淡胖，苔白滑，脉弦滑，或沉细而滑。

（4）分析：阳虚不能化水，水饮内停，上凌于心，故见心悸；饮溢肢体，故见水肿。饮阻于中，清阳不升，则见眩晕；阻碍中焦，胃失和降，则脘痞，纳呆食少，恶心呕吐。阳气虚衰，不能温化水湿，膀胱气化失司，故小便不利。舌质淡胖，苔白滑，脉弦滑或沉细而滑，为水饮内停之象。

（5）治法：振奋心阳，化气利水。

（6）方药：苓桂术甘汤。本方通阳利水，为"病痰饮者，当以温药和之"的代表方剂。方中茯苓淡渗利水，桂枝、炙甘草通阳化气，白术健脾祛湿。兼见纳呆食少，加谷芽、麦芽、神曲、山楂、鸡内金；恶心呕吐，加半夏、陈皮、生姜；尿少肢肿，加泽泻、猪苓、防己、葶苈子、大腹皮、车前子；兼见肺气不宣，水饮射肺者，表现胸闷、咳喘，加杏仁、前胡、桔梗以宣肺，加葶苈子、五加皮、防己以泻肺利水；兼见瘀血者，加当归、川芎、刘寄奴、泽兰叶、益母草；若肾阳虚衰，不能制水，水气凌心，症见心悸，咳喘，不能平卧，尿少水肿，可用真武汤。

6.心血瘀阻

（1）主症：心悸不安，胸闷不舒，心痛时作。

（2）兼症：面色晦暗，唇甲青紫。或兼神疲乏力，少气懒言；或兼形寒肢冷；或兼两胁胀痛，善太息。

（3）舌脉：舌质紫暗，或舌边有瘀斑、瘀点；脉涩或结代。

（4）分析：心血瘀阻，心脉不畅，故心悸不安，胸闷不舒，心痛时作；若因气虚致瘀者，则气虚失养，兼见神疲乏力，少气懒言；若因阳气不足致瘀者，则阳虚生外寒而见形寒肢冷；若因肝气郁结，气滞致瘀者，则因肝郁气滞而兼见两胁胀痛，善太息；脉络瘀阻，故见面色晦暗，唇甲青紫；舌紫暗，舌边有瘀斑、瘀点，脉涩或结代，为瘀血内阻之征。

（5）治法：活血化瘀，理气通络。

（6）方药：桃仁红花煎。方中桃仁、红花、丹参、赤芍、川芎活血化瘀；延胡索、香附、青皮理气通络；生地黄、当归养血和血。合而用之有活血化瘀，理气通络之功。若因气滞而血瘀者，酌加柴胡、枳壳、郁金；若因气虚而血瘀者，去理气药，加黄芪、党参、白术；若因阳虚而血瘀者，酌加附子、桂枝、生姜；夹痰浊，症见胸闷不舒，苔浊腻者，酌加瓜蒌、半夏、胆南星；胸痛甚者，酌加乳香、没药、蒲黄、五灵脂、三七等。瘀血心悸亦可选丹参饮或血府逐瘀汤治疗。

7.痰浊阻滞

（1）主症：心悸气短，胸闷胀满。

（2）兼症：食少腹胀，恶心呕吐，或伴烦躁失眠，口干口苦，纳呆，小便黄赤，大便秘结。

（3）舌脉：苔白腻或黄腻，脉弦滑。

（4）分析：痰浊阻滞心气，故心悸气短；气机不畅，故见胸闷胀满；痰阻气滞，胃失和降，故食少腹胀，恶心呕吐；痰郁化火，则见口干口苦，小便黄赤，大便秘结，苔黄腻等热象；痰火上扰，心神不宁，故烦躁失眠；痰多、苔腻、脉弦滑，为内有痰浊之象。

（5）治法：理气化痰，宁心安神。

（6）方药：导痰汤。方中半夏、陈皮、制南星、枳实理气化痰；茯苓健脾祛痰；远志、酸枣仁宁心安神。纳呆腹胀，兼脾虚者，加党参、白术、谷芽、麦芽、鸡内金；心悸伴烦躁口苦，苔黄，脉滑数，系痰火上扰，心神不宁，可加黄芩、苦参、黄连、竹茹，制南星易胆南星，或用黄连温胆汤；痰火伤津，大便秘结，加大黄、瓜蒌；痰火伤阴，口干盗汗，舌质红，少津，加麦冬、天冬、沙参、玉竹、石斛；烦躁不安，惊悸不宁，加生龙骨、生牡蛎、珍珠母、石决明以重镇安神。

8.邪毒侵心

（1）主症：心悸气短，胸闷胸痛。

（2）兼症：发热，恶风，全身酸痛，神疲乏力，咽喉肿痛，咳嗽，口干渴。

（3）舌脉：舌质红，苔薄黄；脉浮数，或细数，或结代。

（4）分析：感受风热毒邪，侵犯肺卫，邪正相争，故发热恶风，全身酸痛，咽喉肿痛，咳嗽；表证未解，邪毒侵心，心体受损，耗气伤津，故心悸气短，胸闷胸痛，神疲乏力，口干口渴；舌红，苔薄黄，脉浮数，或细数，或结代，为风热毒邪袭表、侵心，气阴受损之征。

（5）治法：辛凉解表，清热解毒。

（6）方药：银翘散加减。方中金银花、连翘辛凉解表，清热解毒；薄荷、荆芥、豆豉疏风解表，透热外出；桔梗、牛蒡子、甘草宣肺止咳，利咽消肿；淡竹叶、芦根甘凉清热，生津止渴。合而用之有辛凉解表，清热解毒之功。若热毒甚，症见高热，咽喉肿痛，加板蓝根、大青叶、野菊花、紫花地丁等清热解毒之品；胸闷、胸痛者，加牡丹皮、赤芍、丹参等活血化瘀之品；口干口渴甚者，加生地黄、玄参；若热盛耗气伤阴，症见神疲，气短，脉细数，或结代者，合生脉散益气养阴，敛心气。若感受湿热之邪，湿热侵心，症见心悸气短，胸闷胸痛，腹泻，腹痛，恶心呕吐，腹胀纳呆，舌质红，苔黄腻者，治当清热祛湿，芳香化浊，方选甘露消毒丹或葛根芩连汤加减。若热病后期，邪毒已去，气阴两虚者，治当益气养阴，方选生脉散加味。

六、转归预后

心悸的转归预后与病因、诱因、发展趋势及发作时对血流动力学的影响密切相关。心悸因受惊而起，其病程短，病势浅，全身情况尚好，一般在病因消除或经过适当治疗或休息之后便能逐渐痊愈；但亦有惊悸日久不愈，逐渐变成怔忡。若因脏腑受损，功能失调，气血阴阳亏虚所致心悸，则病程较长，病势较重，经积极合理治疗亦多能痊愈。如出现下列情况则预后较差：心悸而汗出不止，四肢厥冷，喘促不得卧，下肢水肿，面青唇紫，脉微欲绝者，属心悸喘脱证，预后严重；心悸而出现各种怪脉（严重心律失常之脉象）者；心悸突然出现昏厥抽搐者；心悸兼有真心痛者。以上情

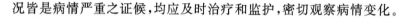

况皆是病情严重之证候,均应及时治疗和监护,密切观察病情变化。

七、临证要点

(1)在辨证论治基础上选加经现代药理研究有抗心律失常作用的中草药,可进一步提高疗效,如快速型心律失常加用益母草、苦参、黄连、莲子心、延胡索以及中成药"黄杨宁"等;缓慢型心律失常加用麻黄、细辛、熟附子、桂枝以及中成药"心宝"等。

(2)功能性心律失常,多为肝气郁结所致,特别是因情志而发者,当在辨证基础上加郁金、佛手、香附、柴胡、枳壳、合欢皮等疏肝解郁之品,往往取得良好效果。

(3)根据中医"久病必虚""久病入络"的理论,心悸日久当补益与通络并用。

(4)临证如出现严重心律失常,如室上性心动过速、快速心房纤颤、三度房室传导阻滞、室性心动过速、严重心动过缓、病态窦房结综合征等,导致较严重的血流动力学异常者,当及时运用中、西医两法加以救治。

(5)病毒性心肌炎是20余年来发病率较高的一种心律失常性疾病,常危及青少年的身体健康,对于这种病毒感染性心肌炎症,中医药有显著的优势。在治疗中要把握以下三点:①咽炎一天不除,病毒性心肌炎一天不辍;②气阴两虚贯穿疾病的始终;③阳气易复,阴血难复。

(陈永湖)

第二节 胸 痹

胸痹是指以胸部闷痛,甚则胸痛彻背,短气喘息不得卧为主要临床表现的一种病证。

胸痹临床表现或轻或重,轻者仅偶感胸闷如窒或隐痛,呼吸欠畅,病发短暂轻微;重者则有胸痛,呈压榨样绞痛,严重者心痛彻背,背痛彻心,疼痛剧烈。常伴有心悸、气短、呼吸不畅,甚至喘促、悸恐不安等。多由劳累、饱餐、寒冷及情绪激动而诱发,亦可无明显诱因或安静时发病。

胸痹的临床表现最早见于《内经》。《灵枢·五邪》篇指出:"邪在心,则病心痛。"《素问·藏气法时论》亦曰:"心病者,胸中痛,胁支满,胁下痛,膺背肩胛间痛,两臂内痛"。《素问·缪刺论》又有"卒心痛""厥心痛"之称。《素问·厥论》篇还言:"真心痛,手足青至节,心痛甚,旦发夕死,夕发旦死。"把心痛严重,并迅速造成死亡者,称为"真心痛",亦即胸痹的重证。汉·张仲景在《金匮要略·胸痹心痛短气病脉证治》篇载:"胸痹之病,喘息咳唾,胸背痛,短气,寸口脉沉而迟,关上小紧数,瓜蒌薤白白酒汤主之。""胸痹不得卧,心痛彻背者,瓜蒌薤白半夏汤主之。"正式提出了"胸痹"的名称,并进行专门的论述,把病因病机归纳为"阳微阴弦",即上焦阳气不足,下焦阴寒气盛,认为乃本虚标实之证。宋金元时期,有关胸痹的论述更多。如《圣济总录·胸痹门》有"胸痹者,胸痹痛之类也……胸脊两乳间刺痛,甚则引背胛,或彻背膂"的症状记载。《太平圣惠方》将心痛、胸痹并列,在"治卒心痛诸方""治久心痛诸方""治胸痹诸方"等篇中,收集治疗本病的方剂较多,组方当中,芳香、辛散、温通之品,常与益气、养血、滋阴、温阳之品相互为用,标本兼顾,丰富了胸痹的治疗内容。到了明清时期,对胸痹的认识有了进一步提高。如《症因脉治·胸痛论》:"歧骨之上作痛,乃为胸痛"。"内伤胸痛之因,七情六欲,动其心火,刑及肺金;或佛郁气逆,伤其肺道,则痰凝气结;或过饮辛热,伤其上焦,则血积于内,而闷闷胸痛矣"。又如《玉机微义·心痛》中揭示胸痹不仅有实证,亦有虚证;尤其是对心痛与胃脘痛进行了明确的鉴别。

在治疗方面,《内经》提出了针刺治疗的穴位和方法,《灵枢·五味》篇还有"心病宜食薤"的记载;《金匮要略》强调以宣痹通阳为主;《世医得效方·心痛门》提出了用苏合香丸芳香温通的方法"治卒暴心痛"。后世医家总结前人的经验,又提出了活血化瘀的治疗方法,如《证治准绳·诸痛门》提出用大剂桃仁、红花、降香、失笑散等治疗死血心痛;《时方歌括》用丹参饮治心腹诸痛;《医林改错》用血府逐瘀汤治疗胸痹心痛等。这些方法为治疗胸痹开辟了广阔的途径。

现代医学的冠状动脉粥样硬化性心脏病(心绞痛、心肌梗死)、心包炎、二尖瓣脱垂综合征、病毒性心肌炎、心肌病、慢性阻塞性肺气肿等疾病,出现胸痹的临床表现时,可参考本节进行辨证论治。

一、病因病机

胸痹发生多与寒邪内侵、饮食失调、情志失节、劳倦内伤、年迈体虚等因素有关。其病机分虚实两端,实为气滞、寒凝、血瘀、痰浊,痹阻胸阳,阻滞心脉;虚为气虚、阴伤、阳衰,脾、肝、肾亏虚,心脉失养。

(一)寒邪内侵

素体阳虚,胸阳不振,阴寒之邪乘虚而入,寒主收引,寒凝气滞,抑遏阳气,胸阳不展,血行瘀滞不畅,而发本病。如《诸病源候论》曰:"寒气客于五脏六腑,因虚而发,上冲胸间,则胸痹。"《类证治裁·胸痹》曰:"胸痹,胸中阳微不运,久则阴乘阳位,而为痹结也。"阐述了本病由阳虚感寒而发作。

(二)情志失节

郁怒伤肝,肝失疏泄,肝郁气滞,甚则气郁化火,灼津成痰;忧思伤脾,脾失健运,津液不布,遂聚成痰。气滞、痰郁交阻,既可使血行失畅,脉络不利,而致气血瘀滞,又可导致胸中气机不畅,胸阳不运,心脉痹阻,心失所养,不通则痛,而发胸痹。《杂病源流犀烛·心病源流》曰:"总之七情之由作心痛,七情失调可致气血耗逆,心脉失畅,痹阻不通而发心痛。"

(三)饮食失调

饮食不节,嗜酒或过食肥甘生冷,以致脾胃损伤,运化失健,聚湿成痰,上犯心胸,痰阻脉络,胸阳失展,气机不畅,心脉闭阻,而成胸痹。

(四)劳倦内伤

思虑过度,心血暗耗,或肾阴亏虚,不能滋养五脏之阴,水不涵木,不能上济于心,心肝火旺,使心阴内耗,阴液不足,心火燔炽,不汲肾水,脉道失润;或劳倦伤脾,脾虚转输失职,气血生化乏源,无以濡养心脉,拘急而痛;或积劳伤阳,心肾阳微,阴寒痰饮乘于阳位,鼓动无力,胸阳失展,血行涩滞,而发胸痹。

(五)年迈体虚

久病体虚,暴病伤正;或中老年人,肾气不足,精血渐衰,以致心气不足,心阳不振,肾阳虚衰,不能鼓舞五脏之阳,血脉失于温煦,痹阻不畅,心胸失养而酿成本病。

胸痹的病位在心,然其发病多与肝、脾、肾三脏功能失调有关,如肾虚、肝郁、脾失健运等。

胸痹的主要病机为心脉痹阻,病理变化主要表现为本虚标实,虚实夹杂。本虚有气虚、血虚、阳虚、阴虚,又可阴损及阳,阳损及阴,而表现出气阴两虚,气血双亏,阴阳两虚,甚至阳微阴竭,心阳外越;标实为气滞、血瘀、寒凝、痰阻,且又可相兼为病,如气滞血瘀,寒凝气滞,痰瘀交阻等。本

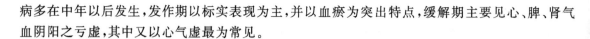

病多在中年以后发生,发作期以标实表现为主,并以血瘀为突出特点,缓解期主要见心、脾、肾气血阴阳之亏虚,其中又以心气虚最为常见。

二、诊断要点

(一)症状

(1)以胸部闷痛为主症,多见膻中或心前区憋闷疼痛,甚则痛彻左肩背、咽喉、胃脘部、左上臂内侧等部位;呈反复发作性或持续不解,常伴有心悸、气短、自汗,甚则喘息不得卧。

(2)胸闷胸痛一般持续几秒到几十分钟,休息或服药后大多可迅速缓解;严重者可见突然发病,心跳加快,疼痛剧烈,持续不解,汗出肢冷,面色苍白,唇甲青紫,或心律失常等证候,并可发生猝死。

(3)多见于中年以上,常因情志抑郁恼怒,操劳过度,多饮暴食,气候变化等而诱发。亦有无明显诱因或安静时发病者。

(二)检查

心电图检查可见 ST 段改变等阳性改变,必要时可做动态心电图、心功能测定、运动试验心电图等。周围血象白细胞总数、血沉、血清酶学检查,有助于进一步明确诊断。

三、鉴别诊断

(一)胃脘痛

心在脘上,脘在心下,故有胃脘当心而痛之称,以其部位相近。尤胸痹之不典型者,其疼痛可在胃脘部,极易混淆。但胸痹以闷痛为主,为时极短,虽与饮食有关,休息、服药常可缓解;胃痛发病部位在上腹部,局部可有压痛,以胀痛为主,持续时间较长,常伴有食少纳呆、恶心呕吐、泛酸嘈杂等消化系统症状。做 B 超、胃肠造影、胃镜、淀粉酶检查,可以鉴别。

(二)悬饮

悬饮、胸痹均有胸痛。但胸痹为当胸闷痛,可向左肩或左臂内侧等部位放射,常因受寒饱餐、情绪激动、劳累而突然发作,持续时间短暂;悬饮为胸胁胀痛,持续不解,多伴有咳唾,肋间饱满,转侧不能平卧,呼吸时疼痛加重,或有咳嗽、咳痰等肺系证候。

(三)胁痛

疼痛部位在两胁部,以右胁部为主,肋缘下或有压痛点。疼痛特点或刺痛不移,或胀痛不休,或隐隐作痛,很少短暂即逝,可合并厌油腻、发热、黄疸等症。肝胆 B 超、胃镜、肝功能、淀粉酶检查有助区分。

(四)真心痛

真心痛乃胸痹的进一步发展。症见心痛剧烈,甚则持续不解,伴有肢冷汗出,面色苍白,喘促唇紫,手足青至节,脉微欲绝或结代等危重急症。

四、辨证

胸痹首先辨别虚实,分清标本。发作期以标实为主,缓解期以本虚为主。

标实应区别气滞、血瘀、寒凝、痰浊的不同。闷重而痛轻,兼见胸胁胀满,憋气,善太息,苔薄白,脉弦者,多属气滞;胸部窒闷而痛,伴唾吐痰涎,苔腻,脉弦滑或弦数者,多属痰浊;胸痛如绞,遇寒则发,或得冷加剧,伴畏寒肢冷,舌淡苔白,脉细,为寒凝心脉;刺痛固定不移,痛有定处,夜间多发,舌紫暗或有瘀斑,脉结代或涩,由心脉瘀滞所致。

本虚又应区别阴阳气血亏虚的不同。心胸隐痛而闷,因劳累而发,伴心慌、气短、乏力,舌淡胖嫩,边有齿痕,脉沉细或结代者,多属心气不足;若绞痛兼见胸闷气短,四肢厥冷,神倦自汗,脉沉细,则为心阳不振;隐痛时作时止,缠绵不休,动则多发,伴口干,舌淡红而少苔,脉细而数,则属气阴两虚表现。

胸痹的疼痛程度与发作频率及持续时间与病情轻重程度密切相关。疼痛持续时间短暂,瞬息即逝者多轻;持续时间长,反复发作者多重;若持续数小时甚至数天不休者常为重症或危候。

一般疼痛发作次数多少与病情轻重程度呈正比。若疼痛遇劳发作,休息或服药后能缓解者为顺症;服药后难以缓解者常为危候。

(一)寒凝心脉

证候:卒然心痛如绞,心痛彻背,背痛彻心,心悸气短,喘不得卧,形寒肢冷,面色苍白,冷汗自出,多因气候骤冷或骤感风寒而发病或加重,苔薄白,脉沉紧或沉细。

分析:寒邪侵袭,阳气不运,气机阻痹,故见卒然心痛如绞,或心痛彻背,背痛彻心,感寒则痛甚;阳气不足,故形寒肢冷,面色苍白;胸阳不振,气机受阻,故见喘不得卧,心悸气短;苔薄白,脉沉紧或沉细,均为阴寒凝滞,阳气不运之候。

(二)气滞心胸

证候:心胸满闷,隐痛阵发,痛无定处,时欲太息,情绪波动时容易诱发或加重,或兼有脘痞胀满,得嗳气或矢气则舒,苔薄或薄腻,脉细弦。

分析:郁怒伤肝,肝失疏泄,气滞上焦,胸阳失展,心脉不和,故心胸满闷,隐痛阵发,痛无定处;情志不遂则气机郁结加重,故心痛加重,而太息则气机稍畅,心痛稍减;肝郁气结,木失条达,横逆犯脾,脾失健运则脘痞胀满;苔薄或薄腻,脉细弦为肝气郁结之象。

(三)心血瘀阻

证候:心胸剧痛,如刺如绞,痛有定处,甚则心痛彻背,背痛彻心,或痛引肩背,伴有胸闷心悸,日久不愈,可因暴怒、劳累而加重,面色晦暗,舌质暗红或紫暗,或有瘀斑,苔薄脉弦涩或促、结、代。

分析:气机阻滞,瘀血内停,络脉不通,不通则痛,故见心胸剧痛,如刺如绞,痛有定处,甚则心痛彻背,背痛彻心,或痛引肩背,伴有胸闷,日久不愈;瘀血阻塞,心失所养,故心悸不宁,面色晦暗;暴怒伤肝,气机逆乱,气滞血瘀更重,故可因暴怒而加重;舌质暗红或紫暗,或有瘀斑,苔薄,脉弦涩或促、结、代均为瘀血内阻之候。

(四)痰浊闭阻

证候:胸闷重而心痛,痰多气短,倦怠肢重,遇阴雨天易发作或加重,伴有纳呆便溏,口黏恶心,咯吐痰涎,舌体胖大且边有齿痕,苔白腻或白滑,脉滑。

分析:痰浊内阻,胸阳失展,气机痹阻,故胸闷重而疼痛,痰多气短;阴雨天湿气更甚,故遇之易发作或加重;痰浊困脾,脾气不运,故倦怠肢重,纳呆便溏,口黏恶心;咯吐痰涎,舌体胖大,有齿痕,苔白腻或滑,脉滑,均为痰浊闭阻之象。

(五)心肾阴虚

证候:心痛憋闷,灼痛心悸,五心烦热,潮热盗汗,或头晕耳鸣,腰膝酸软,口干便秘,舌红少津,苔薄或剥,脉细数或促代。

分析:心肾不交,虚热内灼,气机不利,血脉不畅,故心痛时作,灼痛或憋闷;久病或热病伤阴,暗耗心血,血虚不足以养心,则心悸;阴虚生内热,则五心烦热,潮热盗汗;肾阴虚,则见头晕耳鸣,腰膝酸软;口干便秘,舌红少苔,脉细数或促代,均为阴虚有热之象。

(六)心肾阳虚

证候:心悸而痛,胸闷气短,自汗,动则更甚,神倦怯寒,面色㿠白,四肢不温或肿胀,舌质淡胖,苔白或腻,脉沉细迟。

分析:阳气虚衰,胸阳不振,气机痹阻,血行瘀滞,血脉失于温煦,故见胸闷心痛,心悸气短,自汗,动则耗气更甚;阳虚不足以温运四肢百骸,则神倦怯寒,面色㿠白,四肢不温;肾阳虚,不能制水,故四肢肿胀;舌质淡胖,苔白或腻,脉沉细迟均为阳气虚衰之候。

(七)气阴两虚

证候:心胸隐痛,时作时休,胸闷气促,心悸自汗,动则喘息益甚,倦怠懒言,面色少华,舌质淡红,苔薄白,脉虚细缓或结代。

分析:思虑伤神,劳心过度,损伤心气,阴血亏耗,血瘀心脉,故见胸闷隐痛,时作时休,心悸气促,倦怠懒言等;心气虚,则自汗;气血不荣于上,则面色少华;淡红舌,脉虚细缓,均为气阴两虚之征。

五、治疗

本病的治疗原则应先治其标,后治其本,先从祛邪入手,然后再予扶正,必要时可根据虚实标本的主次,兼顾同治。标实当泻,针对气滞、血瘀、寒凝、痰浊而疏理气机,活血化瘀,辛温通阳,泄浊豁痰,尤重活血通脉治法;本虚宜补,权衡心脏阴阳气血之不足,有无兼见肺、肝、脾、肾等脏之亏虚,补气温阳,滋阴益肾。

(一)中药治疗

1.寒凝心脉

治法:辛温散寒,宣通心阳。

处方:枳实薤白桂枝汤合当归四逆汤加减。

两方皆能辛温散寒,助阳通脉。前方重在通阳理气,适用于胸痹阴寒证,心中痞满,胸闷气短者;后方则以温经散寒为主,适用于血虚寒厥证,见胸痛如绞,手足不温,冷汗自出,脉沉细者。方中桂枝、细辛温散寒邪,通阳止痛;薤白、瓜蒌化痰通阳,行气止痛;当归、芍药养血活血;芍药与甘草相配,缓急止痛;枳实、厚朴、理气通脉;大枣养脾和营。共成辛温散寒,通阳止痛之功。

若阴寒极盛之胸痹重症,胸痛剧烈,心痛彻背,背痛彻心,痛无休止,当用温通散寒之法,予乌头赤石脂丸加荜茇、高良姜、细辛等治疗。方中以乌头雄烈刚燥,散寒通络止痛;附子、干姜温阳逐寒;蜀椒温经下气开郁;为防药物过于辛散,配赤石脂入心经,而固摄收涩阳气。若痛剧而四肢不温,冷汗自出,可含化苏合香丸或麝香保心丸,以芳香化浊,温通开窍,每获即速止痛效果。

另外,可选用苏冰滴丸,每次 2～4 粒,每天 3 次。

2.气滞心胸

治法:疏调气机,活血通络。

处方:柴胡疏肝散加减。

本方疏肝理气,适用于肝气郁结、气滞上焦、胸阳失展、血脉失和之胸胁疼痛。方用四逆散去枳实,加香附、枳壳、川芎、陈皮行气疏肝,和血止痛。其中柴胡与枳壳相配可升降气机;白芍与甘草同用可缓急舒脉止痛;香附、陈皮以增强理气解郁之功;川芎为血中之气药,既可活血又能调畅气机。全方共奏疏调气机、和血通脉之功效。根据需要,还可选用木香、沉香、降香、檀香、延胡索、砂仁、厚朴等芳香理气及破气之品,但不可久用,以免耗散正气。

若气郁日久化热,出现心烦易怒,口干便秘,舌红苔黄,脉弦数等证者,用丹栀逍遥散疏肝清热;便秘严重者,用当归龙荟丸以泻郁火;如胸闷、心痛明显,为气滞血瘀之象,可合用失笑散,以增强活血行瘀,散结止痛之作用。

另外,可选用冠心苏合丸,每次 3 g,每天 2 次。

3.心血瘀阻

治法:活血化瘀,通脉止痛。

处方:血府逐瘀汤加减。

本方祛瘀通脉,行气止痛,适用于胸中瘀阻,血行不畅,心胸疼痛,痛有定处,胸闷、心悸之胸痹。方中当归、川芎、桃仁、红花、赤芍活血化瘀,疏通血脉;柴胡、桔梗与枳壳、牛膝配伍,升降结合,调畅气机,开胸通阳,行气活血;生地黄养阴而调血燥。诸药共成祛瘀通脉、行气止痛之剂。

若瘀血痹阻重症,胸痛剧烈,可加乳香、没药、丹参、郁金、降香等加强活血理气之力;若血瘀、气滞并重,胸闷痛甚者,加沉香、檀香、荜茇等辛香理气止痛药物;若寒凝血瘀或阳虚血瘀者,症见畏寒肢冷,脉沉细或沉迟者,加肉桂、细辛、高良姜、薤白等温通散寒之品,或人参、附子等温阳益气之品;若伴有气短乏力、自汗、脉细缓或结代,乃气虚血瘀之象,当益气活血,用人参养荣汤合桃红四物汤加减,重用人参、黄芪等益气祛瘀之品。

还可选用三七、苏木、泽兰、鸡血藤、益母草、水蛭、王不留行、牡丹皮等活血化瘀药物,加强祛瘀疗效。但破血之品应慎用,且不可久用、多用,以免耗伤正气。在应用活血、破血类药物时,必须注意有无出血倾向或征象,一旦发现,立即停用,并予以相应处理。

另外,可选用活心丸,每次含服或吞服,1～2 丸。

4.痰浊阻闭

治法:通阳化浊,豁痰宣痹。

处方:瓜蒌薤白半夏汤合涤痰汤加减。

两方均能温通豁痰,前方通阳行气,适用于痰阻气滞,胸阳痹阻者;后方健脾益气,豁痰开窍,适用于脾虚失运,痰阻心窍者。方中瓜蒌、薤白化痰通阳,行气止痛;半夏、胆南星、竹茹清热化痰;人参、茯苓、甘草健脾益气;石菖蒲、陈皮、枳实理气宽胸。全方共奏通阳化饮、泄浊化痰、散结止痛之功。

若痰浊郁而化热,症见咳痰黄稠,便干,苔黄腻者,可用黄连温胆汤加郁金清化痰热而理气活血;痰热兼有郁火者,加海浮石、海蛤壳、黑栀子、天竺黄、竹沥化痰火之胶结;大便干结,加生大黄通腑逐痰;痰瘀交阻,症见胸闷如窒,心胸隐痛或绞痛阵发,苔白腻,舌暗紫或有瘀斑,当通阳化痰散结,加血府逐瘀汤;若痰浊闭塞心脉,卒然剧痛,可用苏合香丸。

5.心肾阴虚

治法:滋阴清热,养心和络。

处方:天王补心丹合炙甘草汤。

两方均为滋阴养心之剂;前方以养心安神为主,治疗心肾两虚,阴虚血少者;后方以养阴复脉见长,适用于气阴两虚,心动悸,脉结代之症。方中以生地黄、玄参、天冬、麦冬滋水养阴以降虚火;人参、炙甘草、茯苓益助心气;桂枝、大枣补气通阳,寓从阳引阴之意;柏子仁、酸枣仁、五味子、远志交通心肾,养心安神,化阴敛汗;丹参、当归身、芍药、阿胶滋养心血而通心脉;桔梗、辰砂为引使之品。本方能使心阴复,虚火平,血脉利,则心胸灼痛得解。

若阴不敛阳,虚火内扰心神,心烦不寐,舌尖红少津者,可用酸枣仁汤清热除烦安神;若不效者,再予黄连阿胶汤,滋阴清火,宁心安神。若兼见风阳上扰,用珍珠母、灵磁石、石决明、琥珀等重镇潜阳之品,或用羚角钩藤汤加减;心肾阴虚者,兼见头晕耳鸣,腰膝酸软,遗精盗汗,口燥咽干,用左归饮补益肾阴,填精益髓,或河车大造丸滋肾养阴清热;若心肾真阴欲竭,当用大剂西洋参、鲜生地黄、石斛、麦冬、山茱萸等急救真阴,并佐用生牡蛎、乌梅肉、五味子、甘草等酸甘化阴,且敛其阴。

另外,可选滋心阴口服液,每次 10 mL,每天 2 次。

6.心肾阳虚

治法:温振心阳,补益阳气。

处方:参附汤合右归饮加减。

两方均能补益阳气,前方大补元气,温补心阳;后方温肾助阳,补益精气。方中人参、姜、枣、炙甘草大补元气,以益心气复脉;附子辛热,温补真阳;肉桂振奋心阳;熟地黄、山茱萸、枸杞子、杜仲、山药为温肾助阳、补益精气之要药。

若兼肾阳虚,可合金匮肾气丸,或用六味地黄丸滋阴固本,从阴引阳,共为温补肾阳之剂;心肾阳衰,不能化气行水,水饮上凌心肺,加用真武汤;若阳虚欲脱厥逆者,用四逆加人参汤,温阳益气,回阳救逆;若阳虚寒凝而兼气滞血瘀者,可选用薤白、沉香、降香、檀香、香附、鸡血藤、泽兰、川芎、桃仁、红花、延胡索、乳香、没药等偏于温性的理气活血药物。

另外,可选用麝香保心丸,每次含服或吞服 1～2 粒。

7.气阴两虚

治法:益气养阴,活血通脉。

处方:生脉散合人参养荣汤加减。

上方皆能补益心气。生脉散长于益心气,敛心阴,适用于心气不足,心阴亏耗者;人参养荣汤补气养血,安神宁心,适用于胸闷气短,头昏神疲。方中人参、黄芪、炙甘草大补元气,通经利脉;肉桂通心阳,散寒气,疗心痛,纳气归肾;麦冬、五味子滋养心阴,收敛心气;熟地黄、当归、白芍养血活血。配茯苓、白术、陈皮、远志,补后天之本,滋气血生化之源,以宁心定志。

若兼见神疲乏力,纳呆,失眠多梦等,可用养心汤加半夏曲、茯苓以健脾和胃,补益心脾,养心安神;若气阴两虚,兼见口燥咽干,心烦失眠,舌红,用生脉散合归脾汤加减;兼有气滞血瘀者,可加川芎、郁金以行气活血;兼见痰浊之象者,可用茯苓、白术、白蔻仁以健脾化痰。

另外,可选用补心气口服液,每天 10 mL,每天 2 次;或滋心阴口服液,每次 10 mL,每天2 次。

(二)针灸治疗

1.基本处方

心俞、巨阙、膻中、内关、郄门。

心俞、巨阙属俞募相配,膻中、心俞前后相配,通调心气;内关、郄门同经相配,宽胸理气,缓急止痛。

2.加减运用

(1)寒凝心脉证:加厥阴俞、通里、气海以温经散寒、宣通心阳。背俞穴、气海可加灸,余穴针用平补平泻法。

（2）气滞心胸证：加阳陵泉、太冲以疏肝理气、调畅气机，针用泻法。余穴针用平补平泻法。若脘痞胀满甚者，加中脘以健脾和中、疏导中州气机，针用平补平泻法。

（3）心血瘀阻证：加膈俞、血海、阴郄以活血化瘀、通脉止痛。诸穴针用平补平泻法。

（4）痰浊阻闭证：加太渊、丰隆、足三里、阴陵泉以通阳化浊、豁痰宣痹。诸穴针用平补平泻法。

（5）心肾阴虚证：加肾俞、太溪、三阴交、少海以滋阴清热、养心和络，针用补法。余穴针用平补平泻法。

（6）心肾阳虚证：加肾俞、气海、关元、百会、命门以振奋心肾之阳。诸穴针用补法，关元、气海、命门、背俞穴可加灸。

（7）气阴两虚证：加足三里、气海、阴郄、少海以益气养阴、活血通脉。诸穴针用补法。

3.其他

（1）耳针疗法：取胸、神门、心、肺、交感、皮质下，每次选3～5穴，用捻转手法强刺激，一般每穴捻1～2分钟，留针15～20分钟，可以每隔5分钟捻转1次。

（2）电针疗法：取内关、神门、胸上段夹脊穴，通电刺激5～15分钟，采用密波，达到有麻、电放射感即可。

（3）穴位注射疗法：取内关、郄门、间使、少海、心俞、足三里、三阴交，用复方当归（10％葡萄糖稀释）、维生素 B_{12} 0.25 mg，复方丹参注射液等，每次选2～3穴，每穴注射0.5～1.0 mL，隔天1次。

（4）皮内针疗法：取内关、心俞、厥阴俞、膈俞，每次选1对，埋针1～3天，冬天可延长到5～7天。

（孔庆为）

第三节　真　心　痛

真心痛是指以突然发作的剧烈而持久的胸骨下部后方或心前区压榨性、闷胀性或窒息性疼痛为临床表现特点的一种严重病症，是胸痹的进一步发展。疼痛可放射到左肩、左上肢前内侧及无名指和小指，一般持续时间较长，常伴有心悸、水肿、肢冷、喘促、面色苍白、汗出、焦虑和恐惧感等症状，甚至危及生命。多因劳累、情绪激动、饱食、受寒等因素诱发。《灵枢·厥病》篇描述了真心痛的发作和预后，称："真心痛，手足青至节，心痛甚，旦发夕死，夕发旦死。"

现代医学的冠状动脉粥样硬化性心脏病、心肌梗死、心律失常、心源性休克等，出现真心痛的临床表现时，可参考本节进行辨证论治。

一、病因病机

真心痛病因病机和"胸痹"类同，与年老体衰，阳气不足，七情内伤，气滞血瘀，痰浊化生，寒邪侵袭，血脉凝滞等因素有关。如寒凝气滞，血瘀痰浊，闭阻心脉，心脉不通，可出现心胸疼痛（胸痹），严重者部分心脉突然闭塞，气血运行中断，可见心胸猝然大痛，而发为真心痛。

真心痛之病位在心，其本在肾。总的病机是本虚标实，本虚是发病基础，标实是发病条件，急性发作时以标实为主，总由心之气血失调、心脉痹阻不畅而致。

二、诊断要点

(一)症状

突然发作胸骨后感心前区剧痛,呈压榨性或窒息性疼痛。疼痛常可放射至左肩背和前臂,持续时间可长达数小时或数天,可兼心悸、恶心、呕吐等。

(二)检查

1.心电图检查

根据 ST 段或 T 波的异常变化来判断心肌缺血的部位及程度,同时根据相应导联所出现病理性 Q 波及 ST 段抬高的表现,来确定心肌梗死的部位。

2.胸部 X 线平片

胸部 X 线平片以及冠状动脉造影有助于诊断。

三、辨证

本病病位在心,其本在肾,本虚标实是其发病的主要机制,而在急性期则以标实为主。

若心气不足,运血无力,心脉瘀阻,或心血亏虚,气血运行不利,可见心动悸,脉结代(心律失常);若心肾阳虚,水邪泛滥,水饮凌心射肺,可出现心悸、水肿、喘促(心力衰竭),或亡阳厥脱,亡阴厥脱(心源性休克),或阴阳俱脱,最后导致阴阳离决。

(一)气虚血瘀

证候:心胸刺痛,胸部闷窒,动则加重,伴短气乏力,汗出心悸,舌体胖大,边有齿痕,舌质暗淡或瘀点瘀斑,舌苔薄白,脉弦细无力。

分析:元气素虚,无力推动血液运行,血行缓慢而滞涩,闭阻心脉,心脉不通,则心胸刺痛,胸部闷窒;动则耗气更甚,故短气乏力,汗出;气虚心搏加快,故心悸;舌体胖大,边有齿痕,苔薄白为气虚之象;舌质暗淡,有瘀点瘀斑为血瘀之征。

(二)寒凝心脉

证候:胸痛彻背,胸闷气短,心悸不宁,神疲乏力,形寒肢冷,舌质淡暗,苔白腻,脉沉迟,迟缓或结代。

分析:寒邪内侵,阳气不运,气机阻痹,故见胸痛彻背;胸阳不振,气机不利,故见胸闷气短,心悸不宁;阳气不足,上不荣头面,外不达四肢,故面色苍白,形寒肢冷;舌淡暗,苔白腻,脉沉迟缓或结代,均为寒凝心脉、阳气不运之候。

(三)正虚阳脱

证候:心胸绞痛,胸中憋闷或有窒息感,喘促不宁,心慌,面色苍白,大汗淋漓,烦躁不安或表情淡漠;重则神志昏迷,四肢厥冷,口开目合,手撒尿遗,脉疾数无力或脉微欲绝。

分析:阳气虚衰,胸阳不运,痹阻气机,血行瘀滞,故见胸憋闷、绞痛或有窒息感;少气不续,不能维持正常心搏,故心慌,喘促不宁;大汗淋漓,烦躁不安或表情淡漠,乃为阳脱阴竭;阳气消乏,清阳不升,或失血过多,血虚不能上承,故见神志昏迷;气血不能达四末,则四肢厥冷;营阴内衰,正气不固,故口开目合,手撒遗尿;脉疾数无力或脉微欲绝,乃亡阳伤阴之征。

四、治疗

本病在发作期必须选用有速效止痛作用之药物,以迅速缓解心痛症状。疼痛缓解后予以辨证施治,常以补气活血、温阳通脉为法。

(一)中药治疗

1.气虚血瘀

治法:益气活血,通脉止痛。

处方:保元汤合血府逐瘀汤加减。

方中人参、黄芪补气益心;桃仁、红花、川芎活血祛瘀;赤芍、当归、牛膝养血活血;柴胡、枳壳、桔梗行气豁痰宽胸;生地黄、肉桂敛汗温阳定悸;甘草调和诸药。

另外,可选用速效救心丸,每天 3 次,每天 4～6 粒,急性发作时每次 10～15 粒。

2.寒凝心脉

治法:温补心阳,散寒通脉。

处方:当归四逆汤加减。

方中当归补血活血;芍药养血和营;桂枝温经散寒;细辛祛寒除痹止痛;炙甘草、大枣益气健脾,通行血脉。

本证寒象明显,可加干姜、蜀椒、荜茇、高良姜;气滞加白檀香;痛剧急予苏合香丸,每服 1～4 丸。

3.正虚阳脱

治法:回阳救逆,益气固脱。

处方:四味回阳饮加减。

方中以红参大补元气;附子、炮姜回阳;可加肉桂、山茱萸、龙骨、牡蛎温助心阳,敛汗固脱;加玉竹配炙甘草养阴益气。阴竭亡阳,合生脉散。

另外,可选用丹参滴丸,10～15 粒,每天 3 次。或用参附注射液 100 mL 加 5% 葡萄糖注射液 250 mL,静脉滴注。

(二)针灸治疗

1.基本处方

内关、郄门、阴郄、膻中。

内关、郄门同经相配,郄门、阴郄二郄相配,更和心包之募膻中,远近相配,共调心气。

2.加减运用

(1)气虚血瘀证:加脾俞、足三里、气海以益气通络。诸穴针用补法。

(2)寒凝心脉证:加心俞、厥阴俞、命门以温经祛寒、通络止痛。诸穴针用补法,或加灸法。

(3)正虚阳脱证:重灸神阙、关元以回阳救逆固脱。余穴针用补法。

3.其他

(1)耳针疗法:取心、神门、交感、皮质下、内分泌,每次选 3～4 穴,强刺激,留针 30～60 分钟。

(2)电针疗法:取膻中、巨阙、郄门、阴郄,用连续波,快频率刺激 20～30 分钟。

(3)穴位注射疗法:取心俞、厥阴俞、郄门、足三里,每次选 2 穴,用复方丹参注射液或川芎嗪注射液,每穴注射 2 mL,每天 1 次。

(4)头针疗法:取额旁 1 线,平刺激,持续捻转 2～3 分钟,留针 20～30 分钟。

(陈永湖)

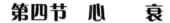

第四节　心　衰

心衰是由不同病因引起心脉气力衰竭,心体受损,心动无力,血流不畅,逐渐引起诸脏腑功能失调,以心悸、喘促、尿少、水肿等为主要临床表现的危重病证。心衰在临床有急慢之分。其急者表现怔忡,气急,不能平卧,呈坐位,面色苍白,汗出如雨,口唇青紫,阵咳,咯出粉色泡沫样痰,脉多疾数。慢者表现心悸,短气不足以息,夜间尤甚,不能平卧或睡中憋醒,胸中如塞,口唇、爪甲青紫,烦躁,腹胀,右肋下癥块,下肢水肿。

心衰的病位在心,但与肺、脾、肝、肾有关。其发生可源于心脏本身,也可源于其他四脏,其病机关键为心肾阳虚,肺肝血瘀,为本虚标实之疾,其本虚有气虚、阳损、阴伤,或气阴两虚,或阴阳俱损。标实为气滞、血瘀、水结。治疗当标本兼治,急则治标,缓则治本。治本不外益气温阳敛阴,治标为化瘀、利水、逐饮。中医治疗在改善症状、提高生命质量、减少再住院率、降低病死率等方面具有优势。

西医学中称为心功能不全,据国外统计,人群中心衰的患病率为1.5%~2.0%,65岁以上可达6%~10%,且在过去的40年中,心衰导致的死亡人数增加了3~6倍。我国对35~74岁城市居民共15 518人随机抽样调查的结果:心衰患病率为0.9%,按计算约有400万名心衰患者,其中男性为0.7%,女性为1.0%,女性高于男性。随着年龄增高,心衰的患病率显著上升,城市高于农村,北方明显高于南方。心功能不全具备上述临床表现者,均可以参考本节辨证论治。

一、病因

(一)原发病因

1.源于心

久患心脏之疾,如心悸、心痹、心痛、克山病、心肌炎及先天性心脏病等,导致心气内虚,日久心体肿胀,若再遇外邪侵袭,或情绪刺激,或因过劳,进一步损伤心体,侵蚀心阳,心阳不振,心力乏竭,不能鼓动血液运行,使瘀血阻滞,心脉不通。一则脏腑、肌腠缺血而失养,二则迫使血中水津外渗,进而出现脏腑功能失调,水饮凌心射肺或停积局部及水湿泛溢肌肤之证候,发为心衰。

2.源于肺

久咳、久喘、久哮等肺系慢性疾病反复发作,迁延或失治,痰浊潴留,伏着于肺,肺气壅塞不畅,痰瘀阻于肺管气道,使肺气胀满不能敛降,导致肺之体用俱损,病变首先在肺,继则影响脾、肾,后期病及于心。因肺朝百脉,肺气辅佐心脏运行血脉,肺伤则不能助心主治节,致使血行不畅,血瘀肺脉,肺气更加壅塞,造成气虚血滞、血滞气郁,由肺及心,心血瘀阻不通,日久心力乏竭,心体受损,发为心衰。

3.源于肝

久患肝脏之疾,或暴怒伤肝,导致肝失疏泄之机和条达之性,肝所藏之血不能施泄于外,血结于内,引起肝气滞心气乏,鼓动无力,血循不畅,瘀阻于心,引发血中水津外渗而致水肿、喘咳等证候,发为心衰。

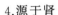

4.源于肾

肾为精血之源,又为水火既济之脏,肾脉上络于心,久患肾脏之疾,则肾体受损,肾阳受伤,命火不足,相火不发,不能蒸精化液生髓,髓少不能生血,血虚不能上奉于心,心体失养,心阳亏乏,心气内脱,心动无力,则血行不畅,瘀结于心,导致心体胀大,发为心力衰竭。

5.源于脾胃

脾胃之脉络于心,心气之源受之于脾,脾又为统血之脏。食气入胃,浊气归心。因此久患脾胃之疾,或思虑过度,或饮食不节(肥甘滋腻及长期饮酒、咸食),损伤脾胃,致使中气虚衰,中轴升降无力,引起水谷精微不能奉养于心主。元气不能上充于心,则心气内乏,鼓动无力,血瘀在心,日久心体胀大,或津血不足,心体失养,体用俱损,发为心力衰竭。

(二)诱因

1.外感

多由外感六淫之邪,袭卫束表,内迫于肺,肺失宣降,痰浊内蕴,影响辅心以治节功能,使心不主血脉,加重心力衰竭。

2.过劳

劳则气耗,心气受损,发为心力衰竭。

3.药物

某些药物如过于苦寒,过于辛温,或输液过速等均导致心气耗散,诱发心力衰竭。

二、病机

(一)发病

多以起病缓慢,逐渐加重为特点。初起见劳累后心悸,气短,疲乏无力,休息后可缓解,逐渐发展为休息时仍觉心悸不宁,喘促难卧,尿少,水肿,口唇爪甲青紫等。少数发病急,突然气急,端坐呼吸,不得卧,面色苍白,汗出如雨,口唇青黑,阵咳,咯吐粉红色泡沫样痰,脉多疾数。

(二)病位

在心,为心之体用俱病,与肺、脾、肝、肾密切相关。

(三)病性

本虚标实之疾。虚者,以气虚、阳虚为本。病初多为气虚,病久则见阳虚,根据患者体质及原发疾病不同,少数患者可见血虚或阴虚。病变过程中,逐渐形成病理产物,为饮、为痰、为瘀、为浊,阻滞气机,发展为气滞血瘀水结之标实之疾。最终为心肾阳虚,肺肝血瘀,虚实夹杂。

(四)病势

缓慢发病者,初起时症状较轻,仅见劳累后心悸,气短,乏力,休息后症状可减轻或消失。随病情加重,出现休息状态下仍觉心悸不宁,喘促难卧,腹胀尿少,水肿,甚至神昏等。发病急骤者,突然气急呈端坐呼吸,面色苍白,汗出如雨,咯吐血色泡沫痰,唇青肢冷,救治及时,尚可转安,稍有延误,则昏厥死亡。

(五)病机转化

多种原因导致心气虚,心动无力,久之则心力内乏,乏久必竭。心气虚衰而竭,则血行不畅,引起机体内外血虚和血瘀的病理状态。血行不畅则五脏六腑失其濡养,心失所养则心气更虚,瘀阻更甚,日久则心体胀大;子盗母气,心体胀大日久则累及于肝,血瘀在肝,则肝体肿大,失其疏泄之职,气机不畅,影响脾胃升降之机,见腹胀,纳呆,便溏或便秘;瘀血在肾,则水道不通,开阖不利,形成水肿;瘀血在肺,则上焦不宣,肺气郁闭,壅塞不畅,故见咳喘,呼吸困难。

津血同源,血瘀日久导致阴津不足,出现气阴两虚,故患者表现口干,心烦。由于心气不足,血不能行全身以濡养诸脏,肾失所养而导致肾虚,肾阳虚则膀胱失其气化,水渍失司。另外,心肾阳虚,不能温煦脾胃,可使中焦运化无权,湿浊内蕴。同时"血不利则为水",水邪内泛外溢,凌心射肺,则悸喘不宁。心阳根于肾阳,阳气衰竭,心气外脱,心液随气外泄,故见喘悸不宁,烦躁不安,汗出如雨如油,四肢厥冷,尿少水肿等症。

总之,心力衰竭是全身性疾病,病初以气虚阳虚为主,偶见阴虚;病变过程中,因气虚无力运血或阴虚脉道不充,则成血瘀;阳气不足,水津失于气化,形成水肿;病延日久者,正气日衰,五脏俱败,正不胜邪,最终可致心气衰微,心阳欲脱之险证。虚和瘀贯穿疾病的始终,虚有气虚、阴虚、阳虚。瘀有因虚致瘀、因实致瘀,虚越甚,瘀越重。水是疾病发展过程中的病理产物,病越重,水越盛。

所以心肾阳虚为病之本,血瘀水停为病之标,本虚标实。又因心力衰竭患者内脏俱病,正气虚衰,每易罹受外邪,新感引动宿疾,使心力衰竭反复而逐年加重。

(六)证类病机

心力衰竭过程是因虚致实,实又可致更虚的恶性循环,以气虚阳虚为本,发展为气阴两虚、气虚血瘀、阴阳两虚、阳虚水泛、阳衰气脱等不同病理过程。

1.心气(阳)虚证

由于年老体弱,久患心脏之疾或他脏之疾累于心,使心气亏耗。心气内乏,无力帅血,心神涣散而不藏,故见心悸不安;动则气耗,故见乏力,气短不足以息,动则益甚。汗为心之液,气不固护,见汗液自出。脉道鼓动无力,则见脉弱或结或代。此候为心力衰竭早期表现。

2.气阴两虚证

心居胸中,为宗气所聚,心气亏虚,气不生津,津随气耗,出现阴虚;或心气亏乏,不能固护,营阴不能内守;或气(阳)虚日久,阳损及阴,出现气阴两虚。也可见于急性或慢性心力衰竭反复发作之人久用温阳利水之剂,耗竭阴津,致心之气阴两虚。由于心气不足,气不布津,津液不能上承,故出现口干;心阴亏虚,虚火内生,蒸津外泄,故见盗汗;扰动心神,则心烦,少寐多梦。舌红少津,脉细弱。

3.气虚血瘀证

心气虚无力推动血液运行,导致血行迟滞而形成瘀;因心肺气血不畅,上焦不宣,引起中焦枢机不转,脾失运化之力,胃失腐熟水谷之能,致使升降功能呆滞,肝之疏泄功能受阻,水渍功能不畅,而致气滞血瘀水泛。此候为心力衰竭发展的中晚期阶段,由心及于肺、脾(胃)、肾、肝、三焦,气血阴阳亏虚,瘀、水、气(滞)、痰互结。血行不利,脉络瘀滞,见口唇爪甲青紫,胁下积块;脾不运化,则纳呆,腹胀;水渍不利,则尿少水肿;水饮凌心则怔忡;射肺则咳喘不宁。本愈虚标愈实,心阳、脾阳、肾阳皆虚,患者表现畏寒肢冷,汗多,易外感;津血不行,阴液枯竭,虚热内生,则见口干不欲饮或欲饮冷,烦躁不安。舌红少津或舌淡胖,脉细涩。

4.阳虚水泛证

由于心阳不振,无力温运水湿,可致湿浊内蕴;随疾病进展,脾阳受损,不能健运,复加肺气亏虚,水道失其通调,水湿内停;后期肾阳虚衰,膀胱气化不利,水饮内泛;心阳根于肾阳,心肾阳虚,肾不纳气,心阳外越,故见心悸气喘,动则益甚;母病及子,脾失阳助,则脾不制水而反侮,中轴不运,见腹部膨胀,纳少脘闷,恶心欲吐;膀胱气化失司,津不化气而为水,见尿少水肿。阳虚不能温

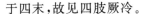

于四末,故见四肢厥冷。

5.阳衰气脱证

疾病发展末期,诸脏之阳皆亏,阴盛于内,阳脱于外,虚阳外越,故见喘急而悸;动荡心神,则见烦躁不安;阳虚则寒,见四肢厥冷,且逆而难复;汗为心之液,心阳衰竭,不能固守营阴,真津外泄,故见汗出如珠如油。舌脉均见阴阳离决之象。

三、诊断标准

(一)中医诊断标准

病史:原有心脏疾病,如心痛、心悸、肺心同病等,多因外感、过劳而复发或加重。

主症:心悸气短,活动后加重,乏力。

次症:咳喘不能平卧,尿少,水肿、下肢肿甚,腹胀纳呆,面色晦暗或颧紫,口唇紫暗,颈静脉怒张,胁下癥块,急者咯吐粉红色泡沫样痰,面色苍白,汗出如雨,四肢厥冷,更甚者昏厥,脉象数疾、雀啄、促、结代、屋漏、虾游。

具备病史、主症,可诊断为心衰之轻症。若在病史、主症的基础上,兼有次症 2 项者,可明确诊断。

(二)西医诊断标准

目前诊断标准尚不统一,也无特异性检查指标,但根据临床表现,呼吸困难和心源性水肿的特点,以及无创性和(或)有创性辅助检查及心功能测定,一般即可做出诊断。临床诊断应包括心脏病的病因、病理解剖、病理生理、心律及心功能分级等诊断。

1.心衰的定性诊断指标

主要标准:①夜间阵发性呼吸困难或端坐呼吸;②劳累时呼吸困难和咳嗽;③颈静脉怒张;④肺部啰音;⑤心脏肥大;⑥急性肺水肿;⑦第三心音奔马律;⑧静脉压升高 >1.57 kPa(16 cmH$_2$O);⑨肺循环时间>25 秒;⑩肝颈静脉回流征阳性。

次要标准:①踝部水肿;②夜间咳嗽;③活动后呼吸困难;④肝大;⑤胸腔积液;⑥肺活量降低到最大肺活量的 1/3;⑦心动过速(心率>120 次/分)。

主要或次要标准:治疗中 5 天内体重下降$\geqslant4.5$ kg。

确诊必须同时具有以上 2 项主要标准,或者具有 1 项主要或 2 项次要标准。

2.心功能的分级标准

参照美国纽约心脏病学会 NYHA 1994 年第 9 次修订心脏病心分级而制定。

(1)心功能Ⅰ级:患有心脏病,但体力活动不受限制,一般体力活动不引起过度的疲乏、心悸、呼吸困难或心绞痛,通常称心功能代偿期。

(2)心功能Ⅱ级:患有心脏病,体力活动轻度限制,静息时无不适,但一般体力活动可出现疲乏、心悸、呼吸困难或心绞痛,也称Ⅰ度或轻度心力衰竭。

(3)心功能Ⅲ级:患有心脏病,体力活动明显受限,休息时尚感舒适,但稍有体力活动就会引起疲乏、心悸、呼吸困难或心绞痛,也称Ⅱ度或中度心力衰竭。

(4)心功能Ⅳ级:患有心脏病,体力活动能力完全丧失,休息状态下也可有心力衰竭或心绞痛症状,任何体力活动后均可加重不适,也称Ⅲ度或重度心力衰竭。

四、鉴别诊断

(一)哮病

急性左心衰竭者,原有心脏之疾,如心悸(心肌炎)、真心痛等,由某种诱因引发(如过劳、情绪激动、外感等)。临床以猝然心悸,喘急不能平卧,汗出烦躁,常伴咯吐粉红色血沫痰为特征,而哮病患者多无心脏病史,多有过敏史,以反复发作为特征,发作时喉间哮鸣有声,咯出大量痰涎后则喘止。

(二)喘病

慢性心衰在活动后往往见呼吸急促,但多以短气不足以息为特征,休息可减轻或缓解,而喘病患者多有肺病史,多因外感而诱发,多伴咳嗽、咳痰。

(三)肾性水肿

慢性心衰重症阶段出现尿少,水肿,而水肿呈下垂性,卧位时腰骶部水肿,兼有纳呆、腹胀、右下腹胀痛等胃肠道症状。而肾性水肿多与外感风寒、风热有关,起病较急,面目先肿,兼有尿少、腰痛,或兼头胀头痛,借助尿常规检查可发现蛋白尿或血尿,血中尿素氮、肌酐增高。

五、证候诊断

(一)心气(阳)虚证

心悸,气短,乏力,活动后明显,休息后可减轻,纳少,头晕,自汗,畏寒,舌质淡,苔薄白,脉细弱无力。

(二)气阴两虚证

心悸气喘,动则加重,甚则倚息不得卧,疲乏无力,头晕,自汗盗汗,两颧发红,五心烦热,口干咽燥,失眠多梦,舌红,脉细数。

(三)阳虚水泛证

心悸气喘,畏寒肢冷,腰酸,尿少水肿,腹部膨胀,纳少脘闷,恶心欲吐,舌体淡胖有齿痕,脉沉细或结代。

(四)气虚血瘀证

心悸气短,活动后加重,左胸憋闷或疼痛,夜间痛甚,两颧暗红,口唇青紫,胁下癥块,舌紫暗,苔薄白,脉沉涩或结代。

(五)阳衰气脱证

喘悸不休,烦躁不安,汗出如雨或如油,四肢厥冷,尿少水肿,面色苍白,舌淡苔白,脉微细欲绝或疾数无力。

六、辨证论治

(一)辨证思路

1.辨急性与慢性

心力衰竭在临床上有急慢之分。急者可见怔忡,气急,不能平卧、呈坐状,面色苍白,汗出如雨,口唇青黑,阵咳,咯吐粉红泡沫样痰,脉多疾数。慢者可见心悸,短气不足以息,夜间尤甚,不能平卧或夜间憋醒,胸中如塞,口唇、爪甲青紫,烦躁,腹胀,右胁下癥块,下肢水肿。

2.辨原发病证

既往有无能引发心衰之病,如胸痹心痛、心痹、肺心同病、心悸、瘿病、肾脏之疾、消渴等。

原有胸痹心痛者,在心衰证候基础上常伴有胸闷,左胸膺部疼痛,向左肩背部放射,疼痛多短暂,但反复发作。多发于年老之人,平素经常胸闷,时有左胸膺部疼痛,持续时间较短,服用芳香开窍药物可缓解,多因过劳、情绪激动、饱食或寒冷刺激而诱发。或伴心悸,逐渐出现喘促不能平卧,尿少水肿,夜间憋醒,舌质青紫、苔腻、脉沉弦。

原有肺胀病者,有长期反复咳喘的病史,心衰加重多与感受外邪有关,颜面、口唇、爪甲青紫暗明显,稍有外感则咳喘发作,痰多,胸满,心悸,尿少水肿,腹胀,纳呆,口唇、颜面及爪甲紫黑,苔厚腻、脉滑数。本病病变早期在肺,继则影响脾、肾。

3.辨诱因

心衰最常见诱因为感受外邪。如出现恶寒发热,咳嗽,咯白痰者,多外感寒邪;如发热重,咯黄痰者,多感受热邪。有些药物可诱发心衰,如抗心律失常药、药物过敏、输液反应、输液速度过快等。另外,过劳及情绪刺激也可诱发心衰。

4.辨标本虚实

本虚有气虚、阳损、阴伤、气阴两虚、阴阳俱损之分。气虚者,多为心衰之初期,症见气短,乏力,活动后心悸加重;阳损者,在气虚的基础上见畏寒,肢冷,面色青灰,下肢水肿,多为心衰中期表现;阴伤者,可见形体消瘦,两颧暗红,口干,手足心热,心烦等;气阴两虚者为气虚证与阴伤证并见,多见于心肌炎之心衰;阴阳俱损为阴伤与阳损并见,为心衰之重证。标实为气滞、血瘀、水结。气滞者,症见胸闷,胁腹胀满,脘胀纳呆;血瘀者,症见面色晦暗,口唇、爪甲及舌质青紫,脉促、结、代、或涩;水结者,症见面浮水肿,呕恶脘痞,喘悸难卧,舌体胖大,边有齿痕。另外,患者反复心衰或经常应用利尿剂,使阴阳俱损,阳虚水泛,阴虚生热,水热互结,出现尿赤少、水肿、心烦、口渴、喜冷饮等寒热错杂证。

5.辨病位

心衰病位虽然在心,但常见二脏或数脏同病,虚实错杂。不论先为心病而后及于他脏,或先有肺、肾、肝、脾之病而后及心,病至心衰,多见五脏俱病,但仍以心为主,因"心为五脏六腑之大主"。心肺气虚,肾不纳气,则见心悸,咳嗽,气喘,倚息不得卧等症状;心肾阳虚,则见畏寒肢冷,水肿,心悸,短气,喘促,动则更甚等证候;心肺阴虚可见心悸,咳嗽,咯吐血痰,口干,盗汗等证候;心脾两虚可见心悸,乏力,血虚,腹胀,纳呆,不寐,便溏等证候;若肺肝脾肾同病,则形成气滞血瘀水结证候。

6.辨病情

心衰以悸、喘、肿为三大主症,其中以心悸、怔忡贯穿始终,如果单纯表现为心悸、乏力、气短者,病情相对较轻;如见有咳嗽、咳白痰者,或外邪引动内饮,或有水邪射肺,如咯粉红泡沫样痰,多为急性左心衰,病情危重;心衰出现喘或喘不能平卧者,源于病久及肺作喘或肾虚不能纳气作喘,属心衰发展至中晚期;如喘与水肿同时出现,多为心衰晚期,三焦同病,五脏受损,病情较重。

7.辨舌脉

舌体胖大或有齿痕者,多为阳虚兼水湿内蕴;舌体瘦小,质干或有裂纹,为阳衰阴竭;舌紫暗或隐青,为阳气虚衰,血行瘀阻;如兼有热象,可见红绛舌;舌苔一般为薄白苔,兼有痰饮者多为白腻苔,肺中有痰热者多见黄腻或灰黄腻苔,痰湿重者可见灰腻苔。脉象沉细数或结代,为气阴两虚;脉沉数而疾无力,或涩而沉,或结或促或代,或雀啄、鱼翔,为气(阳)虚血瘀;脉微细而数,或结代、雀啄，为阳衰气脱；脉微欲绝散涩，或浮大无根，为阴竭阳绝危证。

因此治疗当标本兼顾，急则治标，缓则治本。治本不外益气温阳敛阴，治标为化瘀、利水、逐饮。

(二)分证论治

1.心气(阳)虚

症舌脉：心悸，气短，乏力，活动时明显，休息后可减轻，纳少，头晕，自汗，畏寒，舌质淡、苔薄白、脉细弱无力。

病机分析：此证型常见于各种心脏之疾导致心衰之早期，或中重度心衰经过治疗之恢复阶段，相当于心功能Ⅰ、Ⅱ级。本证主要临床表现为心悸、气短，无论是各种心脏病本身，还是他脏之疾，如肺系之疾，饮食伤脾，肝脏或肾脏之疾，首先损伤心气，使心气力不足。心气帅血以动，营运周身，今气虚不能帅血，使周身失其血之濡养，故见乏力、头晕等症。病位主要在心，可及于肺、脾。

治法：补心益气。

常用方：保元汤(《博爱心鉴》)加减。黄芪、人参、肉桂、甘草、淫羊藿、补骨脂、茯苓。加减：出现胸闷胸痛者，多由于气虚血行不畅，心脉不通所致，加丹参、川芎、赤芍或加桃红四物汤(《医宗金鉴》)、黄芪桂枝五物汤(《金匮要略》)、补阳还五汤(《医林改错》)等；形寒肢冷，胸痛者，为心阳不足，加附子、干姜、桂枝、薤白；胸胁胀满者，为气虚气滞，加醋柴胡、醋青皮；患者除心悸、气短，还见有头晕、健忘者，用归脾汤(《济生方》)；心悸重，脉结代者，用炙甘草汤(《伤寒论》)；动则心悸汗多者，加桂枝甘草龙骨牡蛎汤(《伤寒论》)。

常用中成药：补心气口服液每次 10 mL，每天 3 次。补益心气，活血理气止痛，适用于心气心阳不足又兼血瘀、痰浊之心衰。福王黄芪口服液每次 10～20 mL，每天 2 次。益气固表，利水消肿，补中益气，适用于心气亏虚之心衰。人参片每次 4 片，每天 2 次。大补元气，补益脾肺。适用于以心气不足为主要症状的心衰。黄芪注射液 20 mL 加入 5%葡萄糖注射液或 0.9%氯化钠注射液 250 mL 中，静脉滴注，每天 1 次。补益肺脾，益气升阳。适用于症见气短、乏力等气虚之象者。

体针：常取心俞、神门、内关、间使、胆俞、阳陵泉、足三里、曲池等穴，每次取穴 3～5 个，每天 1 次，7 天为 1 个疗程，以补法为主。

耳针：常取心、定喘、肺、肾、神门、交感、内分泌等穴，可用针刺、按压、埋针等方法，每次 3～4 个穴位。

临证参考：心气虚贯穿于心衰的全过程，因此补益心气是此证型的主要治疗大法，补气药物首推参、芪。《万病回春》言人参"扶元气，健脾胃，进饮食，润肌肤，生精脉，补虚羸，固真气，救危急"。不同品种的人参制品，如红参、西洋参、生晒参均具强心的作用，其中红参的效果最好，一般调理每天可用 3～5 g，病情明显可用 10 g，严重者可用 15～20 g，危重患者可用到 30 g。如气虚血瘀时，黄芪与活血药同用，可起到活血而不伤血，并有养血之功。此外白术不单健脾益气，还可化痰、燥湿、行水，因此在气虚为主的心衰患者中也是常用中药。此证型常见于心衰初期或慢性心衰经治疗病情相对稳定，相当于心功能Ⅰ、Ⅱ级患者，若不伴有反复心动过速或心房纤颤，可不使用洋地黄类药物，以中药益气活血为主，可改善心功能，提高患者生活质量。

2.气阴两虚

症舌脉：心悸气喘，动则加重，甚则倚息不得卧，疲乏无力，头晕，自汗盗汗，两颧发红，五心烦热,口干咽燥,失眠多梦,舌红、少苔、脉细数或沉细。

病机分析:此证型多见于慢性反复发作之心衰患者,长期应用利尿剂或抗生素治疗,利尿剂直伤阴津,抗生素乃苦寒之品。由于阴阳相互依存,心衰日久,由气虚而损及于阴;或久用、过用温燥而伤阴;或水肿患者应用利尿之剂,使阴液亏耗。两颧红,五心烦热为阴亏虚阳上扰之证。有些患者甚则出现口干渴,渴而喜冷饮,此非实热,乃心衰日久,多脏虚损,脾不能为胃行其津液,阴虚燥热所致;津伤肠燥,还可出现大便秘结不行。

治法:益气养阴。

常用方:生脉散(《内外伤辨惑论》)加减。生晒参、麦冬、五味子、黄芪、黄精、玉竹、生地黄、阿胶、白芍。加减:若见阴阳两虚,畏寒、肢冷者,加附子、干姜、桂枝;气虚重者,重用黄芪;水肿者加泽泻、车前子、白术;腹胀者加厚朴、大腹皮、莱菔子、砂仁;心烦者加黄连;脉结代者,用炙甘草汤(《伤寒论》)。

常用中成药:参麦注射液 40～60 mL 加入 5％葡萄糖注射液 250 mL 中,静脉滴注,每天 1 次。益气固脱,滋阴生津,养心复脉。适用于气阴两虚之心衰。生脉注射液 40 mL 加入 5％葡萄糖注射液 250 mL 中,静脉滴注,每天 1 次。补气养阴,生津复脉,益气强心。适用于气虚津伤,脉微欲绝之心衰。补心气口服液、滋心阴口服液:每次各 10 mL,每天 3 次。两者合用益气养阴,活血通脉。适用于气阴两虚之心衰。

体针:常取心俞、神门、内关、间使、厥阴俞、阳陵泉、足三里、三阴交等穴,每次取穴 3～5 个,每天 1 次,7 天为 1 个疗程,以补法为主。慢性肺心病,常取肺俞、肾俞、膻中、气海、足三里。心慌加内关。

耳针:常取心、定喘、肺、肾、神门、交感、内分泌等穴,每次 3～4 个穴位,可用针刺、按压、埋针等方法。慢性肺心病,常取心、神门、交感、肾、肾上腺等穴。

临证参考:益气养阴多用参、麦,所以人参、麦冬是本证型必不可缺的常用药物。《日华子本草》言麦冬"治五劳七伤,安魂定魄",《本草汇言》言其"主心气不足,惊悸怔忡,健忘恍惚,精神失守"。

本证型虽为气阴两虚,但气虚为始,阴虚为渐,气虚为本,故治疗上,即使阴虚较重,也不能舍其气而单补阴,益气温阳贯彻始终。此外,心阳失敛更易外散,故益气养阴之中应配以酸收,常用麦冬、五味子,一使阳气内守,温运心脉,二可防止温阳化气药物辛温伤阴散气。阴虚生热,患者常见心烦,可加黄连、生地黄。大量或长期应用利尿剂的患者,常出现口干渴而喜冷饮,可用白虎加人参汤以清热益气生津,生石膏用量可加大。大便干结者,可加大黄、元明粉急下存阴。养阴多以甘寒之品,不可过于滋腻。

3.阳虚水泛

症舌脉:心悸气喘,畏寒肢冷,腰酸,尿少水肿,咳逆倚息不得卧,腹部膨胀,或胁下积块,纳少脘闷,恶心欲吐,颈脉动,口唇爪甲青紫,舌体淡胖有齿痕、脉沉细或结代。

病机分析:本证型属本虚标实,为疾病发展至中晚期之征,相当于临床上心功能Ⅲ、Ⅳ级。心居胸中,为阳中之阳,心气心阳亏虚,出现心悸、怔忡,动则气喘。在此阳虚不单心阳虚,脾阳、肾阳皆虚,土不制水而反克,肾不制水而妄行,水邪泛滥,内蓄外溢,外溢肌肤则面浮肢肿;上凌心肺则加重心悸、喘促,甚则咳逆倚息;聚留胸腹则出现胸腹水。诸脏皆病,三焦气化不利,津聚不行,瘀血内停,瘀于心脉则见胸中隐痛,咳唾血痰,唇甲紫暗,颈部及舌下青筋显露;瘀于肺,则短气喘促、呼吸困难;瘀于肝,则胁下积块。瘀血水饮虽继发于心气亏虚,但一旦形成又可进一步损伤阳

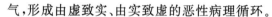

气,形成由虚致实、由实致虚的恶性病理循环。

治法:温阳利水。

常用方:五苓散合真武汤(《伤寒论》)加减。桂枝、制附子、茯苓、白术、白芍、生姜、泽泻、猪苓、车前子、丹参、红花、益母草。加减:喘促甚者加葶苈子、桑白皮、地龙或加葶苈大枣泻肺汤(《金匮要略》);中阳不足兼痰饮者,可用苓桂术甘汤(《金匮要略》);腹胀者加大腹皮、莱菔子、厚朴;恶心呕吐者加生姜汁、半夏、旋覆花。

常用中成药:参附注射液 10～20 mL 加入 5％葡萄糖注射液 250～500 mL 中,静脉滴注,每天 1 次。回阳救逆,益气固脱。适用于心阳不振,症见四肢不温,尿少水肿者。福寿草片每次 1 片,每天 2 次。强心,利尿,镇静。适用于心衰水肿患者。补益强心片每次 4 片,每天 3 次。益气养阴,化瘀利水。适用于气阴两虚,血瘀水停所致心衰。强心力胶囊每次 4 粒,每天 3 次。温阳益气,化瘀利水。适用于阳气虚乏、血瘀水停所致心衰。

针灸:取心俞、神门、内关、间使、通里、少府、足三里、膻中、气海、中脘等穴,每次取穴 3～5 个,每天 1 次,7 天为 1 个疗程,以补法为主。水肿者配太溪、三阴交。

临证参考:在此证型中,阳虚是其病机关键,喘促、水肿是其主要的临床表现,温阳是本证的主要治法。温阳药中首推刚燥之附子,因附子性温有小毒,含乌头碱,故应炙用,用时先煎 30 分钟。肺心病心衰时,因为心肌纤维肥大、间质水肿,对乌头碱比较敏感,临床易出现中毒,故用量宜小,但风湿性心脏病患者剂量可加大。附子温阳,大多与干姜配伍,"附子无姜不热",但如果心动过速,阴虚有热者不用干姜。附子可与桂枝相配,可以宣通阳气,以利于化水气。阳虚不单心阳不振,脾阳、肾阳也衰,但不同患者的病理转归不同,又各有偏倚。阳虚水盛而兼腹胀明显者,偏于脾阳虚,应选苓桂术甘汤(《金匮要略》),桂枝不仅能宣通阳气、利水,还能活血,用量一般10～15 g。水肿且咳逆者,可宣肺利水,加用葶苈子。此证候虽以"水"为标实之象,但利水之法各有不同,根据不同症状表现,可以配合化瘀以利水,可以行气以利水。

此证型多相当于心功能为Ⅲ、Ⅳ级的心衰患者,当水肿较重时,可配合西药强心、利尿之品治疗,当病情减轻后,再逐渐减少利尿剂用量,直至停药。现代药理研究表明很多中药具强心功效,如枳实、葶苈子、万年青、北五加皮、福寿草等,可在辨证的基础上酌情加用,但北五加皮具有强心苷作用,易出现洋地黄中毒,使用时剂量宜小。

4.气虚血瘀

症舌脉:心悸气短,活动后加重,左胸憋闷或疼痛,夜间痛甚,两颧潮红,口唇青紫,胁下癥块,或有小便少,下肢微肿,舌紫暗、苔薄白、脉沉涩或结代。

病机分析:心主血脉,血脉运行全赖心中阳气之推动,诚如《医学入门》所说:"血随气行,气行而行,气止则止,气湿则滑,气寒则凝"。气为血之帅,血为气之母,因此心衰患者自出现之始,即也存在着血行不畅,脉道不利,因虚致瘀是心衰出现瘀象的主要病机,但也可由于津液亏虚致瘀或水不行而为瘀或气滞血瘀。随病情进展,心衰反复发作,诸脏失血之濡润,首先肝血不藏,肝体不柔,出现胁下积块;心气亏虚,络脉失充,心脏失养,心脉不通,不通则痛,见胸痛;瘀血阻络,肺失宣降,则可出现胸闷、咳喘。瘀血阻碍气机,进一步加重脏腑之虚,表现为本虚标实。

治法:益气化瘀。

常用方:补阳还五汤(《医林改错》)加减。黄芪、当归、赤芍、地龙、桃仁、川芎、红花、泽兰、益母草。加减:瘀象较重者,可合用桂枝茯苓丸;心痛甚者,加全瓜蒌、薤白、郁金或合用芳香化瘀类药物,如速效救心丸、心可舒、银杏叶片等;胁下癥块,加三棱、莪术。

常用中成药:冠心安口服液每次 10 mL,每天 2～3 次。宽胸散结,活血行气。适用于冠心病气滞血瘀型心衰。舒心口服液每次 20 mL,每天 2 次。补益心气,活血化瘀。适用于气虚血瘀心衰患者。丹红注射液 20 mL 加入 5％葡萄糖注射液 250 mL 中,静脉滴注,每天 1 次。益气化瘀止痛。适用于心血瘀阻证型各种心脏病。疏血通注射液 6 mL 加入 5％葡萄糖注射液 250 mL 中,静脉滴注,每天 1 次。活血化瘀通络。适用于各种血瘀型心脏病。苦碟子注射液 40 mL 加入 5％葡萄糖注射液 250 mL 中,静脉滴注,每天 1 次。化瘀止痛,适用于血瘀型冠心病。

针灸:取心俞、神门、内关、间使、厥阴俞、膈俞、膻中、太冲等穴,每次取穴 3～5 个,每天 1 次,7 天为 1 个疗程,以泻法为主。

临证参考:心力衰竭的患者均存在微循环改变及红细胞变形、血浆黏稠、血管外周阻力明显增高等现象,而现代研究已证实活血化瘀类中药能改善上述状况,常用药物有丹参、川芎、红花、益母草、赤芍、三七、鸡血藤等。而配伍应用具有活血化瘀功效的注射剂能明显改善心功能,如丹参注射液、川芎嗪注射液、蝶脉灵注射液、银杏叶提取物注射液等。但对于血瘀较重,见胁下积块的患者,不宜用大量破瘀之品,以免络破血溢,出现咯血、便血等变证。

5.阳衰气脱

症舌脉:喘悸不休,烦躁不安,汗出如雨或如油,四肢厥冷,尿少水肿,面色苍白,舌淡苔白、脉微细欲绝或疾数无力。

病机分析:此证型多见心衰患者发展至终末阶段,也可见于暴受温邪、心脉闭塞等导致心阳暴脱,如急性感染性心肌炎、急性大面积心肌梗死等。患者不单阳衰,阴亦竭,故常表现躁动不安,乃阴不敛阳,虚阳外越之象。

治法:回阳救逆,益气固脱。

常用方:急救回阳汤(《医林改错》)加减。人参、附子、炮姜、白术、炙甘草、桃仁、红花。加减:阴竭阳绝,兼舌干而萎,口渴者,可改用阴阳两救汤,病情转安后,可用生脉散(《内外伤辨惑论》)调治;肢冷,汗多,喘而脉微欲绝者,选参附龙牡汤(《伤寒论》)或加麻黄根、浮小麦、山茱萸。

常用中成药:参附注射液 20～50 mL 加入 5％葡萄糖注射液 100 mL 中,静脉滴注,每天 1～2 次,肢冷汗出脉微者,可直接静脉推注。益气回阳固脱。适用于阳衰气脱型心衰患者。

针灸:取心俞、神门、内关、三阴交、足三里、膻中、气海、关元等穴,每次取穴 3～5 个,每天 1 次,7 天为 1 个疗程,以补法并灸为主。

临证参考:此证型多属各种急慢性心衰发展至终末阶段,病情危笃,需立即急救。中西医结合治疗,优于单纯西医治疗。在强心药的应用上,虽然许多中药含有强心苷,如北五加皮等,但此时患者对上述强心药的耐受程度差异很大,不易掌握剂量,容易引起中毒,故强心剂的应用不如西药洋地黄类。在利尿剂的应用上,虽然中药利尿效果不如西药见效快,但此时由于患者心力衰竭,心排血量下降,肾血流量不足,单纯西药利尿已无效,如果配合大剂量通阳利水或化瘀利水之品,则明显增强利尿效果。阳衰气脱,出现汗出肢冷,患者往往进入休克阶段,少尿或无尿,血压下降,单纯应用西药升压药,如多巴胺、间羟胺,大剂量应用使肾血管收缩,出现尿少,四肢厥冷,长期应用还存在药物依赖,此时如配合中药参附注射液,回阳救逆,其升压作用明显增强,可减少西药升压药用量,减轻药物依赖,且增加末梢血循环,使四肢变暖,尿量增加。

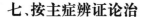

七、按主症辨证论治

(一)心悸

心悸是心衰患者始终存在的症状,往往与气短并见,听诊时心率可增快,可闻及奔马律,可有心律不齐。脉诊可见促、结、代、疾、数等脉象。初期多以心气亏虚为主,疾病恢复期多以阴虚、阳浮或痰火、水饮为主。

1.心气(阳)虚

临床表现:心中悸动不安,气短,动则加剧,乏力,自汗,舌质淡或隐青、苔白滑、脉多沉细而结或代或涩。上述表现为心气不足之象,如见形寒不足,面色苍白,脉见沉迟,则为心阳不足之象。心电图多见心律不齐,各种期前收缩或传导阻滞。

辨证要点:心悸,气短,乏力,形寒。

治法:益气温阳止悸。

常用方:桂枝甘草龙骨牡蛎汤(《伤寒论》)。桂枝、炙甘草、生龙骨、生牡蛎。加减:乏力、气短明显者,可加人参、黄芪;心中空虚而悸,脉沉迟,形寒肢冷甚者,可用麻黄附子细辛汤(《伤寒论》);心虚胆怯,神不自主而悸者,可用安神定志丸(《医学心悟》)。

常用中成药:灵宝护心丹每次3~4丸,每天3~4次。强心益气、通阳复脉、芳香开窍、活血镇痛,适用于缓慢型心律失常及心功能不全。

针灸:主穴内关、通里、郄门、三阴交,心神不宁加神门、间使,心阳虚衰灸关元、神阙。

临证参考:心悸是伴随心衰始终之症状,有虚实之分。言其虚,多因心气、心阴、心血之不足。心悸,乏力,气短者,属心气不足,重用参、芪。人参入脾肺二经,有大补元气、固脱生津及安神之功效。现代药理研究证实人参有强心作用,对心脏病患者,人参可通过改善心肌营养代谢而使心功能改善。黄芪入肺、脾二经,不但可以补气固表,还可利水消肿,对于心衰出现自汗、水肿者尤宜。现代药理研究证明黄芪可加强心肌收缩力,增加心排血量,减慢心率,还可直接扩张血管,利尿,减轻心脏负荷,故为救治心衰不可缺少的药物。

2.阴虚火旺

临床表现:心中悸动不安,心烦,少寐多梦,口干,脉多疾数。心电图表现多为快速型心律失常。

辨证要点:心悸,心烦,脉细数。

治法:滋阴清热,宁心安神。

常用方:天王补心丹(《摄生秘剖》)加减。生地黄、五味子、当归、天冬、麦冬、柏子仁、酸枣仁、人参、玄参、丹参、白茯苓、远志、桔梗、朱砂。加减:若热象明显者,可加黄连;心烦重者,加栀子;若阴不敛阳者,可用三甲复脉汤(《温病条辨》)。

常用中成药:稳心颗粒每次1包,每天3次。益气养阴,定悸复脉,活血化瘀。适用于各种快速性心律失常。利心丸每次3g,每天2次。养心安神。适用于快速性心律失常。

针灸:体针取穴内关、迎香、厥阴俞,强刺激。耳针取心、神门、交感,中等至强刺激。

临证参考:心衰患者在疾病发展过程中常伴有心悸不宁,临床查体时发现各种心律不齐,心阴不足患者以室性期前收缩及快速心律失常多见,此时治疗仍以纠正心衰为主,在辨证的基础上佐以安神之品。因心衰患者之阴虚多先源于气虚,故治疗时当气阴双补,以生脉散或炙甘草汤为主方。心烦少寐者,加酸枣仁、苦参或黄连之类,可泻心火,除湿热。现代药理研究认为黄连、苦

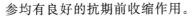

参均有良好的抗期前收缩作用。

3.水饮凌心

临床表现:心悸而喘咳,眩晕,胸脘痞满,尿少或水肿,舌苔白滑,脉多弦滑。听诊双肺可闻及水泡音,心率多快,可闻及奔马律。

辨证要点:心悸,咳喘不得卧,尿少水肿。

治法:振奋心阳,化气行水。

常用方:葶苈大枣泻肺汤(《伤寒论》)。葶苈子、大枣。加减:如水饮上逆,恶心呕吐者,加半夏、陈皮、生姜以和胃降逆;如肾阳虚衰,不能制水,水气凌心,症见心悸喘咳,不能平卧,四肢不温者,选真武汤(《伤寒论》);头晕,小便不利,水肿甚者,选苓桂术甘汤(《伤寒论》)。

针灸:肺俞、合谷、三焦俞、肾俞、水分、足三里、三阴交、复溜等穴,补泻兼施。

临证参考:此证型多为心衰之重证,心悸乃由于阳虚水邪上犯于心,心阳不振,营阴内虚,水在心下,阳不归根,故头眩身动。可采用苓桂术甘汤纳气宁心的治法。温阳同时不忘利水,可加防己、车前草、木通;宗气无根,则气不归原,故应加龙骨以镇浮阳,牡蛎以抑上逆之水气;阳虚寒水所困,使血凝滞,则加泽兰、芫蔚子化瘀行水,但不宜用化瘀重剂。

(二)喘促

心衰往往伴有气促,甚则短气不足以息,故首先要辨虚实。《素问·调经论》提出:"气有余则喘咳上气,不足则息不利少气。"《景岳全书·杂证谟·喘促》言:"实喘者有邪,邪气实也;虚喘者无邪,元气虚也。实喘者长而有余,虚喘者气短而不续。实喘者胸胀气粗,声高息涌,膨膨然若不能容,唯呼出为快也;虚喘者慌张气怯,声低息短,惶惶然若气欲断,提之若不能升,吞之若不相及,劳动则甚,而唯急促似喘,但得引长一息为快也。"从以上论述看,心衰之气喘当属虚喘,乃责于肺肾,但也有由于水饮凌心射肺使肺实作喘者。

1.痰饮上凌于肺

临床表现:咳喘不能平卧,喉中痰鸣,胸高息粗,咳嗽大量黏痰或涎液,尿少水肿,舌苔多腻,脉滑数。查体双肺可闻及干湿啰音。

辨证要点:咳喘不能平卧,喉中痰鸣,咳嗽大量黏痰或涎液。

治法:祛痰利气化饮。

常用方:二陈汤(《太平惠民和剂局方》)合葶苈大枣泻肺汤(《金匮要略》)加减。半夏、陈皮、茯苓、甘草、葶苈子、瓜蒌、款冬花。加减:若痰黄者加黄芩、黄连、栀子、川贝母;痰有腥味者加鱼腥草、金荞麦;痰白清稀,形寒肢冷者可合真武汤(《伤寒论》)。

针灸:定喘、列缺、尺泽、合谷、膻中、中脘、丰隆、肾俞、太溪等穴,可用泻法。

临证参考:本证型多见于慢性心衰合并肺内感染患者或急性左心衰患者,最常见于肺心病心衰患者。外邪犯肺,肺失宣降,痰浊内蓄,或久病脾虚失运,聚湿生痰,上渍于肺,或肾阳虚衰,水无所主,上凌于肺。总之,痰与饮皆为有形之实邪,故治疗当急则治标,治痰治水。

2.肺肾气虚

临床表现:喘促,气不得续,动则益甚,汗多,心悸,形寒肢冷,或尿少水肿,舌质淡、苔薄或滑,脉沉弱。

辨证要点:喘促,气不得续,动则益甚。

治法:补肾纳气。

常用方:金匮肾气丸(《金匮要略》)合生脉饮(《内外伤辨惑论》)。制附子、桂枝、熟地黄、山茱

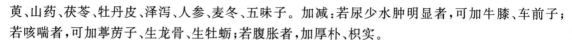

黄、山药、茯苓、牡丹皮、泽泻、人参、麦冬、五味子。加减：若尿少水肿明显者，可加牛膝、车前子；若咳喘者，可加葶苈子、生龙骨、生牡蛎；若腹胀者，加厚朴、枳实。

针灸：肺俞、定喘、膏肓俞、太渊、足三里、肾俞、气海、太溪等穴，多用补法，并灸。

临证参考：此证型多见慢性心衰患者经过治疗，病情相对稳定，但心功能较差，动则喘促，甚则尿量减少，双下肢水肿。从其脉证分析，当属虚喘范畴，治从其肾，可酌用淫羊藿、胡桃肉、补骨脂、紫石英、沉香等温肾纳气，镇摄平喘之品。心肺肾气已亏极，血行多不畅，故本证多兼瘀，可酌加桃仁、红花、川芎、泽兰、丹参等以活血。另外，病情发展至此，多属顽疾，用药宜久，故可根据病情配制成丸散之剂服用。

（三）水肿

临床表现：尿少，水肿，从下而上，多与心悸、喘促并见，形寒肢冷，苔白滑，脉沉滑。

辨证要点：悸、喘、肿，形寒肢冷。

治法：温阳利水。

常用方：五苓散（《伤寒论》）合真武汤（《伤寒论》）。桂枝、制附子、茯苓、白术、泽泻、猪苓、白芍、干姜。加减：腹胀者，加冬瓜皮、大腹皮；水肿较甚，有胸腹水者，可加牵牛子或商陆以攻逐水邪。

针灸：腰以上肿取肺俞、三焦俞、列缺、合谷、阴陵泉，用泻法；腰以下肿取肾俞、脾俞、水分、复溜、足三里、三阴交，用补法。

临证参考：水肿的基本病机是阳气虚衰不能化水，故通阳利水是基本治法，用药宜动不宜静，宜走不宜守，宜辛温不宜阴柔。通阳利水之品首推桂枝，桂枝可宣通全身之阳气，常与茯苓配伍，代表方为五苓散（《伤寒论》）。健脾通阳应选苓桂术甘汤（《金匮要略》），白术不仅能健脾益气，还能化痰、燥湿、行水。如心衰因感受外邪而引发水肿者，应宣通肺卫以利水，选防己茯苓汤（《金匮要略》）。气虚明显而水肿者，可选春泽汤（《医方集结》）。血瘀水结者，可选桂枝茯苓丸（《金匮要略》）化瘀利水。利水药物常选利水而不伤阴之品，如茯苓、泽泻、芍药、白术等。如水邪上犯，凌于心肺者，当泻水逐饮，选葶苈大枣泻肺汤（《金匮要略》）或己椒苈黄丸（《金匮要略》），葶苈子可化痰、平喘、泻肺，防己有显著的利水作用，但近年实验研究发现防己对肾脏有毒性，故应慎用。"血不行则为水"，无论气虚还是阳虚，瘀象伴随始终，化瘀可利水，常用药物如益母草、泽兰。

心衰长期应用利水药包括西药利尿剂，导致阴津枯竭，此时水肿与伤阴并见，水热互结，利尿剂已无效，滋阴有助水邪之弊，利水又恐伤阴，治疗当育阴清热利水，可用猪苓汤（《伤寒论》）。心衰后期，五脏功能均受损，水瘀互结，使三焦气机不畅，故配以行气之品，调畅三焦气机，行气以利水，可酌情加厚朴、枳壳等。

（四）多汗

临床表现：心衰患者自汗多见，在活动后如进食、排便等，大汗淋漓；也可见盗汗或冷汗。

辨证要点：汗自出或盗汗。

治法：调和营卫。

常用方：气虚自汗者，可加用玉屏风散（《丹溪心法》）：黄芪、白术、防风；心阳虚者，可加用桂枝加附子汤（《伤寒论》）：桂枝、附子、芍药、甘草、生姜、大枣；阴虚盗汗者，可加用当归六黄汤（《兰室秘藏》）：当归、生地黄、熟地黄、黄芪、黄芩、黄连、黄柏。加减：自汗多者，可加用浮小麦、麻黄根；阳虚明显，大汗淋漓，汗出欲脱者，用大剂参附龙牡汤；阴虚明显者，可重用山茱萸，加五味子、五倍子、乌梅等以酸收。

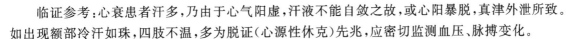

临证参考：心衰患者汗多，乃由于心气阳虚，汗液不能自敛之故，或心阳暴脱，真津外泄所致。如出现额部冷汗如珠，四肢不温，多为脱证（心源性休克）先兆，应密切监测血压、脉搏变化。

（五）腹胀

临床表现：腹胀，食则加剧，按之较硬或按之柔软，大便干结或无。

辨证要点：腹胀，食则加剧。

治法：实则通利，虚则健运。

常用方。实证用己椒苈黄汤（《金匮要略》）：防己、椒目、葶苈子、大黄；或中满分消丸（《兰室秘藏》）：厚朴、枳实、黄连、黄芩、知母、半夏、陈皮、茯苓、猪苓、泽泻、砂仁、干姜、姜黄、人参、白术、炙甘草。虚证者用甘草泻心汤（《伤寒论》）：甘草、半夏、黄芩、干姜、黄连、大枣。

针灸：膻中、内关、气海、阳陵泉、足三里、太冲等穴，补泻兼施。

临证参考：心衰患者多伴腹胀，当辨虚实。实则多因于中焦气机不畅，痰饮、水湿、瘀血内阻，患者表现"心下痞坚"，临诊多见肋下肝大或腹水等；虚则由于中阳不足，脾不健运，自觉腹胀大，但按之柔软，相当于虚痞证。故在治疗时不要一见腹胀，就用大量行气消导之品，以免破气耗气。

八、变证治疗

心衰患者常出现咯血变证，依其临床表现可见下列 3 种证型。

（一）心肾阳虚

症舌脉：咯稀血痰，心悸胸闷，咳喘，肢冷自汗，水肿，舌淡苔白、脉沉细或结代。

病机分析：由于心肾阳虚，阴阳不相为守，卫气虚散，阴血妄行，即"阳虚阴必走"。

治法：温通阳气，收敛止血。

常用方：桂枝甘草龙骨牡蛎汤（《伤寒论》）加白及、仙鹤草、白茅根。

桂枝、甘草、龙骨、牡蛎、白及、白茅根、仙鹤草。

（二）阴虚火旺

症舌脉：咯血鲜红，心悸心烦不得眠，口干咽燥，头晕耳鸣，腰膝酸软，舌红少苔、脉细数。

病机分析：心衰日久，阳虚阴竭，阴虚于下，火亢于上，灼伤血络，故出现咯血。

治法：滋阴降火，凉血止血。

常用方：黄连阿胶汤（《伤寒论》）加侧柏叶、茜草、白茅根。

黄连、阿胶、白芍、鸡子黄、侧柏叶、茜草、白茅根。

（三）瘀血阻络

症舌脉：咯血紫暗或血块，心悸气喘，胸闷胸痛，口干，两颧潮红，唇甲发绀，舌红、脉涩。

病机分析：心衰患者因虚致瘀，瘀血阻塞脉道，血流不通，溢于脉外，则引起咯血。

治法：活血降逆止血。

常用方：血府逐瘀汤（《医林改错》）加三七、花蕊石、藕节、旋覆花。

生地黄、桃仁、红花、枳壳、赤芍、柴胡、川芎、桔梗、牛膝、甘草、三七、花蕊石、藕节、旋覆花。

九、疗效评定标准

（一）心功能疗效判定标准

按 NYHA 分级方法评定心功能疗效。

（1）显效：心功能基本控制或心功能提高 2 级以上者。

（2）有效：心功能提高 1 级，但不足 2 级者。

（3）无效：心功能提高不足 1 级者。

（4）恶化：心功能恶化 1 级或 1 级以上。

（二）心衰计分法疗效判定标准（Lee 计分系统）

（1）显效：治疗后积分减少≥75%者。

（2）有效：治疗后积分减少在 50%～75%者。

（3）无效：治疗后积分减少<50%者。

（4）加重：疗前积分。

（三）中医证候疗效判定标准

疗前评分与疗后评分百分数折算法：（治疗前评分－治疗后评分）/治疗前评分×100%。

（1）显效：主次症基本或完全消失，证候积分为 0 或减少≥70%。

（2）有效：治疗后证候积分减少≥30%。

（3）无效：治疗后证候积分减少不足 30%。

（4）加重：治疗后积分超过治疗前的积分。

十、古训今释

（一）病名溯源

《内经》虽没有心力衰竭的病名，但有关心力衰竭时不同阶段的症状表现已有所论述。如《素问·平人气象论》曰："颈脉动，喘疾咳，曰水，……足胫肿曰水。"最早提出了与心力衰竭有关的临床表现，并名之为"水"。汉代张仲景在《金匮要略·水气病脉证并治》中明确提出"心水"之名，症见身体乏力而沉重，下肢水肿，气短，不足以息，甚则喘不得卧，心烦躁扰不安，肝大等一系列表现，在《内经》的基础上进一步认识到，其心力衰竭是由水气客于心所致。在后世的论述中，多见有心悸、怔忡、心劳、心胀的描述，如宋代陈言在《三因极一病证方论·心小肠经虚实寒热证治》言："心气郁结，怵悸，噎闷，四肢水肿，上气，喘急。"此怵悸也即怔忡。罗芷园《芷园医话·怔忡》曰："此症原因，不外心脏衰弱……治不得法，多取死亡之转归。"明确指出怔忡是由心脏功能衰竭所致，若治疗不当，可导致死亡之危重疾病。清代何梦瑶在《医碥·悸》又说："悸者，心筑筑之惕惕然，动而不安也。俗名心跳……一由于停饮，水停心下，心火为水所逼，不能下达而上浮，故动而不安也。必有气喘之证。肾水上浮凌心，义亦如之。"又根据其症状表现，命之为"心气虚""心气不足"。可见历代对于心水、心悸、怔忡、心劳、心胀等的描述与现代心力衰竭的症状类似。

关于"心衰"一词首见于唐代，唐代孙思邈在《备急千金要方·心脏门》中首次提出"心衰"一词，曰"心衰则伏"，之后，《圣济总录·心脏门》提出"心衰则健忘"，《医述·脏腑》中有"心主脉，爪甲色不华，则心衰矣"的论述。《医方辨难大成》还说："人身主宰者心……心之气尤贵充足……人身运用者心，心之血固贵滋荣……否则，心先受病……即如怔忡之证……而心系悬悬者，即心脏之衰败也。"诸家所提到的"心衰"与今日之心衰是否同病？首先来解读孙思邈所说的"伏"之义，黄蕴兮《脉确》认为："阴盛阳衰，四肢厥逆，六脉俱伏。"朱栋隆《四海回春》认为："心脉无力之中，又带迟伏之脉，是心脉不足而又寒矣，即断以怔忡。"《金匮要略·水气病脉证并治》言："热止相搏，名曰伏；沉伏相搏名曰水。沉则脉络虚，伏则小便难，虚难相搏，水走皮肤，即为水矣"，是指热留于内，与水相搏，阳气不化而小便难少，出现水肿。可见"伏"，一是指心阳虚衰、阴寒内盛所致；二是热水相搏出现水肿，均符合心衰之心阳虚损，鼓动无力，四肢失于温煦，小便难之表现。古人亦认为"伏"是怔忡之候、健忘之义，《圣济总录·健忘》："健忘之本，本于心衰，血气衰少。"陈文治《诸证提纲》指出："怔忡日久则生健忘。"皇甫中《明医指掌·惊悸怔忡健忘证》曰怔忡"日久不已，精神短少，心气空虚，神不清而生痰，痴迷心窍，则遇事多忘。……名曰健忘"，符合心脏病日久不愈，心功能逐渐衰退而发展为心衰的病理转化过程；爪甲不华为心衰患者之爪甲青暗、发绀之表现，是从"心脏外证"之所见，论述心脏之衰。

以上所述对心衰症状的描述，与西医学所述心衰表现类似，但并非所有古人有关心衰的论述都等同于西医学所说的心力衰竭，如《圣济总录·心脏门》提出"心衰则健忘，不足则胸腹胁下与腰背引痛，少颜色，舌本强"，并非心衰特征性改变，其他疾病如中风等内科疾病均可见到上述症状，故阅读古书时要仔细辨别。

(二)医论撮要

1.证候

"心衰"的主症为"怔忡"，如《素问·至真要大论》曰："心澹澹大动，胸胁胃脘不安，…病本于心。"《灵枢·经脉》进一步描写为"心惕惕如人将捕之"。上述表现，古医家称之为"怔忡"，为心悸之严重者，即在无惊恐、过劳等诱因的情况下，自觉心中跳动不安，作无休止，程度严重。怔忡是患者的自觉症状，从外在表现上可见左乳下搏动应衣，如《素问·平人气象论》曰："胃之大络，名曰虚里，贯膈络肺，出于左乳下，其动应手，脉宗气也。盛喘数绝者，则病在中，结而横，有积矣；绝不至曰死。乳之下，其动应衣，宗气泄也。"虚里在左乳下乳根穴处，为心尖冲动之处，其跳动轻者可以应手，为气血循行如常之证，其跳动剧甚，疾数并伴有中断而应衣者，是气血运行失常，精气外泄之表现，也为怔忡之外在表现。

心衰患者除怔忡外，还可见身重水肿，少气不足以息，甚则喘促不能平卧，右胁下痞块等。如《素问·水热穴论》言："水病下为胕肿大腹，上为喘呼不得卧。"巢元方在《诸病源候论·水病诸候·二十四水候》中说："夫水之病……令遍体肿满，喘息上气……目裹水肿，颈脉急动……小便不通。"这些症状描述与心衰时出现的喘不得卧，尿少，水肿相同。《金匮要略·水气病脉证并治》中"心下坚，大如盘，边如旋杯"之描述极符合今之心衰引起肝脏瘀血肿大。另外，宋《太平圣惠方·治风惊悸诸方》中又补充"心气不足，惊悸汗出，烦闷……咽喉痛，口唇黑"，与现代口唇发绀之体征相符。从上述诸医家的论述可确认：心衰虽以心悸气短为主症，还伴有尿少水肿，喘促不能平卧，口唇发绀，颈脉动，虚里搏动应衣，触及疾数或有不齐，足胫肿，严重者可见腹水，或见烦躁多汗。结合病名的论述，还可伴有咽干、善噫等症。

心衰的脉象变化也各不相同，有"参伍不调者"(《素问·三部九候论》)，有"乍数乍疏"者(《灵枢·根结》)。《素问·平人气象论》言："人一呼脉一动，一吸脉一动，曰少气，人一呼脉三动，一吸脉三动而躁，……人一呼脉四动以上曰死，脉绝不至曰死，乍疏乍数曰死。"我们发现心力衰竭患者不但可出现窦性心动过速，还可见各种心律失常，如各种期前收缩，房室或室内传导阻滞等，与上述脉象描述极其吻合。

2.病因

(1)邪痹心脉论：反复外感六淫及温热邪毒，循经入心，寒则伤阳，热则耗散，心气受伤，久伤不复则损，久损不复则衰。《素问·痹论》言："风寒湿三气杂至，合而为痹……脉痹不已，复感于邪，内舍于心。"在六淫中，古人更重视寒邪伤人对心病发生的重要作用，《素问·举痛论》中"寒气客于冲脉，冲脉起于关元，随腹直上，寒气客则脉不通，脉不通则气因之，故喘动应手矣"，为感受外邪，损于心脉而引起心悸、喘促等心衰表现。

（2）情志内伤论：猝受惊恐，或思虑过度，所愿不遂可引发惊悸、怔忡，心气不足，心神涣散，继而发展为心衰。明代虞抟在《医学正传·怔忡惊悸健忘证》中说："夫怔忡惊悸之候，或因怒气伤肝，或因惊气入胆……又或遇事繁冗，思想无穷，则心君亦为之不宁，故神明不安而怔忡悸之证作矣。"在惊恐、忧思的基础上，又提出恼怒可使心君不宁而发为怔忡。

（3）水饮凌心论：心主火，主血脉，血液在脉道内正常循行，必赖于心阳之温煦与鼓动。水火相克，水饮上凌于心，必损心之阳气，上凌于肺，则肺失宣降，故见怔忡、喘促、水肿等。正如《素问·逆调论》言："夫不得卧，卧则喘者，是水气之客也。"《金匮要略·水气病脉证并治》认为："水在心""水停心下"可出现"心下坚筑、短气、恶心不欲饮"及暴喘满……甚者则悸，微则短气等心衰之证候，并由此而提出"心水"之名。后世医家有"心有水气""水气乘心"等相同的论述。

（4）虚损论：衰即虚损衰竭之意。心衰为久患心系疾病，渐积而成。在疾病的慢性演变过程中，必损及正气，心气虚则心动无力，久则心力内乏，乏久必竭。故心衰初期，多见心气不足，如《金匮要略·惊悸吐衄下血胸满瘀血病脉证治》言："寸口脉动而弱，动即为惊，弱则为悸。"《中藏经·虚实大要论》《脉经》中有相同记载，《诸病源候论·五脏六腑病诸候·心病候》中又说："心气不足则胸腹大，胁下与腰背相引痛，惊悸恍惚，少颜色，舌本强，善忧悲，是为心气之虚也。"《圣济总录·心脏门》也云："心虚之状，气血衰少，面黄烦热，多恐悸不乐，心腹痛，难以言，时出清涎，心膈胀满，梦寐不宁，精神恍惚，皆手少阴经虚寒所致。"从上述条文可见，古人认为心气虚是心衰发生的原因之一。

综上，引起心衰的病因较多，且错综复杂，感受外邪可致正虚，正虚之人易感外邪；情志不遂使气机不畅，日久亦伤正气，或产生水饮、痰浊、血瘀等病理产物；劳倦过度，损及正气及病后失治、误治等均可单独或合并为病。

3.病机学说

（1）心脉痹阻学说：心主血脉，不论何种病因损及于心，使心不能主持脉道，运血而行，必使心之用受损，心之体受伤，体用俱损，则必见衰竭之象。如《医学衷中参西录·医论》在"论心病治法"条中言："有非心机亢进而若心机亢进者，怔之证是也。心之本体，原长发动以运行血脉，然无病之人初不觉其动也，惟患怔仲者则时觉心中跳动不安。……此其脉象多微细，或脉搏兼数……有因心体肿胀，或有瘀滞，其心房之门户变为窄小，血之出入致有激荡之力。而心遂因之觉动者。此似心机亢进而亦非心机亢进也。其脉恒为涩象，或更兼迟。"此所论怔仲者，心跳动剧烈似心机亢进，而实则脉微细或迟，为气（阳）阴亏损之虚证，并在本虚的基础上出现"瘀滞"之病理，"脉涩曰痹"（《素问·平人气象论》），从其所见脉象也为心脉痹阻。且心衰者多伴水肿，汪昂《医方集解》言："水肿有痰阻、食积、血瘀。何以证明心衰为血脉被阻？"王焘《外台秘要·脉极论》曰："手少阴气绝则脉不通。手少阴者，心脉也，心者，脉之合也，脉不通则血不流，血不流则发色不泽，故面黑如漆紫，则血脉先死。"从中医理论已知，"气"可代表脏腑之功能，绝为衰也。可见"手少阴气绝"即心功能衰竭，其临床见面黑唇暗，为血流不畅之"瘀"象。

（2）阳虚水泛学说：古人认为心衰的病变过程与"水"有关，由"水气乘心"所致。而水之来源，多因阳气亏虚。张介宾在《景岳全书·杂证谟·肿胀》言："若病在水分则多为阴证，何也？盖水之与气，虽为同类，但阳旺则气化而水即为精，阳衰则气不化，而精即为水。故凡水病者，水即身中之血气，但其为邪为正，总在化与不化耳。水不能化，因气之虚，岂非阴中无阳乎？此水肿之病，所以多属阳虚也。……而气竭于上，所以下为肿满，上为喘急，标本俱病，危斯极矣。"水为阴邪，赖气以动，阳气虚损，气化不健，气血不归正化而为水，水气上凌心肺则怔仲、喘急，渗于肌肤则肿满。故见本虚(气阳虚)、标实(水饮内犯外溢)之危证。故成无己《伤寒明理论》言:"心悸之由,不越二种:一者,气虚也;两者,停饮也。"

(3)脏腑失常学说:心衰是心系疾病后期,心之体用损伤严重时所表现的证候群。因"心为一身之主",在心病演变过程中,必累及于他脏,或他脏病变也可累及于心。如陈士铎《辨证玉函·上症下症辨·怔忡》言:"怔忡之症,本是心气之虚,如何分为上下?……肺脉属于心之上,肺气有养则清肃之令下行,足以制肝木之旺,肝木不敢下克脾土,脾土得令,自能运化以分津液而上输于心,而后心君安静无为,何致有怔忡不定之病耶?此所谓上症之源流也。因肺金失令,则肝木寡畏,以克脾土,脾土为肝所制,事肝木之不暇,又安能上奉于心乎?心无脾土之输,而木又旺,自己尊大,不顾心君之子。此心所以摇摇靡定而怔忡之症起矣。但怔忡之病,何以知之,其症必兼咳嗽,而饮食能食而不能消者是也。……其下病奈何?其症吐痰如清水,饮食知味而苦不能多,……此病乃肾水耗竭,不能输于肝木,而肝木自顾不遑,又安能上养于心乎?心血既耗,又安能下通于肾?心肾交困,怔忡时生不止。"由此可见,心衰的病变过程中,除心气内乏外,肺、脾、肝、肾均随之受累。王叔和《脉经·手少阴经病证》曰:"病先发于心者。……一天之肺,喘咳,三日之肝,胁痛之满,五日之脾,闭塞不通,身痛体重。三日不已,死。"肺气失宣,郁闭不畅,津液不布,水道不通,则咳喘,甚则喘急,咳痰,尿少水肿;脾气受损,气机呆滞,运化失常,则食而不消,痰如清水;肝气不疏,藏血而不泄,故胁胀痛,胁下癥块;肾司开阖,主司二便,肾阳不足,蒸化无力,水津不化而为饮,水饮上凌于心则加重心衰,水湿泛于肌肤则水肿,水湿内停则少尿。

十一、现代研究

(一)病证名称与定义

近代医家已经提出心衰的病名,对此病的治疗报道也颇多,但多以西医病名论之,如检索近十年中医关于本病的报道多以西医"充血性心力衰竭""慢性心衰"等病名,另外也有人将此病分散于中医的"心悸""怔忡""喘证""水肿"等病证中论述。从最早张伯臾主编的《中医内科学》到目前几经改版的国家规范化教材都没有将心衰作为独立疾病来讲述,只是根据其症状表现散见于心悸病的水饮凌心候、喘病的喘脱候、水肿病的脾肾阳虚候等。在中国中医研究院广安门医院主编的《中医诊疗常规》一书中提出"心水"之名,认为心水是指心病而引起的水肿,但与肺脾肾关系密切,这是近代对心衰给予明确病名的书,但并没有得到公认。国家中医药管理局医政司胸痹急症协作组1992年在厦门召开的全国胸痹病(冠心病)学术研讨会上,提出"胸痹心水"之名,相当于冠心病心力衰竭,但此病名仅局限于冠心病心衰,不能囊括所有心脏病的心衰,因此未得以推广。最近有人将心衰的中医病名概之为"悸-喘-水肿联证",这种提法虽有一定见解,但也未得到推广。有学者在《悬壶漫录》中提出心衰病名,认为"本病是临床常见、多发之疾,又是危及生命之患。其临床表现为急者昏厥,气急,不能平卧,呈坐状,面色苍白,汗出如雨,口唇青黑,阵咳,咯出粉色血沫痰,脉多疾数。慢者短气不足以息,夜间尤甚,不能平卧,胸中如塞,口唇爪甲青紫,烦躁,下肢水肿。"这是近代首见冠以"心衰"之名的著作,且对其症状的描述与西医的心力衰竭完全吻合。

(二)病因病机研究

综合各家对心衰的认识,有学者强调心衰的主要病因是内虚。主要分为心气心阳虚衰,不能运血;肺气虚衰,不能通调水道;脾虚失运,水湿内停;肾阳虚衰,膀胱气化不利等。反复发病,则形成本虚标实,产生痰、瘀、水等病理产物,故心衰的病机可用"虚、瘀、水"三者来概括。有学者认为心衰之本为心肾阳虚,而血瘀水停等则是在虚的基础上产生的病理结果,尽管心衰有左右之别,症状有喘憋、水肿之异,而其基本病机则是一致的,即虚、瘀、水,三者互为因果,由虚致实,虚实夹杂,致使虚者更虚,实者更实,形成了心衰逐渐加重的病理链,而心肾阳气亏虚是心衰各个阶段的基本病机。

有的医家从整体观出发,认为诸脏相互联系、相互影响而致心衰。有学者认为心衰发病机制以脏腑功能失调,心、肺、脾、肾阳气不足为主要病机,脏腑失调是心衰的病因,又是机体多种病变的结果。从本病的临床发展过程看,属病久沉痼,耗伤阳气,为本虚标实之疾。有学者认为心衰病位在心,但不局限于心。五脏是一个相互关联的整体,在心衰发生发展过程中,肺、脾、肾、肝都起着一定的作用,将心孤立起来就不可能正确地认识心衰的病因病机。

还有的医家认为本病发生不但阳虚,而且存在阴虚。有学者认为本病发生不单气虚阳虚,临床亦有阴血不足,不能荣养心脉,而致心功能减退者。由于慢性心功能不全多日久难愈,常存在阳损及阴,即使临床没有明显的阴虚症状,也可存在阳损及阴的潜在病机,且在病理发展过程中,因心气不能主血脉,多有瘀血滞脉、瘀血不利化水的病理改变。

总之,心衰是一本虚标实之疾,虚不外气血阴阳亏虚,大多数医家认为以心肾阳虚为主,其病变脏腑始于心及于五脏,其病理产物不外瘀、饮、痰、水。

(三)证候学与辨证规律研究

1.证候学研究

在《中医急诊医学》一书中,陈佑帮、王永炎认为心力衰竭是五脏亏虚,本虚标实之证。心悸是心衰最常见和最早出现的临床表现。心衰之喘,咳嗽短气,动则尤甚,重则喘逆倚息不得卧,呼吸短促难续,深吸为快,咯吐稀白泡沫痰,甚则粉红泡沫样痰,脉沉细或结代。心衰起病缓慢,反复出现,肿势自下而上,常兼咳喘、心悸、气短、腹胀、纳呆、乏力、肢冷。心衰患者开始以心悸为主,而后期则心悸、喘息、水肿并见。

有学者认为心衰的临床表现应有急、慢之分。急者见昏厥、气急、不能平卧,呈坐状,面色苍白,汗出如雨,口唇青黑,阵咳,咯出粉红色血沫痰,脉多疾数。慢者短气不足以息,夜尤甚,不能平卧,胸中如塞,口唇爪甲青紫,烦躁,下肢水肿。

有学者对其临床症状的观察颇为详细。柯氏认为,心衰的水肿来势比较缓慢,患者长期有轻度水肿,其水肿大多起于足跗,渐及身半以上,或早上面肿,下午足肿,卧床者主要肿于腰骶部,水肿处按之凹陷而不起。心衰的气喘有3个临床特点:平卧时无病,劳则甚;呼气吸气都感不足,声低息短,若气欲断,慌张气怯;一般情况下,咳嗽不多,痰吐甚少。柯氏除对上述三个症状进行详细描述外,还对其他症状、体征进行了辨析。如口唇发绀是心衰常见征象,原来发绀不明显,突然加重是病危重征象,而肺心病患者发绀较多,面色苍白者病情较重。风心病二尖瓣病变患者多见面颧殷红,病情加重时红色加深,切勿误认为是病情好转。危重患者临终前面红如妆,额汗如油,并非心衰所独有,但心衰出现这种现象,如及早治疗,尚有转机。心衰患者有腹部痞块,乃气滞血瘀表现。如出现指趾欠温是阳气虚衰的征象,如出现四肢冷,则阳虚较严重,如四肢逆冷过腕,达膝则更为严重。头眩与心悸并见,提示心功能欠佳。如出现恶心呕吐,可能是阳气严重虚衰,中焦阳气无力运转,阳不制阴,阴邪上逆所致,或为水饮、瘀血严重阻滞,中焦气机阻塞不通,属危重之象。出现烦躁,可能是真阳衰败、阴邪内盛、虚阳浮越的表现,是十分危重的证候。

心衰的舌脉变化多变,以柯雪帆观察最为细致。有学者认为心衰舌多胖大或有齿痕,瘦小者少见,反映心衰多有水气停留,气虚阳衰;舌面大多润滑,亦水气停留之象;如兼热象或损伤津液者,可见舌面干燥,但这并不否定其气虚阳衰的存在;舌多紫暗,大多偏淡,这是阳气虚衰,血行瘀阻的表现,如兼有热象可以出现紫红舌。舌苔一般为薄白苔,兼有痰饮者多为白腻苔,肺有痰热者,多见黄腻苔或灰黄腻苔,痰湿重者可见灰腻苔。心衰已控制而痰湿、痰热依然存在者,其腻苔仍不能化。对于心衰的脉象,有微细沉伏几乎不能按得的,有弦搏长大按之弹指的;有脉来迟缓,甚至一息不足三至的;有脉来数疾,几乎难以计数,心衰出现脉律不齐者颇多,促、结、代均可出现,更有乍疏乍数、乍大乍小,三五不调者亦颇多见。心衰的脉象与其原发心脏病关系密切。如高血压性心脏病多见弦脉、弦紧脉;肺心病多见弦滑而数的脉象;风心病二尖瓣狭窄者多见微细脉;主动脉瓣闭锁不全者脉象多见来盛去衰;冠心病大多弦而重按无力。另外,柯氏对心衰的脉象细致观察研究后认为还有一些怪脉,如"釜沸""弹石""偃刀""解索""麻促""鱼翔""虾游""雀啄"脉等,心衰如见到人迎脉明显盛大,而寸口脉却很细弱,两者差别较大甚至4倍以上者,多为危重病证。有学者认为心衰而感邪之脉象应见浮象,而阴竭阳绝危证之舌脉表现为舌绛而萎,脉微欲绝,或散涩,或浮大无根。有学者认为心衰的脉象最常见的有四类:①脉象微细而沉,非重取不能按得;②脉象虚弱;③脉象弦搏且虚大弹指;④脉象迟、数、结、代,乍疏乍数,乍大乍小,除此以外还可见到"屋漏""雀啄""虾游"等绝脉;李氏还根据脉象判断预后,脉象由数转为缓和,是病好转的标志,若虚大、弦长、弹指重按则无,此乃胃根动摇,胃气将绝之兆,治之较难,数极而人迎盛大者为难治之象。

2.辨证规律研究

目前中医对于心衰的辨证分型还没有统一的标准,国家卫生健康委员会2002年编辑出版的《中药新药临床研究指导原则》一书中,将心力衰竭分为5个证型:①心气阴虚证;②心肾阳虚证;③气虚血瘀证;④阳虚水泛证;⑤心阳虚脱证。

总结近10年医家对心衰的临床辨证分型发现大致分为心气不足、心阳亏虚、心肺气虚、肾不纳气、心肾阳虚、脾肾阳虚、心阴虚损、气阴两虚、气虚血瘀、痰饮阻肺、心肝瘀血、阳气虚脱、阴阳俱衰等,对上述分型进行归纳,以心肾阳虚、脾肾阳虚、阳虚水泛、气滞血瘀、阴竭阳脱为最常见。其共同点是以脏腑辨证为中心,参以八纲及气血津液辨证。如在八纲辨证中,强调表证可加重里证(心衰),心衰过程是因虚致实,实又可致更虚的恶性循环,强调阳虚为主,日久可致阴阳两虚。在气血津液辨证中,因心肾气(阳)虚,可致水液代谢及血行失常,从而痰饮、瘀血由生。各医家辨证虽各有不同,各有侧重,但总不离乎脏腑及气血津液两个方面。

(四)治则治法研究

1.治则

心衰是急、重、危之疾,对其病理变化,诸家皆趋向于"本虚标实",故治疗应"急则治标,缓则治本",这一治疗法则得到大家的共识。有学者本着《难经·十四难》所说"损其心者,调其营卫"的原则,认为"心衰急者,先治其标,缓者,治其本。所谓治其标者,即是调其营卫,祛邪为务,故先用辅而治之,以善呼吸之能,使清气能入,浊气能出,以利于心"。

2.治法

因本病是以气虚、阳虚、血瘀、水停为主要病机,故基本治法可概括为益气、温阳、化瘀、利水几个方面。

(1)益气活血法:益气活血法是目前治疗心衰最常用的治法。益气法可增强心肌收缩力,改善心脏泵功能,活血可改善血液流变学状态,从而降低前负荷,两者配合使用,具有协同改善心功能的作用,这一点不仅符合中医基础理论,而且经实验研究证实。在益气药中首推人参、黄芪。

（2）温阳利水法：温阳法是治疗心衰的常用法，诸多医家在温阳益气的基础上临证变能。赵锡武治心衰，心肾阳虚、痰湿阻滞者，用温阳利水、蠲饮化湿之法；心肾阳衰、肺气失宜者，用温阳纳气、清肺定喘之法；阳虚水逆、上凌心肺、肺气不宣者，治以温阳行气、养心宣肺之法。在温阳利水法治疗心衰的临床报道中，多以真武汤为主方加减治疗，常以附子、桂枝、干姜为主药。

（3）益气养阴法：有学者在治疗充血性心力衰竭时，认为患者在临床上常表现为阳气虚衰，一方面阳虚可导致阴虚，另一方面长期使用利尿药物可导致阴虚，表现少气、干咳、心烦、舌红少津等，故治疗心衰时每辅以滋阴之味。有学者认为治疗心衰重点必须调补心脾之气血阴阳，温心阳和养心阴为治疗心衰的基本原则。益气养阴主要以生脉散为主方加减。

（4）泻肺逐水法：主要用于肺水肿较重的患者，为急则治标的方法。常用药物有葶苈子、桑白皮、汉防己。此类药物大多药效峻猛，常与其他法合用，较少单独使用，对体弱者慎用。

因心衰的病理变化是一个复杂的过程，故治疗并非单守于一法，往往根据不同时期不同的病理变化选用不同的治法。

（五）辨证用药研究

1.辨证论治

根据近年发表的临床资料分析，在辨证治疗心衰的中药使用上，大多以经方为主加减，心肺气虚则多以保元汤为主，气阴两虚者多以生脉散、炙甘草汤为主，阳虚水泛者多以五苓散、真武汤、苓桂术甘汤加减，气虚血瘀者多选用补阳还五汤，水饮犯心肺者多以葶苈大枣泻肺汤为主。

2.病证结合

有学者对于心衰的治疗强调必须病证结合，灵活变通，根据心衰的不同病因适当调整治疗方案。如冠心病心衰多见气虚夹痰，痰瘀互结者可用温胆汤加人参、白术、豨莶草、田三七等；若属阴虚则用温胆汤合生脉散加减。风湿性心脏病者多有风寒湿邪伏留，反复发作特点，宜在原方基础上多加威灵仙、桑寄生、豨莶草、防己、鸡血藤、桃仁、红花。肺源性心脏病者可配合三子养亲汤、猴枣散以及海浮石等。高血压心脏病者则配合平肝潜阳之法，常用药物有决明子、石决明、代赭石、龟甲、牡蛎、钩藤、牛膝等。原有糖尿病或甲亢者以生脉散加味。

有学者认为风湿性心脏病心衰，多伴房颤，容易出现不同部位的栓塞表现，治疗上要加用活血化瘀之品以防止血栓形成，有风湿活动时还要加用祛风胜湿、宣痹止痛之剂；肺源性心脏病心衰，多伴呼吸衰竭，而低氧血症所致的口唇发绀、颜面晦暗等症属瘀血范畴，因此临证时要痰瘀同治，同时肺心病心衰多以肺部感染为诱因，故酌情应用清热解毒药物，另外肺心病心衰水肿的患者不能过度应用利尿剂，以免使痰液黏稠难以咯出，多选用利水不伤阴之品，如猪苓、茯苓、泽泻、冬瓜皮、车前子、葶苈子等；冠心病心衰多伴有高脂血症，临证当加用具有降脂作用的药物，如山楂、葛根、泽泻、决明子、首乌、枸杞子、丹参、三七等。

3.中成药研究

目前很多医家根据多年临床经验，创立了很多有效的治疗心衰的方剂，且取得了较好疗效。

还有许多医家研制出各种剂型成药治疗慢性心衰，相对汤剂服用更方便，适合慢性心衰患者长期服用。有学者研制的暖心胶囊治疗气虚血瘀型心衰（由人参、附子、薏苡仁、茯苓、法半夏、橘红、三七组成）。有学者采用温肾益心丹（由真武汤加红参、丹参组成）治疗慢性心衰。有学者根据心衰的发病特点，研制了强心冲剂（由西洋参、桂枝、丹参、汉防己、葶苈子、益母草、枳壳组成）治疗慢性心衰。有学者应用强心复脉丸（由人参、附子、黄芪、当归、川芎、丹参、五味子等组成）治疗慢性心衰。有学者应用强心胶囊（由黄芪、附片、生晒参、桂枝、血竭、益母草、三七、泽兰、桑白皮、葶苈子、五加皮、关木通、车前子、枳实组成)治疗慢性心衰。上述临床研究报道均采用随机对照观察方法,其科学性较强,可信度较高。

目前有许多治疗心衰的中成药被推向了市场,且疗效肯定,尤其是在改善心功能,提高生活质量方面,优于西药治疗。如补益强心片、强心力胶囊、心宝丸等。另外,用于纠正心功能常用的注射剂有黄芪注射液、生脉注射液、参附注射液、川芎嗪注射液等。

(六)康复

慢性心衰是一种以运动能力下降、疲劳和劳力性呼吸困难为特点的综合征,以往运动训练是心衰患者的绝对禁忌证,强调心衰患者需要限制体力活动、严格卧床休息,然而长期安静休息可引起骨骼肌萎缩、运动耐力下降甚至静脉血栓形成,导致发生肺栓塞等严重并发病。近年来,对运动训练在心衰康复中的作用有了新的认识,有许多试验研究确定了运动训练的临床效果和安全性,认为运动训练是心衰综合治疗方案的一部分。运动训练早已成为心肌梗死、冠脉搭桥和心脏移植患者恢复的常规程序,目前应用于心衰患者,也取得一定效果。研究报道运动训练通过改善内皮功能和骨骼肌的生物化学和组织特征而减轻临床症状、降低心功能分级、提高运动贮量、降低再住院率,而无明显不利影响。虽然运动训练不降低心衰患者的发病率和病死率,但对于经选择的患者进行运动训练是有益的,许多试验的结果均显示了运动训练在心力衰竭患者康复中的积极作用。有学者报道对慢性心衰患者在常规药物治疗基础上实行综合康复治疗,心肺功能明显改善,步行距离延长,心肌耗氧量降低,同时减低外周血管阻力,增加骨骼肌的血流量及周围血管摄氧能力,有效地改善了运动能力,减轻了慢性心衰患者疲劳和呼吸困难的感觉,也调节焦虑、抑郁情绪,提高生存率。另外,也有研究发现,心衰患者运动后炎性细胞因子和氧化应激显著高于正常人,有学者研究证明心衰患者血浆可溶性黏附分子水平较正常升高,6分钟步行运动试验升高心衰患者血浆sICAM-1、sVCAM-1水平,接近日常生活活动强度的运动训练可降低两者水平。

(孔庆为)

第五节　不　　寐

不寐,即一般所谓"失眠",古代文献中亦有称为"不得卧"或"不得眠"者,是以经常不易入寐为特征的一种病证。不寐的证情不一,有初就寝即难以入寐;有寐而易醒,醒后不能再寐;亦有时寐时醒,寐而不稳,甚至整夜不能入寐等。

不寐的原因很多,如思虑劳倦,内伤心脾;阳不交阴,心肾不交;阴虚火旺,肝阳扰动;心胆气虚以及胃中不和等,均可影响心神而导致不寐。张景岳将其概括为"有邪"与"无邪"二类。他认为:"寐本乎阴,神其主也。神安则寐,神不安则不寐;其所以不安者,一由邪气之扰,一由营气之不足耳。有邪者多实,无邪者皆虚。"张氏所称的"有邪""无邪",主要是指由于机体内在气血、精神、脏腑功能的失调,或痰热的影响而言。因此,不寐的治疗原则,应着重在内脏的调治,如调补心脾、滋阴降火、益气宁神、和胃化痰等。

本病常兼见头晕、头痛、心悸、健忘,以及精神异常等证。凡以不寐为主症的为本节讨论范围,其并见于其他疾病过程中的不寐则从略。

一、病因病机

(1)思虑劳倦,伤及心脾,心伤则阴血暗耗,神不守舍,脾伤则无以生化精微,血虚难复,不能上奉于心,致心神不安,而成不寐。正如张景岳所言:"劳倦思虑太过者,必致血液耗亡,神魂无主,所以不眠。"《类证治裁》也曰:"思虑伤脾,脾血亏损,经年不寐。"可见心脾不足而致失眠的,关键在于血虚。所以失血不复、妇人产后、久病虚弱,以及老人的不寐,大都与血虚有关。

(2)禀赋不足,房劳过度,或久病之人,肾阴耗伤,不能上承于心,水不济火,则心阳独亢;或五志过极,心火内炽,不能下交于肾,故肾阴虚则志伤,心火盛则神动,心肾失交而神志不宁,因而不寐。正如徐东皋所说:"有因肾水不足,真阴不升,而心火独亢,不得眠者。"《金匮要略》所举的"虚烦不得眠",当亦属于此类。此外,也有肝肾阴虚,肝阳偏盛,相火上亢,心君受扰,神魂不安于宅而致不寐者。

(3)心胆虚怯,遇事易惊,神魂不安,亦能导致不寐。形成心胆虚怯的原因有二:一为体质柔弱,心胆素虚,善惊易恐,夜寐不安,如《沈氏尊生书》所载,"心胆俱怯,触事易惊,睡梦纷纭,虚烦不寐";一为暴受惊骇,情绪紧张,终日惕惕,渐致胆怯心虚而不寐。二者又相互为因。

(4)饮食不节,肠胃受伤,宿食停滞,或积为痰热,壅遏中宫,致胃气不和而卧不得安。这就是《内经》所说:"胃不和则卧不安。"《张氏医通》更具体指出:"脉滑数有力不眠者,中有宿滞痰火,此为胃不和则卧不安。"

综上所述,导致不寐的原因虽多,总与心脾肝肾诸脏有关。因血之来源,由于水谷精微所化,上奉于心,则心得所养;受藏于肝,则肝体柔和;统摄于脾,则生化不息;调节有度,化而为精,内藏于肾,肾精上承于心,心气下交于肾,则神安志宁。若思虑、忧郁、劳倦等,伤及诸脏,精血内耗,彼此影响,每多形成顽固性的不寐性的不寐。

二、辨证施治

不寐有虚实之分,证候表现也各有不同,当审其邪正虚实而施治。大抵虚证多由于阴血不足,重在心脾肝肾;宜补益气血,壮水制火。实证多因食滞痰浊,责在胃腑;当消导和中,清降痰火。实证病久,则精神委顿,食欲缺乏,亦可转成虚证。

(一)心脾血亏

主症:多梦易醒,心悸健忘,体倦神疲,饮食无味,面色少华,舌淡苔薄,脉象细弱。

证候分析:由于心脾亏损,血少神不守舍,故多梦易醒,健忘心悸。血不上荣,故面色少华而舌质色淡。脾失健运,则饮食无味。生化之源不足,血少气衰,故四肢倦怠,精神萎疲而脉见细弱。

治法:补养心脾以生血气。

方药:归脾汤为主,养血以宁心神,健脾以畅化源。不效,可与养心汤同用,方中五味子、柏子仁有助于宁神养心。如兼见脘闷纳呆,舌苔滑腻者,乃脾阳失运,湿痰内生,可选用半夏、陈皮、茯苓、肉桂等(肉桂对脉涩者尤为相宜),温运脾阳而化内湿,然后再用前法调补。

(二)阴亏火旺

主症:心烦不寐,头晕耳鸣,口干津少,五心烦热,舌质红,脉细数;或有梦遗、健忘、心悸、腰酸等证。

证候分析:肾水不足,心火独亢,故心烦不寐,健忘,心悸,腰酸。口干津少,五心烦热,舌红,脉细数,均是阴亏于下,虚火上炎之征。肝肾阴亏,相火易动,故见眩晕、耳鸣、梦遗等证。

治法:壮水制火,滋阴清热。

方药:黄连阿胶汤、朱砂安神丸、天王补心丹等,随证选用。三方同为清热安神之剂,黄连阿胶汤重在滋阴清火,适用于阴虚火旺及热病后之心烦失眠;朱砂安神丸亦以黄连为主,方义相似,做丸便于常服;天王补心丹重在滋阴养血,对阴虚而火不太旺者最宜。如由于肝火偏盛的,可用琥珀多寐丸,方以羚羊角、琥珀为主,有清肝安神之功。

(三)心胆气虚

主症:心悸多梦,时易惊醒,舌色淡,脉象弦细。

证候分析:心虚则神摇不安,胆虚则善惊易恐,故心悸多梦而易醒。舌色淡,脉弦细,亦为气血不足之象。

治法:益气镇惊,安神定志。

方药:安神定志丸,酸枣仁汤随证选用。前方以人参益气,龙齿镇惊为主。后者重用枣仁,酸能养肝,肝与胆相为表里,养肝亦所以补胆之不足;知母能清胆而宁神。证情较重者,二方可以同用。

(四)胃中不和

主症:失眠,脘闷嗳气,腹中不舒,苔腻脉滑,或大便不爽,脘腹胀痛。

证候分析:脾胃运化失常,食滞于中,升降之道受阻,故脘闷嗳气,舌苔腻,腹中不舒,因而影响睡眠。宿滞内停,积湿生痰,因痰生热,故脉见滑象。便燥腹胀,亦是热结之征。

治法:消导和胃为主,佐以化痰清热。

方药:先用保和汤以消导积滞。如食滞已化,而胃气不和,不能成寐者,可用半夏秫米汤以和胃安神。如兼见痰多胸闷,目眩口苦,舌苔黄腻,脉滑数者,乃痰热内阻,可用温胆汤以化痰清热;如心烦,舌尖红绛,热象较著者,再加栀子、黄连以清火宁神。

此外,若病后虚烦不寐,形体消瘦,面色㿠白,容易疲劳,舌淡,脉细弱,或老年人除一般衰弱的生理现象外,夜寐早醒而无虚烦之证的,多属气血不足,治宜养血安神,一般可用归脾汤。亦有病后血虚肝热而不寐的,宜用琥珀多寐丸。心肾不交,心火偏旺者,可用交泰丸,方中以黄连清火为主,反佐肉桂之温以入心肾,是引火归元之意。

本证除上述药物治疗外,可配合气功、针灸等疗法,则效果更佳。此外,患者还必须消除顾虑及紧张情绪,心情应该舒畅,寡嗜欲,戒烦恼,临睡前宜少谈话、少思考、避免烟酒浓茶等品,每天应有适当的体力劳动或体育锻炼,这些都是防治不寐的有效方法。单独依靠药物,而不注意精神及生活方面的调摄,往往影响疗效。

（陈永湖）

第六节　健　忘

健忘是指以记忆力减退,遇事善忘为主要临床表现的一种病证,亦称"喜忘""善忘""多忘"等。

关于本病的记载,《素问·调经论》有载:"血并于下,气并于上,乱而喜忘。"《伤寒论·辨阳明病脉证并治》有载："阳明证,其人善忘者,必有蓄血,所以然者,本有久瘀血。"自宋代《圣济总录》中称"健忘"后,本病名沿用至今。

历代医家认为本证病位在脑,与心脾肾虚损、气血阴精不足密切相关,亦有因气血逆乱、痰浊上扰所致。

宋·陈无择《三因极一病证方论·健忘证治》曰:"脾主意与思,意者记所往事,思则兼心之所为也……今脾受病,则意舍不清,心神不宁,使人健忘,尽心力思量不来者是也。"

元代《丹溪心法·健忘》认为:"健忘精神短少者多,亦有痰者"。

清·林佩琴《类证治裁·健忘》指出:"人之神宅于心,心之精依于肾,而脑为元神之府,精髓之海,实记性所凭也。"明确指出了记忆与脑的关系。

清·汪昂《医方集解·补养之剂》曰:"人之精与志,皆藏于肾,肾精不足则肾气衰,不能上通于心,故迷惑善忘也。"

清·陈士铎《辨证录·健忘门》亦指出:"人有气郁不舒,忽忽有所失,目前之事,竟不记忆,一如老人之健忘,此乃肝气之滞,非心肾之虚耗也。"

现代医学的神经衰弱、神经官能症、脑动脉硬化等疾病,出现健忘的临床表现时,可参考本节进行辨证论治。

一、病因病机

本病多由心脾不足,肾精虚衰所致。

盖心脾主血,肾主精髓,思虑过度,伤及心脾,则阴血损耗;房事不节,精亏髓减,则脑失所养,皆能令人健忘。高年神衰,亦多因此而健忘。

故本病证以心、脾、肾虚损为主,但肝郁气滞、瘀血阻络、痰浊上扰等实证亦可引起健忘。

二、诊断要点

脑力衰弱,记忆力减退,遇事易忘。现代医学的神经衰弱,脑动脉硬化及部分精神心理性疾病中出现此症状者,亦可作为本病的诊断依据。

三、辨证

健忘可见虚实两大类,虚证多见于思虑过度,劳伤心脾,阴血损耗,生化乏源,脑失濡养,或房劳,久病年迈,损伤气血阴精,肾精亏虚,导致健忘;实证则见于七情所伤,久病入络,致瘀血内停,痰浊上蒙。临床以本虚标实,虚多实少,虚实兼杂者多见。

(一)心脾不足
证候:健忘失眠,心悸气短,神倦纳呆,舌淡,脉细弱。

分析:思虑过度,耗心损脾。心气虚则心悸气短;脾气虚则神倦纳呆;心血不足,血不养神则健忘失眠;舌淡,脉细为心脾两虚之征。

(二)痰浊上扰
证候:善忘嗜卧,头重胸闷,口黏,呕恶,咳吐痰涎,苔腻,脉弦滑。

分析:喜食肥甘,损伤脾胃,脾失健运,痰浊内生,痰湿中阻,则胸闷,咳吐痰涎,呕恶;痰浊重着黏滞,故嗜卧,口黏;痰浊上扰,清阳闭阻,故善忘;苔腻,脉弦滑为内有痰浊之象。

(三)瘀血闭阻

证候:突发健忘,心悸胸闷,伴言语迟缓,神思欠敏,表现呆钝,面唇暗红,舌质紫暗,有瘀点,脉细涩或结代。

分析:肝郁气停,瘀血内滞,脉络被阻,气血不行,血滞心胸,心悸胸闷;神识受攻,则突发健忘,神思不敏;脉络血瘀,气血不达清窍,则表现迟钝;唇暗红,舌紫暗,有瘀点,脉细涩或结代均为瘀血闭阻之象。

(四)肾精亏耗

证候:遇事善忘,精神恍惚,形体疲惫,腰酸腿软,头晕耳鸣,遗精早泄,五心烦热,舌红,脉细数。

分析:年老精衰,或大病,纵欲致肾精暗耗,髓海空虚,则遇事善忘,精神恍惚;精衰则血少,上不达头,则头晕耳鸣;下不荣体,则形体疲惫;肾虚则腰酸腿软;精亏则遗精早泄;五心烦热,舌红,脉细数均为肾之阴精不足之象。

四、治疗

本病以本虚标实,虚多实少,虚实夹杂者多见。治疗当以补虚泻实,以补益为主。

(一)中药治疗

1.心脾不足

治法:补益心脾。

处方:归脾汤加减。

本方具有补益心脾作用,适用于心脾不足引起的健忘。方中人参、炙黄芪、白术、生甘草补脾益气;当归身、龙眼肉养血和营;茯神、远志、酸枣仁养心安神;木香调气,使补而不滞。

2.痰浊上扰

治法:降逆化痰,开窍解郁。

处方:温胆汤加减。

方中半夏、苍术、竹茹、枳实化痰泄浊;白术、茯苓、甘草健脾益气;加菖蒲、郁金开窍解郁。

3.瘀血痹阻

治法:活血化瘀。

处方:血府逐瘀汤加减。

方中桃仁、红花、当归、生地黄、赤芍、牛膝、川芎化瘀养血活血;柴胡、枳壳、桔梗行气以助血行;甘草益气扶正。

4.肾精亏耗

治法:补肾益精。

处方:河车大造丸加减。

方中紫河车大补精血;熟地黄、杜仲、龟甲、牛膝益精补髓;天门冬、麦门冬滋补阴液;人参益气生津;黄柏清相火。加菖蒲开窍醒脑;酸枣仁、五味子养心安神。

(二)针灸治疗

1.基本处方

四神聪透百会、神门、三阴交。

四神聪透百会,穴在巅顶,百会属督脉,督脉入络脑,针用透刺法,补脑益髓,养神开窍;神门为心之原穴,三阴交为足三阴经交会穴,二穴相配,补心安神,以助记忆。

2.加减运用

(1)心脾不足证:加心俞、脾俞、足三里以补脾益心。诸穴针用补法。

(2)痰浊上扰证:加丰隆、阴陵泉以蠲饮化痰,针用平补平泻法。余穴针用补法。

(3)瘀血闭阻证:加合谷、血海以活血化瘀,针用平补平泻法。余穴针用补法。

(4)肾精亏耗证:加心俞、肾俞、太溪、悬钟以填精益髓。诸穴针用补法。

(三)其他针灸疗法

1.耳针疗法

取心、脾、肾、神门、交感、皮质下,每次取 2~3 穴,中等刺激,留针 20~30 分钟,隔天 1 次,10 次为 1 个疗程,或用王不留行籽贴压,每隔 3~4 天更换 1 次,每天按压数次。

2.头针疗法

取顶颞后斜线、顶中线、颞后线、额旁 1 线、额旁 2 线、额旁 3 线、枕上旁线,平刺进针后,快速捻转,120~200 次/分,留针 15~30 分钟,间歇运针 2~3 次,每天 1 次,10~15 次为 1 个疗程。

3.皮肤针疗法

取胸部夹脊穴,用梅花针由上至下叩刺,轻中等度刺激,每天或隔天 1 次,10 次为 1 个疗程。

五、转归预后

针刺和中药治疗本病有较好的疗效,如配合心理治疗则效果更佳。对老年人之健忘,疗效一般。本节所述健忘,是指后天失养,脑力渐至衰弱者,先天不足,生性愚钝的健忘不属于此范围。

(陈永湖)

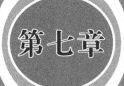

第七章　肺系病证的内科诊疗

第一节　感　冒

感冒是感受触冒风邪,邪犯卫表而导致的常见外感疾病,临床表现以鼻塞、流涕、喷嚏、咳嗽、头痛、恶寒、发热、全身不适、脉浮为其特征。

本病四季均可发生,尤以春冬两季为多。病情轻者多为感受当令之气,称为伤风、冒风、冒寒;病情重者多为感受非时之邪,称为重伤风。在一个时期内广泛流行、病情类似者,称为时行感冒。

早在《内经》即已有外感风邪引起感冒的论述,如《素问·骨空论》载:"风者百病之始也……风从外入,令人振寒,汗出头痛,身重恶寒。"《素问·风论》也说:"风之伤人也,或为寒热。"汉代张仲景《伤寒论·辨太阳病脉证并治》篇论述太阳病时,以桂枝汤治表虚证,以麻黄汤治表实证,提示感冒风寒有轻重的不同,为感冒的辨证治疗奠定了基础。

感冒病名出自北宋《仁斋直指方·诸风》篇。元·朱丹溪《丹溪心法·中寒二》提出:"伤风属肺者多,宜辛温或辛凉之剂散之。"明确本病病位在肺,治疗应分辛温、辛凉两大法则。

及至明清,多将感冒与伤风互称,并对虚人感冒有进一步的认识,提出扶正达邪的治疗原则。至于时行感冒,隋·巢元方《诸病源候论·时气病诸候》中即已提示其属"时行病"之类,具有较强的传染性。如所述:"时行病者,春时应暖而反寒,冬时应寒而反温,非其时而有其气。是以一岁之中,病无长少,率相近似者,此则时行之气也。"即与时行感冒密切相关。

至清代,不少医家进一步强化了本病与感受时行之气的关系,林佩琴在《类证治裁·伤风》中明确提出了"时行感冒"之名。徐灵胎《医学源流论·伤风难治论》言:"凡人偶感风寒,头痛发热,咳嗽涕出,俗谓之伤风……乃时行之杂感也。"指出感冒乃属触冒时气所致。

凡普通感冒(伤风)、流行性感冒(时行感冒)及其他上呼吸道感染而表现感冒特征者,皆可参照本节内容进行辨证论治。

一、病因病机

感冒是因六淫、时行之邪,侵袭肺卫;以致卫表不和,肺失宣肃而为病。

(一)病因

感冒是由于六淫、时行病毒侵袭人体而致病。以风邪为主因,因风为六淫之首,流动于四时之中,故外感为病,常以风为先导。

但在不同季节,每与当令之气相合伤人,而表现力不同证候,如秋冬寒冷之季,风与寒合,多为风寒证;春夏温暖之时,风与热合,多见风热证;夏秋之交,暑多夹湿,每又表现为风暑夹湿证候。但一般以风寒、风热为多见,夏令亦常夹暑湿之邪。至于梅雨季节之夹湿,秋季兼燥等,亦常可见之。再有遇时令之季,如旱天其情为火为热为燥,伤阴津,耗五脏之阴气血,其证为干燥竭液证,治多以润、清、凉育之,如冬旱、春旱、夏秋之旱都常出现,应按此调之。

若四时六气失常,非其时而有其气,伤人致病者,一般较感受当令之气为重。而非时之气夹时行疫毒伤人,则病情重而多变,往往相互传染,造成广泛的流行,且不限于季节性。正如《诸病源候论·时气病诸候》所言:"夫时气病者,此皆因岁时不和,温凉失节,人感乖戾之气而生,病者多相染易。"

(二)病机

外邪侵袭人体是否发病,关键在于卫气之强弱,同时与感邪的轻重有关。《灵枢·百病始生》曰:"风雨寒热不得虚,邪不能独伤人"。

若卫外功能减弱,肺卫调节疏解,外邪乘袭卫表,即可致病。如气候突变,冷热失常,六淫时邪猖獗,卫外之气失于调节应变,即每见本病的发生率升高。或因生活起居不当,寒温失调以及过度疲劳,以致腠理不密,营卫失和,外邪侵袭为病。

若体质虚弱,卫表不固,稍有不慎,即易见虚体感邪。它如肺经素有痰热、痰湿,肺卫调节功能低下,则更易感受外邪,内外相引而发病。加素体阳虚者易受风寒,阴虚者易受风热、燥热,痰湿之体易受外湿。正如清·李用粹《证治汇补·伤风》篇说:"肺家素有痰热,复受风邪束缚,内火不得疏泄,谓之寒暄。此表里两因之实证也。有平昔元气虚弱;表疏腠松;略有不慎,即显风证者;此表里两因之虚证也。"

外邪侵犯肺卫的途径有二,或从口鼻而入,或从皮毛内侵。风性轻扬,为病多犯上焦。故《素问·太阴阳明论》篇说:"伤于风者,上先受之。"肺处胸中,位于上焦,主呼吸,气道为出入升降的通路,喉为其系,开窍于鼻,外合皮毛,职司卫外,为人身之藩篱。故外邪从口鼻、皮毛入侵,肺卫首当其冲,感邪之后,随即出现卫表不和及上焦肺系症状。因病邪在外、在表,故尤以卫表不和为主。

由于四时六气不同,以及体质的差异,临床常见风寒、风热、暑湿三证。若感受风寒湿邪,则皮毛闭塞,邪郁于肺,肺气失宣;感受风热暑燥,则皮毛疏泄不畅,邪热犯肺,肺失清肃。如感受时行病毒则病情多重,甚或变生它病。在病程中亦可见寒与热的转化或错杂。

一般而言,感冒预后良好,病程较短而易愈,少数可因感冒诱发其他宿疾而使病情恶化。对老年、婴幼儿、体弱患者以及时感重症,必须加以重视,防止发生传变,或同时夹杂其他疾病。

二、诊查要点

(一)诊断依据

(1)临证以卫表及鼻咽症状为主,可见鼻塞、流涕、多嚏、咽痒、咽痛、周身酸楚不适、恶风或恶寒,或有发热等。若风邪夹暑、夹湿、夹燥,还可见相关症状。

(2)时行感冒多呈流行性,在同一时期发病人数剧增,且病证相似,多突然起病,恶寒、发热(多为高热)、周身酸痛、疲乏无力,病情一般较普通感冒为重。

(3)病程一般3~7天,普通感冒一般不传变,时行感冒少数可传变入里,变生它病。

（4）四季皆可发病，而以冬、春两季为多。

（二）病证鉴别

1.感冒与风温

本病与诸多温病早期症状相类似，尤其是风热感冒与风温初起颇为相似，但风温病势急骤，寒战发热甚至高热，汗出后热虽暂降，但脉数不静，身热旋即复起，咳嗽胸痛，头痛较剧，甚至出现神志昏迷、惊厥、谵妄等传变入里的证候。而感冒发热一般不高或不发热，病势轻，不传变，服解表药后，多能汗出热退，脉静身凉，病程短，预后良好。

2.普通感冒与时行感冒

普通感冒病情较轻，全身症状不重，少有传变。在气候变化时发病率可以升高，但无明显流行特点。若感冒1周以上不愈，发热不退或反见加重，应考虑感冒继发它病，传变入里。时行感冒病情较重，发病急，全身症状显著，可以发生传变，化热入里，继发或合并它病，具有广泛的传染性、流行性。

（三）相关检查

本病通常可做血白细胞计数及分类检查，胸部 X 线检查。部分患者可见白细胞总数及中性粒细胞升高或降低。有咳嗽、痰多等呼吸道症状者，胸部 X 线摄片可见肺纹理增粗。

三、辨证论治

（一）辨证要点

本病邪在肺卫，辨证属表、属实，但应根据证情，区别风寒、风热和暑湿兼夹之证，还需注意虚体感冒的特殊性。

（二）治疗原则

感冒的病位在卫表肺系，治疗应因势利导，从表而解，遵《素问·阴阳应象大论》"其在皮者，汗而发之"之义，采用解表达邪的治疗原则。风寒证治以辛温发汗；风热证治以辛凉清解；暑湿杂感者，又当清暑祛湿解表。

（三）证治分类

1.风寒束表证

恶寒重，发热轻，无汗，头痛，肢节酸疼，鼻塞声重，或鼻痒喷嚏。时流清涕，咽痒，咳嗽，咳痰稀薄色白，口不渴或渴喜热饮，舌苔薄白而润，脉浮或浮紧。

证机概要：风寒外束，卫阳被郁，腠理闭塞，肺气不宣。

治法：辛温解表。

代表方：荆防达表汤或荆防败毒散加减。两方均为辛温解表剂，前方疏风散寒，适用于风寒感冒轻证；后方辛温发汗，疏风祛湿，适用于时行感冒风寒夹湿证。

常用药：荆芥、防风、苏叶、豆豉、葱白、生姜等解表散寒；杏仁、前胡、桔梗、甘草、橘红宣通肺气。

若表寒重，头痛身痛，憎寒发热，无汗者，配麻黄、桂枝以增强发表散寒之功用；表湿较重，肢体酸痛，头重头胀，身热不扬者，加羌活、独活祛风除湿，或用羌活胜湿汤加减；湿邪蕴中，脘痞食少，或有便溏，苔白腻者，加藿香、苍术、厚朴、半夏化湿和中；头痛甚，配白芷、川芎散寒止痛；身热较著者，加柴胡、薄荷疏表解肌。

2.风热犯表证

身热较著,微恶风,汗泄不畅,头胀痛,面赤,咳嗽,痰黏或黄,咽燥,或咽喉乳蛾红肿疼痛,鼻塞,流黄浊涕,口干欲饮,舌苔薄白微黄,舌边尖红,脉浮数。

证机概要:风热犯表,热郁肌腠,卫表失和,肺失清肃。

治法:辛凉解表。

代表方:银翘散或葱豉桔梗汤加减。两方均有辛凉解表,轻宣肺气功能,但前者长于清热解毒,适用于风热表证热毒重者,后者重在清宣解表,适用于风热袭表,肺气不宣者。

常用药:金银花、连翘、黑栀子、豆豉、薄荷、荆芥辛凉解表,疏风清热;竹叶、芦根清热生津;牛蒡子、桔梗、甘草宣利肺气,化痰利咽。

若风热上壅,头胀痛较甚,加桑叶、菊花以清利头目;痰阻于肺,咳嗽痰多,加贝母、前胡、杏仁化痰止咳;痰热较盛,咳痰黄稠,加黄芩、知母、瓜蒌皮;气分热盛,身热较著,恶风不显,口渴多饮,尿黄,加石膏、黄芩清肺泻热;热毒壅阻咽喉,乳蛾红肿疼痛,加青黛、玄参清热解毒利咽;时行感冒热毒较盛,壮热恶寒,头痛身痛,咽喉肿痛,咳嗽气粗,配大青叶、蒲公英、鱼腥草等清热解毒;若风寒外束,入里化热,热为寒遏,烦热恶寒,少汗,咳嗽气急,痰稠,声哑,苔黄白相兼,可用石膏和麻黄内清肺热,外散表寒;风热化燥伤津,或秋令感受温燥之邪,伴有呛咳痰少,口、咽、唇、鼻干燥,苔薄,舌红少津等燥象者,可酌配南沙参、天花粉、梨皮清肺润燥,禁用伍辛温之品。

3.暑湿伤表证

身热,微恶风,汗少,肢体酸重或疼痛,头昏重胀痛,咳嗽痰黏,鼻流浊涕,心烦口渴,或口中黏腻,渴不多饮,胸闷脘痞,泛恶,腹胀,大便或溏,小便短赤,舌苔薄黄而腻,脉濡数。

证机概要:暑湿遏表,湿热伤中,表卫不和,肺气不清。

治法:清暑祛湿解表。

代表方:新加香薷饮加减。本方功能清暑化湿,适用于夏月暑湿感冒,身热心烦,有汗不畅,胸闷等症。

常用药:金银花、连翘、鲜荷叶、鲜芦根清暑解热;香薷发汗解表;厚朴、扁豆化湿和中。

若暑热偏盛,可加黄连、栀子、黄芩、青蒿清暑泄热;湿困卫表,肢体酸重疼痛较甚,加豆卷、藿香、佩兰等芳化宣表;里湿偏盛,口中黏腻,胸闷脘痞,泛恶,腹胀,便溏,加苍术、白蔻仁、半夏、陈皮和中化湿;小便短赤加滑石、甘草、赤茯苓清热利湿。

感冒小结:体虚感冒应选参苏饮、血虚宜不发汗等补血解表。

四、西医治疗

呼吸道病毒感染目前无特异性抗病毒药物,治疗着重在减轻症状,休息,多饮水,戒烟,室内保持一定的温度和湿度,缩短病程,防止继发细菌感染和并发症的发生为主。

(一)对症治疗

发热、头痛可选用阿司匹林、对乙酰氨基酚或一些抗感冒制剂,也可选用中成药。咽痛可选用咽漱液或咽含片。声音嘶哑可用雾化吸入。鼻塞流涕可用1‰麻黄素滴鼻液等。

(二)抗菌药物治疗

一般患者不必用抗菌药物,如年幼体弱、有慢性呼吸道炎症或细菌感染时,可根据临床情况及病原菌选择抗菌药物,临床常首选青霉素、磺胺类、大环内酯类或第一代头孢菌素。

（三）抗病毒药物治疗

早期应用抗病毒药物有一定效果,并可缩短病程。利巴韦林对流感病毒、副流感病毒和呼吸道合胞病毒有较强的抑制作用。奥司他韦对甲、乙型流感病毒有效。也可选用金刚烷胺、吗啉胍或抗病毒中成药。

五、预防调护

（一）在流行季节须积极防治

（1）生活上应慎起居,适寒温,在冬春之际尤当注意防寒保暖,盛夏亦不可贪凉露宿。

（2）注意锻炼,增强体质,以御外邪。

（3）常易患感冒者,可坚持每天按摩迎香穴,并服用调理防治方药。冬春风寒当令季节,可服贯众汤（贯众、紫苏、荆芥各 10 g,柴胡 10 g,甘草 3 g）;夏令暑湿当令季节,可服藿佩汤（藿香、佩兰各 10 g,薄荷 3 g,鲜者用量加倍）;如时邪毒盛,流行广泛,可用贯众、板蓝根、生甘草煎服。

（4）在流行季节,应尽量少去人口密集的公共场所,防止交叉感染,外出要戴口罩。室内可用食醋熏蒸,每立方米空间用食醋 5～10 mL,加水 1～2 倍,加热熏蒸 2 小时,每天或隔天 1 次,做空气消毒,以预防传染。

（二）治疗期间应注意护理

（1）发热者须适当休息。

（2）饮食宜清淡。

（3）对时感重症及老年、婴幼儿、体虚者,须加强观察,注意病情变化,如高热动风、邪陷心包、合并或继发其他疾病等。

（4）注意煎药和服药方法。汤剂煮沸后 5～10 分钟即可,过煮则降低药效。趁温热服,服后避风覆被取汗,或进热粥、米汤以助药力。得汗、脉静、身凉为病邪外达之象,无汗是邪尚未祛。出汗后尤应避风,以防复感。

（高立帮）

第二节　咳　　嗽

咳嗽是由六淫之邪侵袭肺系,或脏腑功能失调,内伤及肺,肺气不清,失于宣肃所成,临床以咳嗽,咳痰为主症的疾病。咳指有声无痰,嗽指有痰无声,咳嗽则是有声有痰之症也。

《素问·宣明五气论》:"五气所病……肺为咳。"《素问·咳论》:"五脏六腑皆令人咳,非独肺也。"《河间六书·咳嗽论》:"咳谓无痰而有声,肺气伤而不清也,嗽为无声有痰,脾湿动而为痰也,咳嗽谓有声有痰……"。《景岳全书》:"咳嗽之要,止惟二证,何有二证?一曰外感,一曰内伤,而尽之矣。"

本病证相当于现代医学上的呼吸道感染,肺炎,急、慢性支气管炎,支气管扩张,肺结核,肺气肿等肺部疾病。

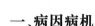

一、病因病机

（一）外感咳嗽

六淫外邪，侵袭肺系，多因肺的卫外功能减弱或失调，以致在天气寒暖失常、气温突变的情况下，邪从口鼻或皮毛而入，均可使肺气不宣，肃降失司而引起咳嗽。由于四时主气的不同，因而感受外邪亦有区别。风为六淫之首，其他外邪多随风邪侵袭人体，所以，外感咳嗽有风寒、风热和燥热之分。

（二）内伤咳嗽

内伤致咳的原因甚多，有因肺的自身病变；有因其他脏腑功能失调，内邪干肺所致。他脏及肺的咳嗽，可因嗜好烟酒，过食辛辣，熏灼肺胃；或过食肥甘，脾失健运，痰浊内生，上干于肺致咳；或由情志刺激，肝失条达，气郁化火，火气循经上逆犯肺，引起咳嗽。因肺脏自病者，常因肺系多种疾病迁延不愈，肺脏虚弱，阴伤气耗，肺的主气及宣降功能失常，而致气逆为咳。

外感咳嗽与内伤咳嗽可相互影响。外感咳嗽如迁延失治，邪伤肺气，更易反复感邪，咳嗽屡发，肺气日损，渐转为内伤咳嗽；而内伤咳嗽患者，由于脏腑虚损，肺脏已病，表卫不固，因而易受外邪而使咳嗽加重。

二、诊断与鉴别诊断

（一）诊断

1.病史

有肺系病史或有其他脏腑功能失调伤及肺脏病史。

2.临床表现

以咳嗽为主要症状。

（二）鉴别诊断

1.哮病、喘证

哮病、喘证、咳嗽均有咳嗽的表现。哮病以喉中哮鸣有声，呼吸困难气促，甚则喘息不能平卧为主症，发作与缓解均迅速。喘证以呼吸困难，甚则张口抬肩，不能平卧为主要临床表现。咳嗽则以咳嗽、咳痰为主症。

2.肺胀

肺胀除咳嗽外，还伴有胸部膨满，咳喘上气，烦躁心慌，甚则面目紫暗，肢体水肿，病程反复难愈。

3.肺痨

肺痨以咳嗽、咯血、潮热、盗汗、消瘦为主症的肺脏结核病，具有传染性。X线可见斑片状或空洞、实变等表现。

4.肺癌

肺癌以咳嗽、咯血、胸痛、发热、气急为主要表现的恶性疾病，X线可见包块，细胞学检查可见癌细胞。

三、辨证

(一)辨证要点

首先辨外感与内伤。外感咳嗽多是新病,发病急,病程短,常伴肺卫表证,属于邪实,治疗当以宣通肺气,疏散外邪为主,根据脉象、舌苔、痰色、痰质及咳痰难易等情况,辨明风寒、风热、燥热之不同,治以发散风寒,疏散风热,清热润燥等法。内伤咳嗽多为久病,常反复发作,病程长,可伴见其他脏腑病证,多属邪实正虚,治疗当以调理脏腑,扶正祛邪,分清虚实主次处理。

(二)治疗要点

外感咳嗽治宜疏散外邪,宣通肺气为主。内伤咳嗽治宜调理脏腑为主,健脾、清肝、养肺补肾,对虚实夹杂者应标本兼治。

四、辨证论治

(一)风寒袭肺

1.临床表现

咽痒咳嗽声重,咳痰稀薄色白;鼻塞流涕、头痛,肢体酸痛,恶寒发热,无汗;舌苔薄白,脉浮或浮紧。

2.治疗原则

疏风散寒,宣肺止咳。

3.代表处方

杏苏散:茯苓20 g,杏仁、苏叶、法半夏、枳壳、桔梗、前胡、生甘草各10 g,陈皮5 g,大枣5枚,生姜3片。

4.加减应用

(1)咳嗽甚者加矮地茶、金沸草各10 g,祛痰止咳。

(2)咽痒者加荸荠子、蝉衣各10 g。

(3)鼻塞声重者加辛夷花、苍耳子各10 g。

(4)风寒咳嗽兼咽痛,口渴,痰黄稠(寒包火),加天花粉20 g,黄芩、桑白皮、牛蒡子各10 g。

(二)风热咳嗽

1.临床表现

咳嗽频剧,咳声粗亢;痰黄稠,咳嗽汗出,咳痰不爽;发热恶风,喉干口渴,舌苔薄黄,脉浮数。

2.治疗原则

疏风清热,宣肺止咳。

3.代表处方

桑菊饮:芦根20 g,桑叶、菊花、薄荷、杏仁、桔梗、连翘、生甘草各10 g。

4.加减应用

(1)肺热内盛者加黄芩、知母各10 g,以清泻肺热。

(2)咽痛、声嘎者配射干、赤芍各10 g。

(3)口干咽燥,舌质红,加南沙参、天花粉各20 g。

（三）风燥伤肺

1.临床表现

新起咳嗽，咳声嘶哑，咽喉干痛；干咳无痰或痰少而粘连成丝状，不易咳出或痰中带血丝；或初起伴鼻塞、头痛、微寒、身热等表证，舌质红干而少苔、苔薄白或薄黄，脉浮数或细数。

2.治疗原则

疏风清肺，润燥止咳。

3.代表处方

桑杏汤：沙参、梨皮各 20 g，浙贝母 15 g，桑叶、豆豉、杏仁、栀子各 10 g。

4.加减应用

（1）津伤甚者加麦冬、玉竹各 20 g。

（2）热重者加石膏（先煎）20 g，知母 10 g。

（3）痰中带血丝加白茅根 20 g，生地黄 10 g。

（4）另有凉燥证乃由燥证加风寒证而成，可用杏苏散加紫菀、款冬花、百部各 10 g 治之，以达温而不燥，润而不凉。

（四）痰湿蕴肺

1.临床表现

咳嗽反复发作，咳声重浊，胸闷气憋，痰色白或带灰色；伴体倦、脘痞、食少，腹胀便溏；苔白腻，脉濡滑。

2.治疗原则

燥湿化痰、理气止咳。

3.代表处方

二陈汤合三子养亲汤。

（1）二陈汤：茯苓 20 g，法半夏、陈皮、生甘草各 10 g。

（2）三子养亲汤：紫苏子 15 g，白芥子 10 g，莱菔子 20 g。

4.加减应用

（1）寒痰较重者，痰黏白如泡沫者，加干姜、细辛各 10 g，温肺化痰。

（2）脾虚甚者加党参 20 g，白术 10 g，健脾益气。

（五）痰热郁肺

1.临床表现

咳嗽、气息粗促或喉中有痰声，痰稠黄、咳吐不爽或有腥味或吐血痰；胸胁胀满，咳时引痛，面赤身热，口干引饮，舌红，苔薄黄腻，脉滑数。

2.治疗原则

清热肃肺，化痰止咳。

3.代表处方

清金化痰汤：茯苓 20 g，浙贝母 15 g，黄芩、栀子、知母、麦冬、桑白皮、瓜蒌、桔梗、生甘草各 10 g，橘红 6 g。

4.加减应用

（1）痰黄而浓有热腥味者，加鱼腥草、冬瓜子各 20 g。

（2）胸满咳逆、痰多、便秘者，加葶苈子、生大黄各（先煎）10 g。

(六)肝火犯肺

1.临床表现

气逆咳嗽,干咳无痰或少痰;咳时引胁作痛,面红喉干;舌边红,苔薄黄,脉弦数。

2.治疗原则

清肝泻火,润肺止咳化痰。

3.代表处方

黛蛤散加黄芩泻白散。

(1)黛蛤散:海蛤壳 20 g,青黛(包煎)10 g。

(2)黄芩泻白散:黄芩、桑白皮、地骨皮、粳米、生甘草各 10 g。

4.加减应用

(1)火旺者加冬瓜子 20 g,栀子、牡丹皮各 10 g,以清热豁痰。

(2)胸闷气逆者加葶苈子 10 g,瓜蒌皮 20 g,以理气降逆。

(3)胸胁痛者加郁金、丝瓜络各 10 g,以理气和络。

(4)痰黏难咳加浮海石、浙贝母、冬瓜仁各 20 g,以清热豁痰。

(5)火郁伤阴者加北沙参、百合各 20 g,麦冬 15 g,五味子 10 g,以养阴生津敛肺。

(七)肺阴虚损

1.临床表现

干咳少痰或痰中带血或咯血;潮热,午后颧红,盗汗,口干;舌质红、少苔,脉细数。

2.治疗原则

滋阴润肺,化痰止咳。

3.代表处方

沙参麦冬汤:沙参、玉竹、天花粉、扁豆各 20 g,桑叶、麦冬、生甘草各 10 g。

4.加减应用

(1)咯血者加白及 20 g,三七 15 g,侧柏叶、仙鹤草、阿胶(烊服)、藕节各 10 g,以止血。

(2)午后潮热,颧红者加银柴胡、地骨皮、黄芩各 10 g。

(3)肾不纳气,久咳不愈,咳而兼喘者可用参蛤散加熟地黄、五味子各 10 g。

五、其他治法

(一)中成药疗法

(1)麻黄止嗽丸、小青龙糖浆适用于风寒袭肺咳嗽。

(2)桑菊感冒片、蛇胆川贝液适用于风热咳嗽。

(3)秋燥感冒冲剂、二母宁嗽丸适用于风燥咳嗽。

(4)半贝丸、陈夏六君丸适用于痰湿蕴肺咳嗽。

(5)琼玉膏、玄麦甘桔冲剂适用于肺阴虚损咳嗽。

(6)千金化痰丸、三蛇胆川贝末适宜用于肝火犯肺咳嗽。

(7)双黄连口服液、清金止嗽化痰丸适用于痰热郁肺咳嗽。

(二)针灸疗法

(1)选肺俞、脾俞、合谷、丰隆等穴,以平补平泻手法,每天 1 次,适用于脾虚痰湿咳嗽。

(2)选肺俞、足三里、三阴交等穴,针用补法,每天 1 次,适用于肺阴虚损咳嗽。

(3)选肺俞、列缺、合谷等穴,毫针浅刺用泻法,每天 1 次,适用于外感咳嗽。

(4)选肺俞、尺泽、太冲、阳陵泉等穴,以平补平泻手法,每天1次,适用于肝火犯肺咳嗽。

(三)饮食疗法

(1)以薏苡仁、山药各60 g,百合、柿饼各30 g,同煮米粥,每早晚温热服食,适用于脾虚痰湿咳嗽。

(2)大雪梨1个,蜂蜜适量,去梨核入蜂蜜,放炖盅内蒸熟,每晚睡前服1个,适用于肺阴虚损咳嗽。

(3)新鲜芦根(去节)100 g,粳米50 g同煮粥,每天2次温服,适用于肺热咳嗽。

(4)百合30 g,糯米50 g,冰糖适量,煮粥早晚温服,适用于肺燥咳嗽。

六、预防调摄

(1)平素应注意气候变化,防寒保暖,预防感冒。

(2)易感冒者可服玉屏风散。

(3)加强锻炼,增强抗病能力。

(4)咳嗽患者饮食不宜过于肥甘厚味、辛辣刺激。

(5)内伤久咳者,应戒烟。

(高立帮)

第三节 哮 病

哮病是由于宿痰伏肺,遇诱因引触,导致痰阻气道,气道挛急,肺失肃降,肺气上逆所致的发作性痰鸣气喘疾病。发时喉中哮鸣有声,呼吸气促困难,甚则喘息不能平卧。

一、病因病机

哮病的发生,乃宿痰内伏于肺,复因外感、饮食、情志、劳倦等诱因引触,以致痰阻气道,气道挛急,肺失肃降,肺气上逆所致。

(一)外邪侵袭

外感风寒或风热之邪;未能及时表散,邪气内蕴于肺,壅遏肺气,气不布津,聚液生痰而成哮病之因。

(二)饮食不当

饮食不节致脾失健运,饮食不归正化,水湿不运,痰浊内生,上干于肺,壅阻肺气而发哮病。

(三)情志失调

情志不遂。肝气郁结,木不疏土;或郁怒伤肝,肝气横逆,木旺乘土均可致脾失健运,失于转输,水湿蕴成痰浊,上干于肺,阻遏肺气,发生哮病。

(四)体虚病后

素体禀赋薄弱,体质不强,或病后体弱(如幼年患麻疹、顿咳,或反复感冒,咳嗽日久等)导致肺、脾、肾虚损,痰浊内生,成为哮病之因。若肺气耗损,气不化津,痰饮内生;或阴虚火盛,热蒸液聚,痰热胶固;脾虚水湿不运,肾虚水湿不能蒸化,痰浊内生,均成为哮病之因。

哮病的病理因素以痰为根本,痰的产生责之于肺不能布散津液,脾不能转输精微,肾不能蒸化水液,以致津液凝聚成痰,伏藏于肺,成为哮病发生的"夙根"。此后每遇气候突变、饮食不当、情志失调、劳累过度等诱因导致气机逆乱而发作。

二、辨证论治

(一)辨证要点

1.辨已发未发

哮病发作期和缓解期临床表现不同,发作期以喉中哮鸣有声,呼吸气促困难,甚则喘息不能平卧等为典型临床表现。缓解期无典型症状,若病程日久,反复发作,导致身体虚弱,平时可有轻度哮症,而以肺、脾、肾虚损为主要表现,或肺气虚,或肺气阴两虚,或脾气虚、肾气虚、肺脾气虚、肺肾两虚等。

2.辨证候虚实

哮病属邪实正虚之证,发作时以邪实为主,症见呼吸困难,呼气延长,喉中痰鸣有声,痰黏量少,咯吐不利,甚则张口抬肩,不能平卧,端坐俯伏,胸闷窒塞,烦躁不安,或伴寒热,苔腻,脉实。未发时以正虚为主,肺虚者,气短声低,咯痰清稀色白,喉中常有轻度哮鸣音,自汗恶风;脾虚者,食少,便溏,痰多;肾虚者,平素短气息促,动则为甚,吸气不利,腰酸耳鸣。

3.辨痰性质

发作期痰阻气道,气道挛急,肺失肃降,以邪实为主,痰有寒痰、热痰、痰湿之异,分别引起寒哮、热哮、痰哮。一般寒哮内外皆寒,其证喉中哮鸣如水鸡声,咳痰清稀,或色白如泡沫,口不渴,舌质淡,苔白滑,脉浮紧;热哮痰热壅盛,其证喉中痰鸣如吼,胸高气粗,咳痰黄稠胶黏,咯吐不利,口渴喜饮,舌质红,苔黄腻,脉滑数。寒热征象不明显,喘咳胸满,但坐不得卧,痰涎涌盛,喉如曳锯,咯痰黏腻难出者,为痰哮。

(二)类证鉴别

喘证:与哮病的病因病机不同,喘证由外感六淫,内伤饮食、情志,或劳欲、久病,致邪壅于肺,宣降失司所致,或肺不主气,肾失摄纳而成;哮病乃宿痰伏肺,遇诱因引触,致痰阻气道,气道挛急,肺失肃降而成。临床表现亦有明显区别,哮病与喘证都有呼吸急促的表现,但哮必兼喘,而喘未必兼哮。哮指声响言,喉中有哮鸣声,是一种反复发作的独立性疾病;喘指气息言,为呼吸气促困难,是多种急慢性疾病的一个症状。

(三)治疗原则

发时治标,平时治本为哮病治疗的基本原则。发时攻邪治标,祛痰利气,寒痰宜温化宣肺,热痰当清化肃肺,痰浊壅肺应去壅泻肺,风痰当祛风化痰,表证明显者兼以解表;反复日久,正虚邪实者又当攻补兼顾,不可拘泥;平时扶正治本,阳气虚者应温补,阴虚者宜滋养,分别采取补肺、健脾、益肾等法,以冀减轻、减少或控制其发作。

(四)分证论治

1.发作期

(1)寒哮。

证候:呼吸急促,喉中哮鸣有声,胸膈满闷如塞。咳不甚,痰少咯吐不爽,或清稀呈泡沫状,口不渴,或渴喜热饮,面色晦暗带青,形寒怕冷。或小便清,天冷或受寒易发,或恶寒、无汗、身痛。舌质淡、苔白滑。脉弦紧或浮紧。

治法:温肺散寒,化痰平喘。

方药:射干麻黄汤。若病久,本虚标实,当标本同治,温阳补虚,降气化痰,用苏子降气汤。

(2)热哮。

证候:气粗息涌,喉中痰鸣如吼,胸高胁胀。咳呛阵作,咳痰色黄或白,黏浊稠厚,咯吐不利,烦闷不安,不恶寒,汗出,面赤,口苦,口渴喜饮。舌质红,舌苔黄腻,脉滑数或弦滑。

治法:清热宣肺,化痰定喘。

方药:定喘汤。若病久痰热伤阴,可用麦门冬汤加沙参、冬虫夏草,川贝母、天花粉。

(3)痰哮。

证候:喘咳胸满,但坐不得卧,痰涎涌盛,喉如曳锯,咯痰黏腻难出。呕恶,纳呆。口黏不渴,神倦乏力,或胃脘满闷,或便溏,或胸胁不舒,或唇甲青紫。舌质淡或淡胖,或舌质紫暗或淡紫,舌苔厚浊,脉滑实或带弦、涩。

治法:化浊除痰,降气平喘。

方药:二陈汤合三子养亲汤。如痰涎涌盛者,可合用葶苈大枣泻肺汤泻肺除壅;若兼意识朦胧,似清似昧者,可合用涤痰汤涤痰开窍。

2.缓解期

(1)肺虚。

证候:气短声低,咯痰清稀色白,喉中常有轻度哮鸣音,每因气候变化而诱发。面色㿠白,平素自汗,怕风,常易感冒,发前喷嚏频作,鼻塞流清涕。舌质淡,苔薄白。脉细弱或虚大。

治法:补肺固卫。

方药:玉屏风散。

(2)脾虚。

证候:气短不足以息,少气懒言,平素食少脘痞,痰多,便溏,倦怠无力,面色萎黄不华,或食油腻易腹泻,或泛吐清水,畏寒肢冷,或少腹坠感,脱肛。舌质淡,苔薄腻或白滑,脉象细软。

治法:健脾化痰。

方药:六君子汤。若脾阳不振,形寒肢冷,便溏者,加桂枝、干姜或合用理中丸以振奋脾阳;若中气下陷,见便溏,少腹下坠,脱肛等,则可改用补中益气汤。

(3)肾虚。

证候:平素短气息促,动则为甚,吸气不利,劳累后喘哮易发。腰酸腿软,脑转耳鸣。或畏寒肢冷,面色苍白;或颧红,烦热,汗出黏手。舌淡胖嫩,苔白;或舌红苔少。脉沉细或细数。

治法:补肾摄纳。

方药:金匮肾气丸或七味都气丸。阴虚痰盛者,可用金水六君煎滋阴化痰。

(高立帮)

第四节　喘　证

喘证以呼吸困难,甚则张口抬肩,鼻翼翕动,难以平卧为特征,是肺系疾病常见症状之一,多由邪壅肺气,宣降不利或肺气出纳失常所致。

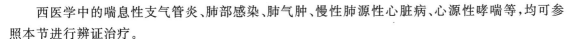

西医学中的喘息性支气管炎、肺部感染、肺气肿、慢性肺源性心脏病、心源性哮喘等,均可参照本节进行辨证治疗。

一、病因病机

(一)外邪犯肺

外感风寒、风热之邪,或肺素有痰饮,复感外邪,卫表闭塞,肺气壅滞,宣降失常,肺气上逆而喘。

(二)痰浊内蕴

恣食肥甘油腻,过食生冷或嗜酒伤中,脾失健运,湿浊内生,聚湿成痰,上渍于肺,阻遏气道,肃降失常,气逆而喘。

(三)久病劳欲

久病肺虚,劳欲伤肾,肺肾亏损,气失所主,肾不纳气,肺气上逆而喘。

二、辨证论治

喘证的辨证,重在辨虚实寒热。实喘一般起病急,病程短,呼吸深长有余,气粗声高,脉有力;虚喘多起病缓慢,病程长,呼吸短促难续,气怯声低,脉无力;热喘胸高气粗,痰黄黏稠难咯,面赤烦躁、唇青鼻煽,舌红苔黄腻、脉数;寒喘面白唇青,痰涎清稀,舌苔白、脉迟。

治疗原则:实证祛邪降逆平喘;虚证培补摄纳平喘。

(一)实喘

1.风寒束肺

(1)证候:咳喘胸闷,痰稀色白,初起多兼恶寒发热,头痛无汗,身痛等表证,舌苔薄白,脉浮紧。

(2)治法:祛风散寒,宣肺平喘。

(3)方药:麻黄汤加减。方中麻黄、桂枝辛温发汗,散寒解表,宣肺平喘;杏仁、甘草降气化痰。若表寒不重,可去桂枝,即为宣肺平喘之三拗汤;痰白清稀量多起沫加细辛、生姜温肺化痰;痰多胸闷甚者加半夏、陈皮、白芥子理气化痰。

2.风热袭肺

(1)证候:喘促气粗,痰黄而黏稠,身热烦躁,口干渴,汗出恶风,舌质红,苔薄黄,脉浮数。

(2)治法:祛风清热,宣肺平喘。

(3)方药:麻杏石甘汤加减。方中麻黄、石膏相使为用疏风清热,宣肺平喘;杏仁、甘草化痰利气。若痰多黏稠、烦闷者加黄芩、桑白皮、知母、瓜蒌皮、鱼腥草,增强清热泻肺化痰之力;大便秘结者加大黄、枳实泻热通便;喘甚者加葶苈子、白果化痰平喘。

3.痰浊壅肺

(1)证候:喘咳痰多,胸闷,呕恶,纳呆,口黏不渴,舌淡胖有齿痕,苔白厚腻,脉缓滑。

(2)治法:燥湿化痰,降逆平喘。

(3)方药:二陈汤合三子养亲汤加减。方中陈皮、半夏、茯苓、甘草燥湿化痰,理气和中;莱菔子、苏子、白芥子化痰降逆平喘,二方合用效专力宏。若痰涌、便秘、喘不能卧加葶苈子、大黄涤痰通便。

（二）虚喘

1.肺气虚

(1)证候:喘促气短,咳声低弱,神疲乏力,自汗畏风,痰清稀,舌淡苔白,脉缓无力。

(2)治法:补肺益气定喘。

(3)方药:补肺汤合玉屏风散加减。方中人参、黄芪补益肺气;白术、甘草健脾补中助肺;五味子、紫菀、桑白皮化痰止咳,敛肺定喘;防风助黄芪益气护表。若兼见痰少质黏,口干,舌红少津,脉细数者,为气阴两虚。治宜益气养阴,敛肺定喘。方用生脉散加沙参、玉竹、川贝母、桑白皮、百合养阴益气滋肺。

2.肾气虚

(1)证候:喘促日久,气不得续,动则尤甚,甚则张口抬肩,腰膝酸软,舌淡苔白,脉沉弱。

(2)治法:补肾纳气平喘。

(3)方药:七味都气丸合参蛤散加减。方中熟地黄、山茱萸、山药、牡丹皮、泽泻、茯苓、五味子补肾纳气;人参大补元气,蛤蚧肺肾两补,纳气平喘。

3.喘脱

(1)证候:喘逆加剧,张口抬肩,鼻煽气促,不能平卧,心悸,烦躁不安,面青唇紫,汗出如珠,手足逆冷,舌淡苔白,脉浮大无根。

(2)治法:扶阳固脱,镇摄纳气。

(3)方药:参附汤送服黑锡丹。方中人参、附子回阳固脱、救逆;黑锡丹降气定喘。

三、针灸治疗

（一）实喘

尺泽、列缺、天突、大柱,针刺,用泻法。

（二）虚喘

鱼际、定喘、肺俞,针刺,用补法,可灸。

（三）喘脱

定喘、肺俞、关元、神阙,灸法。

四、护理与预防

饮食宜清淡而富有营养,忌油腻酒醪及辛热助湿生痰动火食物。室内空气要保持新鲜,避免烟尘刺激。痰多者要注意排痰,保持呼吸道通畅。慎起居,适寒温,节饮食,薄滋味,戒烟酒,节房事。适当参加体育活动,增强体质。保持良好的心态。

（高立帮）

第五节 肺 痈

肺痈是指由于热毒血瘀,壅滞于肺,以致肺叶生疮,形成脓疡的一种病证。临床表现以咳嗽,胸痛,发热,咯吐腥臭浊痰,甚则脓血相兼为主要特征。

一、病因病机

本病主要是风热火毒,壅滞于肺,热盛血瘀,蕴酿成痈,血败肉腐化脓,肺络损伤而致本病。病位在肺,病理性质属实属热。热壅血瘀是成痈化脓的病理基础。

(一)感受外邪

多为风热毒邪,经口鼻或皮毛侵袭肺脏;或因风寒袭肺,未得及时表散,内蕴不解,郁而化热,邪热薰肺,肺失清肃,肺络阻滞,以致热壅血瘀,蕴毒化脓而成痈。

(二)痰热内盛

平素嗜酒太过,或嗜食辛辣煎炸厚味,蕴湿蒸痰化热,熏灼于肺,或原有其他宿疾,肺经及他脏痰浊瘀热,蕴结日久,熏蒸于肺,以致热盛血瘀,蕴酿成痈。

二、辨证论治

(一)辨证要点

辨病程阶段,初期辨证总属实证,热证。一般按病程的先后划分为初期、成痈期、溃脓期、恢复期四个阶段。初期痰白或黄,量少,质黏,无特殊气味;成痈期痰呈黄绿色,量多,质黏稠有腥臭;溃脓期为脓血痰,其量较多,质如米粥,气味腥臭异常;恢复期痰色较黄,量减少,其质清稀,臭味渐轻。

(二)类证鉴别

风温:风温起病多表现为发热、恶寒、咳嗽、气急、胸痛等,但肺痈之寒战、高热、胸痛、咯吐浊痰明显,且喉中有腥味,与风温有别。且风温经正确及时治疗,一般邪在气分而解,多在一周内身热下降,病情向愈。如病经一周,身热不退或更盛,或退而复升,咯吐浊痰,喉中腥味明显,应进一步考虑有肺痈之可能。

(三)治疗原则

肺痈属实热证,治疗以祛邪为总则,清热解毒,化瘀排脓是治疗肺痈的基本原则。初期治以清肺散邪;成痈期则清热解毒,化瘀消痈;溃脓期治疗应排脓解毒;恢复期对阴伤气耗者治以养阴益气,如久病邪恋正虚者,当扶正祛邪,补虚养肺。

(四)分证论治

1.初期

(1)证候:恶寒发热,咳嗽,胸痛,咳时尤甚。咯吐白色黏痰,痰量由少渐多,呼吸不利,口干鼻燥。舌质淡红,舌苔薄黄或薄白少津。脉浮数而滑。

(2)治法:疏散风热,清肺散邪。

(3)方药:银翘散加减。

2.成痈期

(1)证候:身热转甚,时时振寒,继则壮热,胸满作痛,转侧不利,咳吐黄稠痰,或黄绿色痰,自觉喉间有腥味。咳嗽气急,口干咽燥,烦躁不安,汗出身热不解。舌质红,舌苔黄腻。脉滑数有力。

(2)治法:清肺解毒,化瘀消痈。

(3)方药:千金苇茎汤合如金解毒散加减。

3.溃脓期

(1)证候:咳吐大量脓血痰,或如米粥,腥臭异常,有时咯血,胸中烦满而痛,甚则气喘不能卧。身热,面赤,烦渴喜饮。舌质红或绛,苔黄腻,脉滑数。

(2)治法:排脓解毒。

(3)方药:加味桔梗汤加减。

4.恢复期

(1)证候:身热渐退,咳嗽减轻,咯吐脓血渐少,臭味不甚,痰液转为清稀。精神渐振,食欲渐增,或见胸胁隐痛,不耐久卧,气短,自汗,盗汗,低热,午后潮热,心烦,口燥咽干,面色不华,形体消瘦,精神萎靡;或见咳嗽,咯吐脓血痰日久不净,或痰液一度清稀而复转臭浊,病情时轻时重,迁延不愈。舌质红或淡红,苔薄。脉细或细数无力。

(2)治法:养阴益气清肺。

(3)方药:沙参清肺汤或桔梗杏仁煎加减。

(高立帮)

第六节　肺　痨

　　肺痨是由于正气不足,感染痨虫,侵蚀肺脏所致的具有传染性的一种慢性虚弱性疾病,以咳嗽、咯血、潮热、盗汗及身体逐渐消瘦为其主要临床特征。因痨虫蚀肺,劳损在肺,故称肺痨。

　　肺痨之疾,历代医家命名甚多,概而言之有以其具有传染性而命名的,如"尸注""虫疰""劳疰""传尸""鬼疰"等,《三因极一病证方论》言:"以疰者,注也,病自上注下,与前人相似,故曰疰";有根据症状特点而命名者,如《外台秘要》称"骨蒸"、《儒门事亲》谓"劳嗽"等,而《三因极一病证方论》的"痨瘵"称谓则沿用直至晚清,因病损在肺较常见故后世一般多称肺痨。

　　历代医籍对本病的论述甚详,早在《内经》,对本病的临床特点即有较具体的记载,如《素问·玉机真脏论》云:"大骨枯槁,大肉陷下,胸中气满,喘息不便,内痛引肩项,身热,脱肉破䐃……肩体内消。"《灵枢·玉版》篇云:"咳,脱形,身热,脉小以疾",均生动地描述了肺痨的主症及其慢性消耗表现,而将其归属于"虚劳"范围。汉代张仲景《金匮要略·血痹虚劳病脉证并治》篇正式将其归属于"虚劳"病中,并指出本病的一些常见合并症,指出"若肠鸣、马刀挟瘿者,皆为劳得之。"华佗《中藏经·传尸》的"传尸者……问病吊丧而得,或朝走暮游而逢……中此病死之全,染而为疾",已认识到本病具有传染的特点,认为因与患者直接接触而得病。唐代王焘《外台秘要·传尸》则进一步说明了本病的危害:"传尸之候……莫问老少男女,皆有斯疾……不解疗者,乃至灭门。"唐宋时期,并确立了本病的病因、病位、病机和治则。如唐代孙思邈《备急千金药方》认为"劳热生虫在肺",首先提出了病邪为"虫",把"尸注"列入肺脏病篇,明确病位主要在肺。与此同期的王焘《外台秘要》也提出"生肺虫,在肺为病",认识到肺痨是由特殊的"肺虫"引起的。病机症状方面宋代许叔微《普济本事方·诸虫尸鬼注》提出本病"肺虫居肺叶之内,蚀入肺系,故成瘵疾,咯血声嘶"。《三因极一病证方论》《济生方》则都提出了"痨瘵"的病名,明确地将肺痨从一般虚劳和其他疾病中独立出来,更肯定其病因"内非七情所伤,外非四气所袭""多由虫啮"的病机。至元代朱丹溪倡"痨瘵至乎阴虚"之说,突出了病机重点。葛可久《十药神书》收载了治痨十

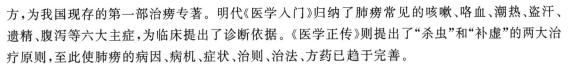

方，为我国现存的第一部治痨专著。明代《医学入门》归纳了肺痨常见的咳嗽、咯血、潮热、盗汗、遗精、腹泻等六大主症，为临床提出了诊断依据。《医学正传》则提出了"杀虫"和"补虚"的两大治疗原则，至此使肺痨的病因、病机、症状、治则、治法、方药已趋于完善。

根据本病临床表现及其传染特点，肺痨与西医学的肺结核基本相同，故凡诊断肺结核者可参照本病辨证论治。

一、病因病机

肺痨的致病因素，不外内外两端。外因系指传染痨虫，内因则为正气虚弱，两者相互为因，痨虫传染是不可或缺的外因，正虚是发病的基础。痨虫蚀肺后，耗损肺阴，进而演变发展，可致阴虚火旺，或导致气阴两虚，甚则阴损及阳。

（一）感染"痨虫"

痨虫感染是引起本病的主要病因，而传染途径是经口鼻到肺脏，本病具有传染性。当与患者直接接触，问病看护或与患者同室寝眠、朝夕相处，都可致痨虫侵入人体为害。痨虫侵袭肺脏，腐蚀肺叶，肺体受损，耗伤肺阴，肺失滋润，清肃失调而发生肺痨咳嗽；如损伤肺中络脉，血溢脉外则咯血；阴虚火旺，迫津外泄，则潮热、盗汗。《三因极一病证方论·痨瘵诸证》指出："诸证虽曰不同，其根多有虫。"明确提出痨虫传染是形成本病的唯一因素。

（二）正气虚弱

禀赋不足，或后天嗜欲无度，酒色不节，忧思劳倦，损伤脏腑，或大病久病之后失于调治，如麻疹、外感久咳及产后等，耗伤气血精液，或营养不良，体虚不复，均可致正气亏虚，抗病力弱，使痨虫乘虚袭入，侵蚀肺体而发病。《古今医统·痨瘵》云："凡人平素保养元气，爱惜精血，瘵不可得而传，惟夫纵欲多淫，苦不自觉，精血内耗，邪气外乘。"并提出"气虚血痿，最不可入痨瘵之门……皆能乘虚而染触"即是此意。

总之，本病病因是感染痨虫为患，而正虚是发病的关键。正气旺盛，虽然感染痨虫但可不一定发病，正气虚弱则感染后易于致病。另一方面感染痨虫后，正气的强弱不仅决定了病情的轻重，又决定病变的转归，这也是有别于其他疾病的特点。

本病的病位在肺。肺主气，司呼吸，受气于天，吸清呼浊。若肺脏本体虚弱，卫外不固，或因其他脏腑病变损伤肺脏，导致肺虚，则"痨虫"极易犯肺，侵蚀肺脏而发病。病机性质以阴虚为主，故临床上多见干咳，咽燥，以及喉痒声嘶等肺系症状。由于脏腑之间有互相资生和制约的关系，肺脏亏虚日久，必然会影响其他脏腑，其中与脾肾关系最为密切，同时也可涉及心肝。脾为肺之母，肺虚耗夺母气以自养，则致脾虚；脾虚不能化水谷为精微而上输以养肺，则肺脏益弱，故易致肺脾同病，土不生金，肺阴虚与脾气虚两候同时出现，症见神疲懒言、四肢乏力、食少便溏、身体消瘦等脾虚症状。肺肾相生，肾为肺之子，肺阴虚肾失滋生之源，或肾阴虚相火灼金，上耗母气，则可致肺肾两虚，相火内炽，常伴见骨蒸、潮热、咯血、男子遗精、女子月经不调等症状。若肺虚不能治肝，肾虚不能养肝，肝火偏旺，上逆侮肺，可见性急善怒，胁肋掣痛，并加重咳嗽、咯血。如肺虚心火乘客，肾虚水不济火，可伴见虚烦不寐、盗汗等症，甚则肺虚不能佐心治节血脉之运行，而致气虚血瘀，出现气短、心慌、唇紫等症。概括而言，初起肺体受损，肺阴耗伤，肺失滋润，病位在肺，继而肺脾同病，导致气阴两伤，或肺肾同病，而致阴虚火旺。后期脾肺肾三脏皆损，阴损及阳，元气耗伤，阴阳两虚。

二、诊断

(1)咳嗽、咯血、潮热、盗汗、身体明显消瘦为典型表现。不典型者诸症可以不必具见,初起仅微有咳嗽、疲乏无力,身体逐渐消瘦,食欲缺乏,偶或痰中夹有少量血丝等。

(2)常有与肺痨患者的长期接触史。

三、相关检查

(1)肺部病灶部位呼吸音减弱,或闻及支气管呼吸音及湿啰音。

(2)X线胸片、痰涂片或培养结核菌、血沉、结核菌素试验等检查有助于诊断。

四、鉴别诊断

(一)虚劳

同属于虚损类疾病的范围,病程较长。肺痨具有传染性,是一个独立的慢性传染性疾病;虚劳是由于脏腑亏损,元气虚弱而致的多种慢性疾病虚损证候的总称,不具传染性。肺痨病位主要在肺,病机主在阴虚,而虚劳五脏并重,以脾肾为主,病机以气血阴阳亏虚为要。肺痨是由正气亏虚,痨虫蚀肺所致,有其发生发展及演变规律,以咳嗽、咯血、潮热、盗汗为特征;而虚劳缘由内伤亏损,为多脏气血阴阳亏虚,临床特征表现多样,病情多重。

(二)肺痿

肺痿是肺部多种慢性疾病后期转归而成,如肺痈、肺痨、久嗽、久喘等导致肺叶痿弱不用,俱可成痿,临床以咳吐浊唾涎沫为主症,不具传染性;而肺痨是以咳嗽、咳血、潮热、盗汗为特征,由传染痨虫所致具有传染性,但少数肺痨后期迁延不复可以转为肺痿。

(三)肺痈

肺痨和肺痈都有咳嗽、发热、汗出。但肺痈是肺叶生疮,形成脓疡,临床以咳嗽、胸痛、咯吐腥臭浊痰,甚则脓血相兼为主要特征的一种疾病,发热较高,为急性病,病程较短,病机是热壅血瘀,属实热证;而肺痨的临床特点是有咳嗽、咳血、潮热、盗汗四大主症,起病缓慢,病程较长,为慢性病,病机是以肺阴亏虚为主,具有传染性。

(四)肺癌

肺癌与肺痨都有咳嗽、咯血、胸痛、发热、消瘦等症状。但肺痨多发于中青年,若发生在40岁以上者,往往在青少年时期有肺痨史;而肺癌则好发于40岁以上的中老年男性,多有吸烟史,表现为呛咳、顽固性干咳,持续不愈,或反复咯血,或顽固性胸痛、发热,伴进行性消瘦、疲乏等。肺痨经抗结核治疗有效,肺癌经抗结核治疗则病情继续恶化。此外,借助西医诊断方法,有助于两者的鉴别。

五、辨证论治

(一)辨证要点

1.辨病机属性

本病的辨证,须按病机属性,结合脏腑病机进行,故宜区别阴虚、阴虚火旺、气虚的不同,掌握与肺与脾肾的关系。临床一般以肺阴亏虚为主为先,如进一步演变发展,则表现为阴虚火旺,或气阴耗伤,甚或阴阳两虚。病变主脏在肺,以阴虚为主,阴虚火旺者常肺肾两虚,并涉及心肝;气

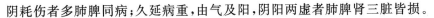

阴耗伤者多肺脾同病；久延病重，由气及阳，阴阳两虚者肺脾肾三脏皆损。

2.辨病情轻重

一般初起病情多轻，微有咳嗽，偶或痰中有少量血丝，咽干低热，疲乏无力，逐渐消瘦；继而咳嗽加剧，干咳少痰或痰多，时时咳血，甚则大量咯血，胸闷气促，午后发热，或有形寒，两颧红艳，唇红口干，盗汗失眠，心烦易怒，男子梦遗失精，女子月经不调或停闭，如病重而未能及时治疗，可出现音哑气喘，大便溏泄，肢体水肿，面唇发紫，甚至大骨枯槁，大肉陷下，骨髓内消，肌肤甲错。

3.辨证候顺逆

肺痨顺证表现为虽肺阴亏虚但元气未衰，胃气未伤，饮食如恒，虚能受补，咳嗽日减，脉来有根，无气短不续，无大热或低热转轻，无痰壅咯血，消瘦不著。逆证表现为骨蒸发热，持续不解；胃气大伤，食少纳呆，便溏肢肿；大量咯血，反复发作，短气不续，动则大汗，大肉脱陷，声音低微；虚不受补，脉来浮大无根，或细而数疾。

(二)治疗原则

本病的治疗原则是补虚培元和治痨杀虫，正如《医学正传·劳极》所提出的"一则杀其虫，以绝其根本，一则补其虚，以复其真元"为其两大治则。根据患者体质强弱而分别主次，但尤需重视补虚培元，增强正气，以提高抗痨杀虫的能力。调补脏腑重点在肺，并应重视脏腑整体关系，同时兼顾补脾益肾。治疗大法应根据"主乎阴虚"的病机特点，以滋阴为主，火旺者兼以降火，如合并气虚、阳虚见证者，又当同时兼以益气或温阳。杀虫主要是针对病因治疗，选用具有抗痨杀虫作用的中草药。

(三)分证论治

1.肺阴亏损

主症：干咳，咳声短促，咳少量黏痰，或痰中有时带血，如丝如点，色鲜红。

兼症：午后自觉手足心热，皮肤干灼，咽干口燥，或有少量盗汗，胸闷乏力。

舌脉：舌边尖红，苔薄少津；脉细或兼数。

分析：痨虫蚀肺，损伤肺阴，阴虚肺燥，肺失滋润，清肃失调故干咳少痰，咳声短促，胸闷乏力；肺损络伤，故痰中带血如丝如点，色鲜红；阴虚生热，虚热内灼，故手足心热，皮肤灼热；阴虚津少，无以上承则口燥咽干，皮肤干燥；舌红，苔薄少津，脉细或兼数，为阴虚有热之象。

治法：滋阴润肺，清热杀虫。

方药：月华丸加减。本方功在补虚杀虫，养阴止咳，化痰止血，是治疗肺痨的基本方。方中沙参、麦冬、天冬、生地黄、熟地黄滋阴润肺；百部、川贝母润肺止咳，兼能杀虫；阿胶、三七止血和营；桑叶、菊花清肃肺热；山药、茯苓甘淡健脾益气，培土生金，以资生化之源。可加百合、玉竹滋补肺阴。若咳嗽频而痰少质黏者，可合甜杏仁、蜜紫菀、海蛤壳以润肺化痰止咳；痰中带血较多者，宜加白及、仙鹤草、白茅根、藕节等以和络止血；若低热不退，可配银柴胡、地骨皮、功劳叶、胡黄连等以清退虚热，兼以杀虫；若久咳不已，声音嘶哑者，于前方中加诃子皮、木蝴蝶、凤凰衣等以养肺利咽，开音止咳。

2.阴虚火旺

主症：咳呛气急，痰少质黏，反复咯血，量多色鲜。

兼症：五心烦热，两颧红赤，心烦口渴，骨蒸潮热，盗汗量多，形体日益消瘦，或吐痰黄稠量多，或急躁易怒，胸胁掣痛，失眠多梦，或男子遗精，女子月经不调。

舌脉：舌红绛而干，苔薄黄或剥；脉细数。

分析：肺虚及肾，肺肾阴伤，虚火内迫，气失润降而上逆，故咳呛、气急；虚火灼津，炼液成痰，故痰少质黏；若火盛热壅痰蕴，则咳痰黄稠量多；虚火伤络，迫血妄行故反复咯血，色鲜量多；肺肾阴虚，君相火旺，故午后潮热、颧红骨蒸、五心烦热；营阴夜行于外，虚火迫津外泄故盗汗；肾阴亏虚，肝失所养，心肝火盛故性急易怒、失眠多梦；肝经布两胁穿膈入肺，肝肺络脉失养，则胸胁掣痛；相火偏旺，扰动精室则梦遗失精；阴血亏耗，冲任失养则月经不调；阴精亏损，不能充养身体则形体日瘦；舌红绛而干，苔黄或剥，脉细数，乃阴虚火旺之征。

治法：补益肺肾，滋阴降火。

方药：百合固金汤合秦艽鳖甲散加减。百合固金汤功能滋养肺肾，适用于阴虚阳浮，肾虚肺燥，咳痰带血，烦热咽干者。本方用百合、麦冬、玄参、生地黄滋阴润肺生津，当归、白芍、热地养血柔肝，桔梗、贝母、甘草清热化痰止咳。秦艽鳖甲散滋阴清热除蒸，适用于阴虚骨蒸，潮热盗汗等证。方中秦艽、青蒿、柴胡（用银柴胡）、地骨皮退热除蒸，鳖甲、知母、乌梅、当归滋阴清热，另加百部、白及止血杀虫。若火旺较甚，热象明显者，当增入胡黄连、黄芩苦寒泻火、坚阴清热；若咳痰黄稠量多，酌加桑白皮、竹茹、海蛤壳、鱼腥草等以清热化痰；咯血较著者，加牡丹皮、藕节、紫珠草、醋制大黄等，或配合十灰散以凉血止血；盗汗较著，加五味子、瘪桃干、糯稻根、浮小麦、煅龙骨、煅牡蛎等敛阴止汗；胸胁掣痛者，加川楝子、延胡索、广郁金等以和络止痛；烦躁不寐加酸枣仁、夜交藤、龙齿宁心安神；若遗精频繁，加黄柏、山茱萸、金樱子泻火涩精。服本方碍脾腻胃者可酌加佛手、香橼醒脾理气。

3.气阴耗伤

主症：咳嗽无力，痰中偶夹有血，血色淡红，气短声低。

兼症：神疲倦怠，食少纳呆，面色㿠白，午后潮热但热势不剧，盗汗颧红，身体消瘦。

舌脉：舌质嫩红，边有齿印，苔薄，或有剥苔；脉细弱而数。

分析：本证为肺脾同病，阴伤及气，清肃失司，肺不主气则咳嗽无力；气阴两虚，肺虚络损则痰中夹血，虚火不著故血色淡红；肺阴不足，阴虚内热，则午后潮热、盗汗、颧红；子盗母气，脾气亏损，肺脾两虚，宗气不足，故气短声低，神疲倦怠，面色㿠白；脾虚失运，故食少纳呆，聚湿成痰，则咳痰色白；舌质嫩红，边有齿印，脉细弱而数，苔薄或剥为肺脾同病，气阴两虚之象。

治法：养阴润肺，益气健脾。

方药：保真汤加减。本方功能补气养阴，兼清虚热。药用太子参、黄芪、白术、茯苓补益肺脾之气，麦冬、天冬、生地黄、五味子滋养润肺之阴，当归、白芍、熟地黄滋补阴血；陈皮理气运脾；知母、黄柏、地骨皮、柴胡滋阴清热。并可加冬虫夏草、百部、白及以补肺杀虫；若咳嗽痰白者，可加姜半夏、橘红等燥湿化痰；咳嗽痰稀量多，可加白前、紫菀、款冬、苏子温润止咳；咯血色红量多者加白及、仙鹤草、地榆等凉血止血药，色淡红者，可加山茱萸、阿胶、仙鹤草、参三七等，配合补气药，共奏补气摄血之功；若骨蒸盗汗者，酌加鳖甲、牡蛎、五味子、地骨皮、银柴胡等以益阴除蒸敛汗；如纳少腹胀，大便溏薄者，加扁豆、薏苡仁、莲肉、山药、谷芽等甘淡健脾之品，并去知母、黄柏苦寒伤中及地黄、当归、阿胶等滋腻碍胃之品。

4.阴阳两虚

主症：咳逆喘息少气，痰中或夹血丝，血色暗淡，形体羸弱，劳热骨蒸，面浮肢肿。

兼症：潮热，形寒，自汗，盗汗，声嘶或失音，心慌，唇紫，肢冷，或见五更泄泻，口舌生糜，大肉尽脱，男子滑精阳痿，女子经少、经闭。

舌脉：舌质光红少津，或淡胖边有齿痕；脉微细而数，或虚大无力。

分析：久瘵不愈,阴伤及阳,则成阴阳俱损,肺、脾、肾多脏同病之证,为本病晚期证候,病情较为严重。精气虚损,无以充养形体,故形体羸弱,大肉尽脱;肺虚失降,肾虚不纳,则咳逆、喘息、少气;肺虚失润,金破不鸣故声嘶或失音;肺肾阴虚,虚火内盛,则劳热骨蒸、潮热盗汗;虚火上炎则口舌生糜;脾肾两虚,水失运化,外溢于肌肤则面浮肢肿;病及于心,心失所养,血行不畅则心慌、唇紫;"阳虚生外寒"则自汗、肢冷、形寒;脾肾两虚,肾虚不能温煦脾土,则五更泄泻;精亏失养,命门火衰,故男子滑精阳痿;精血不足,冲任失充,故女子经少、经闭;舌质光红少津,或淡胖边有齿痕,脉微细而数,或虚大无力,乃阴阳俱衰之象。

治法：温补脾肾,滋阴养血。

方药：补天大造丸加减。本方功在温养精气,培补阴阳,适用于肺瘵五脏俱伤,真气亏损之证。方中人参、黄芪、白术、山药、茯苓补益肺脾之气;枸杞、熟地黄、白芍、龟甲培补肺肾之阴;鹿角胶、紫河车、当归滋补精血以助阳气;酸枣仁、远志宁心安神。另可加百合、麦冬、阿胶、山茱萸滋补肺肾;若肾虚气逆喘息者,配冬虫夏草、蛤蚧、紫石英、诃子摄纳肾气;心慌者加丹参、柏子仁、龙齿镇心安神;见五更泄泻,配煨肉蔻、补骨脂补火暖土,并去地黄、阿胶等滋腻碍脾之品。阳虚血瘀唇紫水停肢肿者,加红花、泽兰、益母草、北五加皮温阳化瘀行水,咳血不止加云南白药。总之阴阳两虚证是气阴耗伤的进一步发展,因下损及肾,阴伤及阳而致,病情深重,当注意温养精气,以培根本。

六、转归预后

肺瘵的转归预后主要取决于患者正气的盛衰、病情的轻重和治疗是否及时。若肺损不著,正气尚盛,或诊断及时,早期治疗,可逐渐康复;若邪盛正虚,正不胜邪,或误诊失治,邪气壅盛,病情可加重,甚至恶化,由肺虚渐及脾、肾、心、肝,由阴及气及阳,形成五脏皆损。若正气亏虚,正邪相持,可致病情慢性迁延。从证候而言,初期主要为阴虚肺燥,若失治误治,一则向气阴耗伤转化,久治不愈阴损及阳,可成阴阳两虚,此时多属晚期证候;另有少数阴虚火旺者,伤及肺络,大量咯血可生气阴欲脱危候,预后不良。正如《明医杂著》言:"此病治之于早则易,若到肌肉消灼,沉困着床,脉沉伏细数,则难为矣。"

（高立帮）

第七节 肺 胀

肺胀是指以胸部膨满,憋闷如塞,喘息气促,咳嗽痰多,烦躁,心慌等为主要临床表现的一种病证。日久可见面色晦暗,唇甲发绀,脘腹胀满,肢体水肿。其病程缠绵,时轻时重,经久难愈,重者可出现神昏、出血、喘脱等危重证候。多种慢性肺系疾病反复发作,迁延不愈,导致肺气胀满,不能敛降。

现代医学的慢性阻塞性肺部疾病,常见如慢性支气管炎、支气管哮喘、支气管扩张、重度陈旧性肺结核等合并肺气肿以及慢性肺源性心脏病、肺源性脑病等,出现肺胀的临床表现时,可参考本节进行辨证论治。

一、病因病机

本病的发生,多因久病肺虚,痰浊潴留,而至肺失敛降,肺气胀满,又因复感外邪诱使病情发作或加剧。

(一)久病肺虚

因内伤久咳、久哮、久喘、支饮、肺痨等慢性肺系疾病,迁延失治,以致痰浊潴留,壅阻肺气,气之出纳失常,还于肺间,日久导致肺虚,肺体胀满,张缩无力,不能敛降而成肺胀。

(二)感受外邪

久病肺虚,卫外不固,腠理疏松,六淫之邪每易反复乘袭,诱使本病发作,病情日益加重。

肺胀病变首先在肺,继则影响脾、肾,后期病及于心。外邪从口鼻、皮毛入侵,每多首先犯肺,导致肺气上逆而为咳,升降失常而为喘,久则肺虚,主气功能失常。若子耗母气,肺病及脾,脾失健运,则可导致肺脾两虚。母病及子,肺虚及肾,肺不主气,肾不纳气,则气喘日益加重,呼吸短促难续,尤以吸气困难,动则更甚。且肾主水,肾虚则不能化气行水,水邪泛溢肌表则肿,上凌心肺则喘咳心悸。肺与心脉相通,肺虚不能调节心血的运行,气病及血,则血瘀肺脉,肺病及心,临床可见心悸、发绀、水肿、舌质暗紫等症。心阳根于命门真火,肾阳不振,进一步导致心肾阳衰,可出现喘脱危候。

肺胀的病理因素主要为痰浊、水饮与血瘀。痰的产生,病初由肺气郁滞,脾失健运,津液不归正化而成;渐因肺虚不能化津,脾虚不能转输,肾虚不能蒸化,痰浊潴留益甚,喘咳持续难已。三种病理因素之间又可互相影响和转化,如痰从寒化则成饮;饮溢肌肤则为水;痰浊久留,肺气郁滞,心脉失畅则血滞为瘀;瘀阻血脉,"血不利则为水"。一般早期以痰浊为主,渐而痰瘀并见,终至痰浊、血瘀、水饮错杂为患。

肺胀的病性多属本虚标实,但有偏实、偏虚的不同,且多以标实为急。外感诱发时偏于邪实,平时偏于本虚。早期多属气虚、气阴两虚,病位以肺、脾、肾为主。晚期气虚及阳,或阴阳两虚,纯属阴虚者少见,病位以肺、肾、心为主。正虚与邪实多互为因果,阳虚致卫外不固,易感外邪,痰饮难蠲;阴虚致外邪、痰浊易从热化,故虚实诸候常夹杂出现,每致愈发愈频,甚则持续不已。

二、辨证论治

(一)辨证要点

1.症状

以咳逆上气,痰多,喘息,胸部膨满,憋闷如塞,动则加剧,甚则鼻煽气促,张口抬肩,目胀如脱,烦躁不安等为主症。日久可见面色晦暗,面唇发绀,脘腹胀满,肢体水肿,甚或出现喘脱等危重证候。病重可并发神昏、动风或出血等症。有长期慢性咳喘病史,常因外感而诱发,病程缠绵,时轻时重;发病者多为老年,中青年少见。

2.检查

体检可见桶状胸,胸部叩诊呈过清音,心肺听诊肺部有干湿性啰音,且心音遥远。X线检查见胸廓扩张,肋间隙增宽,膈降低且变平,两肺野透亮度增加,肺血管纹理增粗、紊乱,右下肺动脉干扩张,右心室增大。心电图检查显示右心室肥大,出现肺型P波等。血气分析检查可见低氧血症或合并高碳酸血症,PaO_2降低,$PaCO_2$升高。血液检查红细胞和血红蛋白可升高。

（二）类症鉴别

肺胀与哮病、喘证均以咳而上气，喘满为主症，其区别如下。

1.哮证

哮证是一种反复发作性的痰鸣气喘疾病，以喉中哮鸣有声为特征，常突然发病，迅速缓解，久病可致肺胀，而肺胀以喘咳上气、胸膺膨满为主要表现，为多种慢性肺系疾病日久积渐而成。

2.喘证

喘证以呼吸困难，甚至张口抬肩，不能平卧为主要表现，可见于多种急慢性疾病的过程中。而肺胀是由多种慢性肺系疾病迁延不愈发展而来，喘咳上气，仅是肺胀的一个症状。

（三）分证论治

肺胀为多种肺病迁延不愈，反复发作而致，总属标实本虚，感邪发作时偏于标实，缓解时偏于本虚。偏实者须分清痰浊、水饮、血瘀。早期以痰浊为主，渐而痰瘀并重。后期痰瘀壅盛，正气虚衰，本虚与标实并重。偏虚者当区别气（阳）虚、阴虚。早期以气虚或气阴两虚为主，病位在肺、脾、肾。后期气虚及阳，甚则阴阳两虚，病变部位在肺、肾、心。

本病的治疗当根据标本虚实不同，有侧重地选用扶正与祛邪的不同治则。标实者。根据病邪的性质，分别采取祛邪宣肺，降气化痰，温阳利水，活血祛瘀，甚或开窍、息风、止血等法。本虚者，当以补养心肺，益肾健脾为主，或气阴兼调，或阴阳双补。正气欲脱时则应扶正固脱，救阴回阳。

1.痰浊壅肺

证候：胸膺满闷，短气喘息，稍劳即重，咳嗽痰多，色白黏腻或呈泡沫，晨风自汗，脘痞纳少，倦怠无力，舌暗，苔薄腻或浊腻，脉稍滑。

分析：肺虚脾弱，痰浊内生，上逆于肺，肺失宣降，则胸膺满闷，咳嗽、痰多色白黏腻；痰从寒化饮，则痰呈泡沫状；肺气虚弱，复加气因痰阻，放短气喘息，稍劳即重；肺虚卫表不固，则畏风、自汗；肺病及脾，脾虚健运失常，故见脘痞纳少，倦怠无力；舌质暗，苔薄腻或浊腻，脉滑为痰浊壅肺之征。

治法：化痰降气，健脾益肺。

方药：苏子降气汤合三子养亲汤。二方均能降气化痰平喘，但苏子降气汤偏温，以上盛下虚，寒痰喘咳为宜；三子养亲汤偏降，以痰浊壅盛，肺实喘满，痰多黏腻为宜。其中，苏子、前胡、白芥子化痰降逆平喘；半夏、厚朴、陈皮燥湿化痰，行气降逆；白术、茯苓、甘草运脾和中。

若痰多，胸满不能平卧，加葶苈子、莱菔子泻肺祛痰平喘；症见短气乏力，易出汗，痰量不多者为肺脾气虚，酌加党参、黄芪、防风健脾益气，补肺固表；若因外感风寒诱发，痰从寒化为饮，喘咳，痰多黏白泡沫，见表寒里饮证者，宗小青龙汤意加麻黄、桂枝、细辛、干姜散寒化饮；饮郁化热，烦躁而喘，脉浮用小青龙加石膏汤兼清郁热。

2.痰热郁肺

证候：咳逆，喘息气粗，胸部膨满，烦躁不安，痰黄或白，黏稠难咯，或伴身热微恶寒，微汗，口渴，溲黄便干，舌边尖红，苔黄或黄腻，脉滑数。

分析：痰浊内蕴，感受风热或郁久化热，痰热壅肺，故痰黄、黏白难咯；肺热内郁，清肃失司，肺气上逆，则喘咳气逆息粗，胸满；热扰于心，则烦躁；风热犯肺则发热微恶寒，微汗；痰热伤津，则口渴，溲黄，便干；舌红，苔黄或黄腻，脉数或滑数均为痰热内郁之象。

治法：清肺化痰，降逆平喘。

方药:越婢加半夏汤或桑白皮汤。越婢加半夏汤宣泄肺热,适用于饮热郁肺,外有表邪,喘咳上气,目如脱状,身热,脉浮大者;桑白皮汤清肺化痰,适用于痰热壅肺,喘急胸满,咳吐黄痰或黏白稠厚者。

若痰热内盛,痰黄胶黏,不易咯出者,加瓜蒌皮、鱼腥草、海蛤粉、象贝母、桑白皮等清热化痰利肺;痰鸣喘息,不得平卧者,加射干、葶苈子泻肺平喘;便秘腹满者,加大黄、芒硝,通腑泄热以降肺平喘;痰热伤津,口舌干燥,加天花粉、知母、芦根以生津润燥;阴伤而痰量已少者,酌减苦寒之品,加沙参、麦门冬等养阴。

3.痰蒙神窍

证候:神志恍惚,表情淡漠,谵妄烦躁,撮空理线,嗜睡神昏,或肢体瞤动,抽搐,咳逆喘促,咯痰不爽,舌质暗红或淡紫,苔白腻或淡黄腻,脉细滑数。

分析:痰迷心窍,蒙蔽神机,故见神志恍惚,表情淡漠,谵妄烦躁,撮空理线,嗜睡神昏;肝风内动,则肢体瞤动抽搐;痰浊阻肺,肺虚痰蕴,故咳逆喘促而咯痰不爽;舌质暗红或淡紫,乃心血瘀阻之征;苔白腻或淡黄腻,脉细滑数皆为痰浊内蕴之象。

治法:涤痰开窍,息风醒神。

方药:涤痰汤。本方可涤痰开窍,息风止痉。方中用二陈汤理气化痰;用胆南星清热涤痰,息风开窍;竹茹、枳实清热化痰利膈;菖蒲开窍化痰;人参扶正防脱。

若痰热较盛,烦躁身热,神昏谵语,舌红苔黄者,加黄芩、葶苈子、天竺黄、竹沥以清热化痰;肝风内动,抽搐加钩藤、全蝎,另服羚羊角粉以凉肝息风;瘀血明显,唇甲青紫加桃仁、红花、丹参活血通脉;如热伤血络,见紫斑、咯血,便血色鲜者,配清热凉血止血药,如水牛角、白茅根、生地黄、牡丹皮、紫珠草、地榆等。另外,可选用安宫牛黄丸清心豁痰开窍,每次1丸,日服2次。

4.阳虚水泛

证候:心悸,喘咳,咯痰清稀,面浮肢肿,甚则一身悉肿,腹部胀满有水,脘痞食欲缺乏,尿少,畏寒,面唇青紫,舌胖质暗,苔白滑,脉沉细。

分析:久病喘咳,肺脾肾亏虚,肾阳虚不能温化水液,水邪泛滥,则面浮肢肿,甚则一身悉肿,腹部胀满有水;水液不归州都之官,则尿少;水饮上凌心肺,故心悸,喘咳,咯痰清稀;脾阳虚衰,健运失职则脘痞食欲缺乏;脾肾阳虚,不能温煦则畏寒;阳虚血瘀,则面唇青紫;舌胖质暗,苔白滑,脉沉细为阳虚水泛之征。

治法:温肾健脾,化饮利水。

方药:真武汤合五苓散。真武汤温阳利水,五苓散健脾渗湿利水使水湿由小便而解,两方配伍,可奏温肾健脾,利尿消肿之功。方中用附子、桂枝温肾通阳;茯苓、白术、猪苓、泽泻、生姜健脾利水;赤芍活血化瘀。

若水肿势剧,上凌心肺,见心悸喘满,倚息不得卧者,加沉香、牵牛子、川椒目、葶苈子行气逐水;血瘀甚,发绀明显者,加泽兰、红花、丹参、益母草、北五加皮化瘀行水。

5.肺肾气虚

证候:呼吸浅短难续,声低气怯,甚则张口抬肩,倚息不能平卧,咳嗽,痰白如沫,咯吐不利,心慌胸闷,形寒汗出,面色晦暗,舌淡或暗紫,脉沉细数无力,或结代。

分析:久病咳喘,肺肾两虚,故呼吸浅短难续,声低气怯,甚则张口抬肩,倚息不能平卧;寒饮伏肺,肾虚水泛,则咳嗽痰白如沫,咯吐不利;肺病及心,心气虚弱,故心慌胸闷;阳气虚,则形寒;腠理不固,则汗出;气虚血行瘀滞,则面色晦暗,舌淡或暗紫,脉沉细数无力,或有结代。

治法:补肺纳肾,降气平喘。

方药:平喘固本汤合补虚汤。平喘固本汤补肺纳肾,降气化痰,补虚汤重在补肺益气。方中用党参、人参、黄芪、炙甘草补肺;冬虫夏草、熟地黄、胡桃肉、坎脐益肾;五味子敛肺气;灵磁石、沉香纳气归元;紫菀、款冬、苏子、法半夏、橘红化痰降气。

若肺虚有寒,怕冷,舌质淡,加肉桂、干姜、钟乳石温肺散寒;气虚瘀阻,颈脉动甚,面唇发绀明显者,加当归、丹参、苏木活血化瘀通脉;若肺气虚兼阴伤,低热,舌红苔少者,可加麦冬、玉竹、生地黄、知母等养阴清热。如见面色苍白,冷汗淋漓,四肢厥冷,血压下降,脉微欲绝等喘脱危象者,急用参附汤送服蛤蚧粉或黑锡丹补气纳肾,回阳固脱。病情稳定阶段,可常服皱肺丸。

另外,可选用验方:紫河车1具,焙干研末,装入胶囊,每服3 g,适于肺胀之肾虚者。百合、枸杞子各250 g,研细末,白蜜为丸,每服10 g,日3次,适于肺肾阴虚的肺胀。

三、针灸治疗

(一)基本处方
肺俞、太渊、膻中。

肺俞、太渊为俞原配穴法,宣通肺气,止咳平喘;气会膻中,调气降逆。

(二)加减运用
1.痰浊壅肺证

加中脘、足三里、丰隆以健脾和中、运化痰湿。诸穴针用平补平泻法。

2.痰热郁肺证

加大椎、曲池、丰隆以清化痰热,大椎、曲池针用泻法。余穴针用平补平泻法。

3.痰蒙神窍证

加水沟、心俞、内关以涤痰开窍、息风醒神,针用泻法。余穴用平补平泻法。

4.阳虚水泛证

加肾俞、关元、阴陵泉以振奋元阳、化饮利水。诸穴针用补法,或加灸法。

5.肺肾气虚证

加肾俞、太溪、气海、足三里以滋肾益肺。诸穴针用补法,或加灸法。

(三)其他
1.耳针疗法

取交感、平喘、肺、心、肾上腺、胸,每次取2～3穴,毫针刺法,中等刺激,每次留针15～30分钟,每天或隔天1次,10次为1个疗程。

2.保健灸法

经常艾灸足三里、关元、肺俞、脾俞、肾俞等穴,可增强抗病能力。

(高立帮)

第八节　肺　　痿

肺痿是指肺叶痿弱不用,临床以咳吐浊唾涎沫为主症,为肺脏的慢性虚损性疾病。《金匮要略心典·肺痿肺痈咳嗽上气病》中说："痿者萎也，如草木之萎而不荣。"用形象比喻的方法以释其义。

一、源流

肺痿之病名，最早记载于仲景的《金匮要略》。该书将肺痿列为专篇，对肺痿的主症特点、病因、病机、辨证均做了较为系统的介绍。如《金匮要略·肺痿肺痈咳嗽上气病脉证并治》言："寸口脉数，其人咳，口中反有浊唾涎沫者何？师曰：为肺痿之病"。"肺痿吐涎沫而不咳者，其人不渴，必遗尿，小便数，所以然者，以上虚不制下故也"。隋·巢元方在《金匮要略》的基础上，对本病的成因、转归等做了进一步探讨。其在《诸病源候论·肺痿候》论及肺痿曰："肺主气，为五脏上盖，气主皮毛，故易伤于风邪，风邪伤于脏腑，而气血虚弱，又因劳役大汗之后，或经大下而亡津液，津液竭绝，肺气壅塞，不能宣通诸脏之气，因成肺痿也"。明确认为是外邪犯肺，或劳役过度，或大汗之后，津液亏耗，肺气受损，壅塞而成。并指出其预后、转归与咳吐涎沫之爽或不爽、小便之利或不利、咽燥之欲饮或不欲饮等都有关联，如"咳唾咽燥欲饮者，必愈；欲咳而不能咳，唾干沫，而小便不利者难治"。唐·孙思邈《千金要方·肺痿门》将肺痿分为热在上焦及肺中虚冷二类，认为"肺痿虽有寒热之分，从无实热之例。"清·李用粹结合丹溪之说，对肺痿的病因病机、证候特点做了简要而系统的归纳。如《证治汇补·胸膈门》言："久嗽肺虚，寒热往来，皮毛枯燥，声音不清，或嗽血线，口中有浊唾涎沫，脉数而虚，为肺痿之病。因津液重亡，火炎金燥，如草木亢旱而枝叶萎落也。"《张氏医通·肺痿》对肺痈和肺痿的鉴别，进行了分析比较，提出"肺痈属在有形之血……肺痿属在无形之气。"

综上所述，历代医家共同认识到肺痿是多种肺系疾病的慢性转归，故常与相关疾病合并叙述，单独立论者较少，并且提示肺痈、肺痨、久嗽、喘哮等伤肺，均有转化成为肺痿的可能。如明·王肯堂将肺痿分别列入咳嗽门和血证门论述，《证治准绳·诸气门》言："肺痿或咳沫，或咳血，今编咳沫者于此，咳血者入血证门。"《证治准绳·诸血门》还认为"久嗽咳血成肺痿"。戴原礼在《证治要诀·诸嗽门》中提到："劳嗽有久嗽成劳者，有因病劳久嗽者，其证往来寒热，或独热无寒，咽干嗌痛，精神疲极，所嗽之痰，或脓，或时有血，腥臭异常。"戴氏所指劳嗽之临床表现与肺痿有相似之处。陈实功《外科正宗·肺痈论》中说："久嗽劳伤，咳吐痰血，寒热往来，形体消削，咯吐瘀脓，声哑咽痛，其候转为肺痿。"指出肺痈溃后，热毒不净，伤阴耗气，可以转为肺痿。唐·王焘《外台秘要·咳嗽门》引许仁则论云："肺气嗽经久将成肺痿，其状不限四时冷热，昼夜咳常不断，唾自如雪，细沫稠粘，喘息上气，乍寒乍热，发作有时，唇口喉舌干焦，亦有时唾血者，渐觉瘦悴，小便赤，颜色青白，毛耸，此亦成蒸。"说明肺痨久嗽，劳热熏肺，肺阴大伤，进一步发展则成肺痿；它如内伤久咳，或经常喘哮发作，伤津耗气，亦可形成肺痿。

在肺痿的治法方面，《金匮要略·肺痿肺痈咳嗽上气病脉证并治》对肺痿的治疗原则也做了初步的探讨，认为应以温法治之。清·李用粹《证治汇补·胸膈门》言："治宜养血润肺，养气清金。"喻嘉言《医门法律》对本病的理论认识和治疗原则做了进一步的阐述，此后，有的医家主张用他创制的清燥救肺汤治疗虚热肺痿。张璐在其《张氏医通·肺痿》按喻嘉言之论将肺痿的治疗要点概括为"缓而图之，生胃津，润肺燥，下逆气，开积痰，止浊唾，补真气"，旨在"以通肺之小管"，"以复肺之清肃。"这些证治要点，理义精深，非常切合实用。

在肺痿的选方用药方面，《金匮要略》设甘草干姜汤以温肺中虚冷。唐·孙思邈《千金要方·肺痿门》指出虚寒肺痿可用生姜甘草汤、甘草汤，虚热肺痿可用炙甘草汤、麦门冬汤、白虎加人参汤,对《金匮要略》的治法,有所补充。清·李用粹《证治汇补·胸膈门》主张根据本病的不同阶段分别施治:"初用二地二冬汤以滋阴,后用门冬清肺饮以收功。"沈金鳌《杂病源流犀烛·肺病源流》进一步对肺痿的用药忌宜等做了补充,他说:"其症之发,必寒热往来,自汗,气急,烦闷多唾,或带红线脓血,宜急治之,切忌升散辛燥温热。大约此证总以养肺、养气、养血、清金降火为主。"可谓要言不烦。

二、病因病机

本病病因可分久病损肺和误治津伤两个方面,而以前者为主。病变机理为肺虚津气失于濡养所致。

(一)久病损肺

如痰热久嗽,热灼阴伤;或肺痨久嗽,虚热内灼,耗伤阴津;肺痈余毒未清,灼伤肺阴;或消渴津液耗伤;或热病之后,邪热伤津,津液大亏,以致热壅上焦,消灼肺津,变生涎沫,肺燥阴竭,肺失濡养,日渐枯萎。若大病久病之后,耗伤阳气;或内伤久咳,冷哮不愈,肺虚久喘等,肺气日耗,渐伤及阳;或虚热肺痿日久,阴伤及阳,亦可致肺虚有寒,气不化津,津液失于温摄,反为涎沫,肺失濡养,肺叶渐痿不用。此即《金匮要略》所谓"肺中冷"之类。

(二)误治津伤

因医者误治,滥用汗、吐、下等治法,重亡津液,肺津大亏,肺失濡养,发为肺痿。如《金匮要略·肺痿肺痈咳嗽上气病脉证并治》言:"热在上焦者,因咳为肺痿,肺痿之病……或从汗出,或从呕吐,或从消渴,小便利数,或从便难,又被快药下利,重亡津液,故得之。"

综上所述,本病总由肺虚,津气大伤,失于濡养,以致肺叶枯萎。其病位在肺,但与脾、胃、肾等脏腑密切相关。脾虚气弱,无以生化、布散津液,或胃阴耗伤,胃津不能上输养肺,土不生金,均可致肺燥津枯,肺失濡养;久病及肾,肾气不足,气化失司,气不化津,或因肾阴亏耗,肺失濡养,亦可发为肺痿。

因发病机理的不同,肺痿有虚热、虚寒之分。虚热肺痿,一为本脏自病所转归,一由失治误治,或它脏之病导致。因热在上焦,消亡津液,阴虚生内热,津枯则肺燥,肺燥且热,清肃之令不行,脾胃上输之津液转从热化,煎熬而成涎沫,或因脾阴胃液耗伤,不能上输于肺,肺失濡养,遂致肺叶枯萎。虚寒肺痿为肺气虚冷,不能温化布散脾胃上输之津液,反而聚为涎沫,复因治节无权,上虚不能制下,膀胱失于约束,而小便不禁。《金匮要略心典·肺痿肺痈咳嗽上气病》言:"盖肺为娇脏,热则气灼,故不用而痿;冷则气沮,故亦不用而痿也。遗尿,小便数者,肺金不用而气化无权,斯膀胱无制而津液不藏也。"指出肺主气化,为水之上源,若肺气虚冷,不能温化,固摄津液,由气虚导致津亏,肺失濡养,亦可渐致肺叶枯萎不用。

三、诊断

(1)有反复发作的特点。
(2)有肺系内伤久咳病史,如痰热久嗽,或肺痨久咳,或肺痈日久,或冷哮久延等。
(3)临床表现以咳吐浊唾涎沫、胸闷气短为主症。

四、病证鉴别

肺痿为多种慢性肺系疾病转化而来,既应注意肺痿与其他肺系疾病的鉴别,又要了解其相互

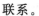

联系。

（一）肺痈

肺痿以咳吐浊唾涎沫为主症，而肺痈以咳则胸痛，吐痰腥臭，甚则咳吐脓血为主症。虽然多为肺中有热，但肺痈属实，肺痿属虚，肺痈失治久延，可以转为肺痿。

（二）肺痨

肺痨主症为咳嗽、咳血、潮热、盗汗等，与肺痿有别。肺痨后期可以转为肺痿重症。

五、辨证

（一）辨证要点

主要辨虚热虚寒，虚热证易火逆上气，常伴咳逆喘息，虚寒证常见上不制下，小便频数或遗尿。

（二）辨证候

1.虚热证

咳吐浊唾涎沫，其质较黏稠，或咳痰带血，咳声不扬，甚则音哑，气急喘促，口渴咽燥，午后潮热，形体消瘦，皮毛干枯，舌红而干，脉虚数。

病机分析：肺阴亏耗，虚火内炽，肺失肃降，则气逆咳喘。热灼津液成痰，故咯吐浊唾涎沫，其质黏稠。燥热伤津，津液不能濡润上承，故咳声不扬，音哑，咽燥，口渴。阴虚火旺，灼伤肺络，则午后潮热，咯痰带血。阴津枯竭，内不能洒陈脏腑，外不能充身泽毛，故形体消瘦，皮毛干枯。舌红而干，脉虚数，乃是阴枯热灼之象。

2.虚寒证

咯吐涎沫，其质清稀量多，不渴，短气不足以息，头眩，神疲乏力，食少，形寒，小便数，或遗尿，舌质淡，脉虚弱。

病机分析：肺气虚寒，气不化津，津反为涎，故咯吐多量清稀涎沫。阴津未伤故不渴。肺虚不能主气，则短气不足以息。脾肺气虚则神疲食少。清阳不升故头眩。阳不卫外则形寒。上虚不能制下，膀胱失约，故小便频数或遗尿。舌质淡，脉虚弱，皆属气虚有寒之征。

3.寒热夹杂证

虚热及虚寒证状可以同时出现，或虚热证状较多，或虚寒证状较多，如咳唾脓血，咽干口燥，同时又有下利肢凉，形寒气短等，即是上热下寒之证。其他情况亦可出现，可根据临床证候分析之。

六、治疗

（一）治疗要点

治疗总以补肺生津为原则。虚热证，治当生津清热，以润其枯；虚寒证，治当温肺益气，而摄涎沫。寒热夹杂证，治当寒热平调，温清并用。

临床以虚热证为多见，但久延伤气，亦可转为虚寒证。治应时刻注意保护津液，重视调理脾肾。脾胃为后天之本，肺金之母，培土有助于生金；肾为气之根，司摄纳，温肾可以助肺纳气，补上制下。不可妄投燥热之药，以免助火伤津，亦忌苦寒滋腻之品碍胃，切勿使用峻剂驱逐痰涎，犯虚虚之戒。

(二)分证论治

1.虚热证

治法:滋阴清热,润肺生津。

方药:麦门冬汤合清燥救肺汤加减。前方润肺生津,降逆下气,适用于咳嗽气逆,咽喉干燥不利,咯痰黏浊不爽。后方养阴润燥,清金降火,适用于阴虚燥火内盛,干咳痰少,咽痒气逆。

药用麦门冬滋阴润燥;太子参益气生津;甘草、大枣、粳米甘缓补中;伍入半夏下气降逆,止咳化痰,以辛燥之品,反佐润燥之功;桑叶、石膏清泄肺经燥热;阿胶、麦冬、胡麻仁以滋肺养阴;杏仁、枇杷叶可化痰止咳。

如火盛,出现虚烦、咳呛、呕逆者,则去大枣,加竹茹、竹叶清热和胃降逆。如咳吐浊黏痰,口干欲饮,则可加天花粉、知母、川贝母清热化痰。津伤甚者,加沙参、玉竹以养肺津。潮热,加银柴胡、地骨皮以清虚热,退蒸。

2.虚寒证

治法:温肺益气。

方药:甘草干姜汤或生姜甘草汤加减。前方甘辛合用,甘以滋液,辛以散寒。后方则以补脾助肺,益气生津为主。

药用甘草入脾益肺,取甘守津回之意;干姜温肺脾,使气能化津,水谷归于正化,则吐沫自止。肺寒不著者亦可改用生姜以辛散宣通,并取人参、大枣甘温补脾,益气生津。

另可加白术、茯苓增强健脾之功;尿频、涎沫多者,加煨益智;喘息、短气,可配钟乳石、五味子,另吞蛤蚧粉。

3.寒热夹杂证

治法:寒热平调,温清并用。

方药:麻黄升麻汤加减。本方温肺散寒与清热润肺并用,适合于寒热夹杂,肺失润降之咽喉不利,咳唾脓血等症。

药用麻黄、升麻以发浮热;用当归、桂枝、生姜以散其寒;用知母、黄芩寒凉清其上热;用茯苓、白术以补脾;用白芍以敛逆气;用葳蕤、麦冬、石膏、甘草以润肺除热。

七、单方验方

(1)紫河车1具,研末,每天1次,每服3 g,适用于虚寒肺痿。

(2)熟附块、淫羊藿、黄芪、白术、党参各9 g,补骨脂12 g,茯苓、陈皮、半夏各6 g,炙甘草4.5 g,适用于虚寒肺痿。

(3)山药30 g,太子参15 g,玉竹15 g,桔梗9 g,适用于肺痿气虚津伤者。

(4)百合30 g煮粥,每天1次,适用于虚热肺痿。

(5)银耳15 g,冰糖10 g,同煮内服,适用于虚热肺痿。

(6)冬虫夏草10～15 g,百合15 g,鲜胎盘半个,鲜藕50 g,隔水炖服,隔天1次,连服10～15次为1个疗程。

(7)新鲜萝卜500 g,白糖适量。将萝卜洗净切碎,用洁净纱布绞取汁液,加白糖调服。每天1次,常服。

(8)夏枯草15～25 g,麦冬15 g,白糖50 g。先将夏枯草、麦冬用水煎10～15分钟,再加白糖煮片刻,代茶饮,每天1剂,常服。适用于虚热肺痿。

八、中成药

(一)六味地黄丸

1.功能与主治

滋阴补肾。适用于虚热肺痿。

2.用法与用量

口服,一次8粒,一天3次。

(二)金匮肾气丸

1.功能与主治

温补肾阳。适用于虚寒肺痿。

2.用法与用量

口服,一次8粒,一天3次。

(三)补中益气口服液

1.功能与主治

补中益气,升阳举陷。适用于肺痿脾胃气虚,见发热、自汗、倦怠等症者。

2.用法与用量

口服,一次1支,一天3次。

(四)参苓白术散

1.功能与主治

益气健脾,和胃渗湿。适用于肺痿脾胃虚弱,见食少便溏,或吐或泻,胸脘胀闷,四肢乏力等症者。

2.用法与用量

口服,一次5 g,一天3次。

(五)琼玉膏

1.功能与主治

滋阴润肺,降气安神。适用于虚热肺痿。

2.用法与用量

口服,一次1勺,一天2次。

九、其他疗法

艾条点燃,对准足三里穴,并保持一定距离,使局部有温热感、皮肤微红为度。艾灸时间一般为10~15分钟,每天1次。用于虚寒肺痿。

(高立帮)

第八章 脾胃系病证的内科诊疗

第一节 嘈 杂

一、概念

嘈杂俗名"嘈心""烧心症",是指胃中空虚,似饥非饥,似辣非辣,似痛非痛,胸膈懊憹,莫可名状的一种病症,常兼有嗳气、吐酸等,亦可单独出现,常见于西医学的功能性消化不良、反流性食管炎、慢性胃炎和消化性溃疡等疾病中。因胃癌、胆囊炎等疾病引起的嘈杂不在本病证讨论范围。

二、病因病机

嘈杂主要由饮食不节、情志不和、脾胃虚弱和营血不足等因素导致痰热、肝郁、胃虚、血虚,从而发生嘈杂。

(一)病因

1.饮食不节

饮食不节,暴饮暴食,损伤脾胃;或过食辛辣香燥,醇酒肥甘,或生冷黏滑难消化之食物,积滞中焦,痰湿内聚,郁而化热,痰热内扰而成嘈杂。

2.情志不和

肝主疏泄,若忧郁恼怒,使肝失条达,横逆反胃,致肝胃不和,气失顺降而致嘈杂。

3.脾胃虚弱

由于脾胃素虚,或病后胃气未复,阴分受损,或过食寒凉生冷,损伤脾阳,以致胃虚气逆,扰乱中宫而致嘈杂。

4.营血不足

由于素体脾虚,或思虑过度,劳伤心脾,或因失血过多,皆能造成营血不足,使胃失濡润,心失所养,致嘈杂萌生。

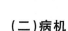

(二)病机

1.病因病机脾胃虚弱为本,胃失和降为发病关键

脾胃虚弱可导致痰饮内生,或土虚木乘,若湿热或痰热久恋,日久阴液暗耗,或热病之后津液受戕,胃阴不足,濡润失司,致和降无能;或体质素弱,形瘦胃薄,复加生冷伤胃,饥饱伤脾,中气更馁,运化无力,水饮留滞,亦可导致嘈杂发生。嘈杂的病因病机脾胃虚弱为本,痰湿、热邪、气郁等为标,胃失和降为发病关键。

2.嘈杂病位在胃,其发病与脾、肝关系密切

脾主运化,胃主受纳,脾为胃运化水谷精微,脾宜升则健,胃宜降则和,而脾胃土的健运又有赖于肝木的正常疏泄。大凡经常饥饱不一或饮食不节,日积月累,脾胃运化失常,致湿热或痰热中阻,胃失通降之职;或性格内向,常常郁郁寡欢,致肝失条达,横逆犯胃,肝胃不和,胃失和降,均可引发嘈杂。

三、诊断与病证鉴别

(一)诊断依据

(1)胃脘部空虚感,似饥非饥,似辣非辣,似痛非痛,胸膈懊憹等症状,可伴有上腹部压痛。

(2)可伴有泛酸、嗳气、恶心、食欲缺乏、胃痛等上消化道症状。

(3)多有反复发作病史,发病前多有明显的诱因,如天气变化、情志不畅、劳累、饮食不当等。

(4)胃镜、上消化道钡餐等理化检查有明确的胃十二指肠疾病,并排除其他引起上腹部疼痛的疾病。

(二)辅助检查

电子胃镜、上消化道钡餐,可做急、慢性胃炎,胃十二指肠溃疡病等的诊断,并可与胃癌做鉴别诊断;幽门螺杆菌检测、血清胃泌素含量测定、血清壁细胞抗体测定、胃蛋白酶原测定及内因子等检查有利于慢性胃炎的诊断;肝功能、血尿淀粉酶、血脂肪酶化验和肝胆脾胰彩超、CT、MRI等检查可与肝、胆、胰疾病做鉴别诊断;血常规、腹部 X 线检查可与肠梗阻、肠穿孔等做鉴别诊断。

(三)病证鉴别

1.嘈杂与胃痛

嘈杂是指胃内似饥非饥、似痛非痛,莫可名状的证候,常兼有嗳气、恶心、吐酸、干哕、胃痛等症。胃痛是指胃脘部感觉有隐痛、胀痛、刺痛、灼痛等不适的证候。嘈杂与胃痛的共同点是两者均属于胃脘部不适之证,其病因病机为饮食劳倦、肝气犯胃等以致损伤脾胃而发病。而鉴别的关键在于能否准确表达出症状,也就是说,嘈杂者无法清楚地说明自己的痛苦,但一般比疼痛症状较轻,也可发生于疼痛的前期;而胃痛则能准确表达清楚其部位、性质,一般发病较急,时好时犯。

2.嘈杂与吞酸

《张氏医通·嘈杂》曰:"嘈杂与吞酸一类,皆由肝气不舒……中脘有饮则嘈,有宿食则酸。"指出嘈杂与吞酸病位相同,并具有相同的肝气不舒的病机,区别在于病因不同:嘈杂为饮邪所致,而吞酸的关键在于有宿食留滞。从临床实践来看,两者的临床表现明显不同,后者常自觉有酸水上泛,前者主要是胃中空虚,似饥非饥之状,但两者也可同时出现。引起嘈杂、吞酸的原因很多,也有由同一原因的不同表现。

四、辨证论治

(一)辨证思路

1.辨虚实

本病首先当分虚实。实证分为胃热(痰热)证与肝胃不和证,虚证又可分为胃气虚、脾胃虚寒、胃阴虚及血虚。胃热者,嘈杂而兼恶心吐酸,口渴喜冷,舌质红,舌苔黄或干,脉多滑数;肝胃不和者,胃脘嘈杂如饥,似有烧灼感,胸闷懊憹,嗳气或泛酸,两胁不舒,发作与情绪关系较大,舌红,苔薄白,脉细弦;胃气虚者,嘈杂时作时止,兼口淡无味,食后脘胀,体倦乏力,舌淡,苔白,脉虚;脾胃虚寒者,嘈杂,多见泛吐清水或酸水,或兼恶心,呕恶,食少,腹胀,便溏,甚则形寒,舌淡,苔白,脉细弱;胃阴虚者,嘈杂时作时止,饥而不欲食,口干舌燥,舌质红,少苔或无苔,脉细数;血虚者,嘈杂而兼血虚征象。

2.辨寒热

次当辨寒热,胃热(痰热)证属实热证,胃阴虚证阴虚化热时,可出现五心烦热等而形成虚热证,胃气虚进一步发展,可见畏寒肢冷等而形成脾胃虚寒证。

3.辨脏腑

嘈杂痛病位主要在胃,但与肝、脾关系密切。辨证时要注意辨别病变脏腑的不同。如肝郁气滞致病导致肝胃不和嘈杂,其发病多与情志因素有关,痛及两胁,心烦易怒、嗳气频频;胃气虚证及脾气虚弱,中阳不振所致嘈杂,常伴食欲缺乏、便溏,面色少华,舌淡脉弱等脾胃虚弱或虚寒之征象;口苦、泛酸,食油腻后加重者,多为胃热(痰热)证。

4.辨病势缓急轻重顺逆

凡嘈杂起病急骤者,病程较短,多由饮食不节,过食生冷,暴饮暴食,饮酒恼怒、情绪激动诱发,致寒伤中阳,食滞不化,肝气郁结,胃失和降而致嘈杂;凡嘈杂起病缓慢,疼痛渐发,病程较长。多由脾胃虚弱,失于调治,或重病大病,损伤脾胃,造成中气不足,升降失司,脾虚不能运化滞浊,胃气不和而致嘈杂。

嘈杂经过正确的治疗,病邪祛除,正气未衰,嘈杂可很快好转,嘈杂持续时间缩短,复发减少,多为顺象。若治疗不能坚持,或延误诊治,或复感新病邪,急性嘈杂发展为慢性嘈杂,经常复发,间隔时间缩短,嘈杂时间可长达数年。嘈杂若失治则可延为便闭、三消、噎膈之症,故应及时诊治,谨防恶变可能。

(二)治疗原则

脾胃位居中焦,胃气宜通、宜降、宜和,通则胃气降,降则气机和,和则纳运正常,纳运和,则嘈杂自陈,故治疗嘈杂应抓住通、降、和三法。在治疗嘈杂的过程中,应时时注意顾护胃气。

(三)分证论治

1.胃热(痰热)证

症状:嘈杂而兼恶心吐酸,口渴喜冷,心烦易怒,或胸闷痰多,多食易饥,或似饥非饥,胸闷不思饮食,舌质红,舌苔黄或干,脉多滑数。

病机分析:胃热嘈杂,多由饮食伤胃,湿浊内留,积滞不化;或肝气失畅,郁而化热,气机不利,痰热内扰中宫,故出现心烦易怒、口渴,胸闷吞酸等症状;舌红苔黄,脉滑数,为热邪犯胃之象。

治法:清胃降火,和胃除痰。

代表方药:黄连温胆汤加减。方中以黄连、半夏为君,黄连直泻胃火,半夏降逆和胃化痰,与黄连配伍辛开苦降,宣通中焦;以寒凉清降的竹茹、枳实为臣清胆胃之热,降胆胃之逆,既能泻热化痰,又可降逆和胃;佐以陈皮理气燥湿,茯苓健脾渗湿,使湿祛而痰消;取少量生姜辛以通阳,甘草益脾和胃,调和诸药,共为使药。此方应去大枣不用,因大枣性味甘温,有滋腻之性。诸药合用,可使痰热清,胆胃和,诸症可愈。

加减:胃痛者,加延胡索、五灵脂;腹胀者,加川厚朴、莱菔子;嗳气者,加代赭石、旋覆花;泛酸者,加瓦楞子、海螵蛸;纳呆者,加山楂、神曲;便秘者,加大黄;舌红郁热者,加黄芩;苔腻湿重者,加苍术、佩兰;热盛者,可加黄芩、栀子等,以增强其清热和胃功效。

2.肝胃不和证

症状:胃脘嘈杂如饥,似有烧灼感,胸闷懊憹,嗳气或泛酸,两胁不舒,发作与情绪关系较大。女性可兼经前乳胀,月经不调,舌质红,苔薄白,脉细弦。

病机分析:肝主疏泄,若忧郁恼怒,使肝失条达,横逆犯胃,致肝胃不和,气失顺降,而致嘈杂。

治法:抑木扶土。

代表方药:四逆散加减。方中佛手、枳壳、白芍、绿萼梅疏肝抑木,石斛、白术、茯苓、甘草健脾胃补中气,瓦楞子、蒲公英抑酸护膜清热。

加减:女性兼经前乳胀,月经不调者,可予丹栀逍遥散,两胁胀痛明显者,可加香橼、延胡索以增强疏肝理气作用。

3.胃气虚证

症状:嘈杂时作时止,兼口淡无味,食后脘胀,体倦乏力,舌淡,苔白,脉虚。

病机分析:胃者水谷之海,五脏六腑皆禀气于胃,如因素体虚弱,劳倦或饮食所伤,以致胃虚气逆,扰乱中宫,故见嘈杂。

治法:补益胃气。

代表方药:四君子汤加味。方中党参、白术、茯苓、甘草长于补中气,健脾胃,怀山药、白扁豆增强健脾之效。

加减:兼气滞者,加木香、砂仁调气和中;胃寒明显者,加干姜温胃散寒。

4.脾胃虚寒证

症状:嘈杂,多见泛吐清水或酸水,或兼恶心,呕恶,食少,腹胀,便溏,甚则形寒,中脘冰冷感,水声辘辘。面色萎黄或少华,舌质淡,苔白,脉细弱。

病机分析:脾胃虚弱,失于调治,或重病大病,损伤脾胃,造成中气不足,升降失司,脾虚不能运化滞浊,胃气不和而致嘈杂。

治法:温中健脾,理气和胃。

代表方药:四君子汤合二陈汤加减。方中党参、白术、茯苓、甘草、怀山药、黄芪等益气健脾;陈皮、半夏、木香、砂仁理气和胃;炒薏苡仁、白扁豆健脾渗湿。

加减:若寒痰停蓄胸膈,或为胀满少食而为嘈杂者,宜和胃二陈煎,或和胃饮。若脾胃虚寒,停饮作酸嘈杂者,宜温胃饮,或六君子汤。若脾肾阴分虚寒,水泛为饮,作酸嘈杂者,宜理阴煎,或金水六君煎。

5.胃阴虚证

症状:嘈杂时作时止,饥而不欲食,食后饱胀,口干舌燥,大便干燥,舌质红,少苔或无苔,脉细数。

病机分析:胃阴不足,胃失濡养,胃失和降,胃虚气逆,故见嘈杂,饥而不欲食,食后饱胀,口干舌燥,大便干燥,舌红,少苔或无苔,脉细数为胃阴不足之象。

治法:滋养胃阴。

代表方药:益胃汤加减。方中沙参、麦冬、生地黄、玉竹、石斛、冰糖甘凉濡润,益胃生津,冀胃阴得复而嘈杂自止。

加减:胃脘胀痛者,可加玫瑰花、佛手、绿萼梅、香橼等理气而不伤阴之品;食后堵闷者,可加鸡内金、麦芽、炒神曲等以消食健胃;大便干燥者,加瓜蒌仁、火麻仁、郁李仁等润肠通便;阴虚化热者,可加天花粉、知母、黄连等清泄胃火;泛酸者,可加煅瓦楞子、海螵蛸等以制酸。

6.血虚证

症状:嘈杂而兼面黄唇淡,心悸头晕,夜寐多梦,善忘,舌质淡,苔薄白,脉细弱。

病机分析:营血不足,心脾亏虚,胃失濡养,故见嘈杂。心失血养,故心悸,夜寐梦多;脑失血濡,故头晕,善忘;面黄唇淡,舌淡,脉细弱均为血虚之征。

治法:益气补血,补益心脾。

代表方药:归脾汤加减。方中取四君子汤补气健脾,使脾胃强健而气血自生,乃补血不离健脾之意;木香理气,生姜、大枣调和营卫,龙眼、酸枣仁、远志养心安神,适用于血虚嘈杂,甚为合拍。

加减:兼气虚者,可加黄芪、党参、白术、茯苓以健脾益气;泛吐清水者加吴茱萸、高良姜;便溏甚者加薏苡仁;腹胀明显者加枳壳、厚朴。

(四)其他疗法

1.单方验方

(1)煅瓦楞30 g,炙甘草10 g,研成细粉末,每次3 g,每天3次口服。

(2)海螵蛸15 g,浙贝母15 g,研成细粉末,每次2 g,每天3次口服。

(3)煅瓦楞15 g,海螵蛸15 g,研成细粉末,每次2 g,每天3次口服。

(4)鸡蛋壳去内膜洗净,炒黄,研成细粉末,每次2 g,每天2次口服。

(5)龙胆草1.5 g,炙甘草3 g,水煎2次,早晚分服。

2.常用中成药

(1)香砂养胃丸。①功用主治:温中和胃。适用于胃脘嘈杂,不思饮食,胃脘满闷或泛吐酸水。②用法用量:每次3 g,每天3次。

(2)胃复春。①功用主治:健脾益气,活血解毒。适用于脾胃虚弱之嘈杂。②用法用量:每次4片,每天3次。

(3)养胃舒。①功用主治:滋阴养胃,行气消导。适用于口干、口苦、食欲缺乏、消瘦等阴虚嘈杂证。②用法用量:每次1～2包,每天3次。

(4)小建中颗粒。①功用主治:温中补虚,缓急止痛。适用于脾胃虚寒,脘腹疼痛,喜温喜按,吞酸的嘈杂。②用法用量:每次15 g,每天3次。

3.针灸疗法

胃热者选穴:足三里、梁丘、公孙、内关、中脘、内庭;脾胃虚寒者选穴:足三里、梁丘、公孙、内关、中脘、气海、脾俞;胃寒者选穴:足三里、梁丘、公孙、内关、中脘、梁门;肝郁者选穴:足三里、梁丘、公孙、内关、中脘、期门、太冲;胃阴不足者选穴:足三里、梁丘、公孙、内关、中脘、三阴交、太溪。

操作:毫针刺,实证用泻法,虚证用补法,胃寒及脾胃虚寒宜加灸。

4.外治疗法

(1)取吴茱萸25 g,将吴茱萸研末,过200目筛,用适量食醋和匀,外敷涌泉穴,每天1次,每次30分钟。

（2）取吴茱萸5 g、白芥子3 g，研为细末，用纱布包扎，外敷中脘穴，每次20分钟，并以神灯（TDP治疗仪）照射。

五、临证参考

（一）明确诊断，掌握预后

明确诊断是采取正确治疗的前提。嘈杂所对应的相关疾病整体预后较好，但萎缩性胃炎、胃溃疡等疾病为胃癌前状态性疾病，有潜在恶变的可能性，应根据病变的轻重程度，及时复查，明确病情的转归，及时更改治疗方案。慢性胃炎伴重度异型增生患者需及时行内镜或手术治疗；消化性溃疡注意有无合并出血、幽门梗阻或癌变者，如出现这些合并症，当中西医结合治疗。

（二）判断病情的特点，注意辨证辨病相结合

嘈杂治疗上应注意辨证辨病相结合，辨证时必须注意辨别病情的轻重缓急、病性的寒热虚实，审察气血阴阳，观察整个病程中的症情转化，做到随证化裁。同时，采用理化检查以明确疾病诊断，病证结合，进一步判断疾病的特点，既不延误病情，又能针对性地指导治疗。如对于消化性溃疡，考虑到其致病因素主要为胃酸，在辨证施治的基础上可配合使用制酸护膜、生肌愈疡的药物，如白及、乌贼骨、瓦楞子、浙贝母等；对于萎缩性胃炎，应注意濡润柔养，兼以活血通络，切勿刚燥太过；对于胃食管反流病，则应注意泄肝和胃降逆。

（三）结合胃镜及组织病理特点选用药物

胃镜及组织病理检查为中医辨证施治提供了更客观、更丰富的临床资料，治疗时应不忘结合胃镜病理特点治疗。如伴有幽门螺杆菌感染的患者，特别是根除失败的患者，在西医标准三联根除Hp治疗方案的基础上，我们可以配合黄连、黄芩、黄芪、党参等扶正清热解毒中药治疗，以冀提高Hp的根除率；对于慢性萎缩性胃炎伴有肠上皮化生或异性增生者，在辨证论治的基础上，可予健脾益气，活血化瘀中药，并适当选用白花蛇舌草、半枝莲、半边莲、藤梨根等抗癌中药，并告知患者定期复查胃镜及组织病理；伴有食管、胃黏膜糜烂者，在配伍三七粉、白及、乌贼骨、煅瓦楞等制酸护膜药物。

六、预防调护

（1）注意在气候变化的季节里及时添加衣被，防寒保暖。

（2）一天三餐定时定量，细嚼慢咽，避免进食过烫、过冷的食物和辛辣刺激性食品，避免进食过咸、过酸及甜腻的食物，戒烟酒等。

（3）慎用对胃黏膜有损伤的药物，如非甾体抗炎药、糖皮质激素、红霉素等。

（4）保持心情舒畅，保持正常的生活作息规律，避免劳累过度。

（姜高赞）

第二节　胃　缓

一、概念

胃缓是由于长期饮食失调，或劳倦过度等，使中气亏虚，脾气下陷、肌肉瘦削不坚，固护升举无力，以致胃体下坠。以脘腹坠胀作痛，食后或站立时加重为主症的病证。本病主要指西医学中的胃下垂。各种慢性病中出现的胃肠功能障碍等类似病症者不在本病证范围。

二、病因病机

胃缓主要由饮食不节，内伤七情，劳倦过度，或先天禀赋薄弱等因素导致脾胃虚弱，中气下陷，升降失和，使形体瘦削，肌肉不坚所引起。

(一)病因

1.饮食不节，损伤脾胃

饮食不节，暴饮暴食，饥饱无常，损伤脾胃；或五味过极，辛辣无度，肥甘厚腻，过嗜烟酒，蕴湿生热，伤脾碍胃；或嗜食寒凉生冷，损伤脾阳，水谷不能化生精微，停痰留饮。均可因脾胃失和而致胃缓。

2.情志失调，内伤脾胃

情志拂逆，木郁不达，横逆犯胃，以致肝胃不和；忧思伤脾，脾失健运，胃失和降，升降失和致胃缓。

3.禀赋不足，脾胃虚弱

素体禀赋不足，或劳倦内伤，或久病产后等原因损伤脾胃，脾胃虚弱，中阳不足，虚寒内生，胃失温养；或因热病伤阴，或因胃热火郁，灼伤胃阴，或久服香燥之品，耗伤胃阴，或汗吐下太过，胃阴受损，胃失濡养；纳食减少，味不能归于形，形体瘦削，肌肉不坚而形成胃缓。

(二)病机

1.病机关键为脾胃失和，升降失常

脾主升，胃主降；脾主运化，胃主受纳，脾胃失和即表现为脾胃这一对矛盾的功能紊乱，或为脾气下陷，或为胃气上逆，或脾不运化，或胃不受纳。饮食不节，损伤脾胃，湿热痰饮内生；或情志失调，内伤脾胃；或禀赋不足，劳倦内伤、久病产后损伤脾胃，胃失温养或濡养，导致脾胃虚弱，中气下陷，升降失和而形成胃缓。

2.病位在胃，与肝脾肾密切相关

本病病位在胃，与肝、脾、肾相关。脾胃同居中焦，互为表里，共为后天之本。生理上两者纳运互用，升降协调，燥湿相济，阴阳相合，病理上也相互影响。肝与胃是木土乘克的关系，若肝气郁滞，势必克脾犯胃，致气机郁滞，胃失通降，肝气久郁，或化火伤阴，或成瘀入络，或伤脾生痰，使胃缓缠绵难愈。肾为胃之关，脾胃运化腐熟，全赖肾阳之温煦，若肾阳不足，可致脾肾阳虚，中焦虚寒，胃失温养；若肾阴亏虚不能上济于胃，则胃失于濡养。

3.病理性质有虚实寒热之异,且可相互兼夹

胃缓,本为虚证,脾胃气虚,脾肾阳虚或脾胃阴虚,脾胃脏腑功能失调,常导致气滞、热郁、血瘀、食积、湿阻、饮停,临床多见虚实夹杂。本病主要的病理因素气滞、热郁、血瘀、食积、湿阻、饮停等,可单一致病,又可相兼为病,亦可相互转化,出现如气病及血等情况。

三、诊断与病证鉴别

(一)诊断依据

(1)不同程度的上腹部饱胀感,食后尤甚,腹胀可于餐后、站立过久和劳累后加重,平卧时减轻,腹部疼痛呈隐痛或胀痛,无周期性及节律性。

(2)常伴有厌食、嗳气、便秘、腹痛及消瘦、头晕、乏力等胃肠功能失调的症状及全身虚弱表现。

(3)起病缓慢,多发生于瘦长体形,经产妇及消耗性疾病进行性消瘦等。饮食不节、情志不畅、劳累等均为诱发因素。

(4)上消化道 X 线钡餐造影检查可见胃小弯角切迹、胃幽门管低于髂嵴连线水平;胃呈长钩形或无张力型,上窄下宽,胃体与胃窦靠近,胃角变锐。胃的位置及张力均低,整个胃几乎位于腹腔左侧。

根据站立位胃角切迹与两侧髂嵴连线的位置,将胃下垂分为 3 度:轻度角切迹的位置低于髂嵴连线下 1~5 cm;中度角切迹的位置位于髂嵴连线下 5.1~10.0 cm;重度角切迹的位置低于髂嵴连线下 10 cm 以上。

(二)辅助检查

上消化道钡餐是目前诊断的主要方法,饮水 B 超检查也具有辅助诊断作用。电子胃镜、上消化道钡餐,可排除胃黏膜糜烂,胃十二指肠溃疡病,胃癌等病变并明确诊断;肝功能、淀粉酶化验和 B 超、CT、MRI 等检查可与肝、胆、胰疾病做鉴别诊断;血常规、腹部 X 线检查可与肠梗阻、肠穿孔等做鉴别诊断;血糖、甲状腺功能检查可与糖尿病、甲状腺疾病做鉴别诊断。

(三)病证鉴别

1.胃缓与胃痞

胃缓与胃痞均以脘腹痞满为主症,但胃缓的脘腹痞满多见于饭后,同时可兼见胀急疼痛,或胃脘部常有形可见,与一般的痞满不同。

2.胃缓与胃痛

胃缓可见脘腹痞满及疼痛,但胃缓之胃脘疼痛多为坠痛,餐后、站立过久和劳累后加重,平卧时减轻,呈隐痛或胀痛,无周期性及节律性,与一般胃痛不难鉴别。

四、辨证论治

(一)辨证思路

1.辨虚实

脾胃气虚者,病势绵绵,多伴有食欲缺乏,纳后脘胀,神疲乏力,舌淡胖有齿印,脉弱;脾虚气陷者,脘腹重坠作胀,食后益甚,或便意频数,肛门重坠,或脱肛,或小便混浊,或久泄不止;脾肾阳虚者,脘腹胀满,食后更甚,喜温喜按,食少便溏,畏冷肢凉,胃中振水,呕吐清水,腰酸,舌淡胖,苔白滑,脉沉弱。脾虚阴损者,胃脘痞满,食后更显,神疲乏力,气短懒言,咽干口燥,烦渴欲饮,午后

颧红,小便短少,大便干结,舌体瘦薄,苔少而干,脉虚数。脾胃脏腑功能失调,常导致气滞、热郁、血瘀、食积、湿阻、饮停;气滞者,痛无定处,时发时止,胃痛且胀,多由情志诱发;热郁者,舌红苔黄,口臭泛酸,得热则甚,脉数;血瘀者,病久痛有定处,痛如针刺,入夜尤甚,舌紫暗或有瘀斑,脉涩。食积者,多有饮食不节史,可伴嗳腐泛酸,大便秘结;湿阻者,苔厚而腻,脉滑;饮停者,胃中振水,泛吐涎沫或呕吐清水,舌淡胖,苔白滑;临床多见虚实夹杂,相兼为病。

2.辨寒热

脾虚气陷,脾肾阳虚多见虚寒征象,表现为病程较久,脘腹痞满,隐隐而痛,喜温喜按,伴泛吐清水,遇寒痛甚,得温痛减,饮食喜温,舌苔白滑,脉象弦紧或舌淡苔薄,脉弱等特点;气滞郁而化热,湿阻或食积久而化热,阴液不足等均可见热之征象,如脘腹胀满,按之不适,口苦,厌食,舌苔黄腻或咽干口燥,午后颧红,小便短少,大便干结,舌体瘦薄,苔少而干,脉虚数。

3.辨脏腑

胃缓病位主要在胃,但与肝、脾、肾密切相关,辨证时要注意辨别病变脏腑的不同。脾胃虚弱,中气下陷所致胃缓,常见脘腹重坠作胀,食后益甚,或便意频数,肛门重坠,或脱肛;脾肾阳虚胃缓,常伴喜温喜按,食少便溏,畏冷肢凉,胃中振水,呕吐清水,腰膝酸软;肝郁气滞、肝胃郁热等致病多与情志因素有关,脘腹胀满,胸胁满闷,心烦易怒,嗳气频频。

(二)治疗原则

根据胃缓的病机,其治疗原则以益气升阳,行气降逆为主。凡脾气虚弱,治以健脾益气;脾气不升或中气下陷,宜益气升阳;胃失和降,气机不利,上逆为呕、为哕,则宜行气降逆;胃缓多为虚中夹实,因脾阳不足而痰饮内停,治以温化痰饮;因气机阻滞,久而入络有瘀血者,治以活血化瘀;因脾胃升降失调,寒热夹杂或湿热蕴结者,治宜辛开苦泄。

(三)分证论治

1.脾虚气陷证

症状:脘腹重坠作胀,食后益甚,或便意频数,肛门重坠,或脱肛,或小便混浊,或久泄不止,神疲乏力,食少,消瘦,便溏,眩晕,舌淡,脉弱。

病机分析:脾胃气虚,升降失司,中气下陷,故脘腹重坠作胀,食后益甚,或便意频数,肛门重坠,或脱肛,或久泄不止;脾虚运化无力,故食少便溏;脾胃为气血生化之源,脾主四肢,脾失健运,清阳不升,生化不足,故神疲乏力,消瘦,眩晕;舌淡,脉弱亦为脾虚之征。

治法:补气升陷。

代表方药:补中益气汤合升陷汤加减。黄芪、党参、白术、当归、炙甘草益气健脾生血,柴胡、升麻、桔梗升举清阳,枳壳、陈皮理气和胃降逆。

加减:兼肝郁气滞,加柴胡、香附、厚朴、槟榔;泛酸,加左金丸、乌贼骨、煅瓦楞;瘀血阻滞,加丹参、蒲黄、五灵脂、三七;湿热中阻,加茵陈、佩兰、豆蔻、黄连;食积纳呆,加焦山楂、麦芽、谷芽、神曲;泄泻便溏,加仙鹤草、炒山药、芡实、莲子。

2.脾肾阳虚证

症状:脘腹胀满,食后更甚,喜温喜按,食少便溏,畏冷肢凉,胃中振水,呕吐清水,腰酸,舌淡胖,苔白滑,脉沉弱。

病机分析:脾主运化,脾主四肢,脾肾阳虚,运化失司,故脘腹胀满,食后更甚,喜温喜按,食少便溏;四肢失于温煦,故畏冷肢凉;脾胃虚寒,痰饮内生,胃失和降故胃中振水,呕吐清水;腰为肾之府,肾阳虚衰故腰酸;舌淡胖,苔白滑,脉沉弱亦为脾肾阳虚,痰饮内停之征。

治法:温补脾肾。

代表方药:附子理中汤合苓桂术甘汤加减。干姜、附子、党参温补脾肾,桂枝、白术、炙甘草、茯苓以温化水饮。

加减:腰酸明显,加杜仲、牛膝、淫羊藿、续断;呕吐清水,加陈皮、半夏;久泄不止,加石榴皮(壳)、煨诃子、罂粟壳、芡实、莲子。

3.脾虚阴损证

症状:胃脘痞满,食后更显,神疲乏力,气短懒言,咽干口燥,午后颧红,小便短少,大便干结,舌体瘦薄,苔少而干,脉虚数。

病机分析:脾胃气阴两虚,脾胃气虚,健运失常,故胃脘痞满,食后更显,神疲乏力,气短懒言;胃津不足,津液不能上承,故咽干口燥;阴虚内热,故午后颧红;阴液亏虚,化源不足,大肠失于濡润,故小便短少,大便干结;舌体瘦薄,苔少而干,脉虚数均为气阴亏虚,虚中有热之征。

治法:补脾益胃。

代表方药:参苓白术散合益胃汤加减。太子参、生黄芪、炙甘草、山药补脾益气,玉竹、麦冬、石斛益胃生津,佛手、桔梗理气和胃。

加减:失眠多梦,加夜交藤、酸枣仁、柏子仁、茯神;大便干结,加火麻仁、冬瓜仁、瓜蒌、杏仁。

(四)其他疗法

1.单方验方

(1)苍术15 g,加水武火煮沸3分钟,改用文火缓煎20分钟,亦可直接用沸水浸泡,少量频饮,适用于脾虚湿阻者。

(2)枳实12 g,水煎服,用于脾虚气滞者。

(3)黄芪30 g,砂仁(布包)10 g,乌鸡半只,共煲至烂熟,去砂仁,加盐调味,饮汤吃肉,适用于脾虚气陷者。

(4)黄芪30 g,陈皮9 g,猪肚1只,猪肚洗净,将黄芪、陈皮用纱布包好放入猪肚中,麻线扎紧,加水文火炖煮,熟后去掉药包,趁热食肚饮汤,适用于中气不足、脾胃虚弱者。

(5)桂圆肉30 g,加水煮沸后备用,将鸡蛋1个打入碗内,用煮好的桂圆肉水冲入蛋中搅匀,煮熟食用,每天早、晚各1次,适用于脾胃阳虚者。

(6)乌龟肉250 g、炒枳壳15 g,共煲汤,加盐调味,吃肉饮汤,适用于胃阴亏虚者。

2.常用中成药

(1)补中益气丸。①功用主治:补中益气,升阳举陷。适用于脾胃虚弱、中气下陷所致的体倦乏力、食少腹胀、便溏久泻、肛门下坠。②用法用量:每次6 g,每天3次。

(2)枳术宽中胶囊。①功用主治:健脾和胃,理气消痞。适用于脾虚气滞引起的脘胀、呕吐、反胃、纳呆、反酸等。②用法用量:饭后服用。每次3粒,每天3次。

(3)香砂养胃丸。①功用主治:温中和胃。适用于不思饮食,胃脘满闷或泛吐酸水。②用法用量:每次3 g,每天3次。

(4)胃苏颗粒。①功用主治:理气消胀,和胃止痛。适用于胃脘胀痛。②用法用量:每次15 g,每天3次。

(5)保和丸。①功用主治:消食,导滞,和胃。适用于食积停滞,脘腹胀满,嗳腐吞酸,不欲饮食。②用法用量:每次8粒,每天2次。

(6)理中丸。①功用主治:温中祛寒,补气健脾。适用于胃下垂属脾胃虚寒者。②用法用量:

每次 9 g,每天 2～3 次。

(7)金匮肾气丸。①功用主治:温补肾阳,化气行水。适用于肾阳虚损引起的脘腹胀满,腰膝酸软,小便不利,畏寒肢冷。②用法用量:每次 6 g,每天 2 次。

(8)胃乐宁。①功用主治:养阴和胃。适用于胃阴亏虚引起的痞满,腹胀。②用法用量:每次 1 片,每天 3 次。

(9)达立通颗粒。①功用主治:清热解郁,和胃降逆,通利消滞,适用于肝胃郁热所致痞满证,症见胃脘胀满、嗳气、食欲缺乏、胃中灼热、嘈杂泛酸、脘腹疼痛、口干口苦;运动障碍型功能性消化不良见上述症状者。②用法用量:温开水冲服,1 次 1 袋,1 天 3 次。于饭前服用。

3.针灸疗法

(1)针刺:针足三里、中脘、关元、中极、梁门、解溪、脾俞、胃俞等穴。

(2)灸法:灸足三里、天枢、气海、关元等穴。

(3)耳针:用毫针柄在耳郭的胃肠区按压,寻找敏感点,然后在此点上加压 2～3 分钟,每天 1 次。

4.外治疗法

(1)外敷法:①取升麻研粉与石榴皮适量捣烂,制成 1 枚直径 1 cm 的药球,置于患者神阙穴,胶布固定。患者取水平卧位,将水温 60 ℃的热水袋熨敷肚脐,每次半小时以上,每天 3 次。②用蓖麻子仁 98%、五倍子末 2%,按此比例打成烂糊,制成每颗约 10 g,直径 1.5 cm 的药饼备用。用时在百会穴剃去与药饼等大头发 1 块,将药饼紧贴百会穴上,纱布绷带固定,每天早、中、晚各 1 次,每次 10 分钟左右,以感觉温热而不烫痛皮肤为度。

(2)推拿疗法:患者先取俯卧位,医师双手由患者 T_3～L_5 两侧揉捏 2～3 遍,用右肘尖分别在脊柱两旁按压肝俞、胆俞、脾俞、胃俞等穴 2～3 遍,双手掌根同时由腰部向背部弹性快速推按4～5 遍。转仰卧位,医师双手掌自下而上反复波形揉压腹部 2～3 遍,然后用拇指点压中脘、天枢、气海、关元、气冲、足三里、内关各 1 分钟,每次约按摩 30 分钟,每天 1 次,2 个月为 1 个疗程。

五、临证参考

(一)以虚为主,虚中兼实

临床上胃缓多以虚为主,脾胃气虚是其发病的根本,临床常见脾虚气陷,脾肾阳虚,脾虚阴损等证型。但可因体质、药物、饮食、情志、气候等多种因素,在疾病发展过程中易出现痰饮、食积、气滞、血瘀等证候,治疗应善于抓主症,解决主要矛盾,因虚致实者当以补虚为主,佐以祛邪;以实为著者当以祛邪为主,佐以补虚。

(二)病在脾胃,涉及肝肾

生理上,脾胃同居中焦,脾以升为健;胃以降为和,两者升降相因,为气机升降之枢纽。病理情况下,脾胃气机升降失常,脾气不能升清,则胃气不能降浊;胃气失于和降,则脾的运化功能失常。治疗时注意调畅中焦气机,恢复脾胃受纳运化之职,以合“治中焦如衡,非平不安”的用药原则,常用方法有补中益气法、益胃养阴法、辛开苦降法等。肝属木,脾胃属土,土壅木郁,土虚木乘,临床上常见肝脾不和及肝胃不和,故从肝论治胃缓也十分重要。叶天士提出“醒胃必先制肝”“培土必先制木”的用药原则。在具体用药中,又当区分肝气郁滞、肝郁化火、肝阴不足等不同的病理机制,给予疏肝、清肝、泄肝、柔肝和平肝等治疗。肾为胃之关,脾胃运化腐熟,全赖肾阳之温煦,若肾阳不足,可致脾肾阳虚,中焦虚寒;若肾阴亏虚不能上济于胃,则胃失于濡养而脾虚阴损。

胃缓久病勿忘补肾,适当参以补肾之品。

(三)内外兼治,综合治疗

胃缓多病程较长,以虚为主,患者餐后脘腹坠胀,食欲缺乏,消瘦,若单纯以汤药长期调养,患者的依从性较差。因此,治疗胃缓应内服与外治结合,内服以汤药浓煎,多次频服,或以膏散剂型;外治以敷贴、针灸、推拿,兼以自我锻炼。

(四)合理营养,增强信心

胃缓者多脘腹坠胀,食欲缺乏,消瘦,存在营养不良,久而影响康复的信心,出现焦虑或抑郁的情绪。膳食应荤素搭配,食材新鲜,营养合理,做工精细;忌肥甘厚腻、粗糙不易消化之物。也要注意调节患者的情绪,并得到患者家庭的支持,以增强康复的信心。

六、预防调护

(1)加强体育锻炼,如仰卧起坐、俯卧撑等可增加肌力,有助于防治本病。

(2)饮食营养丰富,烹调以蒸、煮、炖为主,宜少吃多餐,餐后宜平卧少许时间;进餐定时,细嚼慢咽,禁止暴饮暴食,避免进食不易消化的食物,如坚硬、粗糙、油腻及粗纤维的食品。

(3)经产多胎易致腹壁松弛,应计划生育,少生优生。

(4)保持心情舒畅,生活作息规律,避免过度劳累。

(姜高赟)

第三节　胃　痛

胃痛是指以胃脘部近心窝处疼痛为主要临床表现的一种病证,又称胃脘痛。

《内经》对本病的论述较多,如《灵枢·邪气脏腑病形》曰:“胃病者,腹膜胀,胃脘当心而痛。”最早记载了“胃脘痛”的病名;又《灵枢·厥病》云:“厥心痛,腹胀胸满,心尤痛甚,胃心痛也。”所论“厥心痛”的内容,与本病有密切的关系。

《内经》还指出造成胃脘痛的原因有受寒、肝气不舒及内热等,《素问·举痛论》曰:“寒气客于肠胃之间、膜原之下,血不得散,小络急引故痛。”《素问·六元正纪大论》曰:“木郁之发,民病胃脘当心而痛。”《素问·气交变大论》曰:“岁金不及,炎火通行,复则民病口疮,甚则心痛。”迨至汉代,张仲景在《金匮要略》中则将胃脘部称为心下、心中,将胃病分为痞证、胀证、满证与痛证,对后世很有启发。如“心中痞,诸逆心悬痛,桂枝生姜枳实汤主之。”“按之心下满痛者,此为实也,当下之,宜大柴胡汤”。书中所拟的方剂如大建中汤、大柴胡汤等,都是治疗胃脘痛的名方。《仁斋直指方》对胃痛的原因已经认识到“有寒,有热,有死血,有食积,有痰饮,有虫”等不同。《备急千金要方·心腹痛》在论述九痛丸功效时指出,其胃痛有虫心痛、疰心痛、风心痛、悸心痛、食心痛、饮心痛、寒心痛、热心痛、去来心痛九种。

对于胃脘痛的辨证论治,《景岳全书·心腹痛》分析极为详尽,对临床颇具指导意义,指出:“痛有虚实……辨之之法,但当察其可按者为虚,拒按者为实;久痛者多虚,暴病者多实;得食稍可者为虚,胀满畏食者为实;痛徐而缓,莫得其处者多虚,痛剧而坚,一定不移者为实;痛在肠脏,中有物有滞者多实,痛在腔胁经络,不干中脏,而牵连腰背,无胀无滞者多虚。脉与证参,虚实自

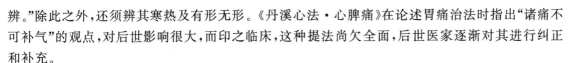

辨。"除此之外,还须辨其寒热及有形无形。《丹溪心法·心脾痛》在论述胃痛治法时指出"诸痛不可补气"的观点,对后世影响很大,而印之临床,这种提法尚欠全面,后世医家逐渐对其进行纠正和补充。

《证治汇补·胃脘痛》对胃痛的治疗提出"大率气食居多,不可骤用补剂,盖补之则气不通而痛愈甚。若曾服攻击之品,愈后复发,屡发屡攻,渐至脉来浮大而空者,又当培补",值得借鉴。

古代文献中所述胃脘痛,在唐宋以前医籍多以"心痛"代之,宋代之后,医家对胃痛与心痛相混谈提出质疑,至金元《兰室秘藏》首立"胃脘痛"一门,明确区分了胃痛与心痛,至明清时期胃痛与心痛得以进一步区别开来。如《证治准绳·心痛胃脘痛》就指出:"或问丹溪言心痛即胃脘痛然乎?曰:心与胃各一脏,其病形不同,因胃脘痛处在心下,故有当心而痛之名,岂胃脘痛即心痛者哉!《医学正传·胃脘痛》亦云:"古方九种心痛……详其所由,皆在胃脘,而实不在于心也。"

现代医学的急、慢性胃炎,消化性溃疡,胃神经官能症,胃癌等疾病,以及部分肝、胆、胰疾病,出现胃痛的临床表现时,可参考本节进行辨证论治。

一、病因病机

胃痛的发生,主要责之于外邪犯胃、饮食伤胃、情志不畅和先天脾胃虚弱等,致胃气郁滞,胃失和降,不通则痛。

(一)外邪犯胃

外邪之中以寒邪最易犯胃,夏暑之季,暑热、湿浊之邪也间有之。邪气客胃,胃气受伤,轻则气机壅滞,重则和降失司,而致胃脘作痛。寒主凝滞,多见绞痛;暑热急迫,常致灼痛;湿浊黏腻,常见闷痛。

(二)饮食伤胃

若纵恣口腹,过食肥甘,偏嗜烟酒,或饥饱失调,寒热不适,或用伤胃药物,均可伐伤胃气,气机升降失调而作胃痛。尤厚味及烟酒,皆湿热或燥热之性,易停于胃腑伤津耗液为先,久则损脾。

(三)情志不畅

情志不舒,伤肝损脾,亦致胃痛。如气郁恼怒则伤肝,肝失疏泄条达,横犯脾胃,而致肝胃不和或肝脾不和,气血阻滞则胃痛;忧思焦虑则伤脾,脾伤则运化失司,升降失常,气机不畅也致胃痛。

(四)脾胃虚弱

身体素虚,劳倦太过,久病不愈,可致脾胃不健,运化无权,升降转枢失利,气机阻滞,而致胃痛;或因胃病日久,阴津暗耗,胃失濡养,或伴中气下陷,气机失调;或因脾胃阳虚,阴寒内生,胃失温养,均可导致胃痛。

胃痛与胃、肝、脾关系最为密切。胃痛初发多属实证,病位主要在胃,间可及肝;病久常见虚证,其病位主要在脾;亦有虚实夹杂者,或脾胃同病,或肝脾同病。

胃痛病因虽有上述不同,病性尚有虚实寒热、在气在血之异,但其发病机制有其共性,即所谓"不通则痛"。胃为阳土,喜润恶燥,主受纳、腐熟水谷,以降为顺。胃气一伤,初则壅滞,继则上逆,此即气滞为病。其中首先是胃气的壅滞,无论外感、食积均可引发;其次是肝胃气滞,即肝气郁结,横逆犯胃所造成的气机阻滞。另外,气为血帅,气行则血行,气滞日久,必致血瘀,也即久患者络之意;"气有余便是火",气机不畅,可蕴久化热,火能灼伤阴津,或出血之后,血脉瘀阻而新血不生,致阴津亦虚,均可致胃痛加重,每每缠绵难愈。脾属阴土,喜燥恶湿,主运化,输布精微,以升为健,与胃互为表里,胃病延久,可内传于脾。脾气受伤,轻则中气不足,运化无权;继则中气下陷,升降失司;再则脾胃阳虚,阴寒内生,胃络失于温养。若胃痛失治误治,血络损伤,还可见吐血、便血等证。

二、诊断要点

(一)症状

胃脘部疼痛,常伴有食欲缺乏,痞闷或胀满,恶心呕吐,吞酸嘈杂等。发病常与情志不遂、饮食不节、劳累、受寒等因素有关。起病或急或缓,常有反复发作的病史。

(二)检查

上消化道 X 线钡餐造影、纤维胃镜及病理组织学检查等,有助诊断。

三、鉴别诊断

(一)胃痞

二者部位同在心下,但胃痞是指心下痞塞,胸膈满闷,触之无形,按之不痛的病证。胃痛以痛为主,胃痞以满为患,且病及胸膈,不难区别。

(二)真心痛

心居胸中,其痛常及心下,出现胃痛的表现,应高度警惕,防止与胃痛相混。典型真心痛为当胸而痛,其痛多刺痛、剧痛,且痛引肩背,常有气短、汗出等症,病情较急,如《灵枢·厥病》曰:"真心痛,手足青至节,心痛甚,旦发夕死,夕发旦死。"中老年人既往无胃痛病史,而突发胃脘部位疼痛者,当注意真心痛的发生。胃痛部位在胃脘,病势不急,多为隐痛、胀痛等,常有反复发作史。X 线、胃镜、心电图及生化检查有助鉴别。

四、辨证

胃痛的主要部位在上腹胃脘部近心窝处,往往兼见胃脘部痞满、胀闷、嗳气、吐酸、纳呆、胁胀、腹胀,甚至出现呕血、便血等症。常反复发作,久治难愈。至于临床辨证,当分虚实两类。实证多痛急拒按,病程较短;虚证多痛缓喜按,缠绵难愈,这是辨证的关键。

(一)寒邪客胃

证候:胃痛暴作,得温痛减,遇寒加重;恶寒喜暖,口淡不渴,或喜热饮,舌淡,苔薄白,脉弦紧。

分析:寒凝胃脘,气机阻滞,则胃痛暴作,得温痛减,遇寒加重;阳气被遏,失去温煦,则恶寒喜暖,口淡不渴,或喜热饮;舌淡,苔薄白,脉弦紧,为内寒之象。

(二)饮食伤胃

证候:胃脘疼痛,胀满拒按,嗳腐吞酸,或呕吐不消化食物,其味腐臭,吐后痛减,不思饮食,大便不爽,得矢气及便后稍舒,舌苔厚腻,脉滑。

分析:饮食积滞,阻塞胃气,则胃脘疼痛,胀满拒按;食物不化,胃气上逆,则嗳腐吞酸,或呕吐不消化食物,其味腐臭,吐后痛减;胃失和降,腑气不通,则不思饮食,大便不爽,得矢气及便后稍舒;舌质淡,苔厚腻,脉滑,为饮食内停之征。

(三)肝气犯胃

证候:胃脘胀痛,连及两胁,攻撑走窜,每因情志不遂而加重,善太息,不思饮食,精神抑郁,夜寐不安,舌苔薄白,脉弦滑。

分析：肝气郁结，横逆犯胃，肝胃气滞，故胃脘胀痛；胁为肝之分野，故胃痛连胁，攻撑走窜；因情志不遂加重气机不畅，故以息为快；胃失和降，受纳失司，故不思饮食；肝郁不舒，则精神抑郁，夜寐不安；舌苔薄白，脉弦滑为肝胃不和之象。

（四）湿热中阻

证候：胃脘灼热而痛，得凉则减，遇热加重。伴口干喜冷饮，或口臭不爽，口舌生疮。甚至大便秘结，排便不畅，舌质红，苔黄少津，脉滑数。

分析：胃气阻滞，日久化热，故胃脘灼痛，得凉则减，遇热加重，口干喜冷饮或口臭不爽，口舌生疮；胃热久积，腑气不通，故大便秘结，排便不畅；舌质红，苔黄少津，脉象滑数，为胃热蕴积之象。

（五）瘀血停胃

证候：胃脘疼痛，状如针刺或刀割，痛有定处而拒按，入夜尤甚。病程日久，胃痛反复发作而不愈，面色晦暗无华，唇暗，舌质紫暗或有瘀斑，脉涩。

分析：气滞则血瘀，或吐血、便血之后，离经之血停积于胃，胃络不通，而成瘀血，瘀血停胃，故疼痛状如针刺或刀割，固定不移，拒按；瘀血不净，新血不生，故面色晦暗无华，唇暗；舌质紫暗，或有瘀点、瘀斑，脉涩，为血脉瘀阻之象。

（六）胃阴亏耗

证候：胃脘隐痛或隐隐灼痛，伴嘈杂似饥，饥不欲食，口干不思饮，咽干唇燥，大便干结，舌体瘦，质嫩红，少苔或无苔，脉细而数。

分析：气郁化热，热伤胃津，或瘀血积留，新血不生，阴津匮乏，阴津亏损则胃络失养，故见胃脘隐痛；若阴虚有火，则可见胃中灼痛隐隐；胃津亏虚则胃纳失司，故嘈杂似饥，知饥而不欲纳食；阴液亏乏，津不上承，故咽干唇燥；阴液不足则肠道干涩，故大便干结；舌体瘦舌质嫩红，少苔或无苔，脉细而数，皆为胃阴不足而兼虚火之象。

（七）脾胃虚寒

证候：胃脘隐痛，遇寒或饥时痛剧，得温或进食则缓，喜暖喜按。伴面色不华，神疲肢怠，四末不温，食少便溏，或泛吐清水。舌质淡而胖，边有齿痕，苔薄白，脉沉细无力。

分析：胃病日久，累及脾阳。脾胃阳虚，故胃痛绵绵，遇寒或饥时痛剧，得温熨或进食则缓，喜暖喜按；气血虚弱，故面色不华，神疲肢怠；阳气虚不达四末，故四肢不温；脾虚不运，转输失常，故食少便溏；脾阳不振，寒湿内生，饮邪上逆，故泛吐清水；舌质淡而胖，边有齿痕，苔薄白，脉沉细无力，为脾胃虚寒之象。

五、治疗

治疗以理气和胃止痛为主，审证求因，辨证施治。邪盛以祛邪为急，正虚以扶正为先，虚实夹杂者，则当祛邪扶正并举。虽有"通则不痛"之说，但决不能局限于狭义的"通"法，要从广义的角度理解和运用"通"法。属于胃寒者，散寒即所谓通；属于血瘀者，化瘀即所谓通；属于食停者，消食即所谓通；属于气滞者，理气即所谓通；属于热郁者，泻热即所谓通；属于阴虚者，益胃养阴即所谓通；属于阳虚者，温运脾阳即所谓通。

（一）中药治疗

1.寒邪客胃

治法：温胃散寒，行气止痛。

处方:香苏散合良附丸加减。

方中高良姜、吴茱萸温胃散寒;香附、乌药、陈皮、木香行气止痛。

如兼见恶寒、头痛等风寒表证者,可加苏叶、藿香等以疏散风寒,或内服生姜汤、胡椒汤以散寒止痛;若兼见胸脘痞闷,胃纳呆滞,嗳气或呕吐者,是为寒夹食滞,可加枳实、神曲、鸡内金、制半夏、生姜等以消食导滞,降逆止呕。若寒邪郁久化热,寒热错杂,可用半夏泻心汤辛开苦降,寒热并调。

中成药可选用良附丸、胃痛粉等。

2.饮食伤胃

治法:消食导滞,和胃止痛。

处方:保和丸加减。

方中神曲、山楂、莱菔子消食导滞;茯苓、半夏、陈皮和胃化湿;连翘散结清热。

若脘腹胀甚者,可加枳实、砂仁、槟榔等以行气消滞;若胃脘胀痛而便闭者,可合用小承气汤或改用枳实导滞丸以通腑行气;胃痛急剧而拒按,伴见苔黄燥,便秘者,为食积化热成燥,则合用大承气汤以泻热解燥,通腑荡积。

中成药可选用加味保和丸、枳实消痞丸等。

3.肝气犯胃

治法:疏肝解郁,理气止痛。

处方:柴胡疏肝散加减。

方中柴胡、芍药、川芎、郁金、香附疏肝解郁;陈皮、枳壳、佛手、甘草理气和中。

若胃痛较甚者,可加川楝子、延胡索以加强理气止痛作用;嗳气较频者,可加沉香、旋覆花以顺气降逆;泛酸者加乌贼骨、煅瓦楞子中和胃酸。痛势急迫,嘈杂吐酸,口干口苦,舌红苔黄,脉弦或数,乃肝胃郁热之证,改用化肝煎或丹栀逍遥散加黄连、吴茱萸以疏肝泻热和胃。

中成药可选用气滞胃痛冲剂、胃苏冲剂等。

4.湿热中阻

治法:清化湿热,理气和胃。

处方:清中汤加减。

方中黄连、栀子清热燥湿;制半夏、茯苓、草豆蔻祛湿健脾;陈皮、甘草理气和中。

湿偏重者加苍术、藿香燥湿醒脾;热偏重者加蒲公英、黄芩清胃泻热;伴恶心呕吐者,加竹茹、橘皮以清胃降逆;大便秘结不通者,可加大黄(后下)通下导滞;气滞腹胀者加厚朴、枳实以理气消胀;纳呆少食者,加神曲、谷芽、麦芽以消食导滞。

中成药可选用清胃和中丸。

5.瘀血停胃

治法:理气活血,化瘀止痛。

方药:失笑散合丹参饮加减。

前方以五灵脂、蒲黄活血祛瘀,通利血脉以止痛;后方重用丹参活血化瘀,檀香、砂仁行气止痛。

若因气滞而致血瘀,气滞仍明显时,宜加理气之品,但忌香燥太过。若血瘀而兼血虚者,宜合四物汤等养血活血之味。若血瘀而兼脾胃虚衰者,宜加炙黄芪、党参等健脾益气以助血行。若瘀血日久,血不循常道而外溢出血者,应参考吐血、便血篇处理。

中成药可选用九气拈痛丸。

6.胃阴亏耗

治法：滋阴益胃，和中止痛。

处方：益胃汤合芍药甘草汤加减。

方中沙参、玉竹补益气阴；麦冬、生地黄滋养阴津；冰糖生津益胃；芍药、甘草酸甘化阴，缓急止痛。

若气滞仍著时，加佛手、香橼皮、玫瑰花等轻清畅气而不伤阴之品；津伤液亏明显时，可加芦根、天花粉、乌梅等以生津养液；大便干结者，加火麻仁、郁李仁、瓜蒌仁等润肠之品。若兼肝阴亦虚，症见脘痛连胁者，可加白芍、枸杞、生地黄等柔肝之品，也可用一贯煎化裁为治。

中成药可选用养胃舒胶囊。

7.脾胃虚寒

治法：温中健脾。

方药：黄芪建中汤加减。

方中以黄芪补中益气、饴糖益气养阴为君；以桂枝温阳气、芍药益阴血为臣；以生姜温胃、大枣补脾为佐；炙甘草调和诸药，共奏温中健脾，和胃止痛之功。

若阳虚内寒较重者，也可用大建中汤化裁，或加附子、肉桂、荜茇等温中散寒；兼泛酸者，可加黄连汁炒吴茱萸、煅瓦楞、海螵蛸等制酸之品；泛吐清水时，可予小半夏加茯苓汤或苓桂术甘汤合方为治；兼见血虚者，也可用归芪建中汤治之。若胃脘坠痛，证属中气下陷者，可用补中益气汤化裁为治。

此外，临床上胃强脾弱，上热下寒者也不少见，症状除胃脘疼痛以外，还可见恶心呕吐，嗳气，肠鸣便溏或大便秘结，舌质淡，苔薄黄腻，脉细滑等，治疗时，可选用半夏泻心汤、黄连理中汤或乌梅丸等以调和脾胃，清上温下。

中成药可选用人参健脾丸、参苓白术丸等。

(二)针灸治疗

1.基本处方

中脘、内关、足三里。中脘、足三里募合相配，内关属心包经，历络三焦，通调三焦气机而和胃，三穴远近结合，共同调理胃腑气机。

2.加减运用

(1)寒邪客胃证：加神阙、梁丘以散寒止痛，神阙用灸法。余穴针用平补平泻法。

(2)饮食伤胃证：加梁门、建里、璇玑以消食导滞。诸穴针用泻法。

(3)肝气犯胃证：加期门、太冲以疏肝理气，针用泻法。余穴针用平补平泻法。

(4)湿热中阻证：加阴陵泉、内庭以清利湿热，阴陵泉针用平补平泻法。余穴针用泻法。

(5)瘀血停胃证：加膈俞、阿是穴以化瘀止痛，针用泻法。余穴针用平补平泻法，或加灸法。

(6)胃阴亏耗证：加胃俞、太溪、三阴交以滋阴养胃。诸穴针用补法。

(7)脾胃虚寒证：加神阙、气海、脾俞、胃俞以温中散寒，神阙用灸法。余穴针用补法，或加灸法。

3.其他

(1)指针疗法：取中脘、至阳、足三里等穴，以双手拇指或中指点压、按揉，力度以患者能耐受并感觉舒适为度，同时令患者行缓慢腹式呼吸，连续按揉3～5分钟即可止痛。

（2）耳针疗法：取胃十二指肠、脾、肝、神门、下脚端，每次选用 3～5 穴，毫针浅刺，留针 30 分钟；或用王不留行籽贴压。

（3）穴位注射疗法：根据中医辨证，分别选用当归注射液、丹参注射液、参附注射液或生脉注射液等，也可选用维生素 B_1 或维生素 B_{12} 注射液，按常规取 2～3 穴，每穴注入药液 2～4 mL，每天或隔天 1 次。

（4）埋线疗法。取穴：肝俞、脾俞、胃俞、中脘、梁门、足三里。方法：将羊肠线用埋线针植入穴位内，无菌操作，每月 1 次，连续 3 次。适用于慢性胃炎之各型胃痛症者。

（5）兜肚法：取艾叶 30 g，荜茇、干姜各 15 g，甘松、山奈、细辛、肉桂、吴茱萸、延胡索、白芷各 10 g，大茴香 6 g，共研为细末，用柔软的棉布折成 15 cm 直径的兜肚形状，将上药末均匀放入，紧密缝好，日夜兜于中脘穴或疼痛处，适用于脾胃虚寒胃痛。

（姜高赟）

第四节　反　　胃

反胃是以脘腹痞胀，宿食不化，朝食暮吐，暮食朝吐为主要临床表现的一种病。

一、历史沿革

反胃又称胃反。胃反之名，首见于汉代张仲景《金匮要略·呕吐哕下利病脉证治》篇。宋代《太平圣惠方·治反胃呕吐诸方》则称之为"反胃"。其后亦多以反胃名之。

《金匮要略·呕吐哕下利病脉证治》中说："趺阳脉浮而涩，浮则为虚，涩则伤脾；伤脾则不磨，朝食暮吐，暮食朝吐，宿谷不化，名为胃反。"明确指出本病的病机主要是脾胃损伤，不能腐熟水谷。有关治疗方面，提出了使用大半夏汤和茯苓泽泻汤，至今仍为临床所常用。

隋代巢元方《诸病源候论·胃反候》对《金匮要略》之说有所发挥，将病因病机归纳为血气不足、胃寒停饮、气逆胃反，指出"荣卫俱虚，其血气不足，停水积饮，在胃脘则脏冷，脏冷则脾不磨，脾不磨则宿谷不化，其气逆而成胃反也"。

唐代王冰在《黄帝内经·素问》注文中更将本病精辟总结为"食入反出，是无火也"。宋代《圣济总录·呕吐门》也说："食久反出，是无火也。"

金元时期，朱丹溪《丹溪心法·翻胃》提出血虚、气虚、有热、有痰之说，治法方药则更趋丰富全面。

明代张景岳对于反胃的病因、病机、辨证、治法、方药等有了系统性的阐发，他在《景岳全书·反胃》一节中说："或以酷饮无度，伤于酒湿，或以纵食生冷，败其真阳；或因七情忧郁，竭其中气；总之，无非内伤之甚，致损胃气而然。"又说："反胃一证，本属火虚，盖食入于胃，使胃暖脾强，则食无不化，何至复出……然无火之由，则犹有上中下三焦之辨，又当察也。若寒在上焦，则多为恶心或泛泛欲吐者，此胃脘之阳虚也。若寒在中焦，则食入不化，每食至中脘，或少顷或半日复出者，此胃中之阳虚也。若寒在下焦，则朝食暮吐，暮食朝吐，乃以食入幽门，丙火不能传化，故久而复出，此命门之阳虚也""虚在上焦，微寒呕吐者，惟姜汤为最佳，或橘皮汤亦可，虚在中焦而食入反者，宜五君子煎、理中汤……虚在下焦而朝食暮吐……其责在阴，非补命门以扶脾土之母，则火无以化,土无以生,亦犹釜底无薪,不能腐熟水谷,终无济也。宜六味回阳饮,或人参附子理阴煎,或右归饮之类主之。此屡用之妙法,不可忽也""反胃由于酒湿伤脾者,宜葛花解醒汤主之,若湿多成热,而见胃火上冲者,宜黄芩汤或半夏泻心汤之类主之。"其中补命门火之说是他对本病治疗上的一大创见。

明代李中梓根据临床实际,进一步丰富了反胃的辨证内容。他在《医宗必读·反胃噎膈》中说:"反胃大都属寒,然不可拘也。脉大有力,当作热治,脉小无力,当作寒医。色之黄白而枯者为虚寒,色之红赤而泽者为实热,以脉合证,以色合脉,庶乎无误。"

清代李用粹《证治汇补·反胃》对七情致病认识较为深刻。他说:"病由悲愤气结,思虑伤脾……皆能酿成痰火,妨碍饷道而食反出。"对反胃的病因病机,做了新的补充。清代陈士铎《石室秘录·噎膈反胃治法》言:"夫食入于胃而吐出,似乎病在胃也,谁知肾为胃之关门,肾病而胃始病。"这种看法,与张景岳补命门以扶脾土的观点基本相同。清代沈金鳌《杂病源流犀烛·噎塞反胃关格源流》言:"反胃原于真火衰微,胃寒脾弱,不能纳谷,故早食晚吐,日日如此,以饮食入胃,既抵胃之下脘,复返而出也。若脉数,为邪热不杀谷,乃火性上炎,多升少降也"。同时指出:"亦有瘀血阻滞者,亦有虫而反出者,亦有火衰不能生土,其脉沉迟者。"进一步丰富了对反胃病因病机的认识。

以上所引各家之说,从不同的方面对反胃作了阐述,使本病的辨证论治内容日趋完善。

二、范围

西医学的胃十二指肠溃疡病,胃十二指肠憩室,急慢性胃炎,胃黏膜脱垂症,十二指肠郁积症,胃部肿瘤,胃神经症等,凡并发胃幽门部痉挛、水肿、狭窄,或胃动力紊乱引起胃排空障碍,而在临床上出现脘腹痞胀,宿食不化,朝食暮吐,暮食朝吐等症状者,均可参照本节内容辨证论治。

三、病因病机

反胃多由饮食不节,酒色过度,或长期忧思郁怒,损伤脾胃之气,并产生气滞、血瘀、痰凝阻胃,使水谷不能腐熟,宿食不化,导致脘腹痞胀,胃气上逆,朝食暮吐,暮食朝吐。

(一)脾胃虚寒

饥饱失常,嗜食寒凉生冷,损及脾阳,以致脾胃虚寒,不能消化谷食,终至尽吐而出。思虑不解,或久病劳倦多可伤脾,房劳过度则伤肾。脾伤则运化无能不能腐熟水谷,肾伤则命火衰微,不能温煦脾土,则脾失健运,谷食难化而反。

(二)痰浊阻胃

酒食不节、七情所伤、房室、劳倦等病因,均可损伤脾胃,因之水谷不能化为精微而成湿浊,积湿生痰,痰阻于胃,遂使胃腑失其通降下行之功效,宿食不化而成反胃。

(三)瘀血积结

七情所伤,肝胃气滞,或遭受外伤,或手术创伤等原因可导致气滞血瘀。胃络受阻,气血不和,胃腑受纳、和降功能不及,饮食积结而成反胃。

(四)胃中积热

多由于长期大量饮酒,吸烟,嗜食膏粱厚味,经常进食大量辣椒等辛烈之品,均可积热成毒,损伤胃气,而成反胃之证。抑或痰浊阻胃,瘀血积结,郁久化热。邪热在胃,火逆冲上,不能消化饮食,而见朝食暮吐,暮食朝吐。此即《素问·至真要大论》篇病机十九条中所说"诸逆冲上,皆属

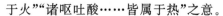

于火""诸呕吐酸……皆属于热"之意。

由此可见,本病病位在胃,脾胃虚寒、不能腐熟水谷是导致本病的最主要因素,但同时与肝、脾、肾等脏腑密切相关。除气滞、气逆外,还有痰浊、水饮、积热、瘀血等病理因素共同参与发病过程,而且各种病因病机之间往往相互转化。痰浊、水饮多为脾胃虚寒所致;痰浊、瘀血等可使气虚、气滞、食停,同时也可郁久化热;诸因均可久病入络,而成瘀血积结。

四、诊断与鉴别诊断

(一)诊断

1.发病特点

反胃在临床上较为常见,患者以成年人居多,男女性别差异不大,对老年患者要特别提高警惕,注意是否有癌肿等病存在。

2.临床表现

本病一般多为缓起,先有胃脘疼痛,吐酸,嘈杂,食欲缺乏,食后脘腹痞胀等症状,若迁延失治或治疗不当,病情则进一步加剧,逐渐出现脘腹痞胀加剧,进食后尤甚,饮食不能消化下行,停积于胃腑,终致上逆而呕吐。其呕吐的特点是朝食暮吐,暮食朝吐,呕出物多为未经消化的食物,或伴有痰涎血缕;严重患者亦可呕血。

患者每因呕吐而不愿进食,人体缺乏水谷精微之濡养,日见消瘦,面色萎黄,倦怠无力。由于饮食停滞于胃脘不能下行,按压脘部则感不适,有时并可触及包块;振摇腹部,可听到漉漉水声。

脉象,舌质,舌苔,则每随其或寒或热,或虚或实而表现不同,可据此作为进一步的辨证依据。

(二)鉴别诊断

1.呕吐

从广义言,呕吐可以包括反胃,而反胃也主要表现为呕吐。但一般呕吐多是食已即吐,或不食亦吐,呕吐物为食物、痰涎、酸水等,一般数量不多。反胃则主要是朝食暮吐,暮食朝吐,患者一般进食后不立即呕吐,但因进食后,食物停积于胃腑,不能下行,至一定时间,则尽吐而出,吐后始稍感舒畅。所吐出的多为未经消化的饮食,而且数量较多。

2.噎膈

噎膈是指吞咽时哽噎不顺,饮食在胸膈部阻塞不下,和反胃不同。反胃一般多无吞咽哽噎,饮食不下是饮食不能下通幽门,在食管则无障碍。噎膈则主要表现为吞咽困难,饮食不能进入贲门。噎膈虽然也会出现呕吐,但都是食入即吐,呕吐物量不多,经常渗唾痰涎,据此亦不难做出鉴别。

五、辨证

(一)辨证要点

1.注意呕吐的性质和呕吐物的情况

反胃的主要特征是朝食暮吐,暮食朝吐,因此在辨证中必须掌握这一特点。要详细询问病史,如呕吐的时间、呕吐的次数、呕吐物性状及多少等,这对于辨证很有价值。

2.要细辨反胃的证候

反胃的辨证可概括为寒、热、痰、瘀四个主要证型。除从呕吐物的性质内容判断外,其他症状、脉象、舌质、舌苔、患者过去和现在的病史、身体素质等,均有助于辨证。

(二)证候

1.脾胃虚寒

症状:食后脘腹胀满,朝食暮吐,暮食朝吐,吐出宿食不化及清稀水液,吐尽始觉舒适,大便溏少,神疲乏力,面色青白,舌淡苔白,脉细弱。甚者面色苍白,手足不温,眩晕耳鸣,腰膝酸软,精神萎靡。舌淡白,苔白滑,脉沉细无力。

病机分析:此证之主要病机是脾胃虚寒,即胃中无火。因胃中无火,胃失腐熟通降之职,不能消化与排空,乃出现朝食暮吐,暮食朝吐,宿食不化之症状,一旦吐出,消除停积,故吐后即觉舒适。《素问•至真要大论》篇云:"诸病水液,澄澈清冷,皆属于寒。"患者吐出清稀水液,故云属寒,大便溏少,神疲乏力,面色青白,亦属脾胃虚寒;舌淡白,脉弱,均为阳气虚弱之症。其严重者面色苍白,手足不温,舌质淡白,脉沉细无力,为阳虚之甚;腰膝酸软,眩晕耳鸣属肾虚;精神萎靡属肾精不足神气衰弱之征。这些表现,是由肾阳衰弱,命火不足,火不生土,脾失温煦而致,此属脾肾两虚之证,较前述之脾胃虚寒更为严重。

2.胃中积热

症状:食后脘腹胀满,朝食暮吐,暮食朝吐,吐出宿食不化及混浊酸臭之稠液,便秘,溺黄短,心烦口渴,面红。舌红干,舌苔黄厚腻,脉滑数。

病机分析:朝食暮吐,暮食朝吐,宿食不化,是属反胃之症。《素问•至真要大论》篇言:"诸转反戾,水液浑浊,皆属于热。"今患者吐出混浊酸臭之液,故属于热证。内热消烁津液,故口渴便秘,小便短黄;内热熏蒸,故心烦,面红。舌红干,苔黄厚,脉滑数,皆为胃中积热之征。

3.痰浊阻胃

症状:经常脘腹胀满,食后尤甚,上腹或有积块,朝食暮吐,暮食朝吐,吐出宿食不化,并有或稠或稀之痰涎水饮,或吐白沫,眩晕,心下悸。舌苔白滑,脉弦滑,或舌红苔黄浊,脉滑数。

病机分析:有形痰浊,阻于中焦,故不论已食未食,常见脘腹胀满。呕吐白色痰涎水饮或白沫,乃痰浊之征;痰浊积于中焦,故可见上腹部积块;眩晕乃因痰浊中阻,清阳不升所致;心下悸为痰饮阻于心下;舌苔白滑,脉弦滑,是痰证之特征;舌红,苔黄浊,脉滑数者,是属痰郁化热的表现。

4.血瘀积结

症状:经常脘腹胀满,食后尤甚,上腹或有积块,朝食暮吐,暮食朝吐,吐出宿食不化,或吐黄沫,或吐褐色浊液,或吐血便血,上腹胀满刺痛拒按,上腹部积块坚硬,推之不移。舌质暗红或兼有瘀点,脉弦涩。

病机分析:有形之瘀血,阻于胃关,影响胃气通降下行,故不论已食未食,常见腹部胀满;吐黄沫或褐液,解黑便,皆由瘀血阻络,血液外溢所致;腹胀刺痛属血瘀;上腹积块坚硬,推之不移,舌暗有瘀点,脉涩等皆为血瘀之征。

六、治疗

(一)治疗原则

1.降逆和胃

以降逆和胃为基本原则,阳气虚者,合以温中健脾,阴液亏者,合以消养胃阴,气滞则兼以理气,有瘀血或痰浊者,兼以活血祛痰。病去之后,当以养胃气、胃阴为主。如此,方能巩固疗效,利于健康。

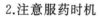

2.注意服药时机

掌握服药的时机,也是治疗反胃的一个关键。由于反胃患者,宿食停积胃腑,若在此时服药,往往不易吸收,影响药效。故反胃患者应在空腹时服药,或在宿食吐净后再服药,疗效较佳。

(二)治法方药

1.脾胃虚寒

治法:温中健脾,和胃降逆。

方药:丁蔻理中汤加减。方中以党参补气健脾,干姜温中散寒;寒多以干姜为君,虚多以党参为君;辅以白术健脾燥温;甘草补脾和中,加白豆蔻之芳香醒胃,丁香之理气降浊,共奏温阳降浊之功。

吐甚者,加半夏、砂仁,以加强降逆和胃作用。病久脾肾阳虚者,可在上方基础上,加入温补命门之药,如附子、肉桂、补骨脂、吴茱萸之类;如寒热错杂者,可用乌梅丸。

除上述方药之外,尚可用丁香透膈散或二陈汤加味。如《证治汇补·反胃》言:"主以二陈汤,加藿香、蔻仁、砂仁、香附、苏梗;消食加神曲、麦芽;助脾加人参、白术;抑肝加沉香、白芍;温中加炮姜、益智仁;壮火加肉桂、丁香,甚用附子理中汤,或八味丸。"又介绍用伏龙肝水煎药以补土,糯米汁以泽脾,代赭石以镇逆。《景岳全书·反胃》用六味回阳饮,或人参附子理阴煎,或右归饮之类,皆经验心得之谈,可供临床参考。

2.胃中积热

治法:清胃泻热,和胃降浊。

方药:竹茹汤加减。方中竹茹、栀子清胃泻热,兼降胃气;半夏、陈皮、枇杷叶和胃降浊。

热重可加黄芩、黄连;热积腑实,大便秘结,可加大黄、枳实、厚朴以降泄之。

久吐伤津耗气,气阴两虚,表现反胃而唇干口燥,大便干结,舌红少苔,脉细数者,宜益气生津养阴,和胃降逆,可用大半夏汤加味。《景岳全书·反胃》谓:"反胃出于酒湿伤脾者,宜葛花解酒汤主之;若湿多成热,而见胃火上冲者,宜黄芩汤,或半夏泻心汤主之。"亦可随宜选用。

3.痰浊阻胃

治法:涤痰化浊,和胃降逆。

方药:导痰汤加减。方中以半夏、南星燥湿化痰浊;陈皮、枳实以和胃降逆;茯苓、甘草以渗湿健脾和中。

痰郁化热者,宜加黄芩、黄连、竹茹;若体尚壮实者可用礞石滚痰丸攻逐顽痰。痰湿兼寒者,可加干姜、细辛;吐白沫者,其寒尤甚,可加吴茱萸汤;脘腹痞满、吐而不净者可选《证治汇补》木香调气散(白豆蔻、丁香、木香、檀香、藿香、砂仁、甘草)行气醒脾、化浊除满。

吐出痰涎如鸡蛋清者,可加人参、白术、益智仁,以健脾摄涎。如《杂病源流犀烛·噎膈反胃关格源流》云:"凡饮食入胃,便吐涎沫如鸡子白,脾主涎,脾虚不能约束津液,故痰涎自出,非参、术、益智不能摄也。"

4.瘀血积结

治法:祛瘀活血,和胃降浊。

方药:膈下逐瘀汤加减。方中以香附、枳壳、乌药理气和胃,气为血帅,气行则血行;复以川芎、当归、赤芍以活血;桃仁、红花、延胡索、五灵脂以祛瘀;牡丹皮以清血分之伏热。可再加竹茹、半夏以加强降浊作用。

吐黄沫,或吐血,便血者,可加降香、田七以活血止血;上腹剧痛者可加乳香、没药;上腹结块坚硬者,可加鳖甲、牡蛎、三棱、莪术。

(三)其他治法

(1)九伯饼:天南星、人参、半夏、枯矾、枳实、厚朴、木香、甘草、豆豉为末,老米打糊为饼,瓦上焙干,露过,每服一饼,细嚼,以姜煎平胃散下,此方加阿魏甚效。

(2)壁虎(即守宫)1~2只(去腹内杂物捣烂),鸡蛋1个。用法:将鸡蛋一头打开,装入壁虎,仍封固蒸熟,每天服1个,连服数天。

(3)雪梨1个、丁香50粒,梨去核,放入丁香,外用纸包好,蒸熟食用。

七、转归及预后

反胃之证,可由胃痛、嘈杂、泛酸等证演变而来,一般起病缓慢,变化亦慢。临床所分四证,可以独见,亦可兼见。

病初多表现为单纯的脾胃虚寒或胃中积热,其病变在无形之气,温之清之,适当调治,较易治疗。

患病日久,反胃频繁,除影响进食外,还可损伤胃阴,常在脾胃虚寒的同时并见气血、阴液亏虚;同时多为本虚而标实,或见寒热错杂,或合并痰浊阻胃或瘀血积结,其病变在有形之积,耗伤气血更甚,较难治疗。此时治疗时应注重温清同进,补泻兼施,用药平稳,缓缓图之。

久治不效,应警惕癌变可能。年高体弱者,发病之时已是脾肾两亏,全身日见衰弱,四种证候可交错兼见,进而发展为真阴枯竭或真火衰微之危症,则预后多不良。

八、预防与护理

要注意调节饮食,戒烟酒刺激之品,保持心情舒畅,避免房事劳倦。出现胃痛、嘈杂、泛酸之证者,应及时诊治,尽量避免贪食竹笋和甜腻等食品,以免变生反胃。得病之后,饮食宜清淡流质,避免粗硬食物;患者呕吐之时,应扶助患者以利吐出。药汁宜浓缩,空腹服。中老年患者一旦出现反胃,应注意排除癌肿可能。

(姜高赟)

第五节　噎　膈

噎膈是指以吞咽食物梗噎不顺,重则食物不能进入胃腑,食入即吐为主要临床表现的一种病证。噎,指吞咽时梗塞不顺;膈,指格拒,食物不能下,下咽即吐。噎较轻,是膈之前期表现,在临床中往往二者同时出现,故并称噎膈。

膈之病名,首见于《内经》。《素问·阴阳别论》篇指出"三阳结,谓之膈"。《灵枢·上膈》篇曰:"脾脉……微急为膈中,食饮入而出,后沃沫"。在《内经》的许多章节中还记述了本病证的病因、病位、传变及转归,认识到其发病与精神因素、阳结等有关,所病脏腑多在胃脘,对后世治疗启迪很大。隋朝对此病有进一步的认识,如巢元方《诸病源候论·痞膈病诸候·气膈候》中认为:"此由阴阳不和,脏气不理,寒气填于胸膈,故气噎塞不通,而谓之气噎"。并将噎膈分为气、忧、食、劳、思五噎;忧、恚、气、寒、热五膈。唐宋以后将噎膈并称,孙思邈《备急千金要方·噎塞论》引

《古今录验》,对五噎的证候,做了详细描述:"气噎者,心悸,上下不通,噎哕不彻,胸胁苦满"。至明清时期对其病因病机的认识较为全面,如李用粹在《证治汇补·噎膈》篇中曰:"有气滞者,有血瘀者,有火炎者,有痰凝者,有食积者,虽有五种,总归七情之变,由气郁化火,火旺血枯,津液成痰,痰壅而食不化也"。这些理论至今仍有重要的指导意义。

现代医学的食管癌、贲门癌以及贲门痉挛、贲门弛缓、食管憩室、反流性食管炎、弥漫性食管痉挛、胃神经官能症等疾病,出现噎膈的临床表现时,可参考本节进行辨证论治。

一、病因病机

噎膈之病,主要为七情内伤,饮食不节,年老体弱等原因,致使气、痰、瘀相互交阻,日久津气耗伤,食管失于润养,胃失通降而见噎膈。

(一)七情内伤

由于忧思恼怒,情志不遂,肝郁气滞,肝气横犯脾胃,脾伤则气结,运化失司,水湿内停,滋生痰浊,痰气相搏,阻于食管,食管不利或狭窄而见噎膈;肝伤则气郁,气郁则血凝,瘀血阻滞食管,饮食噎塞难下而成噎膈。

(二)饮食不节

因过食肥甘辛辣燥热之品,或嗜酒过度,造成胃肠积热,则津伤血燥,以致食管干涩而成噎膈。或常食发霉、粗糙之品,损伤食管脾胃而致噎膈。

(三)久病年老

由于大病久病,或年老气虚,或阴损及阳,久则脾肾衰败,阳气虚衰,运化无力,浊气上逆,壅阻食管咽喉,则吞咽困难而成噎膈。

噎膈之病位在食管,属胃所主,其病变脏腑又与肝、脾、肾有密切关系,因三脏与胃、食管皆有经络联系。脾为胃行其津液,若脾失健运,可聚湿生痰,阻于食管。胃气之和降,赖于肝气之条达,若肝失疏泄,则胃失和降,气机郁滞,久则气滞血瘀,食管狭窄。中焦脾胃赖于肾阴的濡养和肾阳的温煦,若肾阴不足,失于濡养,或脾肾衰败,阳气虚弱,运化受阻,浊气上逆均可发为噎膈。

噎膈之病因病机复杂,但主要为七情内伤,饮食不节,日久则气郁生痰,气滞血阻,滞于食管而见噎膈;其次为年老体弱等原因,致阴津亏虚,气血枯燥,食管失于润养,干涩难下而见噎膈。但时常虚实交错,相互影响,互为因果,因而使病证极为复杂,病情缠绵难愈。

二、诊断要点

(一)症状

初起咽部或食管内有异物感,进食时有停滞感,继则咽下梗噎,重则食不得咽下或食入即吐。常伴有胃脘不适,胸膈疼痛,甚则形体消瘦,肌肤甲错,精神疲惫等。

(二)检查

口腔与咽喉检查,食管、胃的 X 线检查,食管与胃的内镜及病理组织学检查,食管脱落细胞检查以及 CT 检查有助于早期诊断。

三、鉴别诊断

(一)梅核气

噎膈与梅核气两者均见吞咽过程中梗塞不舒的症状。梅核气自觉咽喉中有物梗塞,吐之不

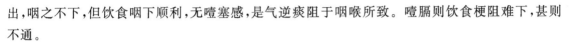

出,咽之不下,但饮食咽下顺利,无噎塞感,是气逆痰阻于咽喉所致。噎膈则饮食梗阻难下,甚则不通。

(二)反胃

噎膈与反胃两者均有食入复出的症状,但反胃饮食能顺利咽下入胃,经久复出,朝食暮吐,暮食朝吐,宿谷不化,病证较噎膈轻,预后较好。

四、辨证

首先辨清噎膈的虚实。气滞血瘀,痰浊内阻者为实;津枯血燥,气虚阳弱者为虚。新病多实,或实多虚少;久病多虚,或虚中夹实。吞咽困难,梗塞不顺,胸膈胀痛者多实;食管干涩,饮食难下,或食入即吐者多虚。然而临证时,多为虚实相杂,应注意详辨。噎膈以正虚为本,夹有气滞、痰阻、血瘀等为标实。初起以标实为主,可见梗塞不舒,胸膈胀满、疼痛等气血郁滞之证。后期以正虚为主,出现形体消瘦,皮肤枯燥,舌红少津等津亏血燥之候;面色㿠白,形寒气短,面浮足肿等气虚阳微之证。临证时应仔细辨明标本的轻重缓急,利于辨证施治。

(一)气滞痰阻

1.证候

咽食梗阻,胸膈痞满,甚则疼痛,随情志变化可加重或减轻,伴有嗳气呃逆,呕吐痰涎,口干咽燥,大便干涩,舌质红,苔薄腻,脉弦滑。

2.分析

由于气滞痰阻于食管,食管不利,则咽食困难,胸膈痞满,遇情绪舒畅可减轻,精神抑郁则加重;气结津液不能上承,且郁热伤津,故口干咽燥;津不下润则大便干涩;痰气交阻,胃气上逆,则嗳气呃逆,呕吐痰涎;舌质红,苔薄腻,脉弦滑,为气郁痰阻,兼有郁热伤津之象。

(二)瘀血阻滞

1.证候

吞咽梗阻,胸膈疼痛,食不得下,甚则滴水难进,食入即吐,或吐出物如赤豆汁,兼面色暗黑,肌肤枯燥,形体消瘦,大便坚如羊屎,或便血,舌质紫暗,或舌红少津,脉细涩。

2.分析

血瘀阻滞食管或胃口,道路狭窄,故吞咽困难,胸膈疼痛,食不得下,食入即吐;久病阴伤肠燥,故大便干结,坚如羊屎;久瘀伤络,血渗脉外,则吐物如赤豆汁,或便血;长期饮食不入,化源告竭,肌肤失养,故形体消瘦,肌肤枯燥;面色暗黑,为瘀血阻滞之征;舌质紫暗,少津,脉细涩为血亏瘀结之象。

(三)津亏热结

1.证候

进食时咽喉梗涩而痛,水饮可下,食物难进,或入食即吐,兼胸背灼痛,五心烦热,口干咽燥,形体消瘦,肌肤枯燥,大便干结,舌质红而干,或有裂纹,脉弦细数。

2.分析

由于胃津亏耗,不能上润,故进食时咽喉梗涩而痛;热结痰凝,阻塞食管,故食物反出;热结灼阴,津亏失润,则口干咽燥,大便干结;胃不受纳,无以化生精微,故五心烦热,形体消瘦,肌肤枯燥;舌红而干,或有裂纹,脉弦细而数,均为津亏热结之象。

(四)脾肾阳衰

1.证候

长期吞咽受阻,饮食不下,胸膈疼痛,面色㿠白,形瘦神衰,气短畏寒,面浮足肿,泛吐清涎,腹胀便溏,舌淡苔白,脉细弱。

2.分析

噎膈日久,阴损及阳,脾肾阳衰,饮食无以受纳和运化,浊气上逆,故吞咽受阻,饮食不下,泛吐涎沫;脾肾衰败,化源衰微,肌体失养,故面色㿠白,形瘦神衰;阳气衰微,寒湿停滞,气短畏寒,面浮肢肿,腹胀便溏;舌淡苔白,脉细弱,均为脾肾阳衰之象。

五、治疗

噎膈的治疗在初期重在治标,宜以行气化痰、活血祛瘀为主;中、后期重在治本,以滋阴润燥、补气温阳为主。但本病表现极为复杂,常常虚实交错,治疗时应根据病情区分主次,全面兼顾。

(一)中药治疗

1.气滞痰阻

(1)治法:化痰解郁,润燥降气。

(2)处方:启膈散(《医学心悟》)。方中丹参、郁金、砂仁理气化痰,解郁宽胸;沙参、贝母、茯苓润燥化痰,健脾和中;荷叶蒂和胃降逆;杵头糠治卒噎。

痰湿较重可加瓜蒌、天南星、半夏以助化痰之力;若津液耗伤加麦冬、石斛、天花粉以润燥;若郁久化热,心烦口干者,加黄连、栀子、山豆根;若津伤便秘者加桃仁、蜂蜜以润肠通便。

2.瘀血阻滞

(1)治法:活血祛瘀,滋阴养血。

(2)处方:通幽汤(《脾胃论》)。方中生地黄、熟地黄、当归身滋阴润肠,解痉止痛;桃仁、红花活血祛瘀,通络止痛;甘草益脾和中;升麻升清降浊。

若胸膈刺痛,酌加三七、丹参、赤芍、五灵脂活血祛瘀,通络止痛;胸膈闷痛,加海藻、昆布、贝母、瓜蒌软坚化痰,宽胸理气;若呕吐痰涎,加莱菔子、生姜汁以温胃化痰。

3.津亏热结

(1)治法:滋阴养血,润燥生津。

(2)处方:沙参麦冬汤(《温病条辨》)加减。方中沙参、麦冬、玉竹滋补津液;桑叶、天花粉养阴泻热;扁豆、甘草安中和胃,可加玄参、生地黄、石斛以助养阴之力;加栀子、黄连、黄芩以清肺胃之热。

若肠燥失润,大便干结,可加当归、瓜蒌仁、生首乌润肠通便;若腹中胀满,大便不通,胃肠热盛,可用人参利膈丸或大黄甘草汤泻热存阴,但应中病即止,以免耗伤津液;若食管干涩,口燥咽干,可用滋阴清膈饮以生津养胃。

4.脾肾阳衰

(1)治法:温补脾肾,益气回阳。

(2)处方:补气运脾汤(《统旨方》)加减。方中人参、黄芪、白术、茯苓、甘草补脾益气;砂仁、陈皮、半夏和胃降逆;加旋覆花降逆止呕;加附子、干姜温补脾阳;加枸杞子、杜仲温养肝肾,填充精血。若气阴两虚加石斛、麦冬、沙参以滋阴生津。

若中气下陷、少气懒言可用补中益气汤;若气血两亏、心悸气短可用十全大补汤加减。

在此阶段,阴阳俱竭,如因阳竭于上而水谷不入,阴竭于下而二便不通,称为关格,系开合之机已废,为阴阳离决的一种表现,当积极救治。

(二)针灸治疗

1.基本处方

取穴:天突、膻中、内关、上脘、膈俞、足三里、胃俞、脾俞。天突散结利咽,宽贲门;膻中、内关宽胸理气,降逆止吐;上脘和胃降逆,调气止痛;膈俞利膈宽胸;足三里、胃俞、脾俞和胃扶正。

2.加减运用

(1)气滞痰阻证:加丰隆、太冲以理气化痰,针用泻法。余穴针用平补平泻法。

(2)瘀血阻滞证:加合谷、血海、三阴交以行气活血,针用泻法。余穴针用平补平泻法。

(3)津亏热结证:加天枢、照海以滋补津液、泻热散结,针用补法。余穴针用平补平泻法。

(4)脾肾阳衰证:加命门、气海、关元以温补脾肾、益气回阳。诸穴针用补法,或加灸法。

3.其他

(1)耳针疗法:取神门、胃、食管、膈,用中等刺激,每天1次,10次为1个疗程,或贴压王不留行籽。

(2)穴位注射疗法:取足三里、内关,用维生素B_1、维生素B_6注射液,每穴注射1 mL,每3天注射1次,10次为1个疗程。

(姜高赞)

第六节 呃 逆

呃逆是以喉间呃呃有声,声短而频,不能自控为主要临床表现的一种病证。古称"哕",又称"哕逆",俗称打嗝。

呃逆在《内经》中称"哕",并阐发了其病机,《素问·宣明五气》篇曰:"胃气上逆,为哕。"同时记载了三种简便的治疗方法,如《灵枢·杂病》云:"哕,以草刺鼻,嚏而已;无息而立迎引之,立已;大惊之,亦可已。"至元·朱丹溪始称"呃",《丹溪心法·呃逆》篇曰:"古谓之哕,近谓之呃,乃胃寒所生,寒气自逆而呃上。亦有热呃,亦有其他病发呃者"。至明代统称"呃逆",《景岳全书·呃逆》篇曰:"而呃之大要,亦惟三者而已,则一曰寒呃,二曰热呃,三曰虚脱之呃。"对本病分类可谓提纲挈领。清·李用粹《证治汇补·呃逆》篇,将呃逆分为火、寒、痰、虚、瘀五种,并对每种呃逆的临床表现进行了较详细的论述,至今仍有一定的临床指导意义。

现代医学的单纯性膈肌痉挛、胃肠神经官能症、食管癌、胃炎、胃扩张、肝硬化晚期、脑血管病、尿毒症等疾病,以及胃、食管手术后或其他原因引起的膈肌痉挛,出现呃逆的临床表现时,可参考本节进行辨证论治。

一、病因病机

呃逆的病因多为饮食不当、情志不舒和正气亏虚等,或突然吸入冷空气而引发呃逆。其病机主要是胃失和降,胃气上逆,动膈冲喉。

(一)外感寒邪

外感寒邪,胃中吸入冷气,寒遏胃阳,气机不利,气逆动膈,上冲于喉,发出呃呃之声,不能自制。

(二)饮食不当

由于过食生冷,或因病而服寒凉药物过多,寒气蕴结中焦,损伤胃阳,胃失温煦,或过食辛辣煎炒之物,或醇酒厚味,或因病过用温补之剂,燥热内生,胃火炽盛,胃失和降,反作上逆,发生呃逆。

(三)情志不舒

因恼怒太过,肝失条达,气机不利,以致肝气横逆犯胃,胃失和降,气逆动膈。或因肝气郁结,不能助脾运化,聚湿生痰;或因忧思伤脾,脾失健运,滋生痰湿;或因气郁化火,灼津成痰;或素有痰饮内停,复因恼怒,皆可致逆气挟痰,上犯动膈而发生呃逆。

(四)体虚病后

禀赋不足,年老体弱,久病肾虚,或劳累太过耗伤中气,脾阳失温,胃气虚衰,清气不升,浊气不降,气逆动膈冲喉而发生呃逆。或过汗、吐、下,虚损误攻,妇人产后,或热病伤阴,使胃阴不足,失于润养,和降失职,虚火上炎动膈冲喉而发生呃逆。

呃逆之病位在膈,病变关键脏腑在胃,与肺、肝、脾、肾诸脏有关。膈位于肺胃之间,膈上为肺,膈下为胃,二脏与膈位置邻近,经脉又相连属。若肺失肃降或胃气上逆,皆可致膈间气机不利,逆气动膈,上冲喉间,发出呃呃之声。手太阴肺之经脉,起于中焦,下络大肠,还循胃口,上膈属肺,将胃、膈、肺三者紧密相连。另外,胃之和降,还赖于肝之条达,若肝气郁滞,横逆犯脾胃,气逆动膈,亦成呃逆。肺胃之气的和降,又赖于肾气的摄纳,若久病伤肾,肾失摄纳,则肺胃之气不能顺降,上逆动膈而发呃逆。可见呃逆病机关键在于胃失和降,胃气上逆,动膈冲喉。胃气上逆,除胃本身病变外,同时与肺气肃降,肾气摄纳,肝气条达之功能紊乱等均有关系。

二、诊断要点

(一)症状

自觉气逆上冲,喉间呃呃连声,声短而频,不能自制为主症,其呃声或高或低,发作间隔或疏或密,间歇时间不定。伴有胸膈痞闷,胃脘不舒,嘈杂灼热,腹胀嗳气,心烦不寐等症状。多与受凉,过食寒凉、辛辣,或情志郁怒等诱发因素有关。偶发性的呃逆,或病危胃气将绝时之呃逆,为短暂症状,不列为呃逆病。

(二)检查

X线胃肠钡透及内镜等检查有助于诊断。必要时检查肝、肾功能、B超、心电图、CT等有助于鉴别诊断。

三、鉴别诊断

(一)嗳气

嗳气与呃逆同属胃气上逆之证,嗳气声音低缓而长,可伴酸腐气味,气排出后自感舒适,病势较缓,多在饱食、情志不畅时发病。而不同于呃逆喉间呃呃连声,声短而频,不能自制。

(二)干呕

干呕与呃逆同属胃气上逆之证,干呕患者可见呕吐之状,但有声无物,或有少量痰涎而无食物吐出。干呕之声为呕声,也不同于呃逆的呃呃连声,声短而频。

四、辨证

辨证时首先要分清功能性呃逆、病理性呃逆。若因受寒或肝郁出现短暂的呃逆,又无明显兼症,可不治自愈。非器质性病变引起的呃逆为功能性疾病,经治可愈。若呃逆反复发作,并有明显的兼症,或出现在其他慢性病症的过程中,可视为病理性呃逆,当辨证治疗。首先辨清此病的寒热虚实。寒者呃声沉缓有力,得热则减,遇冷加重,伴胃脘不适,苔白脉缓;热者呃声洪亮,声高短促,伴口臭烦渴,便秘溲赤,苔黄脉大;虚者呃声低长,时断时续,体虚脉弱;实者呃声洪亮,连续发作,脉弦有力等。

(一)胃寒气逆

1.证候

呃逆声沉缓有力,得热则减,遇寒加重,喜食热饮,恶食冷饮,膈间及胃脘痞满不适,或有冷感,口淡不渴,舌质淡,苔白或白滑,脉象迟缓。多在过食生冷,受凉、受寒后发病。

2.分析

由过食生冷或受凉等,致寒积中焦,胃气为寒邪阻遏,胃失和降,上逆动膈冲喉而成呃逆;胃中实寒,故呃声沉缓有力;胃气不和,故脘膈痞闷不适。得热则减,遇寒更甚者,是因寒气得温则行,遇寒则凝之故;口淡不渴,舌苔白,脉迟缓者,均属胃中有寒之象。

(二)胃火上逆

1.证候

呃声洪亮,冲逆而出,口臭烦渴,多喜冷饮,尿黄便秘,舌红苔黄或黄燥,脉滑数。多在过食辛辣,或饮酒等后发病。

2.分析

由于嗜食辛辣烤制及醇酒厚味之品,或过用温补药物,或素体阳盛再加辛辣等品,久则胃肠积热化火,胃火上冲,故呃声洪亮,冲逆而出;阳明热盛,灼伤胃津,故口臭烦渴而喜冷饮;热邪内郁,肠间燥结,故大便秘结,小便短赤;舌苔黄,脉滑数,均为胃热内盛之象。

(三)气逆痰阻

1.证候

呃逆连声,呼吸不利,脘胁胀满,或肠鸣矢气,可伴恶心嗳气,头目昏眩,脘闷食少,或见形体肥胖,平时多痰,舌苔薄腻,脉象弦滑。常在抑郁恼怒后加重,情志舒畅时缓解。

2.分析

因七情所伤,肝气郁结,失于条达,横犯脾胃,胃气上冲动膈而成呃逆;肝郁气滞,故胸胁胀满不舒;气郁日久化火,灼津成痰,或因肝木克脾,脾失健运,聚湿成痰,痰气互结,阻于肺则呼吸不利,阻于胃则恶心嗳气,阻于肠则肠鸣矢气;清气不升,浊阴不降,故见头目昏眩;舌苔薄腻,脉象弦滑,皆为气逆痰阻之象。

(四)脾胃虚寒

1.证候

呃声低沉无力,气不得续,泛吐清水,面色苍白,手足欠温,伴有脘腹冷痛,食少乏力,或见腰膝无力,大便稀溏或久泻。舌淡苔白,脉沉细而弱。

2.分析

若饮食不节或劳倦伤中,使脾胃阳气受损;或素体阳虚,脾胃无力温养,脾胃升降失调,则胃气上逆,故呃声低弱无力,气不得续。脾胃俱虚,运化无力,则食少乏力;阳虚则水饮停胃,故泛吐清水;若久病及肾,肾阳衰微,则腰膝无力,便溏久泻;手足不温,舌淡苔白,脉沉而细,均为阳虚之象。

(五)胃阴不足

1.证候

呃声短促,气不连续,口干舌燥,烦渴少饮,伴不思饮食,或食后饱胀,大便干燥,舌质红少苔,或有裂纹,脉细而数。

2.分析

由于热病或郁火伤阴,或辛温燥热之品耗损津液,使胃中津液不足,胃失濡养,难以和降,气逆扰膈,故呃声短促,虚则气不连续;胃阴耗伤不能上润,则见口干舌燥,烦渴少饮;脾胃虚弱,运化无力,故见不思饮食,食后饱胀;津液耗伤,大肠失润,故大便干燥;舌质红,苔少而干,脉细数,均为阴虚之象。

五、治疗

呃逆治疗当以和胃、降逆、平呃为主。但要根据病情的寒热虚实之偏重不同,分别以寒则温之,热则清之,实则泻之,虚则补之。若重病中出现呃逆,治当大补元气,或滋阴养液以急救胃气。

(一)中药治疗

1.胃寒气逆

(1)治法:温中散寒,降逆止呃。

(2)处方:丁香散(《古今医统》)。方中丁香辛温,散寒暖胃为君,柿蒂味苦,下气降逆止呃为臣,二者相合,温中散寒,降逆止呃,两者相得益彰,疗效甚好,为临床治疗呃逆常用要药;佐以良姜温中散寒,宣通胃阳;使以炙甘草和胃益气。

若兼痰湿者,症见脘闷腹胀不舒,可加半夏、厚朴、陈皮等和降胃气,化痰导滞;兼表寒者,加苏叶、藿香以散寒解表,和胃降逆。

寒呃日久,中阳受伤可选用丁香柿蒂汤,以益气温中,降逆止呃;日久虚寒呃逆,可选用加味四逆汤,以补阳散寒,降逆止呃。

另可选用朴沉化郁丸,每次9g,每天2次,温开水送服;或用荜澄茄、良姜各等份,研末,加醋少许调服,每天1剂,连用3天。

2.胃火上逆

(1)治法:清热和胃,降逆止呃。

(2)处方:竹叶石膏汤(《伤寒论》)。方中竹叶、生石膏辛凉甘寒,清泻胃火为主药;佐以法半夏和胃降逆;人参、麦冬养胃生津;粳米、甘草益胃和中。

若胃气不虚者去人参,常加柿蒂、竹茹降逆止呃;便秘者则合小承气汤,用大黄、枳实、厚朴通利大便,釜底抽薪,此乃上病下治之法;若中焦积热日久伤阴,可选用清胃散以清泻胃火,凉血养阴,降逆止呃。

另可用左金丸,每次9g,每天2次,温开水送服;或用柿蒂、黄连各10g,水煎内服治疗热呃。

3.气逆痰阻

(1)治法:理气化痰,降逆止呃。

(2)处方:旋覆代赭石汤(《伤寒论》)方中旋覆花下气消痰,代赭石重镇降逆,二药相配,一轻一重,共成和降之功为主药;法半夏、生姜化痰和胃,佐以人参补中益气;甘草、大枣和中并引药归经。

如胃气不虚,可去人参、甘草、大枣,以防壅滞气机,加木香以行气止呃;若痰湿明显,可加陈皮、茯苓、浙贝以醒脾化痰;若兼热象,可加黄芩、竹茹以清热化痰。

本型还可选用木香顺气丸,每次6g,每天2次,温开水冲服;疏肝丸,每次1丸,每天2次,温开水送服。

4.脾胃虚寒

(1)治法:温补脾胃,和中降逆。

(2)处方:理中丸(《伤寒论》)加减。方中干姜温中祛寒为主药;辅以人参、白术、炙甘草健脾益胃;加入刀豆甘温,温中下气,善治呃逆;丁香、白豆蔻辛温芳香,行气暖胃,宽膈止呃。

若寒甚者,加附子温中祛寒;肾阳不足者加肉桂、山茱萸等以温肾补脾。本型也可选用附子理中丸,每次1丸,每天2次,温开水送服。

5.胃阴不足

(1)治法:益气养阴,和胃止呃。

(2)处方:益胃汤(《温病条辨》)加减。方中沙参、麦冬、玉竹、生地黄、冰糖甘润养阴益胃;可酌加柿蒂、刀豆、枇杷叶等顺气降逆。全方合用以达益气养阴、和胃止呃之效。

若神疲乏力,气阴两虚者,可加沙参、白术、山药;若食欲缺乏腹胀加炒麦芽、炒谷芽等;若阴虚火旺,咽喉不利加石斛、芦根以养阴清热。

本型也可选用枇杷膏,每次10g,每天3次,温开水冲服;或用大补阴丸,每次1丸,每天2次,温开水送服。

(二)针灸治疗

1.基本处方

取穴:膈俞、内关、膻中、中脘、足三里。

膈俞利膈止呃;内关宽胸利膈,畅通三焦气机;膻中宽胸理气,降逆止呃;中脘、足三里和胃降逆。

2.加减运用

(1)胃寒气逆证:加梁门、气海以温胃散寒、疏通膈气、降逆止呃,针用补法,或加灸法。余穴针用平补平泻法,或加灸法。

(2)胃火上逆证:加内庭以清泻胃火、降逆止呃。诸穴针用泻法。

(3)气逆痰阻证:加太冲、阴陵泉以降逆化痰。诸穴针用平补平泻法。

(4)脾胃虚寒证:加关元、命门以温补中焦、和胃止呃。诸穴针用补法,或加灸法。

(5)胃阴不足证:加胃俞、三阴交以养阴止呃。诸穴针用补法。

3.其他

(1)耳针疗法:取耳中、胃、神门、肝、心,毫针强刺激,留针30分钟,每天1次;也可采用耳针埋藏或用王不留行籽贴压法。

(2)拔罐法:取中脘、梁门、气海,或用膈俞、肝俞、胃俞,每次留罐15~20分钟,每天1~2次。

（3）穴位贴敷法：用麝香粉0.5 g，放入神阙穴内，用伤湿止痛膏固定，适用于实证呃逆，尤其以肝郁气滞者取效更捷；或用吴茱萸10 g，研细末，用醋调成膏状，敷于双侧涌泉穴，胶布或伤湿止痛膏固定，可引气火下行，适用于各种呃逆，对肝、肾气逆引起的呃逆尤为适宜。

（4）指压疗法：翳风、攒竹、内关、天突，任取1穴，用拇指或中指重力按压，以患者能耐受为度，连续按揉1～3分钟，同时令患者深吸气后屏住呼吸，常能立即止呃；或取 T_2～L_1 双侧夹脊穴、肺俞-肾俞的膀胱经，先用拇指或掌根摩揉，再提捏膀胱经3～5遍，后用拇指点按双侧膈俞1～2分钟。

（姜高赞）

第九章 肝胆系病证的内科诊疗

第一节 肝 著

一、临床诊断

(一)症状与体征

(1)上腹右胁下部发生疼痛,有胀痛、刺痛、隐痛、剧痛等不同疼痛性质,可伴有右上腹部压痛。

(2)常伴食欲缺乏,厌食油腻,腹胀,恶心呕吐,嘈杂,泛酸,嗳气等上消化道症状。

(3)起病缓慢,多反复发作,发病多有诱因,如饱餐油腻,情绪焦躁、暴怒,过度劳累等。

(二)辅助检查

消化系统彩超、CT、MRI、肝功能、肝炎系列、病毒定量检测等理化检查有明确的病毒性肝病、脂肪肝、胆囊炎等疾病,并排除其他引起上腹部疼痛的疾病。

二、病证鉴别

(一)肝著与真心痛

真心痛是心经病变所引起的心痛证,相当于西医学的急性冠脉综合征。真心痛多见于中老年人,有时可出现上腹痛,但多有高血压、糖尿病等病史,主要表现为起病较急,当胸而痛,且多为刺痛,有压榨感,动辄加重,痛引肩背,常伴心悸气短、汗出肢冷,病情危急。正如《灵枢·厥论》曰:"真心痛,手足青至节,心痛甚,旦发夕死,夕发旦死。"其病变部位、疼痛程度与特征、伴随症状及其预后等方面,与肝著有明显区别。

(二)肝著与腹痛

腹痛是以胃脘以下,耻骨毛际以上部位疼痛为主症,多相当于西医学的急、慢性胰腺炎以及外科急腹症(包括肠梗阻、腹膜炎、肠穿孔、宫外孕等),肝著以上腹部右胁下发生疼痛为主症,有胀痛、刺痛、隐痛、剧痛等不同疼痛性质,可伴有上腹部压痛。这就要从其疼痛的主要部位和如何起病来加以辨别。

(三)肝著与肠痈

肠痈(急性阑尾炎)病变初起,多表现为突发性胃脘部疼痛,随着病情的变化,很快由胃脘部转移至右下腹部疼痛为主,且痛处拒按,腹皮拘急,右腿屈曲不伸,转侧牵引则疼痛加剧,多可伴有恶寒、发热、便秘等症。肝著患者始终局限于右胁下,一般无发热。

(四)肝著与胃癌

胃癌多以胃痛为主要症状,可伴呕血、黑便、消瘦等证。如胃痛日久,反复发作,伴消瘦、呕血、黑便等症者,更需详细询问病史,注意体格检查(包括左锁骨上淋巴结的触诊),同时及时行上消化道钡餐造影和电子胃镜等检查以明确诊断。

(五)西医鉴别诊断

(1)经电子胃镜、上消化道钡餐检查,可与急、慢性胃炎,胃、十二指肠溃疡病,胃黏膜脱垂、胃癌做鉴别诊断。

(2)血常规、腹部 X 线检查可与肠梗阻、肠穿孔等做鉴别诊断。

(3)心肌酶谱、肌钙蛋白、心电图检查可与心绞痛、心肌梗死做鉴别诊断。

三、病机转化

肝著的病位主要在肝胆,其病因病机除气滞血瘀,直伤肝胆外,同时和脾胃、肾、心有关。实证以气滞、血瘀、湿热为主,虚证多属阴血亏损,肝失所养。

(一)肝气郁结

情志抑郁,或暴怒伤肝,肝失条达,疏泄不利,气阻络痹,而致肝著。

(二)瘀血停着

气郁日久,血流不畅,瘀血停积,胁络痹阻出现肝著;或强力负重,胁络受伤,瘀血停留,阻塞胁络,致使肝著。

(三)肝胆湿热

外湿内侵,或饮食所伤,脾失健运,痰湿中阻,气郁化热,肝胆失其疏泄,导致肝著。

(四)肝阴不足

久病或劳欲过度,精血亏损,肝阴不足,血虚不能养肝,使脉络失养,亦能导致肝著。

四、辨证论治

(一)辨证思路

1.辨虚实

一般来说,病程短,病势急,因肝郁气滞、血瘀痹阻或外感湿热之邪所致的肝著属实,症见疼痛剧烈,脉弦实有力。病程长、病势缓,因肝血不足、络脉失养所致属虚,症见疼痛隐隐,久久不解而喜按,脉弦细无力。

2.辨气血

一般来说,气滞以胀痛为主,且游走不定,痛无定处,时轻时重,症状的轻重每与情绪变化有关;血瘀以刺痛为主,且痛处不移,疼痛持续不已,局部拒按,入夜尤甚。

3.辨外感、内伤

外感是由湿热外邪侵犯肝胆,肝胆失于疏泄条达而致,伴有寒热表证,且起病急骤,同时可出现恶心、呕吐或目睛发黄、小便黄等症状,舌质红,苔黄腻,脉浮数或滑数;内伤是由肝郁气滞,瘀血内阻,或肝阴不足所引起,不伴有恶寒、发热的表证,且其病缓,病程长。

（二）治疗原则

肝著的治疗原则应根据"柔肝疏肝""活血化瘀""软坚散结""清利湿热""化痰"的理论,结合肝胆的生理特点,灵活运用。实证宜用理气、活血;虚证宜用滋阴、柔肝。

（三）分证论治

1.肝气郁结

（1）症状:以胀痛为主,走窜不定,疼痛每因情绪而增减,胸闷气短,食少纳呆,嗳气频作,苔薄,脉弦。

（2）病机分析:肝气失于条达,阻于脉络,故胁肋胀痛。气属无形,时聚时散,聚散无常,故疼痛走窜不定。情志变化与气之郁结关系密切,故疼痛随情志变化而有所增减。肝经气机不畅,故胸闷气短。肝气横逆,易犯脾胃,胃气上逆故食少嗳气。脉弦为肝郁之象。

（3）治法:疏肝理气。

（4）代表方药:柴胡疏肝散加减。方中柴胡疏肝,配香附、枳壳、陈皮以理气;川芎活血;芍药、甘草以缓急止痛。

（5）加减:胁痛重者,酌加青皮、川楝子、郁金以增强理气止痛的作用。若气郁化火,症见胁肋掣痛,心急烦躁,口干口苦,尿频便秘,舌红苔黄,脉弦数,可去川芎,加牡丹皮、栀子、黄连、川楝子、延胡索等以清肝理气、活血止痛。若气郁化火伤阴,症见胁肋隐痛,遇劳加重,心烦头晕,睡眠欠佳,舌红苔薄,少津,脉弦细数,可去川芎,加当归、何首乌、枸杞、牡丹皮、栀子、菊花等以滋阴清热。若肝气横逆,脾失健运,症见胁痛肠鸣腹泻者,可加白术、泽泻、薏苡仁等以健脾止泻。若胃失和降,症见恶心呕吐者,可加陈皮、半夏、藿香、砂仁、苏叶、生姜等以降逆行气、和胃止呕。

2.瘀血停着

（1）症状:以刺痛为主,痛有定处,入夜更甚,胁下或见癥块,舌质紫暗,脉沉弦涩。

（2）病机分析:肝郁日久,气滞血瘀,或跌仆损伤,致瘀血停着,痹阻脉络,故胁痛如刺,痛处不移,入夜尤甚。郁结停滞,积久不散,则渐成癥块。舌质紫暗,脉沉弦涩,均属血瘀内停之征。

（3）治法:祛瘀通络。

（4）代表方药:旋覆花汤加减。方中茜草活血通经,旋覆花理气止痛。

（5）加减:方中可酌加郁金、桃仁、延胡索、归尾等以增强理气活血之力。若瘀血较重者,可用复原活血汤加减以活血祛瘀,通经活络。方中大黄、山甲、桃仁、红花破瘀散结、当归养血行瘀;柴胡疏肝行气,引药入经。若胁下有癥块,而正气未衰者,可加三棱、莪术、土鳖虫等以增强破瘀消坚之力。

3.肝胆湿热

（1）症状:胁痛,口苦,胸闷,纳呆,恶心、呕吐,目赤或目黄,身黄,小便黄赤,舌苔黄腻,脉弦滑数。

（2）病机分析:湿热蕴结于肝胆,肝络失和,胆不疏泄,故胁痛、口苦。湿热中阻,升降失常,故胸闷、纳呆、恶心、呕吐。肝开窍于目,肝火上炎,则目赤。湿热交蒸,胆汁不循常道而外溢,可出现目黄、身黄、小便黄赤。舌苔黄腻,脉弦滑数,均为肝胆湿热之征。

（3）治法:清热利湿。

（4）代表方药:龙胆泻肝汤加减。方中以龙胆草泻肝胆湿热,栀子、黄芩清热泻火,木通、泽泻、车前子清热利湿。

（5）加减:可酌加川楝子、青皮、郁金、半夏等以疏肝和胃,理气止痛。若发热黄疸者,可加茵陈、黄柏以清热利湿除黄。若湿热煎熬,结成砂石,阻滞胆道,症见胁肋剧痛,连及肩背者,可加金钱草、郁金、鸡内金、海金沙、乌药等以利胆排石。若热盛伤津,大便秘结,腹部胀满者,可加大黄、芒硝以泻热通便。

4.肝阴不足

(1)症状:胁肋隐痛,悠悠不休,遇劳加重,口干咽燥、心中烦热,失眠,头晕目眩,舌红少苔,脉弦细而数。

(2)病机分析:肝郁日久化热,耗伤肝阴,或久病体虚,精血亏损,不能濡养肝络,故胁肋隐痛,悠悠不休,遇劳加重。阴虚易生内热,故口干咽燥,心中烦热,失眠。精血亏虚,不能上荣,故头晕目眩。舌红少苔,脉弦细而数,均为阴虚内热之象。

(3)治法:养阴柔肝。

(4)代表方药:一贯煎加减。方中生地黄、枸杞滋养肝肾以滋水涵木,沙参、麦冬滋养肺肾以扶金制木,当归养肝血,川楝子理肝气。

(5)加减:若心中烦热,失眠可加焦栀子、炒枣仁、柏子仁以清热安神;若头晕目眩可加黄精、女贞子、墨旱莲、菊花以益肾清肝。

(四)其他疗法

1.单方验方

(1)青黛、明矾,共研细末,装入胶囊,每次2粒,每天3次,口服,具有清热退黄的作用。可用于黄疸经久不退,特别是淤胆型肝炎的患者。

(2)大黄甘草汤:生甘草10 g,生大黄(后下)15 g。水煎,每天1剂,分2次服。适用于急性病毒性肝炎。

(3)茵板合剂:茵陈蒿15 g,板蓝根35 g。水煎2次,将药汁一起浓煎至200 mL,加白糖,每次100 mL,每天2次。适用于急性黄疸型肝炎。

(4)降酶合剂:贯众15 g,牡丹皮20 g,败酱草30 g,茯苓20 g。适用于慢性肝炎谷丙转氨酶升高者。

(5)复方水飞蓟蜜丸:水飞蓟、五味子各半,制成蜜丸,每丸含生药10 g,每次1丸,每天3次。适用于慢性肝炎ALT升高者。

(6)茅根木贼汤:白茅根15 g,木贼草15 g,板蓝根30 g,水煎服。适用于小儿急性肝炎,梗阻性黄疸。

(7)木瓜冲剂:木瓜生药15 g,加蔗糖制成粉末颗粒,包装成药品备用。每次1~2包。适用于急性黄疸型肝炎。

(8)泥鳅数条,放烘箱内烘干(温度100 ℃为宜),研成粉末。每服10~12 g,每天3次,饭后服。功能清热祛湿,退黄解毒。适用于急性黄疸型肝炎。

(9)柳芽10 g,开水冲泡代茶频饮。具有清热、利尿、解毒功效。适用于黄疸型肝炎。

(10)车前草30 g,煎服,每天1剂。适用于急性黄疸型肝炎。

(11)田基黄、蟛蜞菊,煎服,每天1剂。适用于急性肝炎、慢性活动性肝炎。

(12)鸡骨草30~60 g,煎服。适用于退黄。

(13)垂盆草30 g,水煎服,每天1次,连服2周为1个疗程。适用于各型肝炎引起的胁痛。

2.针灸疗法

(1)实证:取厥阴、少阳经穴为主。毫针刺用泻法。

处方:期门、支沟、阳陵泉、足三里、太冲。

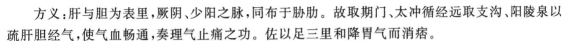

方义：肝与胆为表里，厥阴、少阳之脉，同布于胁肋。故取期门、太冲循经远取支沟、阳陵泉以疏肝胆经气，使气血畅通，奏理气止痛之功。佐以足三里和降胃气而消痞。

（2）虚证：取背俞穴和足厥阴经穴为主。毫针刺用补法，或平补平泻。

处方：肝俞、肾俞、期门、行间、足三里、三阴交。

方义：肝阴血不足，取肝俞、肾俞，用补法可充益肝肾之阴。期门为肝之募穴，近取以理气。行间为肝之荥穴，用平泻法以泻络中虚热。配足三里、三阴交扶助脾胃，以滋生化之源。

（严胜利）

第二节　肝　癖

一、临床诊断

（一）症状与体征

（1）肝区疼痛或胀闷，或仅有右侧胁肋部轻微不适感。

（2）常伴疲乏，腹胀不适，纳呆，口黏口苦，恶心，嗳气，泛酸等消化系统症状，形体多肥胖。

（3）起病多缓慢，多有过食肥甘厚腻，长期饮酒，体力劳动及体育锻炼较少等不良生活习惯。

（4）右肋下可触及稍肿大之肝脏，表面光滑，触痛不明显。

（5）实验室检查可有血脂增高及肝功能异常，肝脏 B 超及 CT 提示脂肪肝，肝活检组织学改变符合脂肪性肝病的病理学诊断标准。

（二）辅助检查

肝组织学检查（简称肝活检）是目前本病诊断及分类鉴别最可靠手段，可准确判断肝组织脂肪贮积、炎症和纤维化程度。而影像学检查是目前诊断本病常用的检查方法，其中 B 超已作为拟诊脂肪肝的首选方法，B 超检查可大致判断肝内脂肪浸润的有无及其在肝内的分布类型，但 B 超检查对肝内脂肪浸润程度的判断仍不够精确，并且对肝内炎症和纤维化的识别能力极差。而 CT 腹部平扫对脂肪肝的诊断有很高的敏感性，局灶性脂肪肝有其特征性 CT 表现，可用于评估药物防治脂肪肝的效果。目前尚无一种定性或定量诊断脂肪性肝病的实验室检查指标，但血液实验室检查对于判断脂肪肝的病因、可能的病理阶段及其预后有一定的参考价值。包括肝功能、血脂、血糖、血清纤维化指标等检查。此外，身高、体重、腰围、臀围、体重指数（BMI）（BMI＝体重/身高²）、腰臀比（WHR）（WHR＝腰围/臀围）也与本病发病密切相关。

二、病证鉴别

（一）肝癖与胁痛

肝癖与胁痛均可出现胁肋部疼痛不适症状，但胁痛多不伴胁下积块，起病可急可缓，发作时多伴有情志不舒，胁痛病因除饮食、情志、劳欲等内因外，尚有外感湿热、跌仆损伤等外因，多对应于西医学的急、慢性肝炎，胆系疾病，肋间神经痛及胁肋部外伤等；而肝癖可出现胁下癥块，起病缓慢，除肥胖外早期可无明显临床症状，病因多为内伤所致，对应于西医学的脂肪肝。

（二）肝癖与肝著

肝癖又名肝胀。肝著病名出自《金匮要略·五脏风寒积聚病脉证并治》："肝着，其人常欲蹈其胸上，先未苦时，但欲饮热，旋覆花汤主之。"肝著是因肝热病、肝瘟等之后，肝脏气血郁滞，著而不行，以右胁痛，右胁下肿块，用手按捺捶击稍舒，肝功能异常等为主要表现疾病。本病主要指西医学所说的慢性肝炎，包括慢性迁延性肝炎和慢性活动性肝炎。以胸胁部痞闷不舒，甚或胀痛，用手按捺捶击稍舒，并喜热饮，一般有急性发病史，体型多不胖，肝功能异常，血清病毒学及B超等检查可资鉴别。

（三）肝癖与肝积

肝积是以右胁痛，或胁下肿块，腹胀纳少及肝瘀证候为主要表现的积聚类疾病。《脉经·平五脏积聚脉证》曰："诊得肝积，脉弦而细，两胁下痛……身无膏泽……爪甲枯黑。"肝积多由肝著发展而来，而且可进展为鼓胀、肝癌。对应于西医学的肝硬化，相应的血液及影像学检查可确诊。肝癖虽同样有胁痛，胁下肿块及消化道症状，但一般无明显消瘦及淤血、出血征象，血脂升高及影像学检查发现脂肪肝有助于鉴别。

（四）肝癖与肝痨

肝痨是因痨虫侵及肝脏，阻碍疏泄，耗吸营养，蚀耗肝阴。以右胁痛，右胁下肿块，潮热，盗汗，消瘦等为主要表现的痨病类疾病，对应于西医学的肝结核。既往结核病史或肝外结核发现对诊断有提示作用，相应结核相关检查和对抗结核药物治疗有效有助于确诊。肝癖多形体肥胖，无结核病史，不会出现结核中毒症状。

（五）肝癖与肝瘤、肝癌

肝瘤、肝癌B超及CT等检查可见局限性占位性病变，而非弥漫性肝大。

三、病机转化

肝癖多因饮食不节、劳逸失度、情志失调、久病体虚、禀赋不足等因素导致脾失健运、肝失疏泄、肾失气化，痰浊、瘀血内生，日久互结于胁下。

（一）病机关键

病机关键在于脏腑功能失调，气血津液运行失常，痰浊瘀血蕴结于肝，饮食不节，劳逸失度，伤及脾胃，脾失健运，或情志失调，肝气郁结，肝气乘脾，脾失健运，或久病体虚，脾胃虚弱，脾失健运，导致湿浊内停；湿邪日久，郁而化热，而出现湿热内蕴；禀赋不足或久病及肾，肾精亏损，气化失司，痰浊不化，蕴结于内，阻滞气机，气滞血瘀，瘀血内停，阻滞脉络，最终导致痰瘀互结。

（二）病位在肝，涉及脾、肾、胆、胃等脏腑

肝的疏泄功能正常，则气机调畅，气血和调，津液敷布。若失其疏泄，则气机不畅，水道不利，气津不化，气血津液输布代谢障碍，水停饮聚，凝而成痰成脂，阻于经络，聚于脏腑。同时，肝的疏泄功能正常，是脾胃正常升降的重要条件，肝主疏泄，脾主运化，两者关系密切，相互协调。正所谓"肝木疏土，脾土荣木，土得木而达之，木赖土以培之"。若肝之疏泄功能失常，直接影响脾的运化升清功能。表现为肝失疏泄，脾失健运，精微不布，聚湿生痰，壅于肝脏，日久渐积，终致肝癖。

此外，肝之疏泄功能还体现在胆汁的分泌与排泄方面。而胆汁正常分泌和排泄，有助于脾胃的运化功能，若肝失疏泄，胆不能正常泌输胆汁，净浊化脂，则浊脂内聚于肝，也可形成肝癖。

饮食入胃，其消化吸收过程虽然在胃和小肠内进行，但必须依赖于脾的运化功能，才能将水谷化为精微，再经脾的转输和散精功能把水谷精微"灌溉四旁"，布散周身。脾的运化功能健旺，

津液上升,糟粕下降,就能防止气血津液发生不正常的停滞,阻止痰湿浊瘀等病理产物的生成;反之,则导致气血津液停滞,痰湿膏脂内蕴。

肾主体内五液,有维持体内水液平衡的功能。肾中阳气亏虚,气化失司,不能温煦脾阳,则津液内停,清阳不升,浊阴不降,清从浊化,津液内停化为痰浊。若肾阳不足,气化功能减弱,不能蒸化津液,液聚脂凝而成肝癖。若房事不节,暗耗肾精,或久病伤阴途穷归肾,或热入下焦,劫耗肾精,皆可致肾阴亏虚。肝肾同源,肾阴受伐,水不涵木,肝之阴血愈亏,阴虚火旺灼津成痰成瘀,或阴损及阳,气化失司,津液内停,或肝失疏泄,脾失健运,浊瘀停聚于肝而成肝癖。

(三)病理性质属本虚标实,以脾肾亏虚为本,痰浊血瘀为标

盖肝主疏泄,脾主运化,肾司气化,人之一身气血津液有赖于肝、脾、肾等脏腑的功能协调有节,否则,必然会引起气血津液的代谢失常,滋生本病。故其虚为本,其实为标,"本虚标实"是本病的重要特征。就邪实而言,主要是痰湿热瘀阻于经络,结于胁下而成。痰之为物,随气升降,无处不到。若流注经络,则脉络阻滞;结于局部,则成痰核积聚。痰来自津,瘀本乎血。痰浊停滞,脉道不利,瘀血滋生,可致痰瘀互结。肝癖患者每有痰湿阻滞,气机不利,血行不畅,则瘀血阻络蕴而不散,津液涩渗,蓄而不去,积于胁下则伤肝。痰浊瘀血蕴结,日久化热;或肝炎后治疗不彻底,湿热未清,加以肥甘油腻、酒食过多皆能助湿生热,最终导致痰湿热瘀蕴结肝胆,形成肝癖。

(四)病程有早、中、晚之分,在气在血之别

肝癖早、中期,以痰湿偏盛为主,痰湿可以热化;随着病情进展,血瘀之征渐露;晚期以血瘀居多,痰湿少见。早期肝气不疏为主,肝郁可以化火,也可以出现肝胆湿热;继之为气滞血瘀,日久则可出现肾气亏虚;郁热、湿热及痰热又可耗伤阴血。对于脏腑虚实的转化,早期多见脾气虚、肝气郁结,继之肝郁气滞、脾虚益甚,日久肝脾肾俱虚,既有肝脾气血亏虚,又伴肾精耗损。

(五)病延日久,变证丛生

肝癖迁延日久,久病入络,可致痰瘀阻络,气、血、津液运行障碍,水湿停蓄体内,而生鼓胀、水肿等变证。或瘀血阻络,血不循经,而出现呕血、便血等血证之表现。或气滞血瘀痰凝日久,内结于腹中,而成积聚之证。

四、辨证论治

(一)辨证思路

1.辨虚实

本病病性属本虚标实,临床表现为虚实夹杂之证,故首先应辨别本虚与标实之轻重。以标实为主者,体质多较壮实,胁肋部胀满疼痛较明显,苔多浊腻,脉多弦而有力;而以正虚为主者,病程较长,多见羸弱、神疲乏力、纳呆腹胀、腰膝酸软、胁肋部隐痛不适等症,舌质暗,脉多细弱无力。

2.辨气血

本病初期多以气滞为主,多见胁肋部胀满疼痛,情志不舒,遇忧思恼怒加重,喜叹息、得嗳气、矢气稍舒,舌淡红,脉弦;日久可见气滞血瘀或痰瘀阻络,症见胁肋部隐痛,痛势绵绵或为刺痛,痛处固定,胁下痞块,伴面色晦暗,舌暗,脉弦涩等。

3.辨邪气

本病以气滞、血瘀、痰湿、郁热为标,临床尚须仔细辨别邪气的种类。以气滞为主要表现者,多见胁肋部胀痛,胸闷,喜叹息,烦躁易怒,脉弦等。以血瘀为主要表现者,多见胁下痞块,刺痛或钝痛,面色晦暗,舌质紫暗或有瘀点、瘀斑,脉涩等。以痰湿为主者,多见形体肥胖,胁肋部胀闷不

适,胸闷腹胀,纳呆便溏,头昏乏力,苔腻,脉滑等。郁热为主者,多见口干口苦,身目发黄,大便不爽,小便短赤,舌红苔黄,脉数等。

4.辨脏腑

本病到后期多有正气亏虚表现,临床以肝、脾、肾三脏的亏虚尤为多见,故临床还须结合脏腑辨证以确定治疗的重点。以肝之阴血不足为主要表现者,多有眩晕,两目干涩,胁肋部隐痛,口干,急躁易怒等。脾虚多见阳气的亏虚,可出现腹胀,纳呆,呕恶,便溏,四肢不温等表现。肾主一身之阴阳,临床可表现为肾阴或肾阳的不足,其中以肾阳虚临床较为多见,表现为腰膝冷痛,畏寒喜暖,下肢乏力,反应迟钝,面色㿠白,舌淡胖,边有齿痕,脉沉细等。

肝癖早期邪气不盛,正气尚足,治疗以祛邪和调理脏腑功能为主,通过适当的调治可完全康复;若失治、误治,病情进展,痰瘀互结,正气渐虚,则治疗颇为棘手,需攻补兼施,疗程较长且病情易于反复,但只要调治得当,持之以恒,仍有可能完全康复;肝癖晚期,正气大衰,邪气留着,治疗则应以扶正为主,兼以祛邪,而且"肝癖"后期可发展为肝积、鼓胀等病证,并可出现水肿、血证、神昏等危重变证,治疗困难,预后不佳。

(二)治疗原则

肝癖的病机关键为脏腑功能失调,气血津液运行失常,痰浊瘀血蕴结于肝,因此治疗应以祛邪为主,可以采用化痰祛瘀之法,同时注意调理脏腑(肝、脾、肾)功能,既有利于痰瘀等邪气的祛除,又可防止产生新的病邪,达到治病求本的目的。另外,还应重视病因治疗,如嗜酒者戒酒,喜食肥甘厚腻者应改为清淡饮食,肥胖者进行必要的体育锻炼以消耗脂肪,减轻体重等。

(三)分证论治

1.肝郁气滞

(1)症状:肝区不适,两胁胀痛,抑郁烦闷,胸闷、喜叹息。时有嗳气,纳食减少,大便不调,月经不调,乳房胀痛。舌质红,苔白而薄,脉弦滑或弦细。

(2)病机分析:情志不舒导致肝失疏泄,气机郁滞,则可出现肝区不适,两胁胀痛,胸闷,乳房胀痛,抑郁烦闷,喜叹息等;脾胃升降失调,胃气上逆则可出现嗳气,脾失健运则可见纳呆食少,大便不调;肝失疏泄还可导致月经不调,脉呈弦象。

(3)治法:疏肝理气。

(4)代表方药:柴胡疏肝散加减,药用醋柴胡、枳壳、泽泻、陈皮、法半夏、郁金、白芍、大黄、山楂、生甘草。

(5)加减:气郁化火而见舌红苔黄、头晕目眩,急躁易怒者,加夏枯草、青黛、牡丹皮、栀子等泻肝经实火;伴阴血亏虚,口干,五心烦热,腰膝酸软者,加当归、生地黄、制首乌、枸杞等滋阴清热、养血柔肝。

2.肝郁脾虚

(1)症状:胁肋胀闷,抑郁不舒,倦怠乏力,腹痛欲泻。腹胀不适,食欲缺乏,恶心欲吐,时欲太息。舌质淡红,苔薄白或白,有齿痕,脉弦细。

(2)病机分析:因忧思不解,可致肝失疏泄,脾失健运,气机郁滞故见胁肋胀闷,抑郁不舒,时欲太息;运化不及则可见腹胀、纳呆、恶心欲吐;肝气乘脾,故见腹痛欲泻;舌淡边有齿痕为脾虚之象,而脉弦则为肝郁之征。

(3)治法:疏肝健脾。

(4)代表方药:逍遥散加减,药用醋柴胡、炒白术、薄荷、炒白芍、当归、茯苓、山楂、生姜、生甘草。

(5)加减:肝郁明显者加香附、郁金、川楝子疏肝理气;脾虚明显者加山药、白扁豆、党参等益气健脾;血虚头晕、心悸、失眠者可加生熟地黄、枸杞、酸枣仁等或以归脾汤为主方养血安神;有血瘀者加川芎、丹参、蒲黄、五灵脂等活血化瘀。

3.痰湿内阻

(1)症状:体态肥胖,右胁不适或胀闷,周身困重,大便黏滞不爽。脘腹胀满,倦怠无力,食欲缺乏,头晕恶心。舌质淡,舌苔白腻,脉沉滑。

(2)病机分析:素体肥胖者形有余而气不足,脾胃运化无力,痰湿内生,阻遏气机,肝气不舒,故见右胁不适或胀闷;清阳不升,浊阴不降故见头晕恶心,腹胀纳呆;湿邪阻遏,阳气不得敷布,故见周身困重,倦怠无力;舌淡,苔白腻,脉沉滑均为痰湿内阻之象。

(3)治法:健脾益气,化痰祛湿。

(4)代表方药:二陈汤加减,药用法半夏、陈皮、茯苓、泽泻、莱菔子、山楂、葛根、黄精、生白术、藿香、甘草。

(5)加减:痰湿郁而化热,症见口干、口苦、舌红、苔黄腻者,加茵陈、胆南星、竹茹等清热化湿;腹胀明显者加苍术、厚朴、枳实等燥湿醒脾,理气消胀;脾虚倦怠乏力,面色无华,纳食呆滞者加党参、山药、黄芪、神曲、炒二芽等益气健脾,消食和胃。

4.湿热蕴结

(1)症状:右胁肋部胀痛,周身困重,脘腹胀满或疼痛,大便黏腻不爽。身目发黄,小便色黄,口中黏滞,口干口苦。舌质红,舌苔黄腻,脉弦滑或濡数。

(2)病机分析:过食肥甘厚腻及辛辣炙煿可致湿热内生,或病后湿热未清,蕴结于中焦,熏蒸肝胆,故见胁肋胀痛,身目发黄;湿热壅滞,中焦气机不利,故见腹胀,周身困重,口中黏腻,口干口苦;湿热下注,故见大便黏腻不爽,小便色黄;舌红,苔黄腻,脉弦滑或濡数均为湿热内蕴之象。

(3)治法:清热利湿。

(4)代表方药:茵陈蒿汤加减,药用茵陈、栀子、大黄、虎杖、厚朴、车前草、茯苓、生白术、猪苓、泽泻。

(5)加减:胁痛明显者加柴胡、郁金、延胡索、川楝子等加强疏肝理气止痛之效;兼有血瘀而见胁肋刺痛,舌质紫暗者加土鳖虫、王不留行、甲片或配合膈下逐瘀汤以活血通络;湿热伤阴而见腰膝酸软,口干咽燥,五心烦热,舌红少苔者,加麦冬、枸杞、天花粉、石斛滋阴润燥。

5.痰瘀互结

(1)症状:胁肋刺痛或钝痛,胁下痞块,面色晦暗,形体肥胖。胸脘痞满,咳吐痰涎,纳呆厌油,四肢沉重。舌质暗红、有瘀斑,舌体胖大,边有齿痕,苔腻,脉弦滑或涩。

(2)病机分析:痰浊蕴结日久,气血运行郁滞,痰瘀互结于胁下,故见胁肋刺痛,胁下痞块;痰湿内蕴,脾胃运化失常,故见胸脘痞满,纳呆厌油,咳吐痰涎;气血不畅,难以通达头面四肢,故见面色晦暗,肢体困重;舌体胖大色暗,苔腻,脉弦滑或涩均为痰瘀内阻之象。

(3)治法:活血化瘀,祛痰散结。

(4)代表方药:膈下逐瘀汤合二陈汤加减,药用柴胡、当归、桃仁、五灵脂、甲片、牡丹皮、赤芍、大腹皮、茯苓、生白术、陈皮、半夏、枳实。

(5)加减:痰热明显,症见咳痰黄稠,胸闷心烦,大便秘结者加竹茹、胆南星、全瓜蒌、大黄等清热化痰,通腑泄浊;胁腹部胀满较甚者加香附、川楝子、槟榔、厚朴等理气消胀;兼有肝肾亏虚,腰

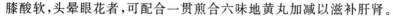

膝酸软,头晕眼花者,可配合一贯煎合六味地黄丸加减以滋补肝肾。

(四)其他疗法

1.单方验方

(1)丹参 20 g,陈皮 6 g,加水微煎代茶饮。适用于气滞血瘀者。

(2)佛手、香橼各 6 g,加水微煎代茶饮。适用于肝郁气滞者。

(3)丹参、山楂 15 g,檀香 9 g,炙甘草 3 g,加水微煎代茶饮。适用于瘀血阻络者。

(4)赤小豆、薏米各 50 g,加水熬粥,适量温服。适用于湿邪困脾者。

(5)山楂 10 g,毛冬青 20 g,水煎服。适用于痰瘀互结者。

(6)生山楂、麦芽各 10 g,水煎服。适用于痰湿内蕴兼有食积者。

(7)茵陈 15 g,水煎代茶饮。适用于湿热蕴结者。

(8)山楂 30 g,葛根 15 g,明矾 1.2 g,水煎服。适用于痰湿内蕴者。

(9)半夏 5 g,瓜蒌皮 5 g,生山楂 5 g,丹参 5 g,生麦芽 5 g,水煎服。适用于痰湿阻滞者。

(10)何首乌 6 g,桑寄生 18 g,黄精 10 g,水煎服。适用于肝肾不足者。

2.中成药疗法

(1)强肝胶囊:每次 3 粒,每天 3 次,适用于脾虚气滞、湿热内阻证。

(2)逍遥散:每次 6～9 g,每天 1～2 次,适用于肝郁脾虚证。

(3)桑葛降脂丸:每次 4 g,每天 3 次,适用于脾肾亏损,痰湿瘀阻证。

(4)茵栀黄颗粒:每次 1 袋,每天 3 次,适用于湿热内蕴证。

(5)大黄䗪虫丸:每次 5 g,每天 3 次。适用于痰瘀互结者。

(6)绞股蓝总苷片(胶囊):每次 2～3 片(粒),每天 3 次,适用于气虚痰阻证。

(7)壳脂胶囊:每次 5 粒,每天 3 次,适用于痰湿内阻、气滞血瘀或兼有肝肾不足郁热证。

(8)血脂康胶囊:每次 2 粒,每天 2～3 次,适用于脾虚痰瘀阻滞证。

3.针灸疗法

针灸具有降脂、阻断胰岛素抵抗及过氧化反应的功效,一般取穴丰隆、足三里、太冲、肝俞、三阴交等,根据患者的情况采取不同手法及方式,或补或泻,或针或灸,或采用其他穴位刺激法。同时,根据辨证加减,肝郁气滞者加行间,用泻法;肝肾两虚者加太溪、照海、复溜,用补法;瘀血内阻者加血海、地机,用泻法;痰湿困脾者加公孙、商丘,用泻法。每次取 6～7 个穴位,留针 30 分钟,期间行针 1 次,15 次为 1 个疗程。另外还可选用穴位注射法:复方丹参注射液 2 mL,实证选双侧丰隆、阳陵泉交替穴位注射,虚证选双侧三阴交、足三里交替穴位注射。也可选用穴位埋线法:穴位埋线是将羊肠线埋入穴位,利用羊肠线对穴位的持续刺激作用治疗疾病的方法。9 号注射针针头作套管,28 号 2 寸长的毫针剪去针尖作针芯,00 号羊肠线。埋线多选肌肉比较丰满的部位的穴位,以背腰部及下肢穴位最常用。但取穴要精简,每次埋线 1～3 穴,可双侧取穴,可间隔 15～20 天治疗 1 次。

4.外治疗法

(1)行气消瘀膏:川芎 12 g,香附 10 g,柴胡、芍药、青皮、枳壳各 6 g。将上述药物研细末,调拌麻油或其他辅料贴于大包、期门、章门等穴位处,可消胁下积块,适用于肝脾大者。

(2)朱代群等采用 DSG-Ⅰ生物信息电脑肝病治疗仪联合自拟中药(茵陈蒿、栀子、大黄、丹参、虎杖、泽泻、垂盆草、陈皮等,白醋浸泡备用)和肝清解液湿巾,外敷照射区,将中药离子导入肝络治疗脂肪肝,取得了不错的疗效。

(严胜利)

第三节　胁　　痛

一、临床诊断

(一)症状与体征

(1)以一侧或两侧胁肋部疼痛为主要临床表现,疼痛性质可表现为胀痛、窜痛、刺痛、隐痛,多为拒按,间有喜按者。

(2)可伴见胸闷、腹胀、嗳气、呃逆、急躁易怒、口苦纳呆,厌食恶心等症。

(3)常有情志不舒,跌仆损伤,饮食不节,久病耗伤,劳倦过度,或外感湿热等病因。

(4)血常规、肝功能、胆囊造影、B超等实验室检查,有助于诊断。

(二)辅助检查

胁痛以右侧为主者,多与肝胆疾病相关。肝功能、乙肝五项、甲肝抗体、丙肝抗体、戊肝抗体、自身免疫性肝病抗体、肝脏病理等检查可以作为诊断肝炎的指标;腹部B超、CT、MRI等检查可做肝硬化,肝胆结石,急、慢性胆囊炎,脂肪肝,胆道蛔虫,肝脓肿等疾病的诊断依据。检测血中的甲胎蛋白、碱性磷酸酶及超声造影、CT、MRI增强扫描可以与肝癌相鉴别;电子胃镜、上消化道钡餐可与胃病相鉴别;血常规、腹部X线检查可与肠梗阻、肠穿孔等做鉴别诊断;胸部X线、CT等检查可与胸膜炎相鉴别。

二、病证鉴别

(一)胁痛与悬饮

胁痛发病与情志不遂、饮食不节、跌仆损伤、久病体虚有关,其病机为肝络失和,主要表现为一侧或两侧胁肋部疼痛。悬饮多因素体虚弱,时邪外袭,肺失宣通,饮停胸胁,而致络气不和,其表现为饮停胸胁,胸胁咳唾引痛,呼吸或转侧加重,患侧肋间饱满,叩诊呈浊音,或兼见发热。

(二)胁痛与胃痛

两者疼痛主要部位不同。胁痛是以一侧或两侧胁肋部疼痛为主症,可伴发热恶寒,或目黄肤黄,或胸闷太息。肝气犯胃之胃痛可有攻痛连胁,但仍以上腹中部胃脘部疼痛为主症,且常伴嘈杂反酸,嗳气吐腐。

(三)胁痛与黄疸、鼓胀、肝癌等

黄疸、鼓胀、肝癌等在病程中或早或晚均伴有一侧或两侧胁肋部疼痛。其鉴别要点在于:黄疸以身目发黄为主症;鼓胀为气、血、水互结,腹大如鼓;肝癌有胁下积块。

三、病机转化

胁痛主要由情志不舒、跌仆损伤、饮食不节,久病耗伤,劳倦过度,或外感湿热等病因,导致肝气郁结、血瘀阻络,湿热蕴结、肝失疏泄,肝阴不足、络脉失养等,最终导致胁痛发生。

(一)基本病机

肝络失和,"不通则痛"或"不荣则痛"。肝为刚脏,主疏泄,喜条达而恶抑郁,肝体属阴,体阴而用阳。若肝的疏泄功能失常,气机郁结,血脉瘀滞,或阴血不足,肝失濡润,均可导致肝络失和,产生胁痛。因肝气郁滞、瘀血停滞、湿热蕴结所致的胁痛多属实证,是为"不通则痛";因阴血不足,肝络失养所致的胁痛为虚证,属"不荣则痛"。

(二)病位在肝胆,与脾胃肾密切相关

肝居胁下,经脉布于两胁,胆附于肝,与肝成表里关系,其脉亦循于胁,故胁痛之病,主要责之肝胆;胃居中焦,主受纳水谷,运化水湿,若因饮食所伤,脾失健运,湿热内生,郁遏肝胆,疏泄不畅,亦可发为胁痛;肝肾同源,精血互生,若因肝肾阴虚,精亏血少,肝脉失于濡养,则胁肋隐隐作痛。

(三)病理性质有虚有实,而以实证多见

胃痛病理性质有虚有实,实者多属不通而痛,以气滞、血瘀、湿热为主,三者尤以气滞为先。虚者多属不荣而痛,如阴血亏虚,肝失所养。虚实之间可以相互转化,故临床常见虚实夹杂之证。

(四)病程有新久之分,在气在血之别

一般说来,胁痛初病在气,由肝郁气滞、气机不畅所致;气为血帅,气行则血行,故气滞日久,血行不畅,病变由气滞转为血瘀,或气滞、血瘀并见;气滞日久,易于化火伤阴;因饮食所伤,肝胆湿热所致之胁痛,日久亦可耗伤阴津,皆可致肝阴耗伤,脉络失养,而转为虚证或虚实夹杂证。外邪、饮食、情志所致,以气机郁滞为主,病位较浅,多在气分;日久由经入络,气郁血瘀,病位较深,多为气血同病。

(五)病延日久,变证衍生

胁痛病延日久,可衍生变证,如气血壅结,肝体失和,腹内结块,形成积聚;如湿热壅滞,肝失疏泄,胆汁泛滥,则发生黄疸;肝脾肾失调,气血水互结,酿生鼓胀。胁痛日久,痰瘀互结,阻于肝络,或酿毒生变,转为肝癌。

四、辨证论治

(一)辨证思路

1.辨气血

一般来说,胁痛在气,以胀痛为主,且痛无定处,游走不定,时轻时重,症状的轻重每与情绪变化有关;胁痛在血,以刺痛为主,且痛处固定不移,疼痛持续不已,局部拒按,入夜尤甚,或胁下有积块。

2.辨虚实

实证多由肝郁气滞,瘀血阻络,外感湿热之邪所致,起病急,病程短,疼痛剧烈而拒按,脉实有力;虚证多属肝阴不足,络脉失养所引起,常因劳累而诱发,起病缓,病程长,疼痛隐隐,悠悠不休而喜按,脉虚无力。

3.辨表里

外感胁痛是由湿热外邪侵袭肝胆,肝胆失于疏泄条达而致,伴有寒、热表证,且起病急骤,同时可出现恶心呕吐,目睛发黄,苔黄腻等肝胆湿热症状;内伤胁痛则由肝郁气滞,瘀血内阻,或肝阴不足所引起,不伴恶寒、发热等表证,且起病缓慢,病程较长。

4.辨脏腑

胁痛病位主要在肝胆,但与脾、胃、肾密切相关,辨证时要注意辨别病变脏腑的不同。如肝郁气滞证多发病与情志因素有关,胁痛以胀痛为主,痛无定处,心烦易怒、胸闷腹胀、嗳气频作,属于

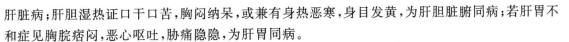

肝脏病;肝胆湿热证口干口苦,胸闷纳呆,或兼有身热恶寒,身目发黄,为肝胆脏腑同病;若肝胃不和症见胸脘痞闷,恶心呕吐,胁痛隐隐,为肝胃同病。

(二)治疗原则

胁痛的治疗原则当基于肝络失和的基本病机,根据"不通则痛""不荣则痛"的理论,以疏肝活络止痛为基本治则,结合肝胆的生理特点,灵活应用。实证宜理气、活血通络、清热祛湿,通则不痛;虚证宜补中寓通,滋阴、养血、柔肝,荣则不痛。

(三)分证论治

1.肝郁气滞

(1)症状:胁肋胀痛,走窜不定,甚则连及胸肩背臂,疼痛每因情志变化而增减,胸闷,善太息,得嗳气则舒,纳食减少,脘腹胀满,舌苔薄白,脉弦。

(2)病机分析:肝失条达,气机不畅,阻于胁络,肝气横逆,犯及脾胃。

(3)治法:疏肝解郁,理气止痛。

(4)代表方药:柴胡疏肝散加减。方中柴胡疏肝解郁,香附、枳壳、陈皮理气除胀,川芎活血行气通络,白芍、甘草缓急止痛,全方共奏疏肝理气止痛之功。

(5)加减:若气滞及血,胁痛重者,酌加郁金、川楝子、延胡索、青皮以增强理气活血止痛之功;若兼见心烦急躁,口干口苦,尿黄便干,舌红苔黄,脉弦数等气郁化火之象,酌加栀子、黄芩、胆草等清肝之品;若伴胁痛,肠鸣,腹泻者,为肝气横逆,脾失健运之证,酌加白术、茯苓、泽泻、薏苡仁以健脾止泻;若伴有恶心呕吐,是为肝胃不和,胃失和降,酌加半夏、陈皮、藿香、生姜等以和胃降逆止呕。

2.肝胆湿热

(1)症状:胁肋胀痛,触痛明显而拒按,或引及肩背,伴有脘闷纳呆,恶心呕吐,厌食油腻,口干口苦,腹胀尿少,或兼有身热恶寒,或有黄疸,舌苔黄腻,脉弦滑。

(2)病机分析:外湿或内热蕴积肝胆,肝络失和,胆失疏泄。

(3)治法:疏肝利胆,清热利湿。

(4)代表方药:龙胆泻肝汤加减。方中龙胆草、栀子、黄芩清肝泻火,柴胡疏肝理气,木通、泽泻、车前子清热利湿,生地黄、当归养血清热益肝。

(5)加减:可酌加郁金、半夏、青皮、川楝子以疏肝和胃,理气止痛。若便秘,腹胀满者为热重于湿,肠中津液耗伤,可加大黄、芒硝以泻热通便存阴。若白睛发黄,尿黄,发热口渴者,可加茵陈、黄柏、金钱草以清热除湿,利胆退黄。久延不愈者,可加三棱、莪术、丹参、当归尾等活血化瘀。对于湿热蕴结的胁痛,祛邪务必要早,除邪务尽,以防湿热胶固,酿成热毒,导致治疗的困难。

3.瘀血阻络

(1)症状:胁肋刺痛,痛处固定而拒按,疼痛持续不已,入夜尤甚,或胁下有积块,或面色晦暗,舌质紫暗,脉沉弦。

(2)病机分析:肝郁日久,气滞血瘀,或阴伤血滞,脉络瘀阻。

(3)治法:活血化瘀,通络止痛。

(4)代表方药:血府逐瘀汤加减。方用桃仁、红花、当归、生地黄、川芎、赤芍活血化瘀而养血,柴胡行气疏肝,桔梗开肺气,枳壳行气宽中,牛膝通利血脉,引血下行。

(5)加减:若瘀血严重,有明显外伤史者,应以逐瘀为主,方选复元活血汤。方以大黄、桃仁、红花、甲片活血祛瘀,散结止痛,当归养血祛瘀,柴胡疏肝理气,天花粉消肿化痰,甘草缓急止痛,调和诸药。还可加三七粉另服,以助祛瘀生新之效。

4.胆腑郁热

(1)症状:右胁灼热疼痛,口苦咽干,面红目赤,大便秘结,小便短赤,心烦、失眠易怒,舌红,苔黄厚而干,脉弦数。

(2)病机分析:因饮食偏嗜,忧思暴怒,外感湿热,虚损劳倦,胆石等原因导致胆腑气机郁滞,或郁而化火,胆液失于通降。此型胆胀多见。

(3)治法:清泻肝胆,解郁通腑。

(4)代表方药:清胆汤加减。方中栀子、黄连、柴胡、白芍、蒲公英、金钱草、瓜蒌清泻肝火,郁金、延胡索、川楝子理气解郁止痛,大黄利胆通腑泄热。

(5)加减:心烦失眠者,加丹参、炒枣仁;黄疸加茵陈、枳壳;口渴喜饮者,加天花粉、麦冬;恶心呕吐者,加半夏、竹茹。方中金钱草用量宜大,可用30~60 g。

5.肝络失养

(1)症状:胁肋隐痛,绵绵不已,遇劳加重,口干咽燥,两目干涩,心中烦热,头晕目眩,舌红少苔,脉弦细数。

(2)病机分析:肝郁日久化热,或湿热久蕴伤阴,或病久体虚阴亏,导致精血亏损,肝络失养。

(3)治法:养阴柔肝,理气止痛。

(4)代表方药:一贯煎加减。方中生地黄、枸杞滋养肝肾,沙参、麦冬、当归滋阴养血柔肝,川楝子疏肝理气止痛。

(5)加减:若阴亏过甚,舌红而干,可酌加石斛、玄参、天冬;两目干涩,视物昏花,可加草决明、女贞子;头晕目眩甚者,可加钩藤、天麻、菊花;若心中烦热,口苦甚者,可加炒栀子、丹参。

(四)其他疗法

1.单方验方

(1)鸡内金、郁金、金钱草、海金沙各30 g,水煎服,每天1剂,适用于肝胆湿热、砂石阻于胆道者。

(2)玫瑰花、代代花、茉莉花、川芎、荷叶各等份,开水冲服,适用于肝气郁滞者。

(3)蒲公英30 g,茵陈30 g,红枣6枚,水煎服,每天1剂,适用于肝胆湿热者。

(4)威灵仙30 g,水煎服,每天1剂,适用于肝气郁滞者。

(5)金钱草15 g,鸡内金15 g,茵陈15 g,水煎服,每天1剂,适用于肝胆湿热者。

(6)川芎15 g,香附10 g,枳壳15 g,水煎服,每天1剂,适用于气滞血瘀者。

(7)川楝子10 g,郁金12 g,山楂30 g,水煎服,每天1剂,适用于肝气郁滞者。

(8)白茅根30 g,黑木耳10 g,竹叶6 g,水煎服,每天1剂,适用于热盛伤阴之实证。

(9)百合30 g,枸杞15 g,水煎服,每天1剂,适用于阴虚胁痛。

(10)三七粉3 g,每天1剂,开水送服,孕妇忌服。适用于血瘀胁痛。

2.中成药疗法

(1)龙胆泻肝丸。①功用主治:清肝胆,利湿热。适用于肝胆湿热,胁痛口苦,头晕目赤,耳鸣耳聋,耳肿疼痛,尿赤涩痛,湿热带下。②用法用量:口服,每次3~6 g,每天2次。

(2)红花逍遥片。①功用主治:疏肝,理气,活血。适用于肝气不舒,胸胁胀痛,月经不调,头晕目眩,食欲减退等症。②用法用量:口服,每次2~4片,每天3次。

(3)肝苏片。①功用主治:清利湿热。适用于急性病毒性肝炎、慢性活动性肝炎属湿热证者。

②用法用量:口服,每次 5 片,每天 3 次,小儿酌减。

(4)元胡止痛颗粒。①功用主治:理气,活血,止痛。适用于行经腹痛,胃痛,胁痛,头痛。②用法用量:口服,每次 4～6 片,每天 3 次。

(5)当飞利肝宁胶囊。①功用主治:清利湿热,益肝退黄。适用于湿热郁蒸而致的黄疸,急性黄疸型肝炎,传染性肝炎,慢性肝炎而见湿热证候者。②用法用量:口服,每次 4 粒,每天 3 次或遵医嘱。

(6)胆宁片。①功用主治:疏肝利胆,清热通下。适用于肝郁气滞、湿热未清所致的右上腹隐隐作痛、食入作胀、胃纳不香、嗳气、便秘;慢性胆囊炎见上述证候者。②用法用量:口服,每次 5 片,每天 3 次,饭后服用。

(7)六味地黄丸。①功用主治:滋阴补肾。适用于肾阴亏损,头晕耳鸣,腰膝酸软,骨蒸潮热,盗汗遗精。②用法用量:口服,每次 1 丸,每天 2 次。

(8)鸡骨草丸。①功用主治:清利利胆,清热解毒,消炎止痛。适用于急性黄疸型病毒性肝炎、慢性活动性肝炎、慢性迁延性肝炎。②用法用量:口服,每次 4 粒,每天 3 次。

(9)清肝利胆口服液。①功用主治:清利肝胆湿热。适用于纳呆、胁痛、疲倦乏力、尿黄、苔腻、脉弦肝郁气滞、肝胆湿热未清等症。②用法用量:口服,每次 20～30 mL,每天 2 次,10 天为 1 个疗程。

(10)消炎利胆片。①功用主治:清热,祛湿,利胆。适用于肝胆湿热引起的口苦,胁痛;急性胆囊炎,胆管炎。②用法用量:口服,每次 2 片,每天 3 次。

(11)胆舒胶囊①功用主治:疏肝解郁,利胆融石。适用于慢性结石性胆囊炎、慢性胆囊炎及胆石症。②用法用量:口服,每次 1～2 粒,每天 3 次。

3.针灸疗法

(1)体针:以取足厥阴肝经、足少阳胆经、足阳明胃经为主。处方:主穴,期门、支沟、阳陵泉、足三里。配穴:肝郁气滞者,加行间、太冲;血瘀阻络者,加膈俞、血海;湿热蕴结者,加中脘、三阴交;肝阴不足者,加肝俞、肾俞。

操作:毫针刺,实证用泻法,虚证用补法。

(2)耳针:取穴肝、胆、胸、神门,毫针中等强度刺激,也可用王不留行籽贴压。

(3)皮肤针:用皮肤针叩打胸胁痛处,加拔火罐。

(4)穴位注射:取大椎、肝俞、脾俞、心俞、胃俞、肝炎穴、胆囊穴,每次选 2 穴,用丹参或当归注射液,每穴注射药液 1 mL,每天 1 次,15 次为 1 个疗程。

4.外治疗法

(1)穴位贴敷:①用中药穴位敷贴透皮制剂"肝舒贴"(主要由黄芪、莪术、甲片等药物组成)通过穴位给药,可治疗胁肋疼痛。②取大黄、黄连、黄芩、黄柏各等份,研为细末,用纱布包扎,外敷胆囊区,每次 4～6 小时。③取琥珀末或吴茱萸 1.5 g,盐少许,炒热后,热敷疼痛部位,药包冷则更换,每天 2 次,每次 30 分钟;或以疼痛缓解为度。

(2)推拿疗法。①背俞穴综合手法:首先在背俞穴上寻找压痛敏感点,找到后即以此为输行指揉法,得气为度。反复寻找,治疗 2～3 遍,如遇有结节或条索状阳性反应物,可在此施以弹拨法、捋顺法、散法,手法轻重以患者能耐受为度,如无压痛敏感点及阳性反应物,则在胆俞穴上施术。②胆囊区掌揉法:以右掌根置于患者右肋下,行掌揉法,顺逆时针均可,轻重以病位得气,患者感觉舒适为度,行 10～15 分钟。③摩腹:多采用大摩腹泻法,或视虚实言补泻,但第 1 次治疗宜只泻不补,10分钟后或至肠蠕动加快。④胆囊穴点按法:点按双侧胆囊穴、足三里、内关,得气为度。⑤辨证加减。肝郁气滞:循胁合推两胁,点膻中;揉章门、期门。瘀血阻络:揉肝俞、胆俞;点血海、足三里、三阴交。肝阴不足:一指禅推中脘、天枢;揉脾俞、胃俞、足三里。肝胆湿热:点足三里、条口、丰隆。

(严胜利)

第四节　鼓　　胀

一、临床诊断

(一)临床表现
初起脘腹作胀,食后尤甚。继而腹部胀满如鼓,重者腹壁青筋显露,脐孔突起。

(二)伴随症状
常伴乏力、食欲缺乏、尿少及齿衄、鼻衄、皮肤紫斑等出血现象,可见面色萎黄、黄疸、手掌殷红、面颈胸部红丝赤缕、血痣及蟹爪纹。

(三)病史
本病常有酒食不节、情志内伤、虫毒感染或黄疸、胁痛、癥积等病史。
腹腔穿刺液检查、血清病毒学相关指标检查、肝功能、B超、CT、MRI、腹腔镜、肝脏穿刺等检查有助于腹水原因的鉴别。

二、病证鉴别

(一)鼓胀与水肿相鉴别
水肿是指体内水液潴留,泛滥肌肤,引起头面、眼睑、四肢、腹背甚至全身水肿的一种病证。严重的水肿患者也可出现胸腔积液、腹水,因此需与鼓胀鉴别。

(二)鼓胀与肠覃相鉴别
肠覃是一种小腹内生长肿物,而月经又能按时来潮的病证,类似卵巢囊肿。肠覃重症也可表现为腹部胀大膨隆,故需鉴别。

三、病机转化

鼓胀的基本病理变化总属肝脾肾受损,气滞、血瘀、水停腹中。病变脏器主要在肝脾,久则及肾。喻嘉言曾概括为"胀病亦不外水裹、气结、血瘀"。气、血、水三者既各有侧重,又常相互为因,错杂同病。病理性质总属本虚标实。初起,肝脾先伤,肝失疏泄,脾失健运,两者互为影响,乃至气滞湿阻,清浊相混,此时以实为主;进而湿浊内蕴中焦,阻滞气机,既可郁而化热,而致水热蕴结,亦可因湿从寒化,出现水湿困脾;久则气血凝滞,隧道壅塞,瘀结水留更甚。肝脾日虚,病延及肾,肾火虚衰,不但无力温助脾阳,蒸化水湿,且开阖失司,气化不利,而致阳虚水盛;若阳伤及阴,或湿热耗伤阴津,则见肝肾阴虚,阳无以化,水津失布,故后期以虚为主。至此因肝、脾、肾三脏俱虚,运行蒸化水湿的功能更差,气滞、水停、血瘀三者错杂为患,壅结更甚,其胀日重,由于邪愈盛而正愈虚,故本虚标实,更为错综复杂,病势日益深重(见图 9-1)。

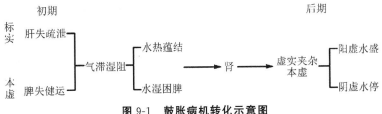

图 9-1 鼓胀病机转化示意图

四、辨证论治

(一)治则治法

根据标本虚实的主次确定相应治法。标实为主者,按气、血、水的偏盛,分别采用行气、活血、祛湿利水,并可暂用攻逐之法,同时配以疏肝健脾;本虚为主者,根据阴阳的不同,分别采取温补脾肾或滋养肝肾法,同时配合行气活血利水。由于本病总属本虚标实错杂,故治当攻补兼施,补虚不忘泻实,泻实不忘补虚。

(二)分证论治

1.气滞湿阻证

(1)证候:腹部胀大,按之不坚,胁下胀满或疼痛,饮食减少,食后腹胀,嗳气后稍减,尿量减少,舌白腻,脉弦细。

(2)治则:疏肝理气,健脾利水。

(3)主方:柴胡疏肝散合胃苓汤。

(4)方药:柴胡、枳壳、芍药、川芎、香附、白术、茯苓、猪苓、泽泻、桂枝、苍术、厚朴、陈皮。

若苔腻微黄,口干口苦,脉弦数,为气郁化火,可酌加牡丹皮、栀子;若胁下刺痛不移,面青舌紫,脉弦涩,为气滞血瘀者,可加延胡索、丹参、莪术;若见头晕失眠,舌质红,脉弦细数者,可加制首乌、枸杞子、女贞子等。

2.寒湿困脾证

(1)证候:腹大胀满,按之如囊裹水,胸脘胀闷,得热则舒,周身困重,畏寒肢肿,面浮或下肢微肿,大便溏薄,小便短少,舌苔白腻水滑,脉弦迟。

(2)治则:温中健脾,行气利水。

(3)主方:实脾饮。

(4)方药:附子、干姜、白术、木瓜、槟榔、茯苓、厚朴、木香、草果、甘草、生姜、大枣。

水肿重者,可加桂枝、猪苓、泽泻;脘胁胀痛者,可加青皮、香附、延胡索、丹参;脘腹胀满者,可加郁金、枳壳、砂仁;气虚少气者,加黄芪、党参。

3.湿热蕴结证

(1)证候:腹大坚满,脘腹绷急,外坚内胀,拒按,烦热口苦,渴不欲饮,小便赤涩,大便秘结或溏垢,或有面目肌肤发黄,舌边尖红,苔黄腻或灰黑而润,脉弦数。

(2)治则:清热利湿,攻下逐水。

(3)主方:中满分消丸合茵陈蒿汤、舟车丸。

(4)方药:黄芩、黄连、知母、茯苓、猪苓、泽泻、厚朴、枳壳、半夏、陈皮、砂仁、姜黄、干姜、人参、白术、甘草(中满分消丸)。茵陈、栀子、大黄(茵陈蒿汤)。甘遂、大戟、芫花、大黄、黑丑、青皮、陈皮、槟榔、木香、轻粉(舟车丸)。

湿热壅盛者,去人参、干姜、甘草,加栀子、虎杖。攻下逐水用舟车丸,视病情与服药反应调整服用剂量。

4.肝脾血瘀证

(1)证候:腹大坚满,按之不陷而硬,青筋怒张,胁腹刺痛拒按,面色晦暗,头颈胸臂等处可见红点赤缕,唇色紫褐,大便色黑,肌肤甲错,口干饮水不欲下咽,舌质紫暗或边有瘀斑,脉细涩。

(2)治则:活血化瘀,行气利水。

(3)主方:调营饮。

(4)方药:川芎、赤芍、大黄、莪术、延胡索、当归、瞿麦、槟榔、葶苈子、赤茯苓、桑白皮、大腹皮、陈皮、官桂、细辛、甘草。

大便色黑可加参三七、侧柏叶;积块甚者加甲片、水蛭;瘀痰互结者,加白芥子、半夏等;水停过多,胀满过甚者,可用十枣汤以攻逐水饮。

5.脾肾阳虚证

(1)证候:腹大胀满,形如蛙腹,撑胀不甚,朝宽暮急,面色苍黄,胸脘满闷,食少便溏,畏寒肢冷,尿少腿肿,舌淡胖边有齿痕,苔厚腻水滑,脉沉弱。

(2)治则:温补脾肾,化气行水。

(3)主方:附子理中丸合五苓散、济生肾气丸。

(4)方药:附子、干姜、党参、白术、甘草(附子理中丸)。猪苓、茯苓、泽泻、白术、桂枝(五苓散)。附子、肉桂、熟地黄、山茱萸、山药、牛膝、茯苓、泽泻、车前子、牡丹皮(济生肾气丸)。偏于脾阳虚者可用附子理中丸合五苓散;偏于肾阳虚者用济生肾气丸,或与附子理中丸交替使用。

食少腹胀,食后尤甚,可加黄芪、山药、薏苡仁、白扁豆;畏寒神疲,面色青灰,脉弱无力者,酌加淫羊藿、巴戟天、仙茅;腹筋暴露者,稍加赤芍、泽兰、三棱、莪术等。

6.肝肾阴虚证

(1)证候:腹大坚满,甚则腹部青筋暴露,形体反见消瘦,面色晦暗,口燥咽干,心烦失眠,时或衄血,小便短少,舌红绛少津,脉弦细数。

(2)治则:滋养肝肾,凉血化瘀。

(3)主方:六味地黄丸或一贯煎合膈下逐瘀汤。

(4)方药:熟地黄、山茱萸、山药、茯苓、泽泻、牡丹皮(六味地黄丸)。生地黄、沙参、麦冬、枸杞、当归、川楝子(一贯煎)。五灵脂、赤芍、桃仁、红花、牡丹皮、川芎、乌药、延胡索、香附、枳壳、甘草(膈下逐瘀汤)。

偏肾阴虚以六味地黄丸为主,合用膈下逐瘀汤;偏肝阴虚以一贯煎为主,合用膈下逐瘀汤。

若津伤口干,加石斛、天花粉、芦根、知母;午后发热,酌加银柴胡、鳖甲、地骨皮、白薇、青蒿;齿鼻出血加栀子、芦根、藕节炭;肌肤发黄加茵陈、黄柏;若兼面赤颧红者,可加龟甲、鳖甲、牡蛎等。

7.鼓胀出血证

(1)证候:轻者齿鼻出血,重者病势突变,大量吐血或便血,脘腹胀满,胃脘不适,吐血鲜红或大便油黑,舌红苔黄,脉弦数。

(2)治则:清胃泻火,化瘀止血。

(3)主方:泻心汤合十灰散。

（4）方药：大黄、黄连、黄芩。

十灰散凉血化瘀止血。酌加参三七化瘀止血；若出血过多，气随血脱，汗出肢冷，可急用独参汤以扶正救脱。还应中西医结合抢救治疗。

8.鼓胀神昏证

（1）证候：神志昏迷，高热烦躁，怒目狂叫，或手足抽搐，口臭便秘，尿短赤，舌红苔黄，脉弦数。

（2）治则：清心开窍。

（3）主方：安宫牛黄丸、紫雪丹、至宝丹或用醒脑静脉注射液。

上方皆为清心开窍之剂，皆适用于上述高热，神昏，抽风诸症，各有侧重，热势尤盛，内陷心包者，选用安宫牛黄丸；痰热内闭，昏迷较深者，选用至宝丹；抽搐痉厥较甚者，选用紫雪丹。可用醒脑静脉注射液静脉滴注。若症见神情淡漠呆滞，口中秽气，舌淡苔浊腻，脉弦细者，当治以化浊开窍，选用苏合香丸、玉枢丹等。若病情进一步恶化，症见昏睡不醒，汗出肢冷，双手撮空，不时抖动，脉微欲绝，此乃气阴耗竭，元气将绝的脱证，可依据病情急用生脉注射液静脉滴注及参附牡蛎汤急煎，敛阴固脱。并应中西医结合积极抢救。

（三）临证备要

1.关于逐水法的应用

鼓胀患者病程较短，正气尚未过度消耗，而腹胀殊甚。腹水不退，尿少便秘，脉实有力者，可酌情使用逐水之法，以缓其苦急，主要适用于水热蕴结和水湿困脾证。常用逐水方药如牵牛子粉、舟车丸、控涎丹、十枣汤等。攻逐药物，一般以2～3天为1个疗程，必要时停3～5天后再用。临床应注意以下3点。①中病即止：在使用过程中，药物剂量不可过大，攻逐时间不可过久，遵循"衰其大半而止"的原则，以免损伤脾胃，引起昏迷、出血之变。②严密观察：服药时必须严密观察病情，注意药后反应，加强调护。一旦发现有严重呕吐、腹痛、腹泻者，即应停药，并做相应处理。③明确禁忌证：鼓胀日久，正虚体弱；或发热，黄疸日渐加深；或有消化道溃疡，曾并发消化道出血，或见出血倾向者，均不宜使用。

2.要注意祛邪与扶正的配合

本病患者腹胀腹大，气、血、水壅塞，治疗每用祛邪消胀诸法。若邪实而正虚，在使用行气、活血、利水、攻逐等法时，又常需配合扶正药物。临证还可根据病情采用先攻后补，或先补后攻，或攻补兼施等方法，扶助正气，调理脾胃，减少不良反应，增强疗效。

3.鼓胀"阳虚易治，阴虚难调"

水为阴邪，得阳则化，故阳虚患者使用温阳利水药物，腹水较易消退。若是阴虚型鼓胀，利水易伤阴，滋阴又助湿，治疗颇为棘手。临证可选用甘寒淡渗之品，以达到滋阴生津而不黏腻助湿的效果。亦可在滋阴药中少佐温化之品，既有助于通阳化气，又可防止滋腻太过。

4.腹水消退后仍须调治

经过治疗，腹水可能消退，但肝脾肾正气未复，气滞血络不畅，腹水仍然可能再起，此时必须抓紧时机，疏肝健脾，活血利水，培补正气，进行善后调理，以巩固疗效。

5.鼓胀危重症宜中西医结合

及时处理肝硬化后腹水明显，伴有上消化道大出血，重度黄疸或感染，甚则肝昏迷者，病势重笃，应审察病情，配合有关西医抢救方法及时处理。

（四）常见变证的治疗

鼓胀病后期，肝、脾、肾受损，水湿瘀热互结，正虚邪盛。若药食不当，或复感外邪，病情可迅速恶化,导致大出血、昏迷、虚脱多种危重证候。

由于本病虚实错综,先后演变发展阶段不同,故临床表现的证型不一,一般说来,气滞湿阻证多为腹水形成早期;水热蕴结证为水湿与邪热互结,湿热壅塞,且往往有合并感染存在,常易发生变证;水湿困脾与阳虚水盛,多为由标实转为本虚的两个相关证型;瘀结水留和阴虚水停两证最重,前者经脉瘀阻较著,应防并发大出血,后者为鼓胀之特殊证候,较其他证型更易诱发肝昏迷。

1.大出血

如见骤然大量呕血,血色鲜红,大便下血,暗红或油黑,多属瘀热互结,热迫血溢,治宜清热凉血,活血止血,方用犀角地黄汤加参三七、仙鹤草、地榆炭、血余炭、大黄炭;若大出血之后,气随血脱,阳气衰微,汗出如油,四肢厥冷,呼吸低弱,脉细微欲绝,治宜扶正固脱,益气摄血,方用大剂独参汤加山茱萸或参附汤加味。

2.昏迷

如痰热内扰,蒙蔽心窍,症见神志昏迷,烦躁不安,四肢抽搐颤动,口臭、便秘,舌红苔黄,脉弦滑数,治当清热豁痰,开窍息风,方用安宫牛黄丸合龙胆泻肝汤加减,亦可用醒脑静脉注射液静脉滴注。若为痰浊壅盛,蒙蔽心窍,症见静卧嗜睡,语无伦次,神情淡漠,舌苔厚腻,治当化痰泄浊开窍,方用苏合香丸合菖蒲郁金汤加减。如病情继续恶化,昏迷加深,汗出肤冷,气促撮空,两手抖动,脉细微弱者,为气阴耗竭,正气衰败,急予生脉散、参附龙牡汤以敛阴回阳固脱。

(五)其他疗法

1.中成药疗法

(1)中满分消丸:健脾行气,利湿清热。适用于脾虚气滞,湿热郁结引起宿食蓄水,脘腹胀痛。

(2)济生肾气丸:温补肾阳,化气行水。适用于肾虚水肿,腰膝酸软,小便不利,畏寒肢冷。

(3)六味地黄丸:滋阴补肾。适用于肾阴亏损,头晕耳鸣,腰膝酸软,骨蒸潮热,盗汗遗精。

2.敷脐疗法

脐对应中医的神阙穴位,中药敷脐可促进肠道蠕动与气体排出,缓解胃肠静脉血瘀,改善内毒素血症,提高利尿效果。

3.中药煎出液灌肠疗法

可采用温补肾阳、益气活血、健脾利水、清热通腑之法。可选用基本方:补骨脂、桂枝、茯苓、赤芍、大腹皮、生大黄、生山楂等,伴肝性脑病者加栀子、石菖蒲。每剂中药浓煎至150~200 mL,每天1剂,分两次给药。

4.穴位注射疗法

委中穴常规消毒,用注射针快速刺入,上下提插,得气后注入呋塞米10~40 mg,出针后按压针孔,勿令出血。每天1次,左右两次委中穴交替注射。

还可在中药、西药内服的基础上,并以黄芪注射液、丹参注射液等量混合进行穴位注射,每穴1 mL,以双肝俞、脾俞、足三里与双胃俞、胆俞、足三里相交替,每周3次。

中药在腧穴的贴敷、中药在腧穴进行离子导入、中药注射液在学位注射等疗法,对于肝硬化腹水这一疑难杂症的治疗无疑增加了治疗方法的选择。

(严胜利)

第五节　积　　聚

一、临床诊断

(一)疾病诊断

(1)腹腔内有可扪及的包块。

(2)常有腹部胀闷或疼痛不适等症状。

(3)常有情志失调、饮食不节、感受寒邪或黄疸、虫毒等病史。

腹部 X 线、B 超、CT、MBI、病理组织活检及有关血液检查有助于明确相关疾病的诊断。

(二)病类诊断

1.积证

积属有形,结块固定不移,痛无定处,病在血分,是为脏病。

2.聚证

聚属无形,包块聚散无常,痛有定处,病在气分,是为腑病。

(三)病期诊断

1.初期

正气未至大虚,邪气虽实而不甚。表现为积块较小,质地较软,虽有胀痛不适,而一般情况尚较好。

2.中期

正气渐衰而邪气渐甚,表现为积块增大,质地较硬,持续疼痛,舌质紫暗或有瘀点、瘀斑,并有饮食日少,倦怠乏力,面色渐暗,形体逐渐消瘦等。

3.末期

正气大虚,而邪气实甚,表现为积块较大,质地坚硬,疼痛剧烈,舌质青紫或淡紫,有瘀点、瘀斑,并有饮食大减,神疲乏力,面色萎黄或黧黑,明显消瘦等衰弱表现。

二、病证鉴别

(一)积聚与痞满相鉴别

痞满是指脘腹部痞塞胀满,是自觉症状,而无块状物可扪及。积聚则是腹内结块,或痛或胀,不仅有自觉症状,而且有结块可扪及。

(二)症积与瘕聚相鉴别

症就是积,症积指腹内结块有形可征,固定不移,痛有定处,病属血分,多为脏病,形成的时间较长,病情一般较重;瘕聚是指腹内结块聚散无常,痛无定处,病在气分,多为腑病,病史较短,病情一般较轻。

三、病机转化

积聚病的病位在于肝脾。因肝主疏泄,司藏血;脾主运化,司统血。其发生主要关系到肝、脾、胃、肠等脏腑。因情志、饮食、寒湿、病后等,引起肝气不畅,脾运失职,肝脾失调,气血涩滞,壅塞不通,形成腹内结块,导致积聚。积聚的形成,总与正气亏虚有关。聚证病性多属实证,病程较短,预后良好。少数聚证日久不愈,可以由气入血转化成积证。积证初起,病理性质多实,日久病势较深,正气耗伤,可转为虚实夹杂之证。病至后期,气血衰少,身体羸弱,则以正虚为主。病机主要是气机阻滞,瘀血内结。病理因素虽有寒邪、湿热、痰浊、食滞、虫积等,但主要是气滞血瘀。聚证以气滞为多,积证以血瘀为主(见图9-2)。

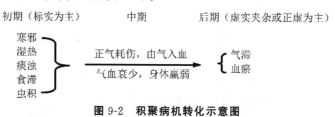

图 9-2　积聚病机转化示意图

四、辨证论治

(一)治则治法

1.区分不同阶段,掌握攻补分寸

积证可根据病程、临床表现,分作初期、中期、末期3个阶段。初期属邪实,积块不大,软而不坚,正气尚未大虚,应予消散,治宜行气活血、软坚消积为主;中期邪实正虚,积块渐大,质渐坚硬,正气渐伤,邪盛正虚,治宜消补兼施;后期以正虚为主,积块坚硬,形瘦神疲,正气伤残,应予养正除积,治宜扶正培本为主,酌加理气、化瘀、消积之品,切勿攻伐太过。

2.聚证重调气,积证重活血

聚证病在气分,以疏肝理气、行气消聚为基本治则,重在调气;积证病在血分,以活血化瘀、软坚散结为基本治则,重在活血。

(二)分证论治

积聚的辨证必须根据病史长短、邪正盛衰以及伴随症状,辨其虚实之主次。聚证多实证。积证初起,正气未虚,以邪实为主;中期,积块较硬,正气渐伤,邪实正虚;后期日久,瘀结不去,则以正虚为主。

1.肝气郁结证

(1)症状:腹中结块柔软,时聚时散,攻窜胀痛,脘胁胀闷不适,苔薄,脉弦等。

(2)治法:疏肝解郁,行气散结。

(3)方药:逍遥散、木香顺气散加减。

(4)常用药:柴胡、当归、白芍、甘草、生姜、薄荷、香附、青皮、枳壳、郁金、台乌药。

2.食滞痰阻证

(1)症状:腹胀或痛,腹部时有条索状物聚起,按之胀痛更甚,便秘,纳呆,舌苔腻,脉弦滑等。

(2)治法:理气化痰,导滞散结。

(3)方药:六磨汤加减。

(4)常用药:大黄、槟榔、枳实、沉香、木香、乌药。

3.气滞血阻证

(1)症状:腹部积块质软不坚,固定不移,胀痛不适,舌苔薄,脉弦等。

(2)治法:理气消积,活血散瘀。

(3)方药:柴胡疏肝散合失笑散加减。

(4)常用药:柴胡、青皮、川楝子、丹参、延胡索、蒲黄、五灵脂。

4.瘀血内结证

(1)症状:腹部积块明显,质地较硬,固定不移,隐痛或刺痛,形体消瘦,纳谷减少,面色晦暗黧黑,面颈胸臂或有血痣赤缕。女子可见月事不下,舌质紫或有瘀斑瘀点,脉细涩等。

(2)治法:祛瘀软坚,佐以扶正健脾。

(3)方药:膈下逐瘀汤合六君子汤加减。

(4)常用药:当归、川芎、桃仁、三棱、莪术、香附、乌药、陈皮、人参、白术、黄精、甘草。

5.正虚瘀结证

(1)症状:久病体弱,积块坚硬,隐痛或剧痛,饮食大减,肌肉瘦削,神倦乏力,面色萎黄或黧黑,甚则面肢水肿,舌质淡紫,或光剥无苔,脉细数或弦细。

(2)治法:补益气血,活血化瘀。

(3)方药:八珍汤合化积丸加减。

(4)常用药:人参、白术、茯苓、甘草、当归、白芍、地黄、川芎、三棱、莪术、阿魏、瓦楞子、五灵脂、香附、槟榔。

(三)临证备要

临床上治疗癥积,应重视其邪正兼夹的特点,癥积按初中末三个阶段,可分为气滞血阻、瘀血内结、正虚瘀结三个证候,但在临床中,往往可兼有寒、湿、热、痰等病理表现。其中,兼郁热、湿热者较为多见。正气亏虚亦有偏于阴虚、血虚、气虚、阳虚的不同。临证应根据邪气兼夹与阴阳气血亏虚的差异,相应调整治法方药。

积聚治疗上始终要注意顾护正气,攻伐药物不可过用,《素问·六元正纪大论》言:"大积大聚,其可犯也,衰其大半而止。"聚证以实证居多,但如反复发作,脾气易损,应适当予以培脾运中。积证系日积月累而成,其消亦缓,切不可急功近利。如过用、久用攻伐之品,易于损正伤胃;过用香燥理气之品,则易耗气伤阴蕴热,加重病情。《医宗必读·积聚》提出"屡攻屡补,以平为期"的原则,颇有深意。

(四)其他疗法

1.中成药疗法

(1)鳖甲煎丸:消痞化积、活血化瘀、疏肝解郁。适用于积聚之血瘀肝郁证。

(2)大黄䗪虫丸:活血破瘀、通经消癥。适用于瘀血内停所致的癥瘕。

(3)养正消积胶囊:健脾益肾、化瘀解毒。适用于脾肾两虚瘀毒内阻型原发性肝癌。

2.单方验方

(1)肿节风15 g,水煎服。可用于脘腹部、右上腹及下腹部的多种肿瘤。

(2)藤梨根、生薏苡仁、连苗荠苧各30 g,每天1剂,水煎服;或龙葵、黄毛耳草各15 g,白花蛇舌草、蜀羊泉各30 g,每天1剂,水煎分3次服;或浙江三根汤:藤梨根、水杨梅根、虎杖根各30 g,水煎服。用于脘腹积块(胃癌)。

(3)三棱、莪术各15 g,水煎服;或三白草、大蓟、地骨皮各30 g,水煎服;或双半煎:半边莲、半枝莲、薏苡仁、天胡荽各20 g,水煎服。可用于右上腹积块(肝癌)。

(4)苦参、生熟薏苡仁、煅牡蛎、土茯苓、紫参、生地黄、地榆各30 g,水煎服;或白花蛇舌草、菝蓼、垂盆草、土茯苓各 30 g,水煎服;或蒲公英、半枝莲各 24 g,白花蛇舌草、金银花藤、野葡萄根各 30 g,露蜂房 9 g,蜈蚣 2 条,水煎服。另用牛黄醒消丸,每次服 1.5 g,每天 2 次。可用于下腹之积块(肠癌)。

(严胜利)

第六节 疟 疾

一、临床诊断

(1)临床症状为寒战、高热、出汗,周期性发作,每天或隔天或三天发作 1 次,间歇期症状消失,形同常人,伴有头痛身楚,恶心呕吐等症。

(2)多发于夏秋季节,居住或近期到过疟疾流行地区,或输入过疟疾病者的血液,反复发作后可出现脾大。

(3)典型疟疾发作时,血液涂片或骨髓片可找到疟原虫,血白细胞总数正常或偏低。周围血象、脑脊液、X 线检查、尿常规及中段尿检查、尿培养等有助于本病的鉴别诊断。

二、病证鉴别

疟疾需与风温发热、淋证发热鉴别(见表 9-1)。

表 9-1 疟疾与风温发热、淋证发热的鉴别要点

	疟疾	风温发热	淋证发热
主症	寒战、高热、出汗,周期性发作,每天或隔天或三天发作 1 次,间歇期症状消失,形同常人	风温初起,邪在卫分时,可见寒战发热	淋证初起,湿热蕴蒸,邪正相搏,亦常见寒战发热
兼症	伴有头痛身楚,恶心呕吐	多伴有咳嗽气急、胸痛等肺系症状	多兼小便频急,滴沥刺痛,腰部酸胀疼痛等症
病机	邪伏半表半里,邪正斗争	邪犯肺卫	湿热蕴蒸
鉴别要点	寒热往来,汗出热退,休作有时为特征	有肺系症状	小便频数,淋漓涩痛,小腹拘急引痛的泌尿系统症状

三、病机转化

疟疾的发生主要是感受"疟邪",病机为疟邪侵入人体,伏于半表半里,出入营卫之间,邪正交争而发病。疟疾的病位总属少阳半表半里,故历来有"疟不离少阳"之说。病理性质以邪实为主。由于感受时邪不一或体质差异,可表现不同的病理变化。一般以寒热休作有时的正疟,临床最多见。如素体阳虚寒盛,或感受寒湿诱发,则表现为寒多热少的寒疟。素体阳热偏盛,或感受暑热诱发,多表现为热多寒少之温疟。因感受山岚瘴毒之气而发者为瘴疟,可以出现神昏谵语、痉厥等危重症状,甚至发生内闭外脱。若疫毒热邪深重,内陷心肝,则为热瘴;因湿浊蒙蔽心神者,则为冷瘴。疟邪久留,屡发不已,气血耗伤,每遇劳累而发病,则形成劳疟。或久疟不愈,气血瘀滞,痰浊凝

结,壅阻于左胁下而形成疟母,且常兼有气血亏虚之象,表现为邪实正虚(见图 9-3)。

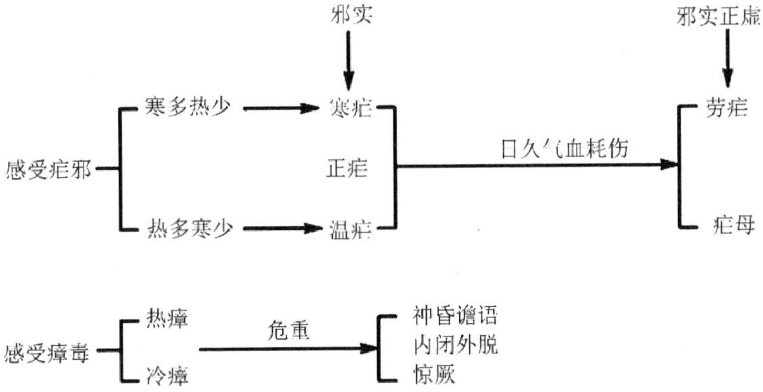

图 9-3　疟疾病机转化示意图

四、辨证论治

(一)治则治法

疟疾的治疗以祛邪截疟为基本治则,应该区别寒与热的偏盛进行处理。正疟治以祛邪截疟,和解表里,温疟治以清热解表,和解祛邪;寒疟治以和解表里,温阳达邪;热瘴治以解毒除瘴,清热保津;冷瘴治以解毒除瘴,芳化湿浊;劳疟治以益气养血,扶正祛邪。如属疟母,又当祛瘀化痰软坚。

疟疾发作之后,遍身汗出,倦怠思睡,应及时更换内衣,注意休息。未发作之日,可在户外活动,但应避免过劳。对瘴疟则应密切观察,精心护理,及时发现病情变化,准备相应的急救措施。

(二)分证论治

正疟发作症状比较典型,常先有呵欠乏力,继则寒战鼓颔,寒罢则内外皆热,头痛面赤,口渴引饮,终则遍身汗出,热退身凉;温疟发作时热多寒少,汗出不畅,头痛,骨节酸痛,口渴引饮,便秘尿赤;寒疟发作时热少寒多,口不渴,胸闷脘痞,神疲体倦;热瘴发作热甚寒微,或壮热不寒,头痛,肢体烦疼,面红目赤,胸闷呕吐,烦渴喜饮,大便秘结,小便热赤,甚至神昏谵语;冷瘴发作寒甚热微,呕吐腹泻,甚则嗜睡不语,神志昏蒙;劳疟为迁延日久,每遇劳累易发作,发时寒热较轻,面色萎黄,倦怠乏力,短气懒言,纳少自汗为特征。

(三)临证备要

若久疟不愈,痰浊瘀血互结,左胁下形成痞块,为《金匮要略》所称之疟母。治宜软坚散结,祛瘀化痰,方用鳖甲煎丸。兼有气血亏虚者,配合八珍汤或十全大补汤。

青蒿据现代药理研究具有确切抗疟原虫作用,用量稍大,一般用量青蒿 50～80 g;配以具有和解少阳、抗疟疾的小柴胡汤以增加抗疟作用,辅以白虎汤退高热。民间常用单方验方,如马鞭草1～2 两浓煎服;独头大蒜捣烂敷内关;酒炒常山、槟榔、草果仁煎服等。均为发作前 2～3 小时应用。

临床正疟可用小柴胡汤加减;瘴疟需清热、保津、截疟,常以生石膏、知母、玄参、麦冬、柴胡、常山,随症加减。久疟者需滋阴清热,扶养正气以化痰破瘀、软坚散结,常用青蒿鳖甲煎、何人饮、鳖甲煎丸等。

（四）其他疗法

1.中成药

（1）疟疾五神丹：祛邪截疟，和解表里。适用于疟疾正疟。

（2）清心牛黄丸：解毒除瘴，清热截疟。适用于疟疾热瘴。

（3）鳖甲煎丸：软坚散结，祛瘀化痰。适用于久疟不愈，痰浊瘀血互结，左胁下形成痞块之疟母。

2.针灸

取大椎、陶道、间使等穴位，于发前1～2小时针刺，用强刺激法。

（严胜利）

第十章 肾系病证的内科诊疗

第一节 水 肿

一、概述

体内水液潴留,泛滥肌肤,引起头面、目窠、四肢、腹部甚至全身水肿者,称为水肿。本病在《内经》称为"水",《金匮》称为"水气"。究其致病之因,由于外感风邪水湿,或因内伤饮食劳倦,以致水液的正常运行发生障碍,遂泛滥而为肿。按人体内水液的运行,依靠肺气之通调,脾气之转输,肾气之开阖,而三焦司决渎之权,能使膀胱气化畅行,小便因而通利。故肺、脾、肾三脏功能的障碍,对于水肿的形成,实有重大的关系。

本病的分类,《内经》曾按证候分为风水、石水、涌水。《金匮》从病因脉证而分为风水、皮水、正水、石水;又按五脏的证候而分为心水、肝水、肺水、脾水、肾水。至元代朱丹溪总结前人的理论与经验,将水肿分为阴水与阳水两大类。后人根据朱氏之说,在阴水、阳水两大类的基础上加以分型,对辨证有进一步的认识。

本病的治疗,在汉唐以前,主要以攻逐、发汗、利小便等为大法,其后乃增入健脾、补肾、温阳以及攻补兼施等法,在治疗上有了很大的发展。

二、病因病机

(1)风邪外袭,肺气不宣。肺主一身之表,外合皮毛,如肺为风邪所袭,则肺气不能通调水道,下输膀胱,以致风遏水阻,风水相搏,流溢于肌肤,发为水肿。

(2)居处卑湿,或涉水冒雨,水湿之气内侵,或平素饮食不节,湿蕴于中,脾失健运,不能升清降浊,致水湿不得下行,泛于肌肤,而成水肿。如湿郁化热,湿热交蒸,而小便不利,亦可形成水肿。

(3)劳倦伤脾,兼之饥饱不调,致脾气日渐亏损。脾主为胃行其津液,散精于肺,以输布全身。今脾虚则水液不能蒸化,停聚不行,一旦土不制水,泛滥横溢,遂成水肿。

(4)房事不节,或精神过用,肾气内伤;肾虚则开阖不利,膀胱气化失常,水液停积,以至泛滥横溢,形成水肿。

综上所述，凡因风邪外侵(肺)、雨湿浸淫、饮食不节等因素而成水肿者，多为阳水；其因劳倦内伤、房事过度，致脾、肾虚而成水肿者，多为阴水。但阳水久延不退，致正气日衰，水邪日盛，亦可转为阴水。若阴水复感外邪，水肿增剧，标证占居主要地位时，又当急则治标，从阳水论治(与初起阳水实证治法，当然有所区别)。不但如此，在发病机理上，肺、脾、肾三者又是相互联系、相互影响的。正如张景岳说："凡水肿等证，乃肺脾肾三脏相干之病。盖水为至阴，故其本在肾；水化于气，故其标在肺；水唯畏土，故其制在脾。今肺虚则气不化精而化水，脾虚则土不制水而反克，肾虚则水无所主而妄行。"从这段文字中，说明本病在肺与肾的关系上是母子相传。如果肾水上泛，传入肺经，而使肺气不降，失去通调水道的功能，可促使肾气更虚，水邪更盛；相反，肺经受邪而传入肾经时，亦能引起同样的结果。他又说明在脾与肾的关系上是相制相助。如脾虚不能制水，水湿壅盛，必损其阳，故脾虚的进一步发展，必然导致肾阳亦衰；倘肾阳衰微，不能温养脾土，可使本病更加严重。因此，肺脾肾三脏之间的关系，以肾为本，以肺为标，而以脾为中流的砥柱，实为治疗本病的关键所在。

三、辨证施治

水肿初起，大都从目睑部开始，继则延及头面四肢以至全身。也有从下肢开始，然后及于全身的。如病势严重，可兼见腹满胸闷、气喘不得平卧等证。在治疗方法上，如《素问·汤液醪醴论》言："平治于权衡，去菀陈莝……开鬼门，洁净府。"《金匮要略》也说："诸有水者，腰以下肿，当利小便；腰以上肿，当发汗乃愈。"目前在临床上根据这些原则，主要有发汗、利尿、逐水，以及健脾益气、温肾降浊等法；而这几种方法，或一法独进，或数法合施，须视疾病的轻重和需要而选择应用。兹将阳水与阴水的分型证治，分别叙述如下。

(一)阳水

1.风水泛滥

(1)主症：目睑水肿，继则四肢及全身皆肿，来势迅速，肢节酸重。小便不利，多有恶寒、恶风、发热等证，或咳嗽而喘，舌苔薄白，脉浮紧。或喉关红肿，舌质红而脉浮数。

(2)证候分析：水气内停，风邪外袭，风为阳邪，其性上行，风水相搏，故其肿自上起而发展迅速。邪在肌表，壅遏经隧，故肢节酸重。膀胱气化失常，故小便不利，且有恶风、寒热等表证。风水上犯于肺，则咳嗽而喘。若风热交侵，亦有喉痛或喉蛾肿大者。苔薄白，脉浮紧，是风水偏寒；舌质红，脉浮数，则是风水兼热。

(3)治法：祛风行水。

(4)方药：越婢加术汤为主方。方中麻黄、石膏宣肺清热，白术健脾制水，使肺气得通，水湿得下，则风水自除。热不甚的去石膏，加鲜茅根以清热利小便，收效亦速。表邪甚而偏寒的，去石膏，加羌活、防风。咳喘可加杏仁、陈皮；甚者加桑白皮、葶苈子以泻肺气。如咽喉红肿疼痛，则加牛蒡、象贝、黄芩之类以清肺热。

若汗出恶风，身重而水肿不退，卫阳已虚者，则宜助卫气以行水湿之邪，用防己黄芪汤加味。

2.水湿浸渍

(1)主症：肢体水肿，按之没指，小便短少，身体重而困倦，舌苔白腻，脉沉缓。

(2)证候分析：水湿之邪，浸渍肌肤，壅阻不行，故肢体水肿。水湿内聚，三焦决渎失司，膀胱气化不行，所以小便不利。水湿日增而无出路，故肿势日甚，按之凹陷没指。身重而倦，脉沉缓，苔白腻，都是水湿内停、阳气不运的征象。

(3)治法:通阳利水。

(4)方药:五苓合五皮饮为主方。五苓散温阳利水,五皮饮消肿行水,二方合用,利水消肿之力更大。如上半身肿甚而喘者,加麻黄、杏仁。舌苔白厚,口淡,神倦脘胀,下半身肿重难行者,去桑白皮,加厚朴、川椒目、防己以行气化湿;如怯寒肢冷,脉沉迟者,再加附子、干姜以助阳化气,而行水湿。

3.湿热壅盛

(1)主症:遍身水肿,皮色润泽光亮,胸腹痞闷,烦热,小便短赤,或大便干结,舌苔黄腻,脉沉数。

(2)证候分析:水湿之邪化热,壅于肌肤经隧之间,故身水肿而润泽光亮。湿热熏蒸,气机升降失常,故胸腹痞闷而烦热。湿热下注,膀胱输化无权,故小便短赤。湿热壅滞,肠失传导,故大便干结。苔黄腻,脉沉数,乃湿热壅盛,已属里实之证。

(3)治法:分利湿热。

(4)方药:疏凿饮子为主方。本方能攻逐水湿,具有上下表里分消之力,使蓄积之水从二便排去,水去热清,则肿势自退。此为治湿热水肿实证的一般泻剂。若腹满不减,大便秘结的,可合用己椒苈黄丸以助攻泻之力,使水从大便而下泄。若证势严重,兼见气粗喘满,倚息不得卧,脉弦数有力者,为水在胸中,上迫于肺,肺气不降,宜泻肺行水为主,用五苓、五皮等方,合葶苈大枣泻肺汤,以泻胸中的水气。

(二)阴水

1.脾阳不运

(1)主症:身肿腰以下为甚,按之凹陷不易恢复,脘闷腹胀,纳减便溏,面色萎黄,神倦肢冷,小便短少,舌质淡,苔白滑,脉沉缓。

(2)证候分析:由于中阳不足,气不化水,致下焦水邪泛滥,故身肿腰以下为甚,按之凹陷而不起。脾阳不振,运化无力,故脘闷纳减,腹胀便溏。脾虚则气不华色,阳不卫外,故面色萎黄,神倦肢冷。阳不化气,则水湿不行而小便短少。舌淡,苔白滑,脉沉缓,是脾虚水聚、阳气不运之征。

(3)治法:温运脾阳,以利水湿。

(4)方药:实脾饮为主方。方中有白术、茯苓、附子、干姜之温运脾阳,化气行水,为本方的主力。如水湿过重,可加入桂枝、猪苓、泽泻,以助膀胱之气化而利小便;便溏者,去大腹子;气虚息短者,可加人参以补元气。

又有水肿一证,由于较长期的饮食失调,或营养不足,损及脾胃而起。症见遍身水肿,晨起则头面较甚,劳动则下肢肿胀,能食而疲软乏力,大便如常,小便反多,与上述水肿不同。舌苔薄腻,脉象软弱。由于脾虚生湿,气失舒展,郁滞为肿,治宜健脾化湿,不宜分利,可用参苓白术散为主方。或加黄芪、桂枝以益气通阳,或加附子、补骨脂以温肾助阳。并可用豆类、米糠等煮服,作为辅助治疗。

2.肾阳衰弱

(1)主症:面浮,腰以下肿甚,按之凹陷不起,阴下冷湿,腰痛酸重,尿量减少,四肢厥冷,怯寒神倦,面色灰暗,舌质胖,色淡苔白,脉沉细,尺弱。

(2)证候分析:腰膝以下,肾气主之。肾阳衰微,阴盛于下,故见腰以下肿及阴下冷湿等证。腰为肾之府,肾虚而水气内盛,故腰痛酸重。肾与膀胱相表里,肾气虚弱,致膀胱气化不利,故小便量少。肾阳不足,命门火衰,不能温养肢体,故四肢厥冷,怯寒神倦。面色灰暗无华,舌质淡而胖,苔白,脉沉细尺弱,均是肾阳虚衰、水湿内盛之象。

（3）治法：温暖肾阳,化气行水。

（4）方药：真武汤为主方。本方温肾利水,使阳气得复,寒水得化,小便得利,则肿自消退。如虚寒过甚,可加葫芦巴、巴戟天、肉桂心等以温补肾阳。如喘息自汗,不得卧,可加人参、炙甘草、五味子、煅牡蛎等以防喘脱。

3.兼症

（1）如果复感寒邪,寒水相搏,肿势转甚,恶寒无汗者,本方去白芍,暂加麻黄、细辛、甘草、大枣,以温经散寒。

（2）久病阳虚未复,又见阴虚之证,水肿反复发作,精神疲倦,头晕耳鸣,腰痛遗精,牙龈出血,为阳损及阴,阴虚不能敛阳,虚阳扰动所致。治宜扶元阳,滋阴液,兼利小便以去水邪,可用大补元煎,合《济生》肾气丸同时并进。

凡水肿病,宜戒忿怒,远酒色,适寒温,禁食盐、醋、虾、蟹及生冷等品。一般在肿退三月后,可少盐进食,渐渐增加。

本病久而不愈,如见唇黑,脐突,足下平满,背平者,为五脏俱伤,乃属危候。又有屡次反复发作,致腹胀喘急,恶心呕吐,不思饮食,大便稀溏,或有下血者,是脾胃衰败,气不统血,亦为危重之候。

（王　赛）

第二节　淋　　证

淋证是指小便频数短涩、滴沥刺痛,欲出未尽,小便拘急,或痛引腰腹的病症。

淋之病证名称,最早见于《内经》,《金匮要略》称"淋秘"。"淋"是小便涩痛,淋沥不爽;"秘"指小便秘涩难通,又曰:淋之为病,小便如栗状,小腹弦急,痛引脐中。清代顾靖远《顾松园医镜》曰"淋者,欲尿而不能出,胀急痛甚;不欲尿而点滴淋沥。"对本病症状作了形象的描述。

淋证的分类,在《中藏经》载:有冷、热、气、血、劳、膏、虚、实八种。《备急千金要方》提出"五淋"之名。《外台秘要》指出五淋是石淋、气淋、膏淋、劳淋、热淋。后代医家沿用五淋之名,现代医家分为气淋、血淋、热淋、膏淋、石淋、劳淋六种。

一、病因病机

淋证病位在于膀胱和肾,且与肝脾有关。中医认为,肾与膀胱通过静脉互为络属,膀胱的贮尿和排尿功能依赖于肾阳的气化,肾气充足,则固肾有权,膀胱开合有度,反之肾的气化失常,固摄无摄,则出现尿频尿急,尿痛或是小便不利等症。肝主疏泄,有调畅气机,促进脾脏运化的功能。脾的运化水液功能减退,必致水液停滞在体内,产生湿浊等病理产物。

淋证的病因是以膀胱湿热为主,亦有因肾虚和气郁而发,其病机主要是湿热蕴结下焦,导致膀胱气化不利。

据临床所见,淋证以实证居多,若病延日久,又可从实转虚,或以虚实并见,多食辛辣肥甘之品,或嗜酒太过酿成湿热,影响膀胱的气化功能。若小便灼热刺痛者为热淋;若湿热蕴积,尿液受其煎熬,日积月累,尿中杂质凝结为砂仁,则为石淋;若湿热蕴结于下,以致气化不利,无以分清泌浊,脂液随小便而去,小便如脂如膏,则为膏淋;若热盛伤络迫血,妄行,小便涩痛有血,或肾阴亏虚,虚火灼络,尿中夹血,则为血淋;如久淋不愈,湿热之邪,耗伤正气或年老久病,房劳等可致脾肾亏虚,遇劳即发者,为劳淋;恼怒伤肝,气郁化火,或气火郁于下焦,或中气不足,气虚下陷者,则为气淋;肾气亏虚,下元不固,不能制约脂液,尿液混浊则为膏淋。

淋证多见于现代医学的肾结核、尿路结石、肾盂肾炎、膀胱癌、前列腺炎、老年前列腺肥大、前列腺癌及各种原因引起的乳糜尿等疾病。

二、辨证论治

(一)热淋
证候:小便短数,灼热刺痛,溺色黄赤,小腹拘急胀痛,或有寒热等,舌苔黄腻,脉滑数。

治法:清热利湿通淋。

方药:用八正散加减。

处方:萹蓄,瞿麦,木通,车前子,滑石,大黄,栀子,甘草梢,川楝子,土茯苓。加减:大便秘结者,可重用生大黄,并加枳实以通腑泻热,小便涩痛剧烈,可配用琥珀,川牛膝,天台乌,行气止痛。

(二)石淋
证候:尿中挟砂石,小便难涩,或突然中断,腰腹剧痛难忍,舌红,苔黄脉数。

治法:清热利湿,通淋排石。

方药:方选石韦散合三金汤。处方:石韦,冬葵子,金钱草,鸡内金,瞿麦,滑石,海金砂,川楝子,玄胡等。

加减:若体壮者,可重用金钱草50～80 g,如见尿中带血,可加小蓟,生地黄,藕节。

(三)气淋
证候:属肝郁气滞者,小便涩滞,淋沥不尽,少腹满痛,舌苔薄白,脉沉弦。

治法:利气疏导。

方药:可选用沉香散。

处方:沉香,石韦,滑石,当归,橘皮,白芍,王不留行,青皮等。如属中气不足者,可用补中益气汤。处方:黄芪,党参,白术,升麻,柴胡,大枣,川楝子,川牛膝等。

(四)血淋
证候:属湿热下注者,小便热涩刺痛,尿涩深红,或排出血丝,血块,舌红苔黄腻,脉滑数。

方药:方选小蓟饮子合导赤散。

处方:生地黄,小蓟,通草,滑石,蒲黄,竹叶,甘草梢,当归,瞿麦,白茅根,木通,侧柏炭,茜草炭,车前草,炒栀子炭。

属阴虚火旺者:方药用知柏地黄汤加味。

属心脾两虚者:方药用归脾汤。处方:黄芪,党参,白术,茯苓,桂圆肉,枣仁,木香,当归,大枣,远志,仙鹤草,茜草炭,侧柏炭。

(五)膏淋
证候:属湿热下注者,小便混浊,如米泔水,尿道热涩疼痛,舌红,苔腻,脉滑数。治法:清热利湿,分清泌浊。

方药:萆薢分清饮加减。处方:川萆薢,石菖蒲,黄柏,茯苓,丹参,泽泻,薏仁,益智仁,车前子,白术,莲子芯等。

属肾虚不固者:淋久不已,淋出如脂,涩痛虽见减轻,见形体日渐消瘦者。治法:补肾固涩。

方药:方选都气丸加味。处方:五味子,熟地黄,枣皮,山药,茯苓,泽泻,牡丹皮,芡实,金樱子,煅龙骨,煅牡蛎。

(六)劳淋

证候:尿涩痛不甚明显,但淋沥不已,时作时止,遇劳即发,腰膝酸软,神疲乏力,舌质淡,脉虚弱。

治法:健脾益肾。

方药:方用无比山药丸加减。处方:山药,茯苓,泽泻,熟地黄,枣皮,巴戟天,菟丝子,杜仲,怀牛膝,五味子,淡大云,赤石脂等。

属肾阴不足者,用六味地黄丸。属肾气虚者,用菟丝子汤(丸)。兼见畏寒肢冷者为肾阳虚,用金匮肾气丸。

结语:淋证是多种原因引起的疾病。临床但见有小便淋滴而痛者,不论起病缓急,均可诊为淋病(证)。而六淋之症各有特殊。如石淋,以排出砂石为主;膏淋,排出小便混浊如米泔水,或滑利如晦膏;血淋,溺血而痛;气淋,则少腹胀满明显,尿有余沥;热淋,必见小便刺痛;劳淋,常遇劳复发,小便淋滴不已。淋证虽有六淋之分,但各淋之间,可互相转化,病情的转归亦有虚实相兼,故辨治上要分清虚实审查证候的标本缓急,并应注意以下几点。

(1)热淋多初起伴有发热恶寒,此为湿热熏蒸,邪正相搏所致,虽非外邪袭表,发汗解表自非所宜,况且热淋乃膀胱有热,阴液易耗,若妄投辛散发表之品,不仅不能退热,反有劫伤营阴之弊。故仲景曾告诫:"淋家不可发汗。"后世尚有"淋家忌补"之说。这是治疗淋证初起和虚实夹杂时,必须注意的。如若过早滥用温补,腻补,易造成湿热化燥,或寇邪留恋,使病情迁延难愈。若见本虚标实,也宜育阴清化,标本兼顾,方能奏效。

(2)淋证初起,多由下焦湿热引起,湿热交结,得热易发,故治疗剂量要足,要有连贯性,"祛邪务尽"。后期亦虚实夹杂居多,治疗应持续"祛邪扶正"发则,使之邪去正安。

(3)治疗气淋、石淋,可配用理气药,如沉香,木香,青皮,枳壳,乌药等。意在舒展宣通气机。另石淋兼有大便秘结者,可配用大黄、芒硝是取其通腑散结助排石之用。

(4)淋证在治疗期间,应嘱患者多饮开水,增加尿液使邪有出路。规劝患者饮食宜清淡,禁食肥腻、辛辣、香燥之品,防湿热内生,注意休息,节房事,防损肾气。保持外阴清洁,防外感以免病情反复影响治疗效果。

三、尿路感染的中医辨证论治

(一)概述

尿路感染统属于中医学"淋证"范畴。中医学对本病的定义为"小便频数短涩,滴沥刺痛,少腹拘急,痛引腰腹的病症"。"热"在本病发生发展中极为重要,或为湿热,或为郁热,或为虚热,总与"热"有关。因于此,《丹溪心法·淋》提出"淋有五,皆属于'热'"的观点,为后人称道。

但是对于本病,我们不得不正视其容易反复发作的特性。因为此特性,致久病而伤正,导致虚实夹杂,治疗时需要祛邪扶正兼顾。这也是巢元方《诸病源候论·淋病诸候》提出来"诸淋者,由肾虚而膀胱热故也"的原因。上述两种观点的有机结合也是现今治疗尿路感染的主要中医理

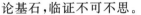

论基石,临证不可不思。

(二)辨证论治

1.膀胱湿热型

(1)证候:小便频数,短涩刺痛,点滴而下,急迫灼热,溺色黄赤,少腹拘急胀痛,或发热恶寒,口苦呕恶,或腹痛拒按,大便秘结,舌红,苔黄腻,脉滑数。

(2)病机:多食辛辣肥甘之品,或嗜酒过度,酿成湿热,下注膀胱;或下阴不洁,湿热秽浊毒邪侵入膀胱,酿成湿热;或肝胆湿热下注皆可使湿热蕴结下焦,膀胱气化不利,发为淋证。甚至因湿热炽盛,可灼伤脉络,破血妄下,可导致血随尿出;另外湿热久蕴,煎熬尿液,日积月累,可结成砂石,同时湿热蕴结,膀胱气化不利,不能分清别浊,亦可导致脂液随小便而出。

(3)治法:清热解毒,利湿通淋。

(4)方药:八正散加减。

(5)基本方:丝通草 10 g,瞿麦 15 g,萹蓄 15 g,车前草 30 g,滑石(包)30 g,炒栀子 10 g,制大黄 12 g,灯心草 10 g,甘草 6 g。

(6)加减:如伴有砂石集聚,可加金钱草、海金沙、鸡内金各 30 g 以加强排石消坚,同时配合车前子,冬葵子,留行子加强排石通淋。如伴有尿血滴沥,可加小蓟草,生地黄,生蒲黄,白茅根等加强清热凉血,止血;如伴有尿中如脂如膏,可加用萆薢,菖蒲,黄柏,莲子心,茯苓等清利湿浊;如伴有少腹胀闷疼痛,可加用沉香,陈皮,小茴香利气,当归,白芍,柔肝,甚至可配合青皮,乌药,川楝子,槟榔加强理气止痛之力。

同时,大肠埃希菌仍是尿路感染主要的致病菌,按照现代药理学研究成果诸如红藤,败酱草,蒲公英等对此类细菌效果较好,临床亦可参照使用。

2.肝郁气滞型

(1)证候:小便涩痛,淋漓不尽,小腹胀满疼痛,苔薄白,脉多沉弦。兼虚者可表现为尿时涩滞,小便坠胀,尿有余沥,面色不华,舌质淡,脉虚细无力。

(2)病机:因情志失和,恼怒伤肝,肝失疏泄;或气郁于下焦,久郁化火,循经下注膀胱。均可导致肝气郁结,膀胱气化不利,发为本病。

(3)治法:实证宜利气疏导,虚证宜补中益气,实证用沉香散,虚证用补中益气汤。

(4)基本方1(无虚证):沉香 5 g,橘皮 10 g,当归 10 g,白芍 15 g,甘草 6 g,石韦 15 g,冬葵子 15 g,滑石(包)30 g,王不留行 15 g,胸闷肋胀者,可加青皮,乌药,小茴香以疏肝理气;日久气滞血瘀者,可加红花,赤芍,川牛膝以活血化瘀。

(5)基本方2(有虚证):生黄芪 15 g,党参 10 g,炙甘草 6 g,白术 15 g,当归 10 g,陈皮 10 g,升麻 6 g,柴胡 6 g,滑石 30 g,车前草 30 g,黄柏 10 g,土茯苓 30 g。

3.脾肾亏虚型

(1)证候:小便不甚赤涩,但淋沥不已,时感小便涩滞,时作时止,遇劳即发,腰膝酸软,神疲乏力,舌质淡,脉细弱。

(2)病机:久淋不愈,湿热耗伤正气;或劳累过度,房事不节或年老,久病,体弱,皆可致脾肾亏虚。脾虚而中气不足,气虚下陷;或肾虚而下元不固,肾失固摄,不能制约脂液,脂液下注,随尿而去;或肾虚而阴虚火旺,火热灼伤脉络,血随尿出;或病久伤正,遇劳即发者,发则为淋。

(3)治法:健脾补肾,佐以清化湿热。

(4)方药:知母地黄汤加减。

(5)基本方:知母 10 g,黄柏 10 g,生地黄 15 g,山药 15 g,枣皮 10 g,牡丹皮 12 g,茯苓 15 g,泽泻 12 g,金樱子 30 g,车前子(布包)15 g,滑石(布包)30 g,玉米须 15 g。

(6)加减:如伴有阴虚火旺,尿血明显者,加女贞子、墨旱莲各 20 g,如神疲乏力明显,气短自汗,加用生黄芪 30 g,党参 15 g,生薏仁 30 g,竹叶 10 g。

(王　赛)

第三节　癃　闭

癃闭主要是由于肾和膀胱气化失司而导致尿量减少,排尿困难,甚则小便闭塞不通为主症的一种疾病。其中又以小便不利、点滴而短少、病势较缓者称为"癃";以小便闭塞、点滴不通,病势较急者称为"闭"。癃和闭虽有区别,但都是指排尿困难,只有程度上的不同,因此多合称为癃闭。

一、病因病机

本病的发生,除与肾、膀胱密切相关外,还和肺、脾、三焦有关。若肺失肃降,不能通调水道;脾失转输,不能升清降浊;肾失蒸化,关门开合不利;肝郁气滞、瘀血阻塞影响三焦的气化,均可导致癃闭的发生。

(一)湿热蕴结

过食辛辣厚味,酿湿生热,湿热不解,下注膀胱,或湿热素盛,肾热下移膀胱,膀胱湿热阻滞,气化不利,而为癃闭。

(二)肺热气壅

肺为水之上源,热壅于肺,肺气不能肃降,津液输布失常,水道通调不利,不能下输膀胱;又因热气过盛,下移膀胱,以致上下焦均为热气闭阻,而成癃闭。

(三)脾气不升

劳倦伤脾,饮食不节,或久病体弱,导致脾虚而清气不能上升,则浊气难以下降,小便因而不利。

(四)肾元亏虚

年老体弱或久病体虚,肾阳不足,命门火衰,气不化水,是以"无阳则阴无以化",而致尿不得出;或因下焦积热,日久不愈,耗损津液,以致肾阴亏耗,水府枯竭而无尿。

(五)肝郁气滞

七情所伤,引起肝气郁结,疏泄不及,从而影响三焦水液的运化及气化功能,致使水道通调受阻,形成癃闭。且从经脉的分布来看,肝经绕阴器,抵少腹,这也是肝经有病,导致癃闭的原因。

(六)尿路阻塞

瘀血败精,或肿块结石,阻塞尿路,小便难以排出,因而形成癃闭。

二、辨证要点

(1)小便不利,点滴不畅,或小便闭塞不通,尿道无涩痛,小腹胀满。

(2)多见于老年男性,或产后女性及手术后的患者。

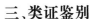

三、类证鉴别

淋证:淋证以小便频数短涩,滴沥刺痛,欲出未尽为特征,其小便量少,排尿困难与癃闭相似,但淋证尿频而疼痛,每天排出小便的总量多正常。癃闭无排尿刺痛,每天小便总量少于正常,甚则无尿排出。

四、辨证论治

若尿热赤短涩、舌红、苔黄,脉数者属热;若口渴欲饮、咽干、气促者,为热壅于肺;若口渴不欲饮,小腹胀满者,为热积膀胱;若时欲小便而不得出、神疲乏力者,属虚;若年老排尿无力,腰膝酸冷,为肾虚命门火衰;若小便不利兼有少腹坠胀,肛门下坠者,为脾虚中气不足;若尿线变细或排尿中断、腰腹疼痛、舌质紫暗者,属浊瘀阻滞。

辨别虚实的主要依据:若起病较急,病程较短,体质较好,尿流窘迫,赤热或短涩,苔黄腻或薄黄,脉弦涩或数,属于实证;若起病较缓,病程较长,体质较差,尿流无力,精神疲乏,舌质淡,脉沉细弱,属于虚证。

治疗原则:癃闭的治疗应根据"腑以通为用"的原则,着眼于通。实证治宜清湿热、散瘀结、利气机而通水道;虚证治宜补脾肾、助气化、使气化得行,小便自通。此外,根据"上窍开则下窍自通"的理论,尚可应用开提肺气的治法,开上以通下,即所谓"提壶揭盖"之法治疗。若小腹胀急,小便点滴不下,内服药物缓不济急,应配合导尿或针灸以急通小便。

(一)实证

1.膀胱湿热

(1)证候:小便点滴不通,或量少而短赤灼热、小腹胀满。口苦口黏,或口渴不欲饮或大便不畅。舌苔根黄腻,舌质红,脉濡数。

(2)治法:清热利湿,通利小便。

(3)方药:八正散加减。若兼心烦,口舌生疮糜烂者,可合导赤散。若湿热久恋下焦,又可导致肾阴灼伤,可改用滋肾通关丸加生地黄、车前子、牛膝等,以滋肾阴,清湿热而助气化;若因湿热蕴结日久,三焦气化不利,小便量极少或无尿,面色晦滞,胸闷烦躁,恶心呕吐,口中尿臭,甚则神昏谵语,舌暗红,有瘀点、瘀斑等,治宜降浊和胃,清热化湿,方用黄连温胆汤加大黄、丹参、车前子、白茅根、泽兰叶等。

2.肺热壅盛

(1)证候:小便不畅或点滴不通、呼吸急促或咳嗽,咽干,烦渴欲饮。舌苔薄黄,脉滑数。

(2)治法:清肺热,利水道。

(3)方药:清肺饮。

3.肝郁气滞

(1)证候:小便不通或通而不爽、胁腹胀满,多烦善怒。舌苔薄黄,舌红,脉弦。

(2)治法:疏调气机,通利小便。

(3)方药:沉香散加减。可合六磨汤加减。

4.尿道阻塞

(1)证候:小便点滴而下,或尿如细线,甚则阻塞不通,小腹胀满疼痛,舌紫暗或有瘀点、瘀斑,脉细涩。

（2）治法：行瘀散结，通利水道。

（3）方药：代抵当丸。

（二）虚证

1.脾气不升

（1）证候：时欲小便而不得出，或尿量少而不爽利，小腹坠胀。气短，语声低微，精神疲乏，食欲缺乏，舌质淡，舌边有齿印，脉细弱。

（2）治法：升清降浊，化气利尿。

（3）方药：补中益气汤合春泽汤。若气虚及阴，脾阴不足，清气不升，气阴两虚，症见舌质红者，可改用补阴益气煎；若脾虚及肾，而见肾虚证候者，可加用《济生》肾气丸，以温补脾肾，化气利尿。

2.肾阳衰惫

（1）证候：小便不通或点滴不爽，排出无力，畏寒怕冷，腰膝冷而酸软无力。面色㿠白，神气怯弱，舌质淡，苔白，脉沉细尺弱。

（2）治法：温补肾阳，化气利尿。

（3）方药：《济生》肾气丸为主方。若兼有脾虚证候者，可合补中益气汤或春泽汤同用。若因肾阳衰惫，命火式微，致三焦气化无权，浊阴内蕴，症见小便量少，甚至无尿、呕吐、烦躁、神昏者，治宜《千金》温脾汤合吴茱萸汤，以温补脾肾，和胃降浊。

（王　赛）

第四节　阳　痿

阳痿是指性交时阴茎不能勃起，或勃起不能维持，以致不能完成性交全过程的一种病证。多由于虚损、惊恐或湿热等原因致使宗筋失养而弛纵，引起阴茎萎弱不起，临房举而不坚。古代又称"阴痿""筋痿""阴器不用""不起"等。明代《慎斋遗二悟》始见阳痿病名，此后该病名逐渐被后世医家所沿用。勃起障碍亦是阳痿的同义词。

现存最早的中医文献《马王堆医书》，已对阳痿有了初步的认识。竹简《十问》认为生殖器官"与身俱生而先身死"的原因为"其使甚多，而无宽礼"。竹简《天下至道谈》指出性功能早衰的原因是"卒而暴用，不待其壮，不忍两热，是故亟伤"。这是对阳痿最早的病因学认识。帛书《养生方》和竹简《天下至道谈》认为勃起"不大""不坚""不热"的病机为肌（肤）、筋、气三者不至，而正常须"三至乃入"。这是对阳痿病机的最早论述。

阳痿一病，《内经》称为"阴痿"（《灵枢·邪气脏腑病形》）、"阴器不用"（《灵枢·经筋》），或"宗筋弛纵"（《素问·痿论》）。《内经》把阳痿的成因，归之于"气大衰而不起不用"（《素问·五常政大论》）、"热则筋弛纵不收，阴痿不用"（《灵枢·经筋》），认识到虚衰和邪热均可引起本病。《内经》认识到阳痿的发病与肝关系密切，为后世医家从肝论治阳痿提供了理论依据。其肾气理论，对补肾法治疗阳痿理论的形成有一定影响。

隋唐诸家多从劳伤、肾虚立论。如《诸病源候论·虚劳阴痿候》言："劳伤于肾，肾虚不能荣于阴器，故萎弱也。"孙思邈特别注重男子的阳气，认为阳气在男子性功能活动中，起着至关重要的作用,指出:"男子者,众阳所归,常居于燥,阳气游动,强力施泄,则成虚损损伤之病。"其治阳痿,多从温肾壮阳入手,并注重固护阴精,在其所列的约 30 首治阳痿方中,如五补丸、肾气丸、天雄丸、石硫黄散等,均以补肾壮阳药为主。《外台秘要·虚劳阴痿候》言:"病源肾开窍于阴,若劳伤于肾,肾虚不能荣于阴气,故痿弱也""五劳七伤阴痿,十年阳不起,皆繇少小房多损阳。"认识到阳痿是虚劳的一种病机反应,起于房劳伤肾,肾中精气亏损,阳气不足所致。故《外台秘要》在治疗上多选用菟丝子、蛇床子、肉苁蓉、续断、巴戟天等温肾壮阳、填精补髓之品。

宋明诸家对阳痿的理法方药大有发挥。《济生方·虚损》言:"五劳七伤,真阳衰惫……阳事不举。"进一步确认阳痿是虚劳所致。张景岳认为"肾者主水,受五脏六腑之精而藏之",倡"阳非有余,真阴不足"论,提出"壮水之主,以制阳光;益火之源,以消阴翳",在"六味""八味"启发下,创"阴中求阳""阳中求阴"之左归、右归,以峻补肾阴肾阳治疗阳痿,提出"凡男子阳痿不起,多由命门火衰,精气清冷……但火衰者,十居七八,而火盛者,仅有之耳"的著名论断。然而,亦有医家从肾虚论治阳痿之外另立法门,王纶在《明医杂著》中指出:"男子阳痿不起,古方多云命门火衰,精气虚冷,固有之矣。然亦有郁火甚而致痿者。"并主张肝经湿热和肝经燥热分别用龙胆泻肝汤和六味地黄丸治疗。

清代医家对阳痿的研究各有补充。《杂病源流犀烛·前阴后阴源流》指出:"又有精出非法,或就忍房事,有伤宗筋……又有失志之人抑郁伤肝,肝木不能疏达,亦致阴痿不起。"《类证治裁·阳痿》提出"先天精弱者"也可引起阳痿的观点。这些论述表明对阳痿成因的认识,越来越深入。《辨证录》主张阳痿应治心,创制"心包火大动"之莲心清火汤,治"君火先衰,不能自主"之起阴汤,治"心火抑郁而不开"之宣志汤、启阳娱心丹,治"心包火衰"之救阳汤,善用莲子、远志、柏子仁、石菖蒲、酸枣仁、茯神等治疗阳痿。《临证指南医案》将阳痿分为 6 种证候,并分列治法,少壮及中年患者,色欲伤及肝肾,用峻补真元、兼血肉温润之品缓调之;恐惧伤肾,治宜固肾,稍佐升阳;思虑烦劳而成者,心脾肾兼治;郁损生阳者,必从胆治;湿热为患者,治用苦味坚阴,淡渗去湿,湿去热清而病退;阳明虚宗筋纵者,通补阳明。韩善征《阳痿论》重视辨证,以虚实论阳痿,反对滥用燥烈温补,指出:"独怪世之医家,一遇阳痿,不问虚实内外,概与温补燥热。若系阳虚,幸而偶中,遂自以为切病;凡遇阴虚及他因者,皆施此法,每用阴茎反见强硬,流精不止,而为强中者;且有坐受温热之酷烈,而精枯液涸以死者。"说明古代医家已经认识到不问病机,但求温肾壮阳之危害。至此,阳痿的理法方药已具有相当丰富的内容。

西医学的功能性勃起功能障碍,血管、神经、内分泌等因素引起的器质性勃起功能障碍和某些慢性疾病表现有阳痿症状者,可参考本节内容进行辨证施治。

一、病因病机

阳痿乃宗筋失养而弛纵。有由于恣情纵欲,耗伤真元,命门火衰,宗筋失于温煦而致;有因先天禀弱或后天食少,禀赋不足而引起;有由于忧思气结,伤及肝脾,精微失布,宗筋失养而引起;有因湿热侵袭,或内蕴湿热,循肝经下注宗筋,宗筋弛纵而引起;还有因瘀血阻塞阳道而致者。上述种种原因均可导致阳痿,其病机各有特点。

(一)命门火衰

多由房劳过度,或少年误犯手淫,以致精气虚损,命门火衰引起阳事不举。《诸病源候论·虚劳阴痿候》言:"劳伤于肾,肾虚不能荣于阴器,故萎弱也。"

(二)抑郁伤肝

情志不遂,所愿不得,或悲伤过度,郁郁寡欢,致肝气郁结;暴怒气逆,肝疏泄太过,均可致肝失条达,气血不畅,宗筋失充,致阳痿不举。《素问·痿论》篇曰:"思想无穷,所愿不得,意淫于外,入房太甚,宗筋弛纵,发为筋痿,乃为白淫。"《杂病源流犀烛·前阴后阴源流》曰:"又有失志之人,抑郁伤肝,肝木不能舒达,亦致阴痿不起。"

(三)湿热下注

水道失畅,水湿留滞经络,郁久变生湿热;过食肥甘,嗜酒过度,亦可变生湿热,浸淫肝经,下注宗筋,而致阳痿。《灵枢·经筋》曰:"伤于热则筋弛纵不收,阴痿不用。"《临证指南医案·阳痿》曰:"更有湿热为患者,宗筋弛纵而不坚。"《类证治裁》曰:"亦有湿热下注,宗筋弛纵而致阳痿者。"郭诚勋《证治针经》曰:"湿热为患,宗筋必弛纵而不坚举。"

(四)阳明受损

思虑忧郁,损伤心脾,则病及阳明、冲脉。且脾胃为水谷之海,生化之源,脾胃虚必致气血不足,宗筋失养,而导致阳痿。《素问·痿论》篇曰:"阳明者,五脏六腑之海,主润宗筋。"《景岳全书·阳痿》曰:"凡思虑焦劳忧郁太过者,多致阳痿,盖阳明总宗筋之会……若以忧思太过,抑损心脾则病及阳明冲脉,宗筋为精血之孔道,阳明实宗筋之化源,阳明衰则宗筋不振……气血亏而阳道斯不振矣。"

(五)血脉瘀滞

无论何种病因形成的瘀血,均可导致阳痿,因瘀血阻于络脉,宗筋失养,难以充盈,致阴器不用。《证治概要》曰:"阴茎以筋为体,宗筋亦赖气煦血濡,而后自强劲有力。"清代韩善征《阳痿论》曰:"盖跌仆则血妄行,每有瘀滞精窍,真阳之气难达阴茎,势遂不举。"

二、诊断与鉴别诊断

(一)诊断

凡男子阴茎痿弱不起,临房不举,或举而不坚,不能完成性事者,均可诊断为阳痿。

(二)鉴别诊断

1.老年生理性阳痿

此为正常的生理现象,应与病理性阳痿相鉴别。

2.勃起不坚

通常是指在性交时,射精之前阴茎勃起不坚硬,但可完成性交过程。往往因性交勃起不坚硬求诊,与阳痿患者之阴茎不能纳入阴道或性交过程中因勃起不坚硬、勃起难以维持以致不能完成性交过程不同。

三、辨证

(一)辨证要点

1.辨别有火无火

阳痿而兼见面色㿠白、畏寒肢冷、舌淡苔白、脉沉细者,是为无火;阳痿而兼见烦躁易怒、小便黄赤、苔黄腻、脉濡数或弦数者,是为有火。其中辨证的依据,以脉象、舌苔为主。

2.分清虚实

由于恣情纵欲、思虑、抑郁、惊恐所伤者,多为脾肾亏虚,命门火衰,属于虚证;由于肝郁化火,湿热下注,瘀血阻络致宗筋弛纵者,属于实证。青壮年多实证,老年人多虚证。

3.明辨病位

因病因涉及的部位不同,阳痿的病位亦不同。因郁、怒等情志所伤者,病位在肝;湿热外袭者,病位多在肝经;内蕴湿热者,往往先犯脾,后悔肝;房室劳伤、命门火衰者,则病在肾。临床上有时单一脏腑发病,亦可累及多个脏腑经络。

此外,阳痿尚有虚寒和虚热证者。阳痿虚寒证,多表现为命门火衰,临床可兼见腰膝酸冷、肢体畏寒、夜尿频作、小便清长、舌质淡、脉沉细迟。阳痿虚热证,多表现为肾阴亏虚、阴虚火旺,临床可兼见五心烦热、潮热盗汗、舌质红、舌苔薄黄或剥脱、脉象细数。

(二)证候

1.命门火衰

症状:阳事不举,精薄清冷,头晕耳鸣,面色㿠白,精神萎靡,腰膝酸软,畏寒肢冷。舌淡苔白,脉沉细。

病机分析:恣情纵欲,斫丧太过,精气亏虚,命门火衰,故见阳事不举,精薄清冷;肾精亏耗,髓海空虚,故见头晕耳鸣,五脏之精气不能上荣于面,故见面色㿠白;腰为肾之府,精气亏乏,故见腰膝酸软;精神萎靡、畏寒肢冷、舌淡苔白、脉沉细,均为命门火衰之象。

2.抑郁伤肝

症状:阳痿伴见胸胁胀满,或窜痛,善太息,情志抑郁,咽部如物梗阻。舌淡少苔,脉弦。

病机分析:肝主宗筋,肝气抑郁可致阳痿;肝主疏泄,疏泄不及则为肝气郁结,情志抑郁不畅;肝为刚脏,其性躁烈,肝气郁结,气机紊乱则胸胁窜痛或胀满;气机不畅,阻于咽部则为梅核气;脉弦为肝气郁结的表现。阳痿之肝气郁结证患者,往往平素多疑善虑,性情懦弱,难以抵制外界之情志刺激。

3.湿热下注

症状:阴茎痿软,阴囊潮湿、臊臭,下肢酸困,小便黄赤。苔黄腻,脉濡数。

病机分析:湿热下注,宗筋弛纵,故见阴茎痿软;湿阻下焦,故见阴囊潮湿、下肢酸困;热蕴于内,故见小便黄赤、阴囊臊臭;苔黄腻、脉濡数,均为湿热内阻之征。

4.阳明受损

症状:阳事不举,面色欠华,纳少腹胀,少气懒言。舌淡苔白,脉缓弱。

病机分析:阳明主胃,胃为水谷之海,主化营卫而润宗筋,饮食劳倦或思虑过度伤及脾胃,气血生化受损,宗筋失润,故“阳道外衰”;脾主运化,运化失职则纳少、腹胀,饭后尤甚;脾虚精微无以敷布,则面色萎黄或㿠白;舌淡苔白、脉缓弱,均为脾胃气虚之征象。

5.血脉瘀滞

症状:阳痿不举,面色黧黑,阴茎色泽紫暗发凉或睾丸刺痛。舌紫暗或有瘀斑,舌下静脉怒张,脉涩。

病机分析:跌打损伤,或强力入房,久病伤络,气血运行不畅,瘀血阻滞阴茎脉络,不能充盈宗筋,宗筋失其润养而难振;经络不通,瘀血阻于睾丸,则阳痿伴见睾丸刺痛;舌质紫暗或有瘀斑、瘀点、脉涩是瘀血阻络典型的征象。

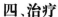

四、治疗

(一)治疗原则

阳痿属虚者宜补,属实者宜泻,有火者宜清,无火者宜温。命门火衰者,阳气既虚,真阴多损,且肾恶燥,故温补之法,忌纯用刚热燥涩之剂,宜血肉温润之品。肝气郁结者,应以疏达肝气为主。湿热下注者,治用苦味坚阴,淡渗祛湿,即《内经》所谓"肾欲坚,急食苦以坚之"的原则。瘀血阻络者,以活血通络为治。

阳痿单纯由命门火衰所致者,临床上并不多见。若阳痿他证误用温肾壮火治疗,则可导致复杂的变证。如肝气郁结误用壮阳,则可肝郁化火,抑或徒伤肝肾之阴;肝经湿热误用壮阳,犹如火上加炭,使肝木焦萎;瘀血阻络误用壮阳,则伤津耗血,血液黏稠,血行更加不畅,反加重阳痿,临床尤应注意。

(二)治法方药

1.命门火衰

治法:温补下元。

方药:可选用右归丸、赞育丹、扶命生火丹、壮火丹等。诸方中既有温肾壮阳的药物,如鹿角胶、菟丝子、淫羊藿、肉苁蓉、韭子、蛇床子、杜仲、附子、肉桂、仙茅、巴戟天、鹿茸、补骨脂等,又配伍养血滋阴的药物,如熟地黄、当归、枸杞子、山茱萸、五味子等,以达到阴阳相济的目的,所谓"阳得阴助而生化无穷"。若火不甚衰,只因气血薄弱者,治宜左归丸、全鹿丸、火土既济丹等。

2.抑郁伤肝

治法:疏肝解郁。

方药:逍遥散合四逆散加白蒺藜、紫梢花、川楝子、醋延胡索。方中柴胡、枳实、薄荷疏肝解郁;当归、白芍柔肝养阴;炙甘草缓肝之急;白蒺藜入肝经,通阳气;紫梢花入肝经,专治阳痿;川楝子、醋延胡索一入气分,一入血分,可疏肝解郁止痛。诸药合用,共奏疏肝理气治疗阳痿之功。

3.湿热下注

治法:清化湿热。

方药:龙胆泻肝汤加减。方中龙胆草、黄芩、栀子清肝泻火,柴胡疏肝达郁,木通、车前、泽泻清利湿热;当归、生地黄养阴、活血、凉血,与清热泻火药物配伍,泻中有补,使泻火之药不致苦燥伤阴。若症见梦中举阳,举则遗精,寐则盗汗,五心烦热,腰膝酸软,舌红少津,脉弦细数,为肝肾阴伤,虚火妄动,治宜滋阴降火,方用知柏地黄丸合大补阴丸加减。若症见阴囊潮湿,阳事不举,腰膝沉重,或腰冷而重,尿清便溏,舌苔白腻,脉濡缓,为阴湿伤阳,治用九仙灵应散外洗。

4.阳明受损

治法:补气、健脾、和胃。

方药:九香长春饮加减。方中九香虫为君药,健脾益胃,善治阳痿;露蜂房、人参健脾益气起痿;黄芪、白术、茯苓、泽泻运脾治湿,为臣药;山药、白芍药补脾益阴,防诸药之过,为佐药;桂枝醒脾通络,引药直达病所,炙甘草健脾和胃,调和诸药,为使药。诸药配伍,共奏治疗中焦气虚之阳痿的功效。

5.血脉瘀滞

治法:活血化瘀通络。

方药:蜈蚣达络汤加减。方中蜈蚣为君药,通瘀达络,走窜之力最强;川芎、丹参、赤芍、水蛭、九香虫、白僵蚕为臣药,助蜈蚣达络之力;柴胡理气、黄芪补气、紫梢花理气壮阳,共为佐药;牛膝引药下行为使药。诸药配伍,共奏理气活血、通瘀达络以治阳痿之效。亦可用血府逐瘀汤加水蛭、地龙、路路通。方中水蛭、地龙、路路通活血入络脉;当归、牛膝、红花、桃仁、赤芍、川芎养血活血化瘀;生地黄滋阴,柴胡疏肝理气;枳壳、桔梗、甘草宣利肺气,通利血脉。统观全方,共奏益气、和血、通络之功效。

(三)其他治法

1.单方验方

抗痿灵:蜈蚣18 g,当归、白芍、甘草各60 g,共研细末,分成40包,每服半包至1包,早晚各1次,空腹白酒或黄酒送服。15天为1个疗程。

2.针灸

针灸对本病有较好的疗效,可以同时配合应用。常用的穴位有关元、中极、命门、三阴交等。

五、转归及预后

阳痿属功能性病变者,经过适宜的治疗后,大多数可以治愈或改善,预后良好。器质性阳痿的预后差异较大。

内分泌性阳痿,一旦确认系某种疾病所致(除先天性因素外),经相应治疗,其原发病改善后,阳痿也会得到纠正。血管性阳痿采用保守治疗,原发病得到妥善治疗后,预后会更好一些。药物性阳痿,在找出某种药物所致之后,根据病情程度,停药或换药后,性能力通常也会迅速恢复起来。

六、预防和护理

(一)舒情怀

青壮年阳痿多与精神情志有密切关系,因此,立志向,舒情怀,防郁怒,是预防阳痿的重要一环。情绪要开朗,清心寡欲,注意生活调摄,加强锻炼,以增强体质,提高抗病能力。

(二)调饮食

要饮食有节,起居有常,不可以酒为浆,过食肥甘。以免湿热内生,酿成此患。

(三)节房劳

性生活是人类生活的一部分,不可无,亦不可过。切勿恣情纵欲,或手淫过度。在感到情绪不快、身体不适或性能力下降时,应暂时避免性的刺激,停止性生活一段时间,以保证性中枢和性器官得以调节和休息。

(四)积极治疗原发疾病

积极治疗可能引致阳痿的各种疾病。避免服用可能引起阳痿的药物。与此同时,配合妻子良好的精神护理,女方要体贴、谅解男方,帮助男方树立战胜疾病的勇气。

(王 赛)

第五节 遗 精

遗精是指不因性交而精液自行泄出,甚至频繁遗泄的病证。有梦而遗者,名为梦遗;无梦而遗,甚至清醒时精自滑出者,名为滑精,是遗精的两种轻重不同的证候。此外中医又有失精、精时自下、漏精、溢精、精漏、梦泄精、梦失精、梦泄、精滑等名称。

一、历史沿革

遗精之病早在《内经》中就有记载。如《灵枢·本神》有"恐惧而不解则伤精,精伤则骨酸痿厥,精时自下"之语,可见当时已认识到,惊恐等情志因素可致精液滑泄。汉代张仲景《金匮要略·血痹虚劳病脉证治》曰:"夫失精家,少腹弦急,阴头寒,目眩发落,脉极虚芤迟,为清谷、亡血、失精。脉得诸芤动微紧,男子失精……桂枝龙骨牡蛎汤主之。"文中指出了遗精得之于阴阳失调的证候及治疗方药,较《内经》更为全面。

隋代巢元方《诸病源候论·虚劳病诸候》明确提出遗精是由于肾气亏虚所致。如"虚劳失精候"说:"肾气虚损,不能藏精,故精漏失。""虚劳梦泄精候"又说:"肾虚,为邪所乘,邪客于阴则梦交接。肾藏精,今肾虚不能制精,因梦感动而泄也。"巢氏治疗多以补肾固精为主,为后世遗精多属肾虚的理论奠定了基础。

唐宋时期治疗遗精的方药已比较丰富。《备急千金要方·卷十九》载有治遗精方14首;《外台秘要·中卷十六》收录治虚劳失精方5首,虚劳梦泄精方10首;《普济本事方·卷三·膀胱疝气小肠精漏》载有治遗精方4首,该书正式提出遗精和梦遗的名称,其论述病因较为详细。如说:"梦遗有数种,下元虚惫,精不禁者,宜服茴香丸;年壮气盛,久节淫欲,经络壅滞者,宜服清心丸;有情欲动中,经所谓所愿不得,名曰白淫,宜良方茯苓散。正如瓶中煎汤,气盛盈溢者,如瓶中汤沸而溢;欲动心邪者,如瓶之倾侧而出;虚惫不禁者,如瓶中有罅而漏,不可一概用药也。"此实为遗精辨证论治的雏形。

金元时期对遗精病因病机有了更进一步的认识。如朱丹溪对遗精的病因,除承袭前人主虚之说外,进一步认识到也有实证,为湿热遗精提供了理论根据,他在《丹溪心法·遗精》强调:"精滑专主湿热,黄柏、知母降火,牡蛎粉、蛤粉燥湿。"对湿热所致遗精提出了具体治疗方法。

明代对遗精的认识,渐臻完善。戴思恭在《证治要诀·遗精》一书中将遗精的病因归纳为:"有用心过度,心不摄肾,以致失精者;有因思欲不遂,精色失位,输泻而出者;有欲太过,滑泄不禁者;有年壮气盛,久无色欲,精气满泄者。"并且提出:"失精梦泄,亦有经络热而得者,若心虚冷用热剂,则精愈失。"楼英在《医学纲目·卷二十九·梦遗白浊》总结先贤治疗遗精的方法有五:"用辰砂、磁石、龙骨之类,镇坠神之浮游,是其一也;其二,思想结成痰饮,迷于心窍而遗者,许学士用猪苓丸之类,导利其痰是也;其三,思想伤阴者,洁古珍珠粉丸,用蛤粉、黄柏降火补阴是也;其四,思想伤阳者,谦甫鹿茸、苁蓉、菟丝子等补阳是也;其五,阴阳俱虚者,丹溪治一形瘦人,便浊梦遗,作心虚治,用珍珠粉丸、定志丸服之,定志丸者,远志、菖蒲、茯苓、人参是也。"张景岳对遗精的证治归纳,更为全面。《景岳全书·遗精》言:"遗精之证有九:凡有所注恋而遗者,此精为神动也,其因在心;有欲事不遂而梦者,此精失其位也,其因在肾;有值劳倦即遗者,此筋力不胜,肝脾之气弱也;有因心思索过度辄遗者,此中气有不足,心脾之虚陷也;有因湿热下流,或相火妄动而遗者,此脾肾之火不清也;有无故滑而不禁者,此下元亏虚,肺、肾之不固也;有禀赋不足,而精易滑者,此先天元气之单薄也;有久服冷利等剂,以致元阳失守而滑泄者,此误药之所致也;有壮年气盛,久节房欲而遗者,此满而溢者也。凡此之类,是皆遗精之病。然心主神,肺主气,脾主湿,肝主疏泄,肾主闭藏,则凡此诸病五藏皆有所主,故治此者,亦当各求所因也。"又说:"凡心火盛者,当治心降火;相火盛者,当壮水滋阴;气陷者当升举;滑泄者当固涩;湿热相乘者,当分利;虚寒冷利者,当温补下元；元阳不足，精气两虚者，当专培根本。"这些论述和治疗法则至今仍有积极的临床意义。另外，明代王纶在《明医杂著·梦遗滑精》中指出："梦遗滑精，世人多作肾虚治，而为补肾涩精之剂不效，殊不知此证多由脾虚，饮食厚味、痰火湿热之人多有之。"提出了遗精由脾胃湿热所致的新观点。

清代医家在继承明代医家理论基础上有了进一步发挥。提出有梦为心病，无梦为肾病的观点。《医学心悟·遗精》言："梦而遗者，谓之梦遗；不梦而遗者，谓之精滑。大抵有梦者，由于相火之强，不梦者由于心肾之虚。然令人体薄火旺者，十中之一；虚弱者，十中之九。予因此二丸分主之，一天清心丸，泻火止遗之法也，一天十补丸，大补气血，俾气旺则能摄精也。"《临证指南医案·遗精》："以有梦为心病，无梦为肾病，湿热为小肠膀胱病。夫精之藏制虽在肾，而精之主宰则在心。"这种以有梦无梦定脏腑之法，虽有一定道理，但从临床来看，不能以此作为判定脏腑部位的唯一标准，否则将形成治疗上的僵化。《张氏医通》在本病的辨证论治上有较大发挥。尤为可贵的是提倡根据年龄、体质等详辨寒热虚实，颇为切合临床实际。如："壮年火盛，多有流溢者，若以虚冷用热剂，则精愈失，滋肾丸加生地黄、茯神、枣仁、菖蒲；梦遗而为肝热胆寒，以肝火淫于外，魂不内守，故多淫梦失精，或时心悸，肥人多此，宜清肝不必补肾，温胆汤加人参、茯神、枣仁、莲肉；遗精腰痛，六味地黄丸加杜仲、五味、菟丝子、苁蓉；中年以后，还少丹；精气不足，呼吸短气，滑泄不禁，兼心脾气虚，饮食少进者，金锁玉关丸加参芪；脾肾俱虚，败精失道，精滑不固者，九龙丹去当归加萆薢、五味；然不若萃仙丸尤妙。"

综上，早在《内经》《伤寒杂病论》中对遗精就有了一定认识，历代医家对其病因病机不断完善和补充，至明清时期，在辨证论治方面更加具体，其治则和方药至今仍有临床意义。

二、范围

病理性遗精可见于西医学的性神经症、前列腺炎、阴茎包皮炎、精囊炎、精阜炎及某些慢性疾病，可以认为遗精只是某些疾病的临床症状，其临床表现与本证的特点相符者，均可参照本节辨证论治。

三、病因病机

本病病因较多，病机复杂，但其基本病机可概括为2点。一是火热或湿热之邪循经下扰精室，开合失度，以致精液因邪扰而外泄，病变与心肝脾关系最为密切；二是因脾肾本身亏虚，失于封藏固摄之职，以致精关失守，精不能闭藏，因虚而精液滑脱不固，病变主要涉及脾肾。

(一)肾虚不藏

恣情纵欲：青年早婚，房事过度，或少年频犯手淫，导致肾精亏耗。肾阴虚者，多因阴虚火旺，相火偏盛，扰动精室，使封藏失职；肾气虚者，多因肾气不能固摄，精关失约而出现自遗。《医贯·梦遗并滑精》言："肾之阴虚则精不藏，肝之阳强则火不秘，以不秘之火，加临不藏之精，除不梦，梦即泄矣。"《证治要诀·遗精》言："有色欲太过，而滑泄不禁者。"前者是属于阴虚阳亢，后者是属于阴阳两虚，下元虚惫。

禀赋不足：先天不足，禀赋素亏，下元虚惫，精关不固，易于滑泄。如《景岳全书·遗精》言："有素禀不足，而精易滑者。此先天元气单薄也。"

(二)君相火旺

劳心过度：劳神太过，心阴暗耗，心阳独亢，心火不能下交于肾，肾水不能上济于心，心肾不交,水亏火旺,扰动精室而遗。如《证治要诀·遗精》言:"有用心过度,心不摄肾,以致失精者。"《折肱漫录·遗精》也说:"梦遗之证,其因不同……非必尽因色欲过度,以致滑泄,大半起于心肾不交。凡人用心太过则火亢而上,火亢则水不升,而心肾不交,士子读书过劳,功名心急者每有此病。"

妄想不遂:心有妄想,所欲不遂,心神不宁,君火偏亢,相火妄动,亦能促使精液自遗。正如《金匮翼·梦遗滑精》所言:"动于心者,神摇于上,则相遗于下也。"

(三)气不摄精

思虑过度,损伤心脾,或饮食不节,脾虚气陷,失于固摄,精关不固,精液遗泄。正如《景岳全书·遗精》言:"有因用心思虑过度辄遗者,此中气不足,心脾之虚陷也。"

(四)湿热痰火下注

饮食不节,醇酒厚味,损伤脾胃,酿湿生热,或蕴痰化火,湿热痰火,流注于下,扰动精室,亦可发生精液自遗。正如《杂病源流犀烛·遗泄源流》:"有因饮酒厚味太过,痰火为殃者……有因脾胃湿热,气不化清,而分注膀胱者,亦混浊稠厚,阴火一动,精随而出。"

综上,遗精的发病机制,主要责之于心、肝、脾、肾四脏,且多由于房事不节,先天不足,用心过度,思欲不遂,饮食不节等原因引起。

四、诊断与鉴别诊断

(一)诊断

每星期2次以上,或一天数次,在睡梦中发生遗泄,或在清醒时精白滑出,并有头昏、耳鸣、精神萎靡、腰酸腿软等症状,即可诊断为遗精。

(二)鉴别诊断

1.生理性溢精

一般未婚成年男子或婚后长期分居者,平均每月遗精1~2次或虽偶有次数稍增多,但不伴有其他症状者,均为生理性溢精。正如《景岳全书·遗精》言:"有壮年气盛,久节房欲而遗者,此满而溢者也。"又曰:"若满而溢者,则去者自去,生者自生,势出自然,无足为意也。"此时无须进行治疗,应多了解性知识,消除不必要的紧张恐惧心理。病理性遗精则为每星期两次以上,甚则每晚遗精数次。

2.早泄

早泄是指男子在性交时阴茎刚插入阴道或尚未进入阴道即泄精,以致不能完成正常性交过程。其诊断要点在于性交时过早射精。而遗精则是在非人为情况下频繁出现精液遗泄,当进行性交时,却可能是完全正常的。其诊断要点在于非人为情况下精液遗泄,但以睡眠梦中多见。有时临床上两者可同时并存。

3.小便尿精

小便尿精是精液随尿排出,或排尿结束后又流出精液,尿色正常而不混浊。古人将本病归于"便浊""白浊""白淫""淋浊"等范畴。其诊断要点是精液和尿同时排出或尿后流出精液。多因酒色无度、阴虚阳亢、湿热扰动精室、脾肾气虚等引起。

4.尿道球腺分泌物

当性兴奋时尿道外口排出少量黏稠无色的分泌物。其镜下虽偶见有精子,但并非精液,故要与遗精相鉴别。

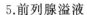

5.前列腺溢液

某些中青年,因纵欲、酗酒、禁欲、手淫等,致使前列腺充血,腺泡分泌增加,腺管松弛扩张,在搬重物、惊吓、大便用力时,腹压增加,会阴肌肉松弛,会有数量不等的白色分泌物流出,称为前列腺溢液,亦称前列腺漏。

五、辨证

(一)辨证要点

1.审察病位

一般认为用心过度,或杂念妄想,君相火旺,引起遗精的多为心病;精关不固,无梦遗泄的多为肾病。故前人有"有梦为心病,无梦为肾病"之说。但还须结合发病的新久,以及脉证的表现等,才能正确地辨别病位。

2.分清虚实

初起以实证为多,日久则以虚证为多。实证以君相火旺及湿热痰火下注,扰动精室者为主;虚证则属肾虚不固,脾虚气不摄精,封藏失职。若虚而有热象者,多为阴虚火旺。

3.辨别阴阳

遗精属于肾虚不藏者,又当辨别偏于阴虚,还是偏于阳虚。偏于阴虚者,多见头昏目眩,腰酸耳鸣,舌质红,脉细数;偏于阳虚者,多见面白少华,畏寒肢冷,舌质淡,脉沉细。

4.洞察转归

遗精的发生发展与体质、病程、治疗恰当与否有密切关系。病变初期及青壮年患者多为火盛或湿热所致,此时若及时清泻则可邪退病愈;遗精日久必耗伤肾阴,甚则阴损及阳,阴阳俱虚,此时可导致阳痿、早泄、男子不育等。故对遗精日久不愈、有明显虚象或年老体衰者,治疗又当以补血为主。若治疗后遗精次数减少,体质渐强,全身症状减轻,则为病势好转,病将痊愈之象。

(二)证候

1.心肾不交

症状:每多梦中遗精,次日头昏且晕,心悸,精神不振,体倦无力,小便短黄而有热感。舌质红,脉细数。

病机分析:君火亢盛、心阴暗耗,心火不能下交于肾、肾水不能上济于心,水亏火旺,扰动精室,致精液走泄;心火偏亢,火热耗伤心营,营虚不能养心则心惊;外不能充养肌体,则体倦无力,精神不振;上不能奉养于脑,则头昏且晕;小便短黄而有热感,乃属心火下移小肠,热入膀胱之征;舌质红,脉细数,均为心营被耗,阴血不足之象。

2.肾阴亏虚

症状:遗精,头昏目眩,耳鸣腰酸,神疲乏力,形体瘦弱。舌红少津,脉弦细带数。

病机分析:恣情纵欲,耗伤肾阴,肾阴虚则相火妄动,干扰精室,致使封藏失职,精液泄出;肾虚于下,真阴暗耗,则精气营血俱不足,不能上承,故见头昏、目眩;不能充养肌肉,则形体瘦弱,神疲乏力;腰为肾之府,肾虚则腰酸;肾开窍于耳,肾亏则耳鸣;舌红少苔,脉弦细带数,均为阴虚内热之象。

3.肾气不固

症状:滑精频作,面白少华,精神萎靡,畏寒肢冷。舌质淡,苔白,脉沉细而弱。

病机分析:病久不愈,阴精内涸,阴伤及阳,以致下元虚惫,气失所摄,肾关因而不固,故滑精频作;其真阴亏耗,元阳虚衰,五脏之精华不能上荣于面,则面白少华,精神萎靡,畏寒肢冷;舌淡,苔白,脉沉细而弱,均为元阳已虚,气血不足之征。

4.脾虚不摄

症状:遗精频作,劳则加重,甚则滑精,精液清稀,伴食少便溏,少气懒言,面色少华,身倦乏力。舌淡,苔薄白,脉虚无力。

病机分析:脾气亏虚,精失固摄,而见遗精频作;劳则更伤中气,气虚不摄,精关不固,则见滑精;频繁遗滑,故精液清稀;脾气亏虚,不能化成气血,心脉失养故心悸,气短,面色无华;脾虚气陷,无力升举故食少便溏,少气懒言;舌淡苔薄白,脉虚无力,均为脾气亏虚之象。

5.肝火偏盛

症状:多为梦中遗泄,阳物易举,烦躁易怒,胸胁不舒,面红目赤,口苦咽干,小便短赤。舌红,苔黄,脉弦数。

病机分析:肝胆经绕阴器,肾脉上贯肝,两脏经络相连,如情志不遂,肝失条达,气郁化火,扰动精舍,则引起遗精;肝火亢盛,则阳物易举,烦躁易怒,胸胁不舒;肝火上逆则面红目赤,口苦咽干;小便短赤,舌红苔黄,脉来弦数,均为肝火偏盛之征。

6.湿热下注

症状:遗精频作,或尿时有精液外流,口苦或渴,小便热赤。苔黄腻,脉濡数。

病机分析:湿热下注,扰动精室,则遗精频作,甚则尿时流精;湿热上蒸,则口苦而渴;湿热下注膀胱,则小便热赤;苔黄腻,脉濡数,均为内有湿热之象。

7.痰火内蕴

症状:遗精频作,胸闷脘胀,口苦痰多,小便热赤不爽,少腹及阴部作胀。苔黄腻,脉滑数。

病机分析:痰火扰动精舍,故见遗精频作;痰火郁结中焦,故见胸闷脘胀,口苦痰多;痰火互结下焦,故见小便热赤不爽,少腹及阴部作胀;苔黄腻,脉滑数,均为痰火内蕴之征。

六、治疗

(一)治疗原则

遗精的基本病机包括两个方面,一是火邪或湿热之邪,扰及精室;二是正气亏虚,精关不固。治疗遗精切忌只用固肾涩精一法,而应该分清虚实,实证以清泄为主;虚证方可补肾固精。同时还应区分阴虚阳虚的不同情况,而分别采用滋养肾阴及温补肾阳的治法。至于虚而有热者,又当予以养阴清火,审证施治。

(二)治法方药

1.心肾不交

治法:清心滋肾,交通心肾。

方药:三才封髓丹加黄连、灯心草之类。方中天门冬补肺,地黄滋肾,金水相生也;黄柏泻相火,黄连、灯心草清心泻火,俾水升火降,心肾交泰,则遗泄自止。若所欲不遂,心神不安,君火偏亢,相火妄动,干扰精室,而精液泄出者,宜养心安神,以安神定志丸治之。

2.肾阴亏虚

治法:壮水制火,佐以固涩。

方药:知柏地黄丸合水陆二仙丹化裁。方中知母、黄柏泻火,牡丹皮清热,地黄、怀山药、山茱萸、芡实、金樱子填精止遗。若遗精频作,日久不愈者,用金锁固精丸以固肾摄精。

3.肾气不固

治法:补肾固精。

方药:偏于阴虚者,用六味地黄丸,以滋养肾阴;偏于阳虚者,用《济生》秘精丸和斑龙丸主之。前方偏于温涩,后者温补之力尤胜。

4.脾虚不摄

治法:益气健脾,摄精止遗。

方药:妙香散合水陆二仙丹或补中益气汤加减。方中人参、黄芪益气健脾生精;怀山药、茯苓健脾补中,兼以安神,远志、辰砂清心调神;木香调气;桔梗升清;芡实、金樱子摄精止遗。若以中气下陷为主可用补中益气汤加减。

5.肝火偏盛

治法:清肝泻火。

方药:龙胆泻肝汤加减。方中龙胆草直折肝火,栀子、黄芩清肝,柴胡疏肝,当归、生地黄滋养肝血,泽泻、车前子、木通导湿热下行,肝火平则精宫自宁。久病肝肾阴虚者,可去木通、泽泻、车前子、柴胡等,酌加何首乌、女贞子、白芍等滋养肝肾之品。

6.湿热下注

治法:清热化湿。

方药:猪肚丸。猪肚益胃,白术健脾,苦参、牡蛎清热固涩,尚可酌加车前子、泽泻、猪苓、黄柏、萆薢等,以增强清热化湿之力。

7.痰火内蕴

治法:化痰清火。

方药:猪苓丸加味。方中半夏化痰,猪苓利湿。还可加黄柏、黄连、蛤粉等泻火豁痰之品。如患者尿时不爽,少腹及阴部作胀,为病久夹有瘀热之征,可加败酱草、赤芍以化瘀清热。

七、转归及预后

遗精初起,尤其是青壮年、体质强壮者,多为实证,此时一经清泻,往往邪退遗精自止。若不及时治疗或用补益固涩则邪热更盛,反致遗精频作。遗精日久不愈,肾精亏耗,可逐渐转变为虚证。在病机演变过程中还可见虚实夹杂,或阴虚兼火旺,或脾肾虚兼湿热痰火等。日久阴损及阳,造成阴阳俱损,可进一步导致阳痿、早泄等性功能障碍。遗精若能及时用药物及精神调治,多可治愈,预后一般良好。

八、预防和护理

(1)注意精神调养,排除杂念,清心寡欲,是治疗本病的关键。

(2)避免过度的脑力紧张,丰富文体活动,适当参加体力劳动。

(3)注意生活起居,节制性欲,戒除手淫,夜晚进食不宜过饱,睡前用温水洗脚,养成仰卧的习惯,被褥不宜过厚,脚部不宜盖得太暖,衬裤不宜过紧。

(4)少食辛辣刺激性食品如烟、酒、咖啡等。

(5)正确对待遗精。出现遗精后,应首先分清是生理现象还是病理性遗精。生理性遗精可不必治疗;病理性遗精,则应及时就诊,弄清疾病的原因,针对其病因进行调理,一般效果均较理想。

（王　赛）

第六节　遗　　尿

遗尿是指在睡眠中小便自遗，醒后方知的疾病，也称尿床。临床上，以儿童为多见，成年男女也可以有此疾病。有些成年人因不好意思就诊，故常常使病情拖延很长时间，造成治疗上十分困难。

现代医学认为，遗传、熟睡或做梦、精神因素、尿路病变、下尿路梗阻及不稳定性膀胱等均可引起遗尿。

《素问·宣明五气论》言："膀胱不利为癃，不约为遗溺"。又《咳论》言："膀胱咳状，咳而遗溺"。《灵枢·本输》言："虚则遗溺，遗溺则补之"。遗溺与遗尿同。

遗尿一词最早见于《伤寒论》。在"辨阳明病脉证并治"中说："三阳合病，腹满身重，难以转侧，口不仁，面垢，谵语遗尿"。又"辨太阳病脉证并治"中说："若被下者，小便不利，直视失溲"。这种与高热昏迷联系在一起的"遗尿""失溲"，主要是指外感热病危重阶段出现的尿失禁，实际上是属于广义之遗尿。

狭义之遗尿也称尿床。最早见于隋代巢元方《诸病源候论·尿床候》，且巢氏有指出："夫人有于睡眠不觉尿出者，是其禀质阴气偏盛，阳气便虚也"。唐代孙思邈《千金要方》把遗尿、遗溺、小便失禁、尿床并列为名。至《仁斋直指附遗方论》提出了遗尿和尿床的不同概念，认为："出而不禁为之遗尿；睡里自出，谓之尿床"。此处遗尿实际上就是指小便不禁。

明代张介宾所称之遗溺亦是广义的。《景岳全书·遗溺》言："遗溺一症，有自遗者，以睡中而遗失也；有不禁者，以气门不固而频数不能禁也；又有气脱于上，则下焦不约而遗失不知者"。又如清代何梦瑶《医碥·遗尿小便不禁》言："不知而出为遗；知而不能忍为不禁，比小便数为甚，故另为一类"。从内涵分析，"不知而出为遗"还包括睡熟中遗溺和昏迷中遗溺。

近代才把昏迷中的遗溺归入尿失禁，而遗尿只是指睡熟中的遗溺，即本节所讨论的内容。

一、病因病机

根据历代医家所述，遗尿的病因病机可以归纳以下几个方面：①心肾虚热，心气亏损，或者心肾不交，每致传送失度，水液无制，而为遗尿；②肝肾积热，肾督经脉虚衰，失于固摄，肝气失于疏泄，无以调节尿道之开启，则为遗尿；③湿热蕴结于里，下注膀胱，膀胱失约，亦可导致遗尿。

遗尿的病因病机与五脏虚损关系密切。肺虚不能化气，脾虚中气下陷，心虚小肠传送失度，肝失疏泄而开启失常，最终使肾虚不能温化水液而尿出不知。

二、诊断要点

遗尿的诊断依据。

（1）三岁以上儿童，或成年人，在睡眠中小便自遗，或者有梦自遗，醒后方知。

（2）凡属功能性遗尿，中医有较好的疗效，但若经1个月左右的治疗，效果不显著者，应转西医进一步查明原因，以排除器质性病变。

三、类证鉴别

遗尿须与下列病证作鉴别。

（一）小便不禁

此为在平时清醒状态下，小便不随意流出。而一旦咳嗽较剧，直立过久，行走过多，心急，大笑，高声，惊吓时尿自出。大多数见于女性及老年人。在昏迷时小便自遗亦属小便不禁，与睡熟中的小便尿床是容易鉴别的。

（二）膀胱咳

在咳嗽剧烈时，小便自遗，而咳嗽痊愈后，小便自遗亦见消失。

四、辨证论治

（一）辨证要点

1.辨病程之长短

遗尿多见于儿童。随着年龄的增长，肾气渐充而自愈。乃至成年尚未愈者，这与体质素弱或与大病以后气血亏损有关。因此，病程之长短常能反映病情的一定变化。

如幼年病程短者，显系幼稚气阳未充。发病至年少者则为生长发育不够健全，理宜积极调理。而病程长于成年者，则为身体衰弱，气阳不能固守，当应积极治疗。所以，本病病程长者，病情多较重。

2.辨寒热虚实

遗尿以五脏虚亏见多，故常表现出阳衰寒象，如形体怯冷，小便清长，腰脊酸软而感寒冷，肢末不温，或者见有大便稀溏，舌质淡，苔白，脉象沉细无力。而心肾不交则表现热象，如阴虚潮热，心烦，口咽干燥，手心足心烦热，小便短黄，舌质红，苔少或光，脉象细数。因湿热下注而表现热象，口苦口干，心烦呕恶，胸腹胀满，舌苔黄腻，脉象濡滑而数。病程中也可出现虚实互见，寒热错杂，应注意详辨施治。

（二）治疗原则

遗尿的治疗以虚则以补，热则以清为原则。当然须佐以固涩之品。但补益固涩，又以无实邪，湿热清为前提，有时清中固涩，常常互用，可见用药配伍得当是十分重要的。

（三）分证论治

1.肾督虚损

证候：神疲怯寒，小便自遗，头晕眼花，腰膝酸痛，脊背酸楚，两足无力，舌淡苔白，脉细无力。

治法：补肾填精。

方药：菟丝子煎合缩泉丸加减。菟丝子、补骨脂各15 g，小茴香、桑螵蛸、覆盆子各10 g，益智仁、当归、乌药、山药各10 g。

若少腹不温，乏力恶寒，加制附片、肉桂各6 g；若脘腹作胀、纳食减少，加神曲、砂仁各10 g。

2.心肾虚热

证候：夜寐遗尿，精神不振，形体消瘦，寐不安宁，心烦而溲数淋沥，舌苔薄，舌尖有红刺，脉沉细而数。

治法：补心肾，清虚热。

方药：桑螵蛸散。人参、茯神、远志各15 g，菖蒲12 g，龟甲、桑螵蛸、龙骨各30 g。

若心肾不交，而夜寐不安者，可加交泰丸；若肾阴虚，而相火偏亢，加滋水清肝饮，另加益智仁、山药各10 g，五味子6 g。

3.湿热下注

证候：夜寐遗尿，小便频数，淋沥短涩，且有灼热感，舌偏红，苔薄腻，脉细滑而数。

治法:清利湿热。

方药:八正散加减。瞿麦、萹蓄、车前子各10 g,大黄6 g,栀子、滑石各12 g,生草梢5 g,灯心草、山药、桑螵蛸、菟丝子各15 g。

若湿热较盛,加白茅根、石韦各15 g;若湿热伤阴,加知母、黄柏、麦冬各10 g。

五、其他疗法

(一)单方验方

(1)蜂房焙干研末,每服3～5 g,加白糖少许,开水冲服,每天2次。

(2)白薇散:白薇、白蔹、白芍各30 g。以上各药捣细末为散,每于食前以粥饮调下6 g。主要适用于湿热内盛或下注于膀胱之遗尿。

(3)秘元丹:白龙骨90 g,诃子10个去核,缩砂仁30 g去皮。上药为末,糯米粥丸梧桐子大,每服50 g,空心盐酒下。适用于内虚里寒的遗尿。

(4)遗尿汤:桑螵蛸、黄芪、龙骨各15 g,肉桂6 g,水煎服,每天1剂,分两次服。功效补肾固肾。主治肾气不足、下元虚冷、膀胱失约所致遗尿。

(5)固本止遗汤:党参、白术、菟丝子、枸杞子、当归各6 g,黄芪、山药、五味子、覆盆子各9 g,肉桂2 g,小茴香3 g。上药用于清水泡20分钟,再用文火煎30分钟,每剂煎2次。以上为10岁小儿用量,年龄小于10岁者酌减,大于10岁者酌增,每天1剂,将煎好的药液混匀,早晚各服1次。功效益气健脾,温肾止遗。主治小儿及成人遗尿。

(二)食疗

(1)鸡肠散:黄雄鸡肠4具,切碎,净洗,炙令黄熟;肉苁蓉、苦参、赤石脂、白石脂、黄连各150 g,捣罗同研匀细为散,每次服6 g,酒调,食前服,白天服2次,睡前服1次。适用于肾气不固,而心火偏盛之遗尿。

(2)猪肚1具,莲子150 g,同煮至稀烂,食用。主要适用于脾气不足之遗尿。

(3)洋参猪腰:西洋参、龙眼干各15 g,猪腰1对。以上3样蒸熟食用。治疗小儿遗尿。

(4)龙骨鸡蛋:生龙骨30 g,鸡蛋若干。将生龙骨加水适量煎煮,取汤煮荷包鸡蛋。3岁以下每次1个,3岁以上每次2个,每晚服1次。第2次煎龙骨时,可加入第1次煮后之龙骨汤煎,如此逐日加入,连用3～6天。功效镇心安神,收敛固涩。治疗小儿遗尿。

(5)复方猪脬汤:鲜猪脬2个,茯苓、桂圆肉各30 g。将猪脬反复清洗干净,后2味药共研末,每取药末30 g装入猪脬内,置于碗上,上蒸笼蒸2～3个小时。睡前将猪脬同药一起吃尽,第2天晚上再吃1次。功效健脾固肾。主治遗尿症。

(三)外治法

1.脐疗法

丁香、肉桂各3 g。将两者研细,与米饭适量共捣成泥,作成小饼,每晚敷于肚脐上。功效补火助阳。治疗遗尿。

2.针灸疗法

针刺气海、太渊、足三里、三阴交,用补法,并配合艾灸,每天1次,适用于脾肺气虚所致遗尿。

3.穴位埋线疗法

在百会穴行常规消毒,埋入000～001号羊肠线2 mm,30天1次,1～2次即可。

(王　赛)

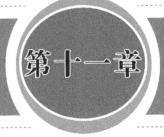

第十一章 气血津液病证的内科诊疗

第一节 虚 劳

虚劳是指以五脏虚证为主要临床表现的多种慢性虚弱证候的总称,又称虚损。

历代医籍对虚劳的论述甚多。《素问·通评虚实论》提出的"精气夺则虚"是虚证的提纲。而《素问·调经论》所谓"阳虚则外寒,阴虚则内热",进一步说明虚证有阴虚、阳虚之别,并明确了阴虚、阳虚的主要特点。《难经·十四难》论述了"五损"的症状及病势传变,并根据五脏的所主及其特性提出相应的治疗大法,如"损其肺者益其气,损其心者调其营卫,损其脾者调其饮食、适其寒温,损其肝者缓其中,损其肾者益其精。"汉·张仲景在《金匮要略·血痹虚劳病脉证并治》篇首先提出了"虚劳"的病名,分阳虚、阴虚、阴阳两虚三类,详述症、因、脉、治,治疗着重于温补脾肾,并提出扶正祛邪、祛瘀生新等治法,首倡补虚不忘治实的治疗要点。《诸病源候论·虚劳病诸候》比较详细地论述了虚劳的原因及各类症状,对五劳(心劳、肝劳、肺劳、脾劳、肾劳)、六极(气极、血极、筋极、骨极、肌极、精极)、七伤(大饱伤脾,大怒气逆伤肝,强力举重、久坐湿地伤肾,形寒、寒饮伤肺,忧愁思虑伤心,风雨寒暑伤形,大恐惧不节伤志)等内容做了具体阐释。金元以后,对虚劳的理论认识及临床治疗都有较大的发展。如李东垣重视脾胃,长于甘温补中。朱丹溪重视肝肾,善用滋阴降火。明·张景岳深刻地阐发了阴阳互根的理论。提出"阴中求阳,阳中求阴"的治则,在治疗肾阴虚、肾阳虚的理论及方药方面有新的发展。汪绮石重视肺、脾、肾在虚劳中的重要性,所著《理虚元鉴》中明确指出:"治虚有三本,肺、脾、肾是也。肺为五脏之天,脾为百骸之母,肾为性命之根,治肺、治脾、治肾,治虚之道毕矣。"清·吴澄的《不居集》系统汇集整理了虚劳的资料,是研究虚劳的一部有价值的参考书。

虚劳所涉内容很广,是中医内科学中范围最广的一种病证。凡先天禀赋不足,后天调护失当,病久体虚,积劳内伤,久虚不复等导致的多种以脏腑气血阴阳亏损为主要表现的病证,均属于本病证的范畴。

现代医学中多系统的众多慢性消耗性疾病以及功能衰退性疾病,出现虚劳的临床表现时,可参考本节进行辨证论治。

一、病因病机

引起虚劳的原因很多。《理虚元鉴·虚证有六因》全面归纳了虚劳之因,提出"有先天之因,有后天之因,有痘疹及病后之因,有外感之因,有境遇之因,有医药之因",表明多种病因作用于人体,引起脏腑亏损,气血阴阳亏虚,日久不复,皆可发展为虚劳。概言之,其病因不外先天、后天两大因素。以脏腑亏损、气血阴阳虚衰为主要病机。

(一)禀赋不足

因父母体虚,禀赋薄弱,或孕育不足,胎中失养,或后天喂养不当,水谷精气不充,均可导致先天禀赋不足,体质不强,易于患病,病后久虚不复,脏腑气血阴阳日渐亏虚,发为虚劳。

(二)烦劳过度

烦劳过度,因劳致虚,损伤五脏。如《素问·宣明五气》篇指出:"久视伤血,久卧伤气,久坐伤肉,久立伤骨,久行伤筋。"《医家四要·病机约论》也说:"曲运神机则劳心,尽心谋虑则劳肝,意外过思则劳脾,预事而忧则劳肺,色欲过度则劳肾。"在各种劳损中,尤以劳神过度及恣情纵欲较为常见。

(三)饮食不节

暴饮暴食,饥饱无常,或嗜欲偏食,营养不良,或饮酒过度,均会损伤脾胃,久则气血无以生化,内不能和调于五脏六腑,外不能洒陈于营卫经脉,形成虚劳。

(四)大病久病

邪气强盛,正气短时难复,损伤脏气,耗伤气血阴阳,复以病后失于调养,每易发展为虚劳;或久病迁延失治,邪气留恋,病情传变日深,损耗人体的气血阴阳;或妇人产后调理失当,正虚难复,均可演变为虚劳。

(五)误治失治

因误诊误治,或遣方用药不当,以致精气耗损,既延误治疗,又损及阴精或阳气,从而发为虚劳。

虚劳之病位主要在五脏,尤以脾肾为主。由于五脏相关,气血同源,阴阳互根,所以一脏受病,可以累及他脏,互相影响和转化。虽病因各异,或是因虚致病,因病致劳,或是因病致虚,久虚不复成劳,但究其病理性质,主要为气、血、阴、阳的亏耗。气虚不能生血,血虚无以载气。气虚日久阳亦渐衰,血虚日久阴也不足。阳损日久,累及于阴;阴亏日久,累及于阳。病势日渐发展,而病情趋于复杂。

二、诊断要点

(一)症状

多见于形神衰败,身体瘦弱,大肉尽脱,心悸气短,自汗盗汗,面容憔悴,食少厌食,或五心烦热,或畏寒肢冷,脉虚无力等症。具有引起虚劳的致病因素及较长的病史。

(二)检查

虚劳涉及的病种甚多,必须结合患者的具体情况,针对主要症状有选择地做相应的检查,以便重点掌握病情。一般常选用血常规、血生化、心电图、X线摄片、免疫功能测定等检查。特别要结合原发病做相关检查。

三、鉴别诊断

(一)肺痨

宋代严用和在《济生方·五劳六极论治》中指出:"医经载五劳六极之证,非传尸、骨蒸之比,

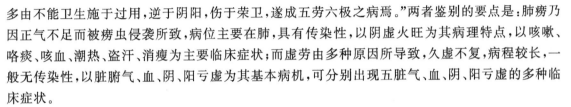

多由不能卫生施于过用,逆于阴阳,伤于荣卫,遂成五劳六极之病焉。"两者鉴别的要点是:肺痨乃因正气不足而被痨虫侵袭所致,病位主要在肺,具有传染性,以阴虚火旺为其病理特点,以咳嗽、咯痰、咳血、潮热、盗汗、消瘦为主要临床症状;而虚劳由多种原因所导致,久虚不复,病程较长,一般无传染性,以脏腑气、血、阴、阳亏虚为其基本病机,可分别出现五脏气、血、阴、阳亏虚的多种临床症状。

(二)其他疾病中的虚证

虚劳与内科其他病证中的虚证证型虽然在临床表现、治疗方药方面有类似之处,但两者仍有区别:虚劳的各种证候,均以出现一系列精气亏虚的症状为特征;而其他病证的虚证则各以其病证的主要症状为突出表现。例如,眩晕一证的气血亏虚型,虽有气血亏虚的症状,但以眩晕为最突出、最基本的表现;水肿一证的脾阳不振型,虽有脾阳亏虚的症状,但以水肿为最基本、最突出的表现。此外,虚劳一般都有比较长的病程,且病势缠绵,往往涉及多脏甚至整体。而其他病证的虚证类型虽然也以久病属虚者居多,但亦有病程较短而表现虚证者。例如,泄泻一证的脾胃虚弱型,以泄泻为主要临床表现,有病程长者,亦有病程短者。

四、辨证

《杂病源流犀烛·虚损劳瘵源流》言:"虽分五脏,而五脏所藏无非精气,其所以致损者有四,曰气虚,曰血虚,曰阳虚,曰阴虚""气血阴阳各有专主,认得真确,方可施治"。一般说来,病情单纯者,病变比较局限,容易辨清受累脏腑及其气、血、阴、阳亏虚的属性。但由于气血同源,阴阳互根,五脏相关,所以各种原因所致的虚损往往相互影响,由一虚而渐致多虚,由一脏而累及他脏,使病情趋于复杂和严重,辨证时应加以注意。

虚劳的证候虽繁,但总离不开五脏,而五脏之虚损,又不外乎气、血、阴、阳。因此,现以气、血、阴、阳为纲,五脏虚证为目,分类列述其证治。

(一)气虚

症见面色㿠白或萎黄,少气懒言,声音低怯,头昏神疲,肢体无力,舌苔淡白,脉细软弱。

1.肺气虚

证候:咳嗽无力,痰液清稀,自汗气短,语声低微,时寒时热,平素易于感冒,面白,舌质淡,脉弱。

分析:肺气不足,则咳嗽无力,痰液清稀;表卫不固,故自汗气短,语声低微;肺气亏虚,营卫失和则时寒时热;肺主皮毛,肺虚则腠理疏松,故易感受外邪;肺气亏虚,不能朝百脉,故见面白、舌淡、脉弱。

2.心气虚

证候:心悸,气短,动则尤甚,神疲体倦,自汗,面色㿠白,舌质淡,脉弱。

分析:心气虚弱,心失所养,则心悸、气短;因心开窍于舌,其华在面,故心气不足则面色㿠白,舌质淡;心主血脉,故心气虚则脉道空虚;汗为心之液,故心气不足则摄津无力,而见自汗;心主神志,心气不足,则神疲体倦,劳则尤甚,舌淡、脉弱。

3.脾气虚

证候:纳食减少,食后胃脘不适,神疲乏力,大便溏薄,面色萎黄,舌淡苔薄,脉弱。

分析:脾虚不能健运,胃肠受纳及传化功能失常,故纳食减少,食后胃脘不适,大便溏薄;脾虚不能化生水谷精微,气血来源不充,形体失养,故倦怠乏力,面色萎黄,舌淡、脉弱。

4.肾气虚

证候:神疲乏力,腰膝酸软,小便频数而清长,白带清稀,舌质淡,脉弱。

分析:肾气亏虚则固摄无力,故小便频数而清长,白带清稀;腰为肾之府,故肾虚则腰膝酸软;神疲乏力,舌质淡,脉弱,均为气虚之征。

(二)血虚

症见面色淡黄或淡白无华,唇、舌、指甲色淡,头晕目眩,肌肤枯燥,舌质淡红,苔少,脉细。心主血,脾统血,肝藏血,故血虚之中以心、脾、肝的血虚较为多见。

1.心血虚

证候:心悸怔忡,健忘,失眠,多梦,面色不华,舌质淡,脉细或结代。

分析:心血亏虚,血不养心,则心神不宁,故致心悸怔忡,健忘,失眠或多梦;血虚不能上荣头面,故面色不华,舌质淡;血虚气少,血脉不充,故脉细或结代。

2.肝血虚

证候:头晕目眩,胁肋疼痛,肢体麻木,筋脉拘急,或惊惕肉瞤,女性月经不调甚则闭经,面色无华,舌质淡,脉弦细或细涩。

分析:肝血亏虚,不能上养头目,故致头晕目眩;血不养肝,肝气郁滞故胁肋疼痛;由于血虚生风,筋脉失养,以致肢体麻木,筋脉拘急,或惊惕肉瞤;肝血不足,女性冲任空虚,则月经不调甚或闭经;面色无华,舌淡,脉弦细或细涩,为肝血不足,血脉不充之象。

(三)阴虚

症见面赤颧红,唇红,手足心热,虚烦不安,潮热盗汗,口干,舌质光红少津,脉细数无力。五脏的阴虚在临床上均较常见,而以肾、肝、肺为主,且以肝肾为根本。病情较重时,可出现气阴两虚或阴阳两虚。

1.肺阴虚

证候:咳嗽,咽干,咳血,甚或失音,潮热盗汗,颧红如妆,舌红少津,脉细数。

分析:肺阴亏耗,肺失濡润,故干咳;肺络损伤,则咳血;阴虚津不上承,故咽干,甚则失音;阴虚火旺,虚热迫津外泄,则潮热盗汗;颧红如妆,舌红少津,脉细数,均为阴虚有热之象。

2.心阴虚

证候:心悸,失眠,烦躁,潮热,盗汗,面部潮红,口舌生疮,舌红少津,脉细数。

分析:心阴亏虚,心失濡养,故心悸,失眠;阴虚生内热,虚火亢盛,故烦躁,面部潮红,口舌生疮;虚热迫津外泄,则盗汗;舌红少津,脉细数,为阴虚内热,津液不足之象。

3.胃阴虚

证候:口干唇燥,不思饮食,大便秘结,甚则干呕,呃逆,面部潮红,舌干,少苔或无苔,脉细数。

分析:脾胃阴虚,运化失常,故不思饮食;津亏不能上承,故口干;胃肠失于滋润则大便秘结;若阴亏较甚,胃气失于和降,上逆为患,则干呕、呃逆;面部潮红,舌红,苔少,脉细数,均为阴虚内热之象。

4.肝阴虚

证候:头痛,眩晕,耳鸣,视物不明,目干畏光,急躁易怒,或肢体麻木,筋惕肉瞤,面部潮红,舌干红,脉弦细数。

分析:肝阴不足,肝阳偏亢,上扰清窍,故头痛,眩晕,耳鸣;肝阴不能上荣于目,故视物不明,目干畏光;阴血不能濡养筋脉,虚风内动,故肢体麻木,筋惕肉瞤;阴虚火旺,肝火上炎,则面部潮红;舌红少津,脉弦细数为阴虚肝旺之象。

5.肾阴虚

证候:腰酸,遗精,两足痿软,眩晕,耳鸣,甚则耳聋,口干,咽痛,颧红,舌红少津,脉沉细数。

分析:肾虚失养,故感腰酸;肾阴亏损,相火妄动,精关不固,则遗精;肾阴亏损,髓海不充,脑失濡养,则眩晕,耳鸣;虚火上炎,故口干、咽痛、颧红;舌红少津、脉沉细数,均为肾阴亏虚之征。

(四)阳虚

症见面色苍白或晦暗,畏寒肢冷,出冷汗,神疲乏力,气息微弱,或水肿,下肢较甚,舌质胖嫩,边有齿印,苔淡白而润,脉沉迟或虚大。阳虚常由气虚进一步发展而成,阳虚则寒,其症比气虚更重,并出现里寒的征象。阳虚之中,以心、脾、肾的阳虚为多见。由于肾阳为人身之元阳,所以心、脾阳虚日久,必累及于肾,而出现心肾阳虚或脾肾阳虚的病变。

1.心阳虚

证候:心悸,自汗,神倦嗜卧,形寒肢冷,心胸憋闷疼痛,面色苍白,舌淡或紫暗,脉细弱或沉迟。

分析:心阳不足,心气亏虚,故心悸、自汗,神倦嗜卧;阳虚不能温养四肢百骸,故形寒肢冷;阳虚气弱,不能推动血液运行,心脉瘀阻,气机滞塞,故心胸憋闷疼痛,舌质紫暗;面色苍白,舌淡,脉沉迟,均属心阳亏虚,运血无力之征。

2.脾阳虚

证候:面色萎黄,形寒,食少,神倦乏力,少气懒言,大便溏泄,肠鸣腹痛,每因遇寒或饮食不慎而加剧,舌质淡,苔白,脉弱。

分析:脾阳亏虚,不能运化水谷,充养四肢百骸,故形寒,食少,神倦乏力,少气懒言;气虚中寒,清阳不升,寒凝气滞则腹痛肠鸣,大便溏泄;感受寒邪或饮食不慎,以致中阳更虚,更易加重病情;面色萎黄,舌淡,苔白,脉弱均为中阳虚衰之征。

3.肾阳虚

证候:腰背酸痛,遗精,阳痿,多尿或尿失禁,面色苍白,形寒肢冷,下利清谷或五更泄泻,舌质淡胖,有齿痕,苔白,脉沉迟。

分析:肾阳不足,失于温煦,故腰背酸痛,形寒肢冷;阳气衰微,精关不固,故遗精,阳痿;肾气不固,则小便失禁;气化不及,则尿多;命门火衰,火不生土,不能蒸化腐熟水谷,故下利清谷或五更泄泻;面色苍白,舌淡胖有齿痕,脉沉迟,均为阳气亏虚,阴寒内盛之象。

五、治疗

对于虚劳的治疗,根据"虚则补之""损者益之"的理论,当以补益为原则。在进行补益的时候,一是必须根据病理属性的不同,分别采取益气、养血、滋阴、温阳的治疗方药;二是要密切结合五脏病位的不同而选用方药,以加强治疗的针对性。此外,由于脾为后天之本,是水谷、气血生化之源;肾为先天之本,寓元阴元阳,是生命的本源,所以补益脾肾在虚劳的治疗中具有比较重要的意义。

(一)气虚

1.中药治疗

(1)肺气虚。

治法:补益肺气。

处方:补肺汤。

方中人参、黄芪益气补肺固表;因肺气根于肾,故以熟地黄、五味子益肾固元敛肺;桑白皮、紫菀清肃肺气。

若自汗较多者,加牡蛎、麻黄根固表止汗;若气阴两虚,而兼见潮热盗汗者,加鳖甲、地骨皮、秦艽等养阴清热;肺气虚损,卫阳不固,易感外邪,症见发热恶寒,身重,头目眩冒,治宜扶正祛邪,可仿《金匮要略》薯蓣丸意,佐防风、豆卷、桂枝、生姜、杏仁、桔梗之品,以疏风散表。

(2)心气虚。

治法:益气养心。

处方:七福饮。

方中人参、白术、炙甘草益气养心;熟地黄、当归滋阴补血;酸枣仁、远志养心安神。

若自汗多者,加黄芪、五味子益气敛汗;不思饮食,加砂仁、茯苓开胃健脾。

(3)脾气虚。

治法:健脾益气。

处方:加味四君子汤。

方中以人参、黄芪、白术、甘草益气健脾;茯苓、扁豆健脾除湿。

若兼胃脘胀满,嗳气呕吐者,加陈皮、半夏理气和胃降逆;腹胀脘闷,嗳气,苔腻者,证属食积停滞,酌加神曲、麦芽、山楂、鸡内金消食健胃;若气虚及阳,脾阳渐虚而兼见腹痛泄泻,手足欠温者,加肉桂、炮姜温中散寒止痛;若脾气虚损而主要表现为中气下陷,症见脘腹坠胀,气短,脱肛者,可改用补中益气汤以补益中气,升阳举陷。

(4)肾气虚。

治法:益气补肾。

处方:大补元煎。

方中用人参、山药、炙甘草益气强肾固本;杜仲、山茱萸温补肾气;熟地黄、枸杞、当归补精养血。

若神疲乏力较甚者,加黄芪补气;尿频较甚及小便失禁者,加菟丝子、五味子、益智仁补肾摄精;脾失健运而兼见大便溏薄者,去熟地黄、当归,加肉豆蔻、补骨脂以温补脾肾,涩肠止泄。

在气、血、阴、阳的亏虚中,气虚是临床最常见的一类,尤以肺、脾气虚为多见,而心、肾气虚亦不少。肝病而出现神疲乏力,纳少便溏,舌质淡,脉弱等气虚症状时,多在治肝的基础上结合脾气亏虚论治。

2.针灸治疗

(1)基本处方。膻中、中脘、气海。膻中补上焦肺气;中脘补中焦水谷之气;气海补下焦元气。

(2)加减运用。①肺气虚证:加肺俞、膏肓俞以培补肺气。诸穴针用补法,或加灸法。②心气虚证:加心俞、内关以培补心气。诸穴针用补法,或加灸法。③脾气虚证:加百会、足三里以升阳举陷。诸穴针用补法,或加灸法。④肾气虚证:加肾俞关元以补肾纳气。诸穴针用补法,或加灸法。

(二)血虚

1.中药治疗

(1)心血虚。

治法:养血宁心。

处方:养心汤。

方中人参、黄芪、茯苓、甘草益气养血;当归、川芎、五味子、柏子仁、酸枣仁、远志养血宁心安神;肉桂、半夏曲温中健脾,以助气血之生化。

若失眠、多梦,加夜交藤、合欢花养心安神。

脾血虚常与心血虚同时并见,临床常称心脾血虚。除养心汤外,还可选用归脾汤。归脾汤为补脾与养心并进,益气与养血相融之剂,具有补益心脾、益气摄血的功能,是治疗心脾血虚的常用方剂。

(2)肝血虚。

治法:补血养肝。

处方:四物汤。

方中熟地黄、当归补血养肝;芍药、川芎调和营血。

血虚甚者,加制首乌、枸杞子、鸡血藤以增强补血养肝的作用;胁痛,加丝瓜络、郁金、香附理气通络止痛;肝血不足,目失所养所致视物模糊,加枸杞子、决明子养肝明目。

若肝郁血瘀,新血不生,羸瘦,腹满,腹部触有瘕块,质硬而痛,拒按,肌肤甲错,状如鱼鳞,女性经闭,两目暗黑,舌有青紫瘀点、瘀斑,脉细涩者,可同服大黄䗪虫丸祛瘀生新。

2.针灸治疗

(1)基本处方:膈俞、肝俞、足三里、三阴交。血会膈俞,辅以肝俞,养血补血;足三里、三阴交健脾养胃,补气养血。

(2)加减运用:①心血虚证加心俞、内关、神门以养血安神。诸穴针用补法。②肝血虚证加期门、太冲、阳陵泉以补血养肝、柔筋缓急。诸穴针用补法。

(三)阴虚

1.中药治疗

(1)肺阴虚。

治法:养阴润肺。

处方:沙参麦冬汤。

方中用沙参、麦冬、玉竹滋补肺阴;天花粉、桑叶、甘草清热润燥生津。

咳甚者,加百部、款冬花肃肺止咳;咳血,酌加白及、仙鹤草、鲜茅根凉血止血;潮热,加地骨皮、银柴胡、秦艽、鳖甲养阴清热;盗汗,加五味子、乌梅、瘪桃干敛阴止汗。

(2)心阴虚。

治法:滋阴养心。

处方:天王补心丹。

方中以生地黄、玄参、麦冬、天冬养阴清热;人参、茯苓、五味子、当归益气养血;丹参、柏子仁、酸枣仁、远志养心安神;桔梗载药上行。本方重在滋阴养心,适用于阴虚较甚而火热不亢者。

若火热旺盛而见烦躁不安,口舌生疮者,去当归、远志之辛温,加黄连、木通、淡竹叶清泻心火,导热下行;若见潮热,加地骨皮、银柴胡清虚热;盗汗,加牡蛎、浮小麦固表敛汗。

(3)胃阴虚。

治法:养阴和胃。

处方:益胃汤。

方中以沙参、麦冬、生地黄、玉竹滋阴养液;配伍冰糖养胃和中。

若口唇干燥,津亏较甚者,加石斛、天花粉养阴生津;不思饮食者,加麦芽、扁豆、山药益胃健

277

脾;呃逆,加刀豆、柿蒂、竹茹和胃降逆止呃;大便干结者,用蜂蜜润肠通便。

(4)肝阴虚。

治法:滋养肝阴。

处方:补肝汤。方中以四物汤养血柔肝;木瓜、甘草、酸枣仁酸甘化阴。

若头痛、眩晕、耳鸣较甚,或筋惕肉瞤,为肝风内动之征,加石决明、菊花、钩藤、刺蒺藜镇肝息风潜阳;目干涩畏光,或视物不明者,加枸杞子、女贞子、草决明养肝明目;若肝火亢盛而见急躁易怒,尿赤便秘,舌红脉数者,加夏枯草、龙胆草、栀子清肝泻火。若肝阴虚证而表现为以胁痛为主要症状者,可改用一贯煎。

(5)肾阴虚。

治法:滋补肾阴。

处方:左归丸。

方中以熟地黄、龟甲胶、枸杞、山药、牛膝滋阴补肾;山茱萸、菟丝子、鹿角胶补肾填精。

若精关不固,腰酸遗精,加牡蛎、金樱子、芡实、莲须固肾涩精;虚火较甚,而见潮热,口干,咽痛,舌红,脉细数者,去鹿角胶、山茱萸,加知母、黄柏、地骨皮滋阴泻火。

2.针灸治疗

(1)基本处方:肾俞、足三里、三阴交。肾俞、足三里补先后天而益阴;三阴交为精血之穴,益肝脾肾之阴。

(2)加减运用:①肺阴虚证,加肺俞、膏肓、太渊以养阴润肺。诸穴针用补法。②心阴虚证,加心俞、神门以滋阴养心。诸穴针用补法。③胃阴虚证,加胃俞、中脘以养阴和胃。诸穴针用补法。④肝阴虚证,加肝俞、期门、太冲以滋养肝阴。诸穴针用补法。⑤肾阴虚证,加志室、太溪以滋补肾阴。诸穴针用补法。

(四)阳虚

1.中药治疗

(1)心阳虚。

治法:益气温阳。

处方:保元汤。

方中以人参、黄芪益气扶正;肉桂、甘草、生姜温通心阳。

若血脉瘀阻,而见心胸疼痛者,酌加郁金、丹参、川芎、三七活血定痛;阳虚较甚,而见形寒肢冷,脉迟者,酌加附子、巴戟天、仙茅、淫羊藿、鹿茸温补阳气。

(2)脾阳虚。

治法:温中健脾。

处方:附子理中汤。

方中以党参、白术、甘草益气健脾,燥湿和中;附子、干姜温中祛寒。若腹中冷痛较甚,为寒凝气滞,可加高良姜、香附或丁香、吴茱萸温中散寒,理气止痛;食后腹胀及呕逆者,为胃寒气逆,加砂仁、半夏、陈皮温中和胃,降逆止呃;腹泻较甚,为阳虚寒甚,加肉豆蔻、补骨脂、薏苡仁温补脾肾,涩肠止泻。

(3)肾阳虚。

治法:温补肾阳。

处方:右归丸。

方中以附子、肉桂温肾补阳;杜仲、山茱萸、菟丝子、鹿角胶补益肾气;熟地黄、山药、枸杞、当归补益精血,滋阴以助阳。

若精关不固而见遗精,加金樱子、桑螵蛸、莲须,或金锁固精丸以收涩固精;若脾虚而见下利清谷,则去熟地黄、当归等滋腻滑润之品,加党参、白术、薏苡仁补气健脾,渗湿止泻;若命门火衰而见五更泄泻,宜合四神丸(《证治准绳》)温补脾肾,固肠止泻;若阳虚水泛而见水肿、尿少者,加茯苓、泽泻、车前子,白术利水消肿;若肾阳虚衰,肾不纳气而见喘促短气,动则尤甚,加补骨脂、五味子、蛤蚧补肾纳气。

2.针灸治疗

(1)基本处方。关元、命门、肾俞。关元、命门温肾固本,培养下元;肾为水火之宅,肾俞温阳化气。

(2)加减运用。①心阳虚证:加心俞、内关、少海、膻中以益气温阳。诸穴针用补法,或加灸法。②脾阳虚证:加脾俞、胃俞、中脘以温中健脾。诸穴针用补法,或加灸法。③肾阳虚证:加志室、神阙以温补肾阳。诸穴针用补法,或加灸法。

(魏祥臣)

第二节　汗　证

汗证是指人体阴阳失调,营卫不和,腠理不固引起汗液外泄失常的一类病证。根据汗出的临床表现,可分为自汗、盗汗、脱汗、战汗、黄汗五种。

早在《内经》中就有对汗的生理和病机的精辟论述,《素问·宣明五气》篇载"心为汗",《素问·阴阳别论》篇载"阳加于阴谓之汗",明确指出汗为心液,为心所主,是阳气蒸化阴液而形成。《灵枢·五癃津液别》曰:"天暑衣厚则腠理开,故汗出……天寒则腠理闭,气湿不行,水下留于膀胱,则为溺与气"。《素问·经脉别论》曰:"故饮食饱甚,汗出于胃;惊而夺精,汗出于心;持重远行,汗出于肾;疾走恐惧,汗出于肝;摇体劳苦,汗出于脾"。均阐明了出汗与外界环境的关系,及汗证与脏腑的关系。

在病机上《灵枢·经脉》曰:"六阳气绝,则阴与阳相离,离则腠理发泄,绝汗乃出"。这些论述为后世认识和治疗汗证奠定了理论基础。汉代张仲景将外感病汗出的症状分为汗出、自汗出、大汗出、手足濈然汗出、头汗出、额汗出、汗出而喘、盗汗和黄汗等,并根据汗出的性质、程度、部位来推断疾病的病机,判别表、里、寒、热、虚、实的差异,拟定了桂枝汤、白虎汤、承气汤、茵陈蒿汤等,给予对证治疗。有关盗汗,《金匮要略·水气病脉证并治》指出:"食已汗出,又常暮盗汗者,此劳气也"。《金匮要略·血痹虚劳病脉证并治》又指出:"男子平人,脉虚弱细微者,喜盗汗也"。有关战汗,《伤寒论·辨太阳病脉证并治》指出:"太阳病未解,脉阴阳俱实,必先振栗,汗出而解"。有关黄汗,《金匮要略·水气病脉证并治》指出:"黄汗之为病,身体肿,发热汗出而渴,状如风水,汗沾衣,腰髋弛痛,如有物在皮中状,剧者不能食,身疼重,烦躁,小便不利"。以上论述对后世认识和治疗汗证很有启发。前人有自汗属阳虚,盗汗属阴虚之说,系指自汗、盗汗发病的一般规律,但不能概括全部,如《丹溪心法》载:"自汗属气虚、血虚、湿、阳虚、痰""盗汗属血虚、气虚"。《景岳全书·汗证》载:"自汗、盗汗亦各有阴阳之证,不得谓自汗必属阳虚,盗汗必属阴虚也"。"凡伤寒欲解,将汗之时,若是正气内盛,邪不能与之争,汗出自不作战,所谓不战,应知体不虚也。若其人本虚,邪与之争,微者为振,甚者为战,正胜邪则战而汗解也"。《温疫论》对战汗的发生机制,以及病情转归的关系都有一定见解,认为战汗在临床上常作为观察病情变化和预后的一个重要标志。清代王清任《医林改错·血府逐瘀汤所治之症目》曰:"竟有用补气、固表、滋阴、降火,服之不效,而反加重者,不知血瘀亦令人自汗、盗汗,用血府逐瘀汤"。对血瘀导致自汗、盗汗的治疗作了补充。

西医学多种疾病如甲状腺功能亢进、自主神经功能紊乱、更年期综合征、风湿热、结核病、低血糖、虚脱、休克及肝病、黄疸等某些传染病以汗出为主要症状者,均可参考本节进行辨证论治。

一、病因病机

本病大多由邪客表虚、营卫不和,肺气亏虚、卫表不固,阳气虚衰、津液失摄,阴虚火旺、虚火烁津,热邪郁蒸、迫津外泄等所致。

(一)营卫不和

阴阳偏盛、偏衰之体,或表虚之人,猝感风邪,可使营卫不和,卫强营弱,卫外失司,营阴不能内守而汗出。

(二)肺气亏虚

素体虚弱,病后体虚,或久患咳喘之人,肺气不足,肌表疏松,腠理不固而汗自出。如明代王肯堂《证治准绳·自汗》曰:"或肺气微弱,不能宣行荣卫而津脱者"。

(三)阳气虚衰

《素问·生气通天论》云:"阳者卫外而为固也"。久病重病,脏气不足,阳气过耗,不能敛阴,卫外不固而汗液外泄,甚则发生大汗亡阳之变。

(四)虚火扰津

烦劳过度,精神过用,伤血失精,致血虚精亏,或邪热伤阴,阴液不足,虚火内生,心液被扰,不能自藏而外泄作汗,如《素问·评热病论》云:"阴虚者,阳必凑之,故少气时热而汗出也"。

(五)心血不足

劳心过度,或久病血虚,致心血不足,心失所养,心液不藏而外泄则盗汗。

(六)热邪郁蒸

风寒入里化热或感受风热、暑热之邪,热淫于内,迫津外泄则大汗出,如《素问·举痛论》载:"炅则腠理开,荣卫通,汗大泄"。或因饮食不节,湿热蕴结,熏蒸肝胆,见汗出色黄等。

综上所述,汗证的病位在卫表肌腠,其发生与肺、心、肾密切相关。病机性质有虚、实两端。由热邪郁蒸,迫津外泄者属实;由肺气亏虚、阳气虚衰、阴虚火旺所致者属虚,因气属阳,血属阴,故此类汗证总由阴阳失衡所导致,或为阴血不足,虚火内生,津液被扰而汗出,或为阳气不足,固摄无权,心液外泄而汗出;至于邪客表虚,营卫不和则为本虚标实之证。古有自汗多阳气虚,盗汗多阴血虚之说,此为常理,但临证每见兼夹错杂,需详加鉴别。

二、诊断

(1)不因外界环境影响,在头面、颈胸、四肢、全身出汗超出正常者为诊断的主要依据。

(2)昼日汗出溱溱,动则益甚者为自汗;寐中汗出津津,醒后自止者为盗汗;在外感热病中,全身战栗而汗出为战汗;在病情危重时全身大汗淋漓,汗出如油者为脱汗;汗出色黄,染衣着色者为黄汗。

三、相关检查

血沉、抗"O"、血清甲状腺激素和性激素测定、胸部 X 线摄片、痰培养等,以鉴别风湿热、甲状腺功能亢进、肺结核等疾病引起的汗多。

四、鉴别诊断

生理性汗出与病理性汗出,出汗为人体的生理现象,因外界气候、运动、饮食等生活环境等因素影响,稍有出汗,其人并无不适,此属正常现象,应与病理性汗出鉴别。

五、辨证要点

(一)辨虚实

邪气盛多实,或存表,或在里,或为寒,或为热;正气衰则虚,或气虚,或血虚,或阴虚,或阳虚;正衰邪恋则虚实夹杂。一般来说自汗多属气虚不固,然实证也或有之;盗汗多属阴虚内热,然气虚、阳虚、湿热也间或有之;脱汗多属阳气亏虚,阴不内守,阴极阳竭。黄汗多属感受外邪,湿热内蕴,则为实证。战汗则常发于外感热病,为邪正相争之证以实证为主,若病变重者正不胜邪,则可出现虚实错杂的情况。

(二)辨寒热

汗证由热邪迫津外泄或阴虚火旺,心液被扰而失常者属热;由表里阳气虚衰,津液不固外泄为汗者属寒。

六、治疗原则

治疗当以虚者补之,脱者固之,实者泄之,热者清之,寒者热之为原则。虚证当根据证候的不同而治以益气、温阳、滋阴、养血、调和营卫;实证当清泄里热、清热利湿、化湿和营;虚实夹杂者,则根据证候的虚实主次而适当兼顾。此外,汗证以腠理不固,津液外泄为基本病变,故可酌加麻黄根、浮小麦、牡蛎等固涩止汗之品。

七、分证论治

(一)自汗

1.营卫不和

主症:汗出恶风,周身酸楚。

兼症:或微发热,头痛,或失眠,多梦,心悸。

舌脉:苔薄白;脉浮或缓。

分析:营卫失和,腠理不固,故汗出恶风,周身酸楚。如风邪在表者,则兼见头痛,发热,脉浮等。营卫不和,心失所养,心神不宁,则失眠,多梦,心悸,苔薄白,脉缓。

治法:调和营卫。

方药:桂枝汤。本方解肌发表,调和营卫。既可用于风寒表虚证,又可用于体虚营卫不和之证。方中桂枝温经解肌,白芍敛阴和营,桂枝、白芍同用,调和营卫以使腠理固密,佐生姜、大枣、炙甘草和中,助其调和营卫之功。

若气虚明显,加黄芪益气固表;失眠多梦、心悸者,加龙骨、牡蛎,以安神止汗。

2.肺气虚弱

主症:汗出恶风,动则益甚。

兼症:久病体虚,平时不耐风寒,易于感冒,体倦乏力。

舌脉:苔薄白;脉细弱。

分析:肺主皮毛,病久体虚,伤及肺气,皮毛不固而见汗出畏风,平素易于感冒,动则耗气,气不摄津,故汗出益甚,体倦乏力,脉细弱,苔薄白,均为肺气不足之征。

治法:益气固表。

方药:玉屏风散。本方益气固表止汗,用于肺气虚弱、卫气不固的自汗。方中黄芪补气固表,白术健脾补气以实表,佐防风祛风走表而助黄芪固表之力。

汗多者加麻黄根、浮小麦、五味子、煅牡蛎以止汗敛阴。病久脾胃虚弱者合用四君子汤培土生金。兼中气虚者加补中益气汤补中益气。

3.心肾亏虚

主症:动则心悸汗出,或身寒汗冷。

兼症:胸闷气短,腰酸腿软,面白唇淡,小便频数而色清,夜尿多。

舌脉:舌质淡,舌体胖润,有齿痕,苔白;脉沉细。

分析:久病重病,耗伤心肾之阳,阳气不足,不能护卫腠理,故见汗出;心失温养则见心悸。身寒,腰酸腿软,面白唇淡,小便频数而色清,夜尿多,舌质淡体胖有齿痕,苔白,脉沉细,均为肾阳亏虚之征。

治法:益气温阳。

方药:芪附汤加味。本方补气温阳,主治气阳不足,虚汗不已之证。方中黄芪益气固表止汗,附子温肾益阳。以振奋卫气生发之源。

乏力甚加人参、白术、大枣补中益气;四肢厥冷加桂枝、肉桂通阳补肾;汗多者加浮小麦、龙骨、牡蛎以止汗敛阴。

4.热郁于内

主症:蒸蒸汗出,或但头汗出,或手足汗出。

兼症:面赤,发热,气粗口渴,口苦,喜冷饮,胸腹胀闷,烦躁不安,大便干结,或见胁肋胀痛,身目发黄,小便短赤。

舌脉:舌质红,苔黄厚;脉洪大或滑数。

分析:素体阳盛,感邪日久,郁而化热,热淫于内,迫津外泄,故见蒸蒸汗出,面赤气粗;津液被劫,故口渴饮冷,大便干结。舌质红,苔黄,脉洪大滑数,为内有积热之征。若饮食不节,湿热蕴结肝胆,则见胁肋胀痛,身目发黄,小便短赤。

治法:清泄里热。

方药:竹叶石膏汤加减。本方清热养阴,生津止汗,适用于热病伤阴,方中生石膏、竹叶清气分热,人参(可改用沙参)、麦冬滋养阴液。白芍敛阴,甘草和中。里热得清,汗出自止。

宿食在胃者,可用枳实导滞丸消导和胃,佐以泻热。如大便秘结,潮热汗出,脉沉实者,可用增液承气汤,不应,改大承气汤攻下热结。肝胆湿热者,可用龙胆泻肝汤清热利湿。

(二)盗汗

1.心血不足

主症:睡则汗出,醒则自止,心悸怔忡,失眠多梦。

兼症:眩晕健忘,气短神疲,面色少华或萎黄,口唇色淡。

舌脉:舌质淡,苔薄;脉虚或细。

分析:劳心过度,心血耗伤,或久病血虚,心血不足,神不守舍,入睡神气外浮则盗汗;血不养心,故心悸怔忡,失眠多梦;气血不足,故面色不华,气短神疲,眩晕健忘,口唇色淡;舌质淡,苔薄,脉虚或细,均为心血亏虚之征。

治法:补血养心。

方药:归脾汤加减。方中茯神、酸枣仁、龙眼肉、远志养心安神,当归养血补血,人参、黄芪、白术、甘草补脾益气;脾为后天之本,气血生化之源,脾健气旺则血生,化源不绝,心神得养。

若心悸甚者加龙骨、琥珀粉、朱砂以镇惊安神;不寐加柏子仁、合欢皮以养心安神;气虚甚者加生黄芪、浮小麦以固表敛汗。

2.阴虚火旺

主症:寐则汗出,虚烦少寐,五心烦热。

兼症:久咳虚喘,形体消瘦,两颧发红,午后潮热,女子月经不调,男子梦遗。

舌脉:舌质红少津,少苔;脉细数。

分析:肺痨久咳,或亡血失精,阴血亏虚,虚火内生,寐则阳气入阴,营阴受蒸则外泄,故见夜寐盗汗。阴虚则阳亢,虚火内生,形体消瘦,午后潮热,两颧发红,五心烦热;热扰神明,则虚烦少寐;阴虚火旺,相火妄动,引起女子月经不调,男子遗精。舌质红少津少苔,脉细数,为阴虚火旺之象。

治法:滋阴降火。

方药:当归六黄汤加减。方中当归、生地黄、熟地黄滋阴养血;黄芩、黄连清心肺之火;黄柏泻相火而坚阴;黄芪益气固表。可加龙骨、牡蛎、糯稻根以敛汗。

骨蒸潮热重者,可合青蒿鳖甲汤滋阴退热。阴虚相火妄动者,可合知柏地黄丸加减应用。

(三)脱汗

主症:多在病情危重之时,出现大汗淋漓,汗出如油。

兼症:精神疲惫,四肢厥冷,气短息微。

舌脉:舌萎少津;脉微欲绝,或脉大无力。

分析:急病或重病耗伤正气,阳气暴脱,阳不敛阴,阴阳离决,汗液大泄,故见突然大汗淋漓,汗出如油,精神疲惫,四肢厥冷,声短息微。脉微欲绝或散大无力,舌萎少津为阴阳离决之象。

治法:益气回阳固脱。

方药:参附汤加味。方中重用人参大补元气,益气固脱;附子回阳救逆。可加生黄芪益气止汗。病情危急,用药应功专力宏,积极抢救。亦可静脉滴注黄芪注射液、参麦注射液等急救之品。

若在热病中所见,尚可加麦冬、五味子敛阴止汗。汗多时可加煅龙骨、煅牡蛎、麻黄根等敛汗之品,随症应用。亦可用止汗红粉,绢布包扑之以助止汗。

(四)战汗

主症:多在急性热病中,突然全身恶寒、战栗,而后汗出。

兼症:发热口渴,躁扰不宁。

舌脉:舌质红,苔薄黄;脉细数。

分析:热邪客于气分,故见发热口渴,躁扰不宁。正气抗邪外出,正邪交争,故恶寒、战栗。若正能胜邪,则汗出病退,脉静身凉,烦渴自除。舌质红,苔薄黄,脉浮数为邪热在气分之象;脉细示正气已伤。

治法:扶正祛邪。

方药:主要针对原发病进行辨证论治。战栗恶寒而汗出顺利者,一般不需特殊治疗,可适当进食热汤、稀粥之品,予以调养。

若恶寒战栗而无汗者,此属正气亏虚,用人参、生姜煎汤服之,以扶正祛邪;若汗出过多,见精神疲惫,四肢厥冷者,治宜益气回阳固脱,用参附汤、生脉散煎汤频服;若战汗之后,汗出不解,再战再汗病情反复者,若已无表证,里热内结,可用滋阴增液,通便泻热之法,以增液承气汤加减治之。若表证未尽,腑气热闭,应表里同治,以凉膈散加减治之。

(五)黄汗

主症:汗出色黄,染衣着色。

兼症:或有身目黄染,胁肋胀痛,小便短赤;或有发热、口渴不欲饮,或身体水肿。

舌脉:舌质红,苔黄腻;脉弦滑或滑数。

分析:湿热素盛,感受温热之邪,湿热熏蒸肝胆,胆汁不循常道,随汗液外渍肌肤,故汗出色黄,染衣着色,身目黄染,胁肋胀痛;或感受温热之邪,交阻于肌表,故发热,身体水肿;湿热交阻中焦,故口渴不欲饮;舌质红,苔黄腻,脉弦滑或滑数,皆为湿热之征。

治法:清热化湿。

方药:龙胆泻肝汤加减。本方清肝火,清利湿热,主治肝胆实火,湿热内蕴,用于邪热郁蒸所致的黄汗。方中龙胆草、黄芩、栀子、清泄肝热;泽泻、木通、车前子清热利湿;柴胡、当归、生地黄疏肝滋阴、养血和营;甘草调和诸药,清热解毒。

若热势不甚,小便短赤,身体水肿,予茵陈五苓散清热利水退黄。若湿热未清而气阴已亏者,可用清暑益气汤清热利湿,益气养阴并举。

八、转归与预后

单纯出现的自汗、盗汗,一般预后良好,经过治疗大多可在短期内好转。若伴见于其他疾病过程中出现出汗,往往病情较重,治疗时应着重针对原发疾病,随着原发疾病的好转,出汗才能减轻或消失。由于引起汗证的疾病较多,如结核、感染性疾病、肝胆病及危重病证等引起的汗证,则该病的发展转归决定其预后。

(魏祥臣)

第三节 血 证

血证是因热伤血络、气不摄血或瘀血阻络等致血液不循经脉运行,溢于脉外,以口鼻诸窍、前后二阴出血,或肌肤紫斑为主要临床特征的一类病证。血证根据出血部位的不同而有相应的名称:血从齿龈、舌、鼻、眼、耳、肌肤而出者分别称齿衄、舌衄、鼻衄、眼衄、耳衄、肌衄(或紫斑、葡萄疫),统称为衄血;血从肺或气管而来,随咳嗽从口而出者为咳血;血从胃或食管而来,从口中吐出者为吐血或呕血;血从肛门而下者为便血或圊血、清血;血从尿道出者为尿血或溲血、溺血;如口、鼻、眼、耳、皮肤出血和咳血、呕血、便血、尿血并现者为大衄。

早在《内经》即对血溢、血泄、衄血、咳血、呕血、溺血、溲血、便血等出血病证有了记载,对引起出血的原因及部分出血病证的预后有所论述,如《灵枢·百病始生》曰:"卒然多食饮,则肠满,起居不节,用力过度则络脉伤。阳络伤则血外溢,血外溢则衄血,阴络伤则血内溢,血内溢则后血"。《素问·大奇论》篇曰:"脉至而搏,血衄身热者死"。《金匮要略·惊悸吐衄下血胸满瘀血病证治》记载了泻心汤、柏叶汤、黄土汤等治疗吐血、便血的方剂,至今仍在沿用。隋代《诸病源候论·血病诸候》对各种血证的病因病机有较详细的论述,《备急千金药方》则收载了一些较好的治疗血证的方剂,如犀角地黄汤至今仍被广泛应用。宋代《济生方》认为血证的病因有"大虚损,或饮酒过度,或强食过饱,或饮啖辛热,或忧思恚怒"等,病机上强调"血之妄行也,未有不因热之所发"。《素问玄机原病式》也认为失血主要由热盛所致。金元时期朱丹溪在《平治荟萃·血虚阴难成易亏论》中强调阴虚火旺是导致出血的重要原因。明代《医学正传·血证》率先将各种出血归纳为"血证"。《先醒斋医学广笔记·吐血》则提出了治吐血三要法,即"宜行血不宜止血""宜补肝不宜伐肝""宜降气不宜降火",一直为后代医家所推崇。《景岳全书·血证》对血证进行了较系统的归纳,提纲挈领地将出血的病机概括为"火盛"及"气伤"两个方面,对临证辨别血证的病因病机有一定的指导意义。清代唐容川《血证论·吐血》在论及血证的治疗时则提出"惟以止血为第一要法;血止之后,其离经而未吐出者,是为瘀血……故以消瘀为第二法;止吐消瘀之后,又恐血再潮动,则需用药安之,故以宁血为第三法……去血既多,阴无有不虚者矣……故又以补虚为收功之法。四者乃通治血证之大纲"。止血、祛瘀、宁血、补虚四法,目前仍对血证的论治具有指导意义。

西医学中呼吸系统疾病如支气管扩张症、肺结核等引起的咳血;消化系统疾病如胃及十二指肠溃疡、肝硬化门脉高压、溃疡性结肠炎等病引起的吐血、便血;泌尿系统疾病如肾小球肾炎、肾结核、肾肿瘤引起的尿血;血液系统疾病如原发性血小板减少性紫癜、过敏性紫癜、白血病及其他出血性疾病引起的皮肤、黏膜和内脏的出血等均可按血证进行辨证论治。

一、病因病机

外感六淫、酒食不节、情志过极、劳倦过度以及热病或久病之后等均可引起血液不循经脉运行,溢于脉外而导致血证的发生。

(一)外感六淫

外感风热燥邪,热伤肺络,迫血上溢而致咳血、鼻衄;湿热之邪,侵及肠道,络伤血溢,从下而泻可致便血;热邪留滞下焦,损伤尿道,络脉受损,导致尿血。正如《临证指南医案·吐血》中指出:"若夫外因起见,阳邪为多,盖犯是证者,阴分先虚,易受天之风热燥火也"。

(二)酒食不节

饮酒过多或过食辛辣,一则湿热蕴积,损伤胃肠,熏灼血络,化火动血,则衄血、吐血、便血。所以《临证指南医案·吐血》曰:"酒热戕胃之类,皆能助火动血";二则酒食不节,损伤脾胃,脾虚失摄,统血无权,血溢脉外。

(三)情志过极

七情所伤,五志化火,火热内燔,迫血妄行而致出血。如肝气郁滞,日久化火,木火刑金,损伤肺窍及肺之络脉可致鼻衄和咳血。郁怒伤肝,肝火偏亢,横逆犯胃,胃络受伤,以致吐血。

(四)劳倦过度

心主神明,神劳伤心;脾主肌肉,身劳伤脾;肾主藏精,房劳伤肾。劳倦过度,可致心、脾、肾之气阴损伤。气虚失摄,或阴虚火旺,迫血妄行均可致血溢脉外而致衄血、吐血、便血、尿血、紫斑。

(五)久病热病

久病或热病之后，一则可使阴津耗伤，阴虚火旺，火迫血行而至出血；二则由于正气损伤，气虚失摄，血溢脉外而致出血；三则久病入络，瘀血阻滞，血不循经，因而出血。

出血的病因虽然复杂，但其病机变化可以归纳为热伤血络、气不摄血、瘀血阻络三个方面。如《景岳全书·血证》就强调了火热与气虚在本证发病的重要性："血本阴精，不宜动也，而动则为病；血主营气，不宜损也，而损则为病。盖动者多由于火，火盛则逼血妄行；损者多由于气，气伤则血无以存"。火热之邪又有虚实之分，由外感风热燥邪、湿热蕴积和肝郁化火等而成者属实火；而阴虚导致的火旺则为虚火。气虚又有单纯气虚和气虚及阳而阳气虚衰的不同。瘀血阻络多因久病而致，可因正气虚弱或邪气深入致瘀。在证候上，由火热亢盛、瘀血阻络所致者属实证，而由阴虚火旺及气虚不摄所致者属虚证。在病机变化上，常发生实证向虚证转化。如火热偏亢致出血者，反复发作，阴分必伤，虚火内生；出血既多，气亦不足，气虚阳衰，更难摄血，甚至有气随血脱、亡阳虚脱之虞。因此，在一定情况下，属实的火热之邪引起反复不止的出血，可以导致阴虚和气虚的病机变化；而阴虚和气虚又是导致出血日久不愈和反复发作的病因。如此循环不已，则是造成某些血证缠绵难愈的原因。

二、诊断

(1)鼻衄：凡血从鼻腔溢出而不因外伤、倒经所致者，均可诊断为鼻衄。

(2)齿衄：血自牙龈、齿缝间溢出，并可排除外伤所致者，即可诊断为齿衄。

(3)咳血：血由肺或气管而来，经咳嗽而出，或纯红鲜血，间夹泡沫，或痰中带血丝，或痰血相兼，痰中带血。多有慢性咳嗽、喘证或肺痨等肺系疾病病史。

(4)吐血：血从胃或食管而来，随呕吐而出，常夹有食物残渣等胃内容物，血多呈紫红、紫暗色，也可呈鲜红色，大便常色黑如漆或呈暗红色。吐血前多有恶心、胃脘不适、头晕等先兆症状。多有胃痛、嗳气、吞酸、胁痛、黄疸、症积等宿疾。

(5)便血：大便下血可发生在便前或便后，色鲜红、暗红或紫暗，甚至色黑如柏油。多有胃痛、胁痛、积聚、泄泻，痢疾等宿疾。

(6)尿血：小便中混有血液或夹血丝、血块，但尿道不痛。

(7)紫斑：四肢及躯干部出现瘀点或青紫瘀斑，甚至融合成片，压之不褪色，常反复发作。

三、相关检查

胸部X线、CT、支气管镜或造影检查，血沉、痰细菌培养、痰抗酸杆菌检查和脱落细胞检查等均有助于咳血的诊断。呕吐物、大便潜血试验、上消化道钡餐造影、纤维胃镜和B超检查等有助于吐血、便血的诊断。尿常规、尿隐血、膀胱镜等检查有助于尿血的诊断。血液分析、血小板计数、出凝血时间、血块退缩时间、凝血酶原时间、束臂试验、骨髓细胞学检查等有助于血液病所致血证的诊断。

四、鉴别诊断

(一)鼻衄

1.外伤鼻衄

有明确的外伤史，如碰撞或挖鼻等原因而导致鼻衄者，其血多来自外伤一侧的鼻孔，经治疗

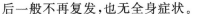

后一般不再复发,也无全身症状。

2.经行衄血

与月经周期密切相关,一般在经前或经期内出现,也称逆经或倒经。

(二)齿衄

舌衄:出血来自舌面、舌边、舌根或舌系带处,有时在舌面上可见针尖样出血点。

(三)咳血

1.吐血

咳血与吐血均为血液经口而出的病证,但两者区别明显。

(1)病位不同:咳血的病位在肺与气管,而吐血的病位在胃与食管。

(2)血色不同:咳血之血色鲜红,常伴有泡沫痰液;吐血血色紫暗,常混有食物残渣。

(3)伴随症状不同:咳血之前多伴有喉痒、胸闷之兆,血常随咳嗽而出,一般大便不黑;而呕血常伴胃脘不适、恶心等症状,血随呕吐而出,大便常呈黑色。

(4)旧疾不同:咳血的患者常有咳嗽、肺痨、喘证或心悸等旧疾;而呕血则往往有胃痛、胁痛、黄疸、鼓胀等旧病。

2.肺痈

肺痈初期常可见风热袭于卫表之症状,当病情进展到成痈期和溃脓期时则常有壮热、烦渴、咳嗽、胸痛、咳吐腥臭浊痰,甚至脓血相兼,舌质红、苔黄腻、脉洪数或滑数等症状,而咳血是以痰血相兼,唾液与血液同出的病证,与肺痈截然不同。

(四)吐血

1.咳血

见咳血的鉴别诊断。

2.口腔、鼻咽部出血

口腔及鼻咽部出血常为鲜红色或随唾液吐出,血量较少,不夹杂食物残渣。此类出血多因相应的口腔、鼻咽部疾病引起。

(五)便血

1.痔疮

出血在便中或便后,色鲜红,常伴肛门疼痛或异物感。肛门或直肠检查可发现内痔或外痔。

2.痢疾

下血为脓血相兼,常伴腹痛、里急后重和肛门灼热感等症状。病初常有发热恶寒等外感表现。

3.便血的自我鉴别

(1)近血:为先血后便的病证,病位在肛门及大肠。

(2)远血:为先便后血的病证,病位在胃及小肠。

(3)肠风:为风热客于肠胃引起,症见便血,血清而鲜者,病属实热。

(4)脏毒:为湿热留滞肠中,伤于血分引起,症见便血,血浊而暗者,病属湿热偏盛。

(六)尿血

1.血淋

尿血与血淋均为血随尿出,血淋伴尿道疼痛,而尿血不伴尿道疼痛。

2.石淋

石淋者可先有小便排出不畅,小便时断,腰腹绞痛,痛后排出砂石并出现血尿;尿血不伴腰腹绞痛、小便艰涩,亦无砂石排出。

(七)紫斑

1.出疹

紫斑与出疹均为出现在肌肤的病变,而紫斑中有点状出血者须与出疹相鉴别。一般说来,紫斑隐于皮内,压之不褪色,触之不碍手;而出疹点则高于皮肤,压之褪色,触之碍手。

2.温病发斑

紫斑与温病发斑在肌肤上的改变很难区别。但临证上温病发斑发病急骤,常伴高热烦躁、头痛如劈、昏狂谵语、有时抽搐,同时可有鼻衄、齿衄、便血、尿血、舌质红绛等,其传变迅速、病情险恶;而紫斑常有反复发作的慢性病史,但一般无舌质红绛,也无温病传变迅速的特点。

五、辨证论治

(一)辨证要点

1.辨病位

同为一种血证,可由不同病变脏腑引起,其病位是不同的。如咳血有在肺、在肝的不同;鼻衄有在肺、在胃和在肝的不同;齿衄则有在胃、在肾的不同;尿血则有在肾、在脾和在膀胱的不同。应仔细辨识其病位,以正确施治。

2.辨虚实

血证中的实证,多由火热亢盛,迫血妄行所致,也可由瘀血阻络而成。火热之证,有实火与虚火之不同,其实火为火热亢盛,虚火一般由阴虚导致,而后者属虚中夹实证。血证中的虚证,一般由气虚失摄,血不归经所致。此外,初病多实,久病多虚,而久病入络者,又为虚中夹实。辨证候的虚实,有利于指导临证施治。

3.辨出血量

血为气之母,如出血过多,可致气随血脱,甚至亡阳虚脱,病至危殆。因而,辨别出血量的多少对判断预后、制订治疗方案具有重要意义。临证当根据头晕、乏力、面色唇甲苍白、心慌、出汗等症的程度,结合舌、脉,综合判断出血程度,分清标本缓急。

(二)治疗原则

血证虽因出血部位不同而有不同的称谓,但其病机基础不外火热伤络、气不摄血、瘀血阻络三端,因而,其治疗也不外在火、气、血三方面。恰如《景岳全书·血证》所说:"凡治血证,须知其要。而血动之由,惟火惟气耳。故察火者但察其有火无火,察气者但察其气虚气实,知此四者而得其所以,则治血之法无余义矣"。故临证治疗血证多以治火、治气和治血为基本原则。

1.治火

火热亢盛,迫血妄行,血不归经,溢于脉外是引起血证最常见的病因病机。由于火热之邪可分为实火与虚火的不同,故实火当清热泻火,虚火当滋阴降火。

2.治气

一则气为血帅,气能统血,气行血行,气脱血脱;二则气有余便生火,火热偏亢则扰动血脉,血不归经。故对实证当清气降气,虚证当补气益气。当出血严重,气随血脱而有亡阳虚脱之虞者,当以益气固脱,回阳救逆为急。

3.治血

血证既为出血之证,因此一定要根据出血的病因病机和证候的差异而施以不同的止血方法。如实火亢盛,扰动血脉者当凉血止血;气虚失摄,出血不止者当收敛止血;瘀血阻络,血难归经者当活血止血。出血之后,血虚明显者又当适当补血生血。

除上述治疗血证的三项原则以外,还应根据出血的不同阶段,使用不同的治疗方法及药物。如血证初期,出血较多较急,应急塞其流,以治其标,即采取"止血"的治疗方法;血止之后,应祛除病因,以澄其源,即采用"宁血"的治疗方法;善后应补养气血,以扶其正,即采用"补虚"的治疗方法。因此止血、宁血和补虚三个治疗方法,常应用在血证不同阶段的治疗中。血证的初期,应积极采用塞流止血的方法,立即服用三七粉、十灰散或花蕊石散、血余炭、蒲黄炭等以求迅速止血。如证属火热偏盛者,临床多使用犀角地黄汤(方中犀角以水牛角代替)清热解毒、凉血止血,临床还可根据病情,适当选用白茅根、栀子、牡丹皮、白及、侧柏叶、茜草根、仙鹤草、地榆、大、小蓟等清热凉血之品;如阳气虚损,气失统摄者,应立即服用三七粉、艾叶炭以温经止血。如出血过多,症见面色苍白,四肢厥冷,汗出不止,心悸不宁,甚至神识不清,脉微细欲绝者为气随血脱之危候,急以益气固脱的独参汤煎服,或使用参附汤以回阳救逆。

(三)分证诊治

1.鼻衄

鼻衄以火热偏盛,迫血妄行为多。其中以肺热、肝火、胃火最为常见;有时也与正气不足,气不摄血有关。

(1)热邪犯肺。

主症:鼻燥流血,血色鲜红。

兼症:身热不适,口干咽燥,咳嗽痰黄,或恶风发热。

舌脉:舌质红,苔黄燥或薄黄;脉数或浮数。

分析:鼻为肺窍,热邪犯肺,迫血妄行,上循其窍,故鼻燥流血;火为阳邪,故其血色鲜红;热耗肺津,不能上承,故口干咽燥;发热为热邪犯肺所致;热邪亢盛,灼津为痰,肃降失司故咳嗽痰黄。舌质红,苔黄燥,脉数为热邪偏盛之象。如热邪尚在卫表,则可见恶风发热,苔薄黄,脉浮数。

治法:清肺泻热,凉血止血。

方药:桑菊饮。方中桑叶、菊花、薄荷、连翘辛凉透表,宣散风热;杏仁、桔梗、甘草降肺气,利咽止咳;芦根清热生津。可酌加栀子炭、白茅根、牡丹皮、侧柏叶加强凉血止血之力。肺热盛而无表证者可去薄荷、桔梗,加黄芩、桑白皮以清泻肺热;咽喉痛者加玄参、马勃以清咽利喉;咽干口燥者加麦冬、玉竹、沙参、天花粉以养阴生津;咳甚者加象贝母、枇杷叶以润肺止咳。

(2)肝火上炎。

主症:鼻衄,血色鲜红,目赤,烦躁易怒。

兼症:头痛眩晕,口苦耳鸣,或胸胁胀痛,或寐少多梦,或便秘。

舌脉:舌质红,苔黄而干;脉弦数。

分析:肝郁化火,木火刑金,肝火循肺经上出其窍而为鼻衄;肝开窍于目,肝火偏盛故两目红赤;肝在志为怒,肝火盛则烦躁易怒;肝火上炎则头痛、口苦、耳鸣;清窍为肝火所扰故眩晕;肝经过胸胁,肝经火盛而胸胁胀痛;肝火扰心则寐少多梦;肝热移胃,腑气不通则便秘。舌质红,苔黄而干,脉弦数皆为肝火偏亢之征象。

治法:清肝泻火,凉血止血。

方药：龙胆泻肝汤。方中龙胆草、柴胡、栀子、黄芩清肝泻火；木通、泽泻、车前子清利湿热；生地黄、当归、甘草滋阴养血。可酌加侧柏叶、藕节、白茅根以凉血止血；寐少梦多者可加磁石、龙齿、珍珠母、远志等清肝安神；便秘者可加大黄通腑泄热；阴液亏耗者可加麦冬、玄参、墨旱莲以养阴清热。

（3）胃热炽盛。

主症：鼻血鲜红，胃痛口臭。

兼症：鼻燥口渴，烦躁便秘，或兼齿衄。

舌脉：舌质红，苔黄；脉数。

分析：胃热亢盛，上炎犯肺，迫血外溢，上出肺窍则鼻衄且血色鲜红；阳明经上交鼻，胃火上熏则鼻燥口渴；胃热伤阴则口渴引饮；热居胃中，气机不利则胃脘疼痛；热扰心神则烦躁不安；胃热腑气不通，且热伤津液，肠道失润则便秘。舌质红，苔黄，脉数皆为胃中有热之象。

治法：清胃养阴，凉血止血。

方药：玉女煎。方中石膏清泻胃热，麦冬养阴清热，生地黄凉血止血，川牛膝引血下行。可酌加栀子、牡丹皮、侧柏叶、藕节、白茅根等加强清热凉血止血之力；大便秘者加大黄、瓜蒌通腑泄热；阴津被伤而见口渴，舌质红，少苔者，加沙参，天花粉、石斛等益胃生津。

（4）气血亏虚。

主症：鼻衄，血色淡红。

兼症：心悸气短，神疲乏力，面白头晕，夜难成寐，或兼肌衄、齿衄。

舌脉：舌质淡，苔白；脉细或弱。

分析：气为血帅，气虚失摄，血溢脉外故见鼻衄、齿衄血色淡红，也可见肌衄；气血不足，心神失养故见心悸、夜难成寐；正气亏虚则神疲乏力、气短；气血虚弱，不能上荣头面而面白头晕。舌质淡，苔白，脉细或弱均为气血不足之征。

治法：益气摄血。

方药：归脾汤。方中以人参、白术、甘草健脾益气；黄芪、当归益气生血；茯神、酸枣仁、远志、龙眼肉补气养血，安神定志；木香理气醒脾，使本方补而不滞。可酌加仙鹤草、茜草、阿胶以增强止血之效。

以上各种鼻衄之证，除内服汤剂以外，尚可在鼻衄发生时，采用局部外用药物治疗，以期尽快止血。可选用云南白药或三七粉局部给药以止血或用湿棉条蘸塞鼻散（百草霜 15 g、龙骨15 g、枯矾 60 g 共研极细末）塞鼻治疗。

2.齿衄

手足阳明经分别入于上下齿龈，而肾主骨，齿为骨余，即所谓"齿为肾之余，龈为胃之络"，所以牙龈出血一般与胃、肾二经有关。

（1）胃火内炽。

主症：齿衄血色鲜红，齿龈红肿疼痛。

兼症：口渴欲饮，口臭便秘，头痛不适，或齿龈红肿溃烂，或唇舌颊腮肿痛。

舌脉：舌质红，苔黄或黄燥；脉洪数或滑数。

分析：上下齿龈分属手阳明大肠经与足阳明胃经。胃肠火盛，循经上扰，以致齿衄出血鲜红，齿龈红肿疼痛；胃火上熏，故口臭头痛，甚则齿龈红肿溃烂，或唇舌颊腮肿痛；火热伤津，故口渴欲饮；热结阳明则便秘。舌质红，苔黄，脉洪数为阳明之表现。

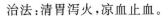

治法:清胃泻火,凉血止血。

方药:加味清胃散。方中以生地黄、牡丹皮、犀角(水牛角代)清热凉血;黄连、连翘清胃泻火;当归、甘草养血和中。临证可酌加黄芩、黄柏、栀子、石膏等增强清热泻火之力,加藕节、白茅根、侧柏叶等增强凉血止血之力;烦渴加知母、天花粉、石斛以清热养阴除烦;便秘可加大黄、芒硝以通腑泄热。

(2)阴虚火旺。

主症:齿衄血色淡红,齿摇龈浮微痛。

兼症:常因烦劳而发,头晕目眩,腰膝酸软,耳鸣,或遗精,或盗汗,或潮热,或手足心热。

舌脉:舌质红,苔少;脉细数。

分析:肾主骨,齿为骨余,肾虚则龈浮齿摇而不坚固;阴虚火旺,虚火上炎,血随火动,故血从齿缝渗出,血色淡红;烦劳则更伤肾阴,而易诱发齿龈出血;肾阴不足,水不涵木,相火扰动,清窍不利则头晕目眩;腰为肾之外府,耳为肾窍,肾阴不足,故腰膝酸软,耳鸣;肾阴虚相火妄动则遗精;阴虚生内热,则潮热,手足心热,盗汗。舌质红,苔少,脉细数为阴虚火旺之征。

治法:滋阴降火,凉血止血。

方药:知柏地黄丸合茜根散。知柏地黄丸中的六味地黄丸重在滋补肾阴,知母、黄柏重在降下虚火。茜根散中的生地黄、阿胶珠滋阴止血;茜草根、柏叶凉血止血;黄芩清热;甘草和中。两方合用,共奏滋阴补肾,降火止血之效。临证可酌加墨旱莲、侧柏叶等加强滋阴凉血止血之力;如阴虚潮热,手足心热者可加银柴胡、胡黄连、地骨皮等清虚热;盗汗明显,或酌加五味子、浮小麦等敛汗。

3.咳血

咳血由肺络受损所致,燥热、阴虚、肝火是导致肺络损伤,引起咳血的主要原因。

(1)燥热犯肺。

主症:咳痰不爽,痰中带血。

兼症:发热喉痒,鼻燥口干,或干咳痰少;或身热恶风,头痛,咽痛。

舌脉:舌质红,少津,苔薄黄;脉数或浮数。

分析:肺为娇脏,喜润恶燥,燥邪犯肺,肺失清肃,则发热喉痒,咳嗽;肺络受伤故咳血;燥伤津液故咳痰不爽或干咳痰少,口干鼻燥。舌质红,少津,苔薄黄,脉数为燥热伤肺之征。如感受风热而肺卫失宣,则见身热恶风,头痛,咽痛,脉浮数。

治法:清热润肺,宁络止血。

方药:桑杏汤。方中桑叶轻宣润燥;杏仁、象贝母宣肺润肺止咳;栀子、淡豆豉清宣肺热;沙参、梨皮养阴润肺。临证酌加藕节、仙鹤草、白茅根等凉血止血。出血量多而不止者,可再加用云南白药或三七粉吞服。若兼见发热、头痛、咳嗽、喉痒、咽痛等外感风热者,可加金银花、连翘、牛蒡子以辛凉解表,清热利咽;燥伤津液较甚,症见口干鼻燥,咳痰不爽,舌质红,少津,苔干者,可加麦冬、天冬、石斛、玉竹等生津润燥。若痰热壅盛,热迫血行,症见咳血,咳嗽发热,面红,咳痰黄稠,舌质红,苔黄腻,脉滑数者,可用清金化痰汤加大小蓟、侧柏炭、茜草根等以清肺化痰,凉血止血;热甚咳血较重者,可重用黄芩、知母、栀子、海蛤壳、枇杷叶等清热宁络。

(2)肝火犯肺。

主症:咳嗽阵作,痰中带血,胸胁牵痛。

兼症:烦躁易怒,目赤口苦,便秘溲赤,或眠少多梦。

舌脉:舌质红,苔薄黄;脉弦数。

分析:肝火亢盛,木火刑金,肺失清肃,肺络受伤,故咳嗽阵作且痰中带血;肝经布胸胁,肝火犯肺,故胸胁牵引作痛;肝在志为怒,肝火旺则烦躁易怒;肝火盛则目赤口苦,便秘溲赤;肝火扰心则眠少多梦。舌质红,苔薄黄,脉数等肝火偏亢之征。

治法:清肝泻肺,凉血止血。

方药:黛蛤散合泻白散。两方合用后,青黛清肝泻火;桑白皮、地骨皮清泻肺热;海蛤壳、甘草化痰止咳。临证可酌加大小蓟、白茅根、茜草根、侧柏叶以凉血止血;肝火较甚,烦躁易怒,目赤口苦者可加牡丹皮、栀子、黄芩、龙胆草等加强清泻肝火;若咳血较多,血色鲜红,可加用犀角地黄汤(方中犀角用水牛角代)冲服云南白药或三七粉以清热泻火,凉血止血;便秘者,可加大黄、芒硝通腑泄热。

(3)阴虚肺热。

主症:咳嗽少痰,痰中带血,经久不愈。

兼症:血色鲜红,口干咽燥,两颧红赤,潮热盗汗。

舌脉:舌质红,苔少;脉细数。

分析:肺阴不足,肺失清润,阴虚火旺,损伤肺络则咳嗽少痰,痰中带血;肺阴亏虚,难以速愈,故反复咳血,经久不愈;肺阴不足津液亏少,故口干咽燥;阴虚火旺则潮热盗汗,两颧红赤。舌质红,苔少,脉细数均为阴虚火旺之征。

治法:滋阴润肺,降火止血。

方药:百合固金汤。方中百合、麦冬、生地黄、热地黄、玄参养阴清热凉血,润肺生津;当归、白芍柔润补血;贝母、甘草肃肺化痰止咳。方中桔梗性提升,不利治疗咳血,不宜用。可酌加白及、白茅根、侧柏叶、十灰散等凉血止血;反复咳血及咳血不止者,宜加阿胶、三七养血止血;潮热颧红者可加青蒿、银柴胡、胡黄连、地骨皮、鳖甲、白薇等清退虚热;盗汗宜加五味子、煅龙骨、煅牡蛎、浮小麦、稽豆衣、糯稻根等以收涩敛汗。

以上咳血诸证当注意保持气道通畅,防止血液或血块阻塞气道引起窒息。

4.吐血

《丹溪心法·吐血》曰:"呕吐血出于胃也"。胃自身病变及他脏病变影响胃,使胃络受伤而吐血。临证常见胃热壅盛、肝火犯胃、瘀阻胃络和气虚血溢等证。

(1)胃热壅盛。

主症:胃脘灼热作痛,吐血色红或紫暗,夹食物残渣。

兼症:恶心呕吐,口臭口干,便秘,或大便色黑。

舌脉:舌质红,苔黄干;脉数。

分析:嗜食辛辣酒热之品,热积胃中,热伤胃络,胃失和降而逆于上,血随气逆,从口而出,故恶心呕吐,吐血色红或紫暗,夹食物残渣;热结中焦,和降失司,气机不利则胃脘灼热作痛;溢于胃络之血如未尽吐而下走大肠故大便色黑;胃热上熏则口臭;热伤大肠津液则便秘。舌质红,苔黄干,脉数皆为胃中积热之象。

治法:清胃泻热,凉血止血。

方药:泻心汤合十灰散。泻心汤中之大黄、黄芩、黄连苦寒泻胃中之火,故《血证论·吐血》曰:"方名泻心,实则泻胃"。十灰散中栀子泻火止血;大黄导热下行;大蓟、小蓟、侧柏叶、荷叶、白茅根、牡丹皮凉血止血;配以棕榈炭收涩止血。两方中的大黄,为治胃中实热吐血之要药,泻火下

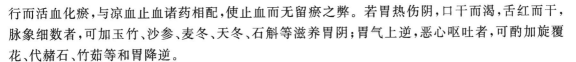

行而活血化瘀,与凉血止血诸药相配,使止血而无留瘀之弊。若胃热伤阴,口干而渴,舌红而干,脉象细数者,可加玉竹、沙参、麦冬、天冬、石斛等滋养胃阴;胃气上逆,恶心呕吐者,可酌加旋覆花、代赭石、竹茹等和胃降逆。

(2)肝火犯胃。

主症:吐血色红或紫暗。

兼症:脘胀胁痛,烦躁易怒,目赤口干,或寐少多梦,或恶心呕吐。

舌脉:舌质红,苔黄;脉弦数。

分析:肝郁化火,横逆犯胃,络伤血溢,故吐血色红或紫暗;肝胃失和,气机不利,故脘胀胁痛;胃气上逆则恶心呕吐;肝火旺盛,扰动心神,故烦躁易怒,寐少多梦;肝火上炎,灼伤津液,故目赤口干。舌质红,苔黄,脉弦数为肝火亢盛之象。

治法:清肝泻火,凉血止血。

方药:龙胆泻肝汤。本方清泻肝火效佳,但凉血止血之力弱,可酌加侧柏叶、藕节、白茅根、墨旱莲、牡丹皮等加强凉血止血之力;寐少梦多者可加磁石、龙齿、珍珠母、远志等清肝安神;便秘者可加大黄通腑泄热;阴液亏耗者可加麦冬、玄参、沙参等养阴清热。如吐血不止,口渴不欲饮而胃脘刺痛者,为瘀血阻络,血不归经所致,应合用十灰散、三七粉,增强化瘀止血之力;胁痛明显者,可加延胡索、香附等疏肝理气,活血止痛。

(3)瘀阻胃络。

主症:吐血紫暗或带血块。

兼症:胃脘刺痛或如刀割,痛处固定而拒按;病程较久,胃脘痛与吐血反复发作;面唇晦暗无华,口渴不欲饮,大便色黑;或妇人月经愆期,色暗有块。

舌脉:舌质紫暗,或有瘀点、瘀斑;或舌质淡暗;苔薄白;脉涩或细涩。

分析:久病入胃络,瘀血阻滞,血不循经而出血,故吐血紫暗或带血块;瘀血阻于胃络,不通则痛,故胃脘刺痛或如刀割,痛处固定而拒按;久病已入络,病难速愈,故常胃痛与吐血反复发作;面唇晦暗无华,口渴不欲饮,大便色黑,或妇人月经愆期,色暗有块等均为瘀血内阻之象;舌质紫暗,或有瘀点、瘀斑,或舌质暗,脉涩等皆血瘀之征;出血既久,可致血虚不荣,故可面色晦而无华,舌质淡暗,脉细。

治法:化瘀止血。

方药:失笑散。方中蒲黄活血止血;五灵脂通利血脉,散瘀止痛,二药均入血分,相须为用,活血止血而散瘀止痛;酽醋可利血脉,化瘀血。可加入三七加强化瘀止血之力,加桃红四物汤加强活血化瘀之功而兼养血,使攻中有养,尤其适合于瘀血阻络兼血虚者。如胃脘痛甚,可合用丹参饮理气活血止痛;如兼脾胃虚弱者,可加黄芪、太子参、白术、茯苓等补益脾胃,益气行血。

(4)气虚血溢。

主症:吐血缠绵不止,血色暗淡。

兼症:吐血时轻时重,神疲乏力,心悸气短,语声低微,面色苍白;或畏寒肢冷,自汗便溏。

舌脉:舌质淡,苔薄白;脉弱或沉迟。

分析:气虚不足,摄血无力,血液外溢,故吐血缠绵不止,血色暗淡,时轻时重;正气不足则神疲乏力,气短声低;气血虚弱,心失所养则心悸;血虚不能上荣于面则面色苍白;气虚及阳,中阳不足,则畏寒肢冷,自汗便溏。脉沉迟,舌质淡,脉弱为气虚不足之象。

治法:益气摄血。

方药:归脾汤。本方能益气健脾,摄血养血,但止血之力稍弱,临证可酌加仙鹤草、茜草、阿胶等增强止血之效;也可加炮姜炭温阳上血,乌贼骨收敛止血。若气损及阳,脾胃虚寒,兼见肢冷畏寒,自汗便溏,脉沉迟者,治宜温经摄血,可用柏叶汤和理中汤,前方以艾叶、炮姜温经止血,侧柏叶宁络止血,童便化瘀止血,理中汤温中健脾以摄血,合方共奏温经止血之效。

以上吐血诸证,如出血过多导致气随血脱,表现为面色苍白、四肢厥冷、冷汗出、脉微等,亟当益气固脱,可服用独参汤或静脉滴注参麦针等积极救治。

5.便血

便血为胃肠脉络受伤所致。临床主要有肠道湿热与脾胃虚寒两类。

(1)肠道湿热。

主症:便血鲜红。

兼症:腹痛不适,大便不畅或便溏,口黏而苦,纳谷不香。

舌脉:舌质红,苔黄腻;脉滑数。

分析:恣食肥甘厚味,湿热下移大肠,热伤大肠络脉,血随便下,故见便血;湿性黏滞,肠道传化失常故大便不畅或便溏;湿为阴邪,易阻气机,气机不利故腹痛;湿热困于肠胃,运化失调,则口黏而苦,纳谷不香。舌质红,苔黄腻,脉滑数为肠道有湿热之象。

治法:清热化湿,凉血止血。

方药:地榆散。方中以地榆、茜草凉血止血;黄芩、黄连、栀子苦寒泻火燥湿;茯苓淡渗利湿。可加槐角以增强凉血止血的作用;口黏苔腻甚者,宜加苍术、砂仁以健运脾胃。若便血日久,湿热未尽去而营阴已伤者,应清利湿热与养阴补血兼而治之,可用脏连丸。方中以黄连、黄芩清热燥湿;当归、地黄、赤芍、猪大肠养血补脏;槐花、槐角、地榆凉血止血;阿胶养血止血。可酌加茯苓、白术、泽泻等燥湿利湿之品。若为肠风,则见下血鲜红,血下如溅,舌质红,脉数,应清热止血,方用槐花散或唐氏槐角丸。前方以荆芥炭疏散风邪,炒枳壳宽中理气,槐花、侧柏叶清热凉血止血;槐角丸中以防风、荆芥疏散风邪,黄连、黄芩、黄柏苦寒泻火,槐角、地榆、侧柏叶、生地黄凉血止血,当归、川芎养血归经,乌梅收敛止血,枳壳宽中。两方相比,后者清热疏风的作用较强。若为脏毒,症见下血浊而暗,应使用地榆散加苍术、萆薢、黄柏治之。方中黄连、黄芩、黄柏、栀子苦寒泻火中,地榆、茜根凉血止血,茯苓、苍术、萆薢健脾利湿。

(2)脾胃虚寒。

主症:便血紫暗或黑色。

兼症:脘腹隐隐作痛,喜温按,怯寒肢冷,食欲缺乏便溏,神疲懒言。

舌脉:舌质淡,苔薄白;脉弱。

分析:脾胃虚寒,中气不足,脾失统摄,血溢肠中,故便血紫暗或呈黑色;脾胃阳气不足,运化乏力,故脘腹隐痛,喜温喜按;脾主四肢肌肉,阳气不能温煦肢体,故怯寒肢冷;脾胃阳虚,生化无权,则食欲缺乏便溏;阳气不足则神疲懒言。舌质淡,苔薄白,脉弱皆为脾胃虚寒之象。

治法:温阳健脾,养血止血。

方药:黄土汤。方中灶心黄土(伏龙肝)温中摄血;附子、白术温阳健脾;地黄、阿胶养阴止血;甘草和中;黄芩苦寒坚阴,用量宜少,以反佐附子辛燥偏性。临证可加炮姜炭、艾叶、鹿角霜、补骨脂以温阳止血,加白及、乌贼骨收敛止血;有瘀血见证者加花蕊石、三七活血化瘀止血。如脾胃虚弱而阳虚不明显,见便血,气短声低,面色苍白,食少乏力等表现者,当补脾摄血,用归脾汤;如下血日久不止,肛门下坠,舌质淡,脉细弱无力者,为气虚下陷之象,可合用补中益气汤以益气升阳。

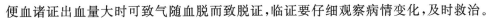

便血诸证出血量大时可致气随血脱而致脱证,临证要仔细观察病情变化,及时救治。

6.尿血

尿血多因热邪蓄于下焦或阴虚火旺损伤络脉,致使血液妄行引起,也有因脾虚失摄、肾虚失固而致者。

(1)下焦热盛。

主症:尿血鲜红。

兼症:小便黄赤灼热,心烦口渴,面赤口疮,夜寐不安。

舌脉:舌质红,苔黄,脉数。

分析:下焦热盛,灼伤膀胱之络脉,故尿血鲜红;膀胱热盛,煎灼尿液,故小便黄赤灼热;热扰神明则心烦、夜寐不安;火热上炎则面赤口疮;热伤津液则口渴。舌质红,苔黄,脉数为热盛之象。

治法:清热泻火,凉血止血。

方药:小蓟饮子。竹叶、木通清热泻火利小便;滑石清热利湿;小蓟、生地黄、蒲黄、藕节凉血止血;栀子泻三焦之火,引热下行;当归引血归经;甘草调和诸药。如心烦少寐,可加黄连、夜交藤清心安神;火盛伤阴而口渴者,加黄芩、知母、石斛、天花粉以清热生津;如尿血甚者,可加白茅根、侧柏叶、琥珀末以凉血止血。

(2)阴虚火旺。

主症:小便短赤带血。

兼症:头晕目眩,颧红潮热,腰酸耳鸣。

舌脉:舌质红,少苔;脉细数。

分析:肾阴亏虚,虚火内动,灼伤脉络,故小便短赤带血;阴虚阳亢,故头晕目眩,颧红潮热;腰为肾府,耳为肾窍,肾阴不足,则外府失养,肾窍不充故腰酸耳鸣。舌质红,少苔,脉细数均为肾之阴虚火旺之象。

治法:滋阴降火,凉血止血。

方药:知柏地黄丸。此方以六味地黄丸滋补肾之阴水,以知母、黄柏滋阴降火,旨在"壮水之主,以制阳光"。可酌加墨旱莲、大蓟、小蓟、茜草根、蒲黄炭等加强凉血止血之力;颧红潮热者加地骨皮、胡黄连、银柴胡、白薇等清热退虚火之药。

(3)脾不统血。

主症:久病尿血,色淡红。

兼症:气短声低,面色苍白,食少乏力,或兼见皮肤紫斑、齿衄。

舌脉:舌质淡,苔薄白;脉细弱。

分析:脾气亏虚,统血无力,血不归经,渗于膀胱,则尿血日久不愈,溢于肌肤,可兼见紫斑、肌衄;脾胃运化无权,气血生化不足,故食少乏力,气短声低;气血不能上荣头面则面色苍白无华。舌质淡,脉细弱皆为气血亏虚,血脉不充之象。

治法:补脾摄血。

方药:归脾汤。临证可加用阿胶、仙鹤草、熟地黄、槐花、三七等养血生血之品;若气虚下陷,小腹坠胀者,可加升麻、柴胡等以提升中阳,亦可合用补中益气汤。

(4)肾气不固。

主症:尿血日久不愈,血色淡红。

兼症:神疲乏力,头晕目眩,腰酸耳鸣。

舌脉:舌质淡,苔薄白;脉弱。

分析:劳倦日久或久病伤肾,肾气不足,封藏不固,血随尿出,此为久病但无火邪,故尿血日久不愈,血色淡红;肾虚则腰膝酸痛兼见耳鸣;髓海不充则头晕目眩,神疲乏力。舌质淡,脉弱皆为肾气不足之象。

治法:补益肾气,固摄止血。

方药:无比山药丸。方中熟地黄、山药、山茱萸、怀牛膝补益肾精;菟丝子、肉苁蓉、巴戟天、杜仲温肾助阳且固肾气;五味子、赤石脂固摄止血;茯苓、泽泻健脾利水。可酌加仙鹤草、蒲黄炭、大小蓟、槐花等加强止血之力;也可酌加煅龙骨、煅牡蛎、补骨脂、金樱子等加强固摄肾气之力。若见畏寒神怯者,可酌加肉桂、鹿角片、狗脊以温补肾阳。

7.紫斑

紫斑常因热盛迫血、阴虚火旺和气不摄血而血溢肌肤所致,清热解毒、滋阴降火和益气摄血为主要治疗方法。

(1)热盛迫血。

主症:感受风热或火热燥邪后,肌肤突发紫红或青紫之斑点或斑块。

兼症:发热口渴,烦躁不安,溲赤便秘,常伴有鼻衄、齿衄、尿血或便血。

舌脉:舌质红,苔薄黄;脉数有力。

分析:感受风热或火热燥邪,火热偏盛,迫血妄行,血溢于肌肤脉络之外,故皮肤出现青紫之斑点或斑块;若热邪炽盛,损伤鼻、龈、肠胃和膀胱等处之脉络,则可见鼻衄、齿衄、便血和尿血;热扰心神则烦躁不安;火热伤津则不仅可见发热,不可见口渴、溲赤、便秘之症。舌质红,脉数有力皆为火热之邪偏盛之象。

治法:清热解毒,凉血止血。

方药:清营汤。方中犀角(水牛角代)、玄参、生地黄、麦冬滋阴清热凉血;金银花、连翘、黄连、竹叶清热解毒;丹参散瘀止血。可酌加紫草、茜草凉血止血,化斑消瘀。若发热口渴,烦躁不安,紫斑密集成片者,可加用生石膏、龙胆草,并冲服紫雪以增强清热泻火解毒之效;还可合用十灰散以增强凉血止血、活血化瘀之效;若热壅肠胃兼见气滞血瘀,症见腹痛者,可酌加白芍、甘草缓急,五灵脂、香附理气活血,以期缓解腹痛;若热伤肠络而见便血者,可加槐实、槐花、地榆炭以凉血止血;若热夹湿邪,阻滞肢体经络,而见关节肿痛者,可加秦艽、木瓜、桑枝、川牛膝等清热祛湿、舒经活络。

(2)阴虚火旺。

主症:肌肤出现红紫或青紫斑点或斑块,时作时止。

兼症:手足心热,潮热盗汗,两颧红赤,心烦口干,常伴齿衄,鼻衄,月经过多等症。

舌脉:舌质红,少苔;脉细数。

分析:阴虚火旺,虚火灼伤肌肤络脉,故可见红紫或青紫斑点、斑块,亦可见齿衄、鼻衄或月经过多之表现;阴虚火旺,则可见手足心热,潮热盗汗;肾水不足,不能上济心火,心火被扰则心烦;虚火逼心液外出则盗汗;阴液不足则口渴。舌质红,少苔,脉细数为阴虚火旺之象。

治法:滋阴降火,宁络止血。

方药:茜根散。方中生地黄、阿胶滋阴养血;茜草根、侧柏叶、黄芩清热凉血止血;甘草调中解毒。可酌加牡丹皮、紫草等加强化斑消瘀止血主力。阴虚较甚者,可加玄参、龟甲、女贞子、墨旱莲等育阴清热之品;潮热者,可加地骨皮、鳖甲、秦艽、白薇等清退虚热之药;盗汗者,加五味子、煅龙骨、煅牡蛎等以收敛止汗。

（3）气不摄血。

主症：紫斑反复出现，经久不愈。

兼症：神疲乏力，食欲缺乏，面色苍白或萎黄，头晕目眩。

舌脉：舌质淡，苔白；脉弱。

分析：气虚不能摄血，脾虚不能统血，以致血溢于肌肤脉络之外而为紫斑；气虚日久，难以速复，故紫斑反复出现且经久不愈；脾虚运化无权则食欲缺乏；生化气血不足则神疲乏力，面色苍白或萎黄；气血不足，不能上承濡养清窍，故头晕目眩。舌质淡，苔白，脉弱为气虚不足之象。

治法：补脾摄血。

方药：归脾汤。临证可酌加仙鹤草、棕榈炭、血余炭、蒲黄炭、紫草等药以增强止血消斑的作用。若脾虚及肾，兼见肾气不足，出现腰膝酸冷，大便不实，小便频数清长者，可酌加菟丝子、补骨脂、川续断以补益肾气。

（魏祥臣）

下篇

针灸推拿与康复

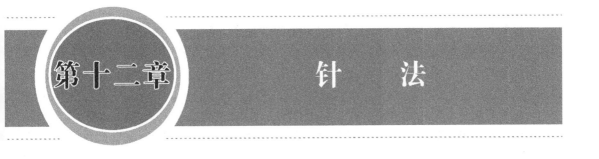

第十二章　针　法

第一节　得气和针感

在针刺过程中采用相应手法,使患者针穴局部和所属经脉出现某些感觉,并取得一定疗效的反应,古时称之为"得气"或"气至",目前则称为"针刺感应",又简称为针感。

一、得气的临床表现

得气出自《素问·离合真邪论》:"吸则内针,无令气忤,静以久留,无令邪布;吸则转针,以得气为故。"得气是由医患双方在针刺过程中分别产生的主观感觉与客观效应组成的,可通过各种临床表现而察知。

(一)患者的主观感觉

在针刺之后,患者针穴局部和所属经脉路线上可出现不同性质的针刺感觉,主要有酸、胀、重、麻、凉、热、痒、痛,局部肌肉松弛或紧张,甚而有上下传导的触电感、水波样感和气泡样感,有时还可出现蚁走样感或跳跃样感等。

1.不同性质的针感

不同性质的针感与机体反应性、病证性质和针刺部位有密切关系,并与相应手法的操作有关。酸感多现于局部,有时亦可放散至远端,特别在深部肌层、四肢穴位处多见,腰部次之,颈、背、头面、胸腹少见,四肢末梢一般无酸感出现。胀感较多见于局部,多在酸感出现前感知,时而呈片状向四周放射,犹如注射药液所呈现的物理压迫感,常现于四肢肌肉丰厚处。重感即沉重的感觉,犹如捆压,多见于头面、腹部,以局部为主,基本上不放射。麻感呈放射状态,多见于四肢肌肉丰厚处,呈条状、线状或带状等。痛感多见于局部,以四肢末端或痛感敏锐处为重,如十二井穴、水沟、涌泉、劳宫等。在针尖触及表皮时间较长,或手法不当,或针尖触及骨膜、血管时,亦可出现痛感。

触电样针感呈放射状,可快速放散至远端,多见于四肢敏感穴位,刺及神经干处亦可引起触电样感觉,时而会引起肢体搐动,患者常表现为不舒适的反应。水波样或气泡串动样感觉,常在四肢和肌肉丰厚处出现,可上下循经传导,患者感到舒适。痒感和蚁走感常出现在留针期间,皮肤瘙痒难忍,犹如虫蚁上下走行。跳跃感指肌肉的跳动或肢体不随意的上下抽动,亦为施行较强手法后所出现的一种针感。

2.不同程度的针感

针感的程度与患者体质、病证性质和针刺耐受性有关。患者体格强壮、对针刺敏感或不耐针刺者，针感多明显强烈；患者体格弱，对针刺反应迟钝。耐受针刺者，针感多不明显，甚而微弱不现。寒证、虚证为阴，得气后多呈酸、麻、痒感；热证、实证为阳，得气后多为胀、涩、紧张、抽动，甚而有触电感。

针感的强度是由针刺手法操作的指力、针刺的深浅、针刺手法操作持续的时间，以及个体对针刺的敏感程度组成的。一般来说，指力强，所获针感亦强，但个体对针感很敏感，即使针刺指力很轻，也能获得较强的针感。因此，医师必须密切注视个体对针感的敏感程度，给予恰当的指力，以获得适宜的针感强度，才能收到良好的治疗效果。

针感强者，适用于治疗急性病、实证和体质壮实者；针感柔和，适用于治疗慢性病、虚证和体质虚弱者。但是虚实有程度之别，有局部与全身之分，因此针感强度亦随之而异。如在临床针刺时，病情缓解时间短暂，说明针感强度不足，应结合病情，加强指力或延长手法操作时间。反之，针刺后病情反而加剧，过几小时或1～2天病情逐渐减轻，则说明针感过强，应予减轻指力或缩短操作时间。

（二）医师的手指触觉和客观诊察

医师通过自身的手指触觉，常可掌握针下得气的情况。通过医师持针的手指触觉，在针下得气后常有一种"如鱼吞饵"的感觉出现，此时针下由原来的轻松虚滑慢慢变为沉紧重满。充分运用押手的指感，亦可辨析得气的情况，如可触知肌肉紧张、跳动和搏动感，所谓"如动脉状"者即是得气征象。

在临床上，望、触、问诊是医师辨析得气常用的方法，可结合应用。诸如应用透天凉手法后，皮肤温度会有所下降，患者诉局部有吹凉风似的感觉；用烧山火或其他诱导热感的手法后，皮肤温度会有所上升，患者诉局部或全身有温热感觉，甚而可有出汗湿润、面部烘热等，这都需要通过仔细诊察而得知。

医师随时注视患者的面部表情，是及时掌握手法轻重和得气程度的方法。针感徐缓而至，患者感觉舒适，面部则呈现平稳坦然的表情；针感紧急而至，过于强烈，患者不堪忍受时，则可出现痛苦的表情，如蹙眉、咧嘴，甚而呼叫啼哭，此时医师即须停针观察。

在针刺过程中，针刺得气还可通过一些客观征象表现出来，如肌肉的颤动、蠕动和肢体抽搐、跳动等。诸此针感的表现与针刺得气的性质、手法刺激强度等有关（表12-1）。

表 12-1　得气的客观征象

征象	刺激强度	得气情况	详细内容
局部紧张	轻	气至，多为胀麻复合	针周围沉紧，局部微感坚实
局部颤动	较轻	多为麻感，不放散	局部附近颤动轻微，只有手触才能知道，特别是在经脉线上
附近抽动	较重	多为麻感，并传导	较上述感觉明显，多与针体转动同时出现，多为断续呈现
抽搐	重	多为麻感，多向一定方向放散	可明显看到，有时在局部，有时在远端可见

续表

征象	刺激强度	得气情况	详细内容
抽动	很重	多为麻的复合感,传导快,近似触电样	清晰可见,患者很难忍受,可因肢体抽动而弯针
肢体跳动	非常重	触电样感	肢体猛烈跳动,有的离床很高。多在针环跳、委中、合谷等大穴时出现

从上表可见,手法轻柔时,局部紧张或肌肉颤动;手法较重时,肌肉呈搐动、抽搐样;手法很重时,则肢体可上下跳动。如针刺三阴交、极泉,治疗上下肢瘫痪时,可见上下肢连续抽动。又如施以行气针法时,针肩髃可触及腕部肌肉颤动,针环跳可触及踝部昆仑穴处肌肉颤动等。

值得指出的是,不少患者在针刺后常没有明显的针感,但其症状可明显缓解或消失,临床体征有所改善,功能有所恢复。这种现象出现在远端取穴和耳针、腕踝针、眼针、头皮针等施术过程中,称为"隐性气至"。在中风偏瘫治疗时,取对侧顶颞前斜线,用抽气法或进气法,针下有吸针感而局部并无明显感觉,患者肢体运动功能迅速恢复,即是其例。因此,我们强调"气至而有效",并不是要求每个患者都要有强烈的针感,而是要在针刺适度、取穴得当的前提下,去寻求有效的得气感应,从而提高疗效。从这个意义上说,"有效即得气"的观点无疑是正确的。

二、针感的获得、维持和辨识

自古以来,历代医家就很重视得气,可以说一切针刺操作方法都是围绕"得气"而进行的。有关得气的相应手法,可分为候气法、催气法、守气法等。

(一)针感的获得和维持

1.候气法

在针刺过程中,静候气至的方法称为候气法。一般而言,具体的候气方法是以留针(包括静留针和动留针)的方法来实施的。

2.催气法

催气法是针刺入穴后,通过相应手法,促使经气流行、气至针下的方法。催气法常在针刺未得气时应用。明代陈会《神应经》首倡催气之法。常用的催气手法有行针催气法、押手催气法、熨灸催气法3种。

(1)行针催气法:包括适度的捻转、提插、颤法(震颤术)、捣法(雀啄术)、飞法(凤凰展翅术)和弹针、刮针等。徐出徐入的导气法亦属此范畴。一般而言,频率快、幅度大、用力重者,针感可疾速而至,针感较为强烈;频率慢、幅度小、用力轻者,针感徐缓而至,不甚强烈。颤法、捣法、飞法针感明显,弹、刮之术针感较为平和。

(2)押手催气法:包括爪切、循摄、按揉穴位等方法,弹穴法亦属此范畴。诸此方法在未得气时应用,可催使针下得气;若在得气后应用,又可促使经气流行、上下传导。一般来说,上述方法都应和行针催气法结合使用,是按摩与针刺配合的过程。循法、按法的作用相对缓和,爪切、摄法则作用较强。

(3)熨灸催气法:熨法指用温热物体(如炒盐、炒药、热水袋)用布包裹后,贴敷穴位、经脉,或上下来回移动,以促使针下得气的方法。灸法常用回旋悬灸法,艾条熏灸针穴四周,并配合行针,促使针下得气。上述两法常用于虚证、寒证。

上述诸法在使用时,宜因人、因病、因穴而异,根据针下得气的具体情况灵活掌握。

3.守气法

在针刺得气后,慎守勿失、留守不去的方法,即守气法。

(二)针感性质和相应手法

在针刺过程中,可根据不同性质的针感情况,采用捻转、提插和押手等方法,来进行调节,以达到预定的要求。

1.酸感

要促使酸感的产生,押手的运用至关重要。如针下出现麻感,押手要用力重些;如针下出现胀感,押手要用力轻些。此时,可将针向一方捻转,如捻转后出现痛感,则较难再出现酸感。如经捻转后胀感明显,可将捻针的动作改为小幅度高频率提插。如仍不成功,可按上法反复进行操作,但必须注意针向始终不变。

2.胀感

要促使针下产生胀感,需重押其穴,边捻针(向一个方向)边按押。如仍不成功,则可结合小幅度高频率提插手法,同时注意针尖方向始终不变的状态。

3.麻感

如针下未取得麻感时,可不用押手,或用轻柔力量的押手,捻转角度要大些,提插幅度要大些,但其速度可以不拘,针尖方向要根据针感具体情况灵活变动。

4.痛感

在出现痛感时,要尽力避免和缓解之。除四肢末端穴必见疼痛之外,其他穴位如呈疼痛,可将示、中二指放在针柄一边(其间要保持一个手指的间隙),拇指放在另一边(对准这个间隙),三指如此持针固定针体,同时相向用力,按针柄2～3次即可缓解疼痛。或用拇指轻弹针柄,或提针豆许,亦有缓解疼痛的作用。

5.触电样感

一般应避免发生,如行"气至病所"手法时,也要适当控制手法强度,用力过强或提插幅度大时,就容易引起触电样针感。对反应敏感者尤须十分小心,四肢针感较强处提插幅度不可过大,严禁盲目捣动,同时要注意押手固定,以免因肢体抽动而弯针。

6.水波样或气泡串动样针感

如基础针感是麻感,在出现麻感的瞬间,可将右手示、中二指靠在针柄一边,用右手拇指指甲缓缓地上下刮动针柄。同时,还要根据基础针感的不同,一边刮针,一边上下捣动(幅度要小),如此则多有麻感并向远端放散。以柔和而均匀的手法刺激,连续作用于穴位和所属经脉上,就可出现水波样或气泡串动样的舒适针感。

7.凉感和热感

一般而言,胀感和酸感是热感的基础,麻感是凉感的基础。推而内之,即进针得气后缓缓压针1～2分钟,将针刺入应刺的深度易获热感。动而伸之,即将针刺入应刺的深度,得气后将针慢慢提至天部(1～2分钟),易获凉感。个体对针刺敏感者,易获各种针感。个体对针刺不敏感者,欲获热感、凉感就不太容易。对于这种患者,欲获热感而不至者,可配合温针灸;欲获凉感而不至者,可以配合放血。

如将以上针感根据不同性质加以分类,可参见表12-2。

表 12-2　针感性质和相应手法表

分类	感觉部位	提插幅度	提插速度	捻转角度	针上用力	押手
酸、胀、重、热	多在局部	较大	较大	较大	重	重
痒、麻、蚁走样、水波样、凉、触电样	多呈放射状	较小	较小	较小	轻	轻

针感的产生,就其过程分析似乎呈现以下的规律性:针刺后多出现麻、酸、胀感。酸胀感为热感基础。为使气传至病所,往往要使之出现麻感,待气至病所后,按上法可使之改变为胀、酸,进而转化为热感。如出现麻感后,由于其手法用力强弱的不同,可能逐次出现蚁走感、水波样感、触电样感。

（三）不同性质的针感及其适应证

1.酸胀感

临床经常混合出现。柔和的酸胀感,适用于治疗虚证、慢性病和体虚者。以此治疗虚证者,针后感到舒服。

2.麻、触电感

针感强烈,适用于治疗实证、急性病和体质强壮者。如针刺环跳穴,寻找触电感,传导至足,对坐骨神经痛、癔症性瘫痪尤宜,但当剧痛消失后仅残留微痛或足外麻木时,则不相适宜。又如针刺环跳,针感传至少腹可治肾绞痛、经闭实证等。

3.热感

适用于治疗寒证,包括虚寒证、寒湿证及风寒证,如寒湿痹证、寒湿腹泻、肾虚腰痛、面瘫后遗症的风寒证,以及麻痹和肌肉萎缩等。

4.凉感

适用于治疗热证,包括风热证、火热证、毒热证、燥热证等。如风热感冒、咽痛,风火、胃火牙痛,肝郁风火所致的高血压头痛,偏头痛的火热证等。

5.抽搐感

适用于治疗内脏下垂,如胃下垂、子宫下垂。

6.痛感

针刺手足部的井穴、十宣、涌泉,面部的水沟,耳穴与尾骶部长强穴时,主要是痛感。

（四）得气的辨识

得气是针刺取效的关键,得气与否及其气至迟速往往决定了针刺后疾病的变化和预后状况。

1.辨气法

针刺得气以后,通过医师指感以分析辨别针下不同性质感应,从而决定相应手法的过程,称为辨气法。针灸界历来有"刺针容易辨证难,辨证容易取穴难,取穴容易补泻难,补泻容易辨气难"的说法,说明辨气之紧疾、徐和,分析辨识其邪气、谷气的不同,是针灸医师必须掌握的方法。

2.辨气要治神调息静意视义

辨气必须治神调息,全神贯注,静察针下感觉。

3.邪气和谷气

所谓"谷气"者,即为徐缓而至、柔和舒适的得气感应;此时针下沉紧,但仍可上下提插、左右捻转,而医师指下无阻力感,欲守气时则持针不动,针下仍有持续不断的舒适针感产生。所谓"邪气"者,即为疾速而至、坚搏有力的得气感应;此时针下涩滞不利,捻转提插有阻力感,勉强操作可引起局部滞针和疼痛。

4.辨气和辨证

辨气的过程也是辨别病证虚实、病邪寒热的过程。一般而言,气已至如鱼吞饵,沉紧重满;气未至如闲处幽堂,轻浮虚滑。虚证,针下松弛,如插豆腐,针感每多迟缓而至;实证,针下紧涩,针感每疾速而至,捻转提插不利。寒证,针体可自动向内深入,称为吸针;热证,针体可自动向外移动,称为顶针。阳气盛者针感出现较快,阴阳平衡者针感适时而至,阳气衰者则针感出现较慢。

5.辨气的意义

(1)指导手法的应用:如针下松弛、针感迟缓时,可加强押手力量,或加灸法以补虚;如针下紧涩、针感疾至时,可减轻押手力量,或加用刺血法以泻实。针体内吸为寒,宜久留针,深刺之,所谓"寒则深以留之";针体外顶为热,宜疾出针,浅刺之,所谓"热者浅以疾之"。如谷气徐缓而至,可用徐入徐出的导气法;如邪气紧疾而至,则可留针数分钟,或在穴旁爪切、刮弹针柄,令气血宣散。

(2)病情预后的判断:辨气至之迟速,可帮助病情预后的判断。

三、循经感传和气至病所

针刺得气后,采用相应手法使针感沿经脉循行路线向病所或远处传导的现象,称为循经感传和气至病所。循经感传和气至病所可明显提高针刺疗效,在临床上有较重要的意义。

(一)行气法的应用

促使经气循经传导,甚而直达病所的针刺手法称为行气法。行气法包括捻转、提插、针刺方向、龙虎龟凤、运气法、进气法,以及循、摄、按压、关闭、接气通经等,在临床上可根据具体情况结合应用。

1.针刺方向

针刺达到一定深度,行针得气后,将针尖朝向病所,常可促使经气朝病所方向传导。汪机《针灸问对》云:"得气,便卧倒针,候气前行,催运到于病所。"此即针向行气法。一般来说,针尖方向与针感传导方向相一致。在临床上,可在进针时即将针尖直指病所,然后行针得气,得气后再用行气手法逼气上行至病所。在针尖不离得气原位时,亦可向相反方向搬动针柄,来调节针感传导,但仅适用于浅刺而患者反应敏感的情况。如针尖离开得气原位,可将针体提出一段,然后改变针向,向下按插,另找基础针感,此法则用于深刺或上法无效时。在应用此法时,提插幅度要小,多向下用力,要配合押手,竭力避免酸感。

2.捻转提插

捻转提插是以针向行气为基础,激发循经感传的主要针刺手法。在临床上,可用右拇指指腹将针柄压于右示指指腹上,示指不动,拇指指腹沿示指指腹将针柄来回提插(进退)捻转。一般来说,捻转提插的幅度宜小,频率宜快,使之维持中等以下的刺激强度,如此可促使针感循经传导。

3.按压关闭

充分运用押手,按压针柄或按压针穴上下,以促使针感向预定方向传导,是临床常用的辅助手法。按压针柄法即医师将中指和无名指放在针柄之下,示指按压针柄,持续按压10～20分钟;此法要在针向行气基础上进行,其用力大小可根据得气感应的强弱程度来决定。按压针穴法即用左手拇指按压针穴上下,关闭经脉的一端,并向经脉开放的一端缓缓揉动,向针尖加力的方法;在具体操作时,用力要适当,关闭、引导和指尖揉动要密切配合,可与循摄引导相结合。

4.循摄引导

本法可在进针前或进针得气后应用,可促使针感传导。在进针前,先循经脉路线用拇指指腹适当用力按揉1～2遍,再用左手拇指指甲切压针孔,直至出现酸麻胀感沿经传导,再行进针。在进针得气后,可将左手4个手指(除拇指外)垂直放在皮肤上,呈"一"字形排开,放在欲传导的经脉上,在行针(捻转提插)的同时一起加力揉动,或逐次反复加力。如用于针距病所较远时,手指位置在经脉路线上亦可以不固定,而是在其适当部位(如较大穴区或针感放散受阻部位)进行循、摄、按揉。也可不用四指只用两三指,放在腧穴中心点上,此法多用于头面部及针距病所较近时。

5.呼吸行气

在临床上,配合呼吸激发经气达到气至病所的目的,是行之有效的方法。古代有抽添法和接气通经法,即以提插和呼吸配合,以激发经气的针刺手法。此外,运气、进气之法亦须嘱患者深吸气,配合进针以激发经气。现代临床可嘱患者先呼气一口,再缓缓深长地吸气,下达于丹田;或先吸气,吸气完毕后,再用力缓缓地自然呼气(吐出)。随其呼气,向下捻按,提针豆许向病所,是为补法;随其吸气,向上捻提,无得转动,是为泻法。

此外,还可采用龙虎龟凤等飞经走气法,促使经气通关过节,循经感传。

(二)行气法的注意事项

在临床采用各种行气手法时,要注意以下几个方面。

1.环境安静和体位舒适

在临床上,诊疗环境的安静,可使患者在神情安定的状态下接受针刺治疗,如此则身心放松,神朝病所,并能仔细体察针感,容易得气而使气至病所。针刺前,要合理处置患者的体位,嘱其宽衣松带,保持平稳舒适的姿态。有不少患者采用平卧体位后接受针刺,容易激发循经感传。

2.言语诱导和入静放松

针刺前,医师要耐心询问患者,说明其病变之来由和针刺治疗的效应,解除其心理负担和对治疗的疑虑,同时可适当配合言语诱导,以配合行气手法操作。询问内容可包括针感程度和性质,传导方向和部位,以及针感传导和维持的时间等方面。既不能用暗示,又要注意引导,其方法要巧妙。患者在进针后,必须令其充分放松,可用意守丹田或三线放松功法,使患者处于"入静"状态,亦即"缓节柔筋而心调和"的状态,以配合行气手法,诱发气至病所。

3.取穴准确和基础针感

在和病所相关的经脉上,根据辨证结果,正确地循经选穴取穴,做到病、经、穴三者吻合,是气至病所的必要前提。一般来说,四肢穴位、肌肉丰厚处,针感明显者容易获得气至病所的效应,且易控制感传方向。要促使气至病所,其针感不能过强。如手下感觉过于紧涩,常不易获得针感传导;手下感觉略显沉紧,患者主诉有轻、中度麻酸胀感时,则较易引发循经感传。在临床上,掌握基础针感的性质,对气至病所极为重要。欲使针感放散,常首先要找到麻感,使之向一般部位传导,然后再改变手法使之向预定方向传导。如见明显酸感,可根据具体情况进行调节,务必保持良好适度的基础针感,是行气至病所的重要条件之一。

(郑红伟)

第二节 进 针

一、持针法

持针法是医师操作毫针保持其端直坚挺的方法。临床常用右手(刺手)持针,以三指持针法为主。"持针之道,坚者为宝"是持针法操作的总则。同时,医师持针应重视"治神",全神贯注,运气于指下,勿左顾右盼,以免影响针刺疗效,给患者造成不必要的痛苦。

(一)方法

1.两指持针法(图 12-1)

用拇指、示指末节指腹捏住针柄,适用于短小的针具。

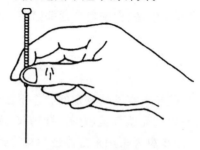

图 12-1 两指持针法

2.三指持针法(图 12-2)

用拇指、示指、中指末节指腹捏拿针柄,拇指在内,示指、中指在外,三指协同,以保持较长针具的端直坚挺状态。

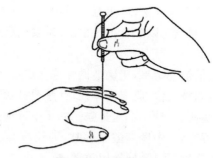

图 12-2 三指持针法

3.四指持针法(图 12-3)

用拇指、示指、中指捏持针柄,以无名指抵住针身,称四指持针法。适用于长针操持,以免针体弯曲。

4.持柄压尾法(图 12-4)

用拇指、中指夹持针柄,示指抬起顶压针尾,三指配合将针刺入。适用于短针速刺。

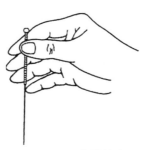

图 12-3　四指持针法

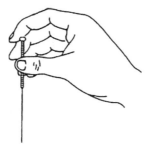

图 12-4　持柄压尾法

5.持针身法(图 12-5)

用拇、示两指捏一棉球,裹针身近针尖的末端部分,对准穴位,用力将针迅速刺入皮肤。

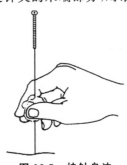

图 12-5　持针身法

6.两手持针法(图 12-6)

用右手拇、示、中三指持针柄,左手拇、示两指握固针体末端,稍留出针尖 1～2 分许。适用于长针、芒针操持。双手配合持针,可防止长针弯曲,减少进针疼痛。

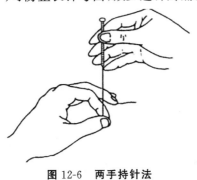

图 12-6　两手持针法

(二)临床应用

1.保持针体端直坚挺

应用以上诸法持针,可保持针体端直,避免进针与行针过程中针体弯曲。

2.有助于指力深透

各种持针法如应用得当,有助于医师灵活利用自己的指力、掌力、腕力,通过针体到达针尖,从而使针尖易于透皮,并透达至穴位深层,从而激发经气。

3.掌握针刺的方向和深浅

有经验的针灸师可通过持针之刺手,体察针刺方向、深浅及有效刺激量,尤其是针下如鱼吞饵的得气感。

4.催气、守气、行气

刺入一定深度后,刺手持针应用各种手法,可激发和维持针感,并使其循经传导甚而气至病所。

(三)注意事项

1.持针必须端正安静

刺手持针,进针前要调神安息,进针时宜心、手配合,进针后仍须全神贯注,如此才能达到针刺有效的目的。

2.持针必须正指直刺

刺手持针宜将针柄(或针体)固定,以保持针体端直坚挺,不致弯曲、歪斜。

二、押手法

押手法是医师用手按压、循摄穴位皮肤和相关经脉,以协同刺手进针行针的方法。临床常用左手按压、爪切穴位,称为押手。针刺时押手的正确运用,有揣穴定位、爪切固定、减轻疼痛、激发经气等实际意义。历代医家如窦汉卿、杨继洲、高武、汪机,以及近现代医家周树冬、赵缉庵、陈克勤等均重视押手的应用,在具体操作上又有较多补充和发展。

(一)方法

押手一般可分为指按和掌按两法,常用左手按压、爪切,也有用右手为押手者。

1.指按法

指按法为进针时用左手手指按压的方法。

(1)单指押手法:用左手拇指或示指定穴位后,用指尖按压、爪切穴位。适用于一般情况。

(2)双指押手法:用左手拇指、示指按住穴位两侧,并向外用力将皮肤撑开,以固定穴位,便于进针。适用于肌肉松弛、肥厚处的穴位,以及长针深刺。

2.掌按法

掌按法为用左手手掌按压穴位左下方,以固定穴位、协同进针的方法。

(1)左手掌位于穴位左下方,拇、示二指位于穴位上下,绷紧皮肤,固定穴位,其余三指自然屈曲或伸开放平,尽量扩大与皮肤接触的面积。进针时,可用其余三指在穴位周围等处频频爪刮、轻弹,或用力点按。押手与刺手同时用力向下,在双手配合下,针尖随之迅速透皮。

(2)左手掌位于穴位左下方,示、中二指位于穴位皮肤两侧,用示指重按穴位,中、示二指紧夹针体末端(近针尖处),再用左手拇指抵住右手的手掌心处,以协同右手进针。进针时,左手两指紧压穴位,拇指紧抵右手掌心,可减轻疼痛,固定穴位,尤宜于长针。这是近代医家赵缉庵常用的

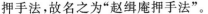

押手法,故名之为"赵缉庵押手法"。

(二)临床应用

1.揣穴定位

临床常用左手揣穴,取定腧穴的部位,或两手配合分拨、动摇、旋转、循按,使穴位显露,并避免刺入肌腱、血管、关节、骨骼等处而造成损伤。

2.减轻进针疼痛

用左手手指爪切或手掌按压穴位,或在进针时按揉穴位,使局部感觉减退,可减轻针刺疼痛,甚而达到无痛。双手配合,是无痛进针的重要方法之一。

3.辨别得气

进针之前用左手揣揉按压穴位,或在进针后用左手循摄穴位相关经脉,可激发经气,迅速获得针感,如左手指下有如动脉搏动一样的感觉,即是气至的征象。许多有经验的针灸医师,都通过手指触觉来体会"气至"感应,如穴周肌肉有抽动、跳动感等。

4.减轻组织损伤

临床正确应用押手固定穴位,可协同掌握针刺方向和深浅,减轻因手法过强而引起的肌肉挛缩和局部出血,从而减轻组织损伤所引起的疼痛,以及滞针、弯针、折针等意外情况的发生。

(三)注意事项

(1)一般情况下,应双手协同进针,左手按穴,右手持针刺入。如双手同时持针操作,可分别用左右手的小指或无名指按压穴位,以代替押手。

(2)押手用力宜与刺手配合,适度而施。或双手同时用力下压,或左手稍稍放松、右手持针向下刺入,总以方便进针为原则。

三、进针法

进针法又称下针法,是将毫针刺入穴位皮下的技术方法。临床常用的进针法有双手、单手、管针3类。若从进针速度而言,又有快速进针与缓慢进针的区别。不论哪一种进针法,其关键在于根据腧穴部位的解剖特点,选择合适的毫针,并重视"治神"和左右手的配合,以达到无痛或微痛的进针。

历代医家重视进针方法的应用,但多散见于文献各处。唯清代周树冬《金针梅花诗钞》中专列"进针十要",分为端静、调息、神朝、温针、信左、正指、旋捻、斜正、分部、中的等十方面内容,对临床从事针灸工作者有一定指导意义。现代各家尤其重视无痛进针,在快速进针等法的应用方面有较多发展。

(一)方法

1.双手进针法

双手进针法即左手按压爪切,右手持针刺入,双手配合进针的操作方法。

(1)爪切进针法:又称指切进针法,临床最为常用。左手拇指或示指的指甲掐切固定针穴皮肤,右手持针,针尖紧靠左手指甲缘速刺入穴位(图12-7)。

(2)夹持进针法:多用于3寸以上长针。左手拇、示二指捏持针体下段,露出针尖,右手拇、示二指持针柄,将针尖对准穴位,双手配合,迅速将针刺入皮内,直至所要求的深度(图12-8)。

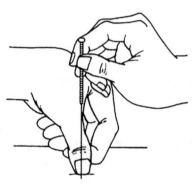

图 12-7　爪切进针法

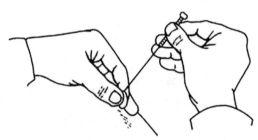

图 12-8　夹持进针法

（3）舒张进针法（图 12-9、图 12-10）：左手五指平伸，示、中二指分张置于穴位两旁以固定皮肤，右手持针从左手示、中二指之间刺入穴位。行针时，左手中、示二指可夹持针体，防止弯曲。此法适用于长针深刺。对于皮肤松弛或有皱褶处，用左手拇、示二指向两侧用力，绷紧皮肤，利于进针，多用于腹部穴位的进针。

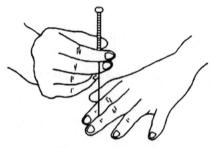

图 12-9　舒张进针法

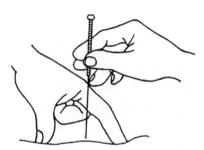

图 12-10　舒张进针法

（4）提捏进针法（图 12-11）：左手拇、示二指按着针穴两旁皮肤，将皮肤轻轻提捏起，右手持针从提起部的上端刺入。此法多用于皮肉浅薄处，如面部穴位的进针。

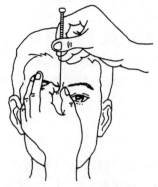

图 12-11　提捏进针法

2.单手进针法（图 12-12）

多用于较短的毫针。用右手拇、示二指持针，中指端紧靠穴位，指腹抵住针体中段；当拇、示二指向下用力按压时，中指随之屈曲，将针刺入，直刺至所要求的深度。此法三指两用，在双穴同进针时尤为适宜。

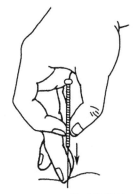

图 12-12　单手进针法

尚有梅花派单手进针法,其操作技术为用拇、示二指夹持针体,微露针尖两三分;用中指尖在针穴上反复揣摩片刻,发挥如同左手的作用,使局部有酸麻和舒适感。然后将示指尖爪甲侧紧贴在中指尖内侧,将中指第 1 节向外弯曲,使中指尖略离开针穴中央,但中指指甲仍紧贴在针穴边缘,随即将拇、示二指所夹持的针沿中指尖端迅速刺入,不施旋捻,极易刺入。针入穴位后,中指即可完全离开应针之穴,此时拇、示、中三指即可随意配合,施行补泻。

3.管针进针法(图 12-13)

将针先插入用玻璃、塑料或金属制成的比针短 3 分左右的小针管内,放在穴位皮肤上,左手压紧针管,右手示指对准针柄一击,使针尖迅速刺入皮肤,然后将针管去掉,再将针刺入内。此法进针不痛,多用于儿童和惧针者。也有用安装弹簧的特制进针器进针者。

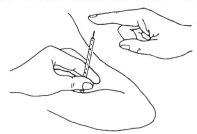

图 12-13　管针进针法

4.快速进针法

除上述爪切进针、夹持进针、管针进针之外,还可采用以下两种方法快速刺入。

(1)插入速刺法:医师用右手拇、示二指捏住针体下端,留出针尖两三分,在穴位切痕上猛急利用腕力和指力快速将针尖刺入皮肤。

(2)弹入速刺法:左手持针体,留出针尖两三分,对准穴位;右手拇指在前、示指在后,呈待发之弩状,对准针尾弹击,使针急速刺入皮下。可用于 2 寸以下的毫针,对易晕针者和小儿尤宜。

5.缓慢进针法

原则上进针宜迅速穿皮而无痛,但对于一些特殊部位仍宜缓慢进针,亦即"下针贵迟,太急伤血"之义。

(1)缓慢捻进法:左手单指爪切或双指舒张押手,右手持针稍用压力,轻微而缓慢地以＜45°角的手法,均匀捻转针柄,边捻边进,使针体垂直于皮肤,渐次捻刺皮内。进针时,不要用力太猛,捻转角度不可太大。

（2）压针缓进法（图 12-14）：右手拇、示二指持针柄，中指指腹抵住针体，用腕力和指力不捻不转，缓慢进针匀速压入穴位皮内。针刺入皮内后，不改变针向，如遇有明显阻力或患者有异常感觉时，应停止进针。进针后不施捻转、提插手法。适用于眼眶内穴位及天突穴等。

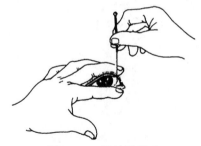

图 12-14　压针缓进法

（二）临床应用

进针法的合理应用，旨在刺入部位正确，透皮无痛或微痛，迅速取得针感。为此，根据不同情况选择应用相应的进针法，可达到以上所述的目的。

1.针具长度

2 寸以内的毫针，可采取爪切进针、单手进针和快速进针。2.5 寸以上的毫针，则宜采取夹持进针、缓慢捻进等进针法。

2.患者体质

小儿和容易晕针者，宜采用管针进针法；成人和针感迟钝者，则可采用其他各种进针法。

3.腧穴部位

腹部穴位及肌肉松弛处宜用舒张进针法，面部穴位及肌肉浅薄处宜用提捏进针法，眼眶内穴位及一些特殊穴位（天突）则宜用压针缓进法。目前，临床较常用的是爪切进针法、快速插入法和缓慢捻进法。

（三）注意事项

（1）进针必须持针稳，取穴准，动作轻，进针快（个别亦须慢）。

（2）进针必须手法熟练，指、腕、掌用力均匀。在双手进针时，押手爪切按压，刺手持针刺入，相互配合。

（3）进针前要对患者做好安慰工作，要求医患双方配合，进针时患者体位合适，切莫随意变动。

（4）进针时可配合咳嗽、呼吸等法，以减轻进针疼痛。随咳下针，还可激发经气。如针刺头额等痛觉敏感处，可屏息以缓痛。

（田爱红）

第三节　针刺方向和深浅

进针入穴后，根据针刺治疗的要求和腧穴部位的特点，正确掌握针刺的方向和深浅，并根据针刺感应和补泻法等具体情况，适度调节针向和深浅，是获得、维持和加强针感的重要措施。

一、针向法

在进针和行针过程中,合理选择进针角度,以及时调整针刺方向,以避免进针疼痛和组织损伤,获得、维持与加强针感的方法,即所谓针向(针刺方向)法。

(一)方法

1.进针角度选择法

进针角度选择法指进针时可根据腧穴部位特点与针刺要求,合理选择针体与表皮所形成角度的方法。一般分为直刺、斜刺和横刺 3 种(图 12-15)。

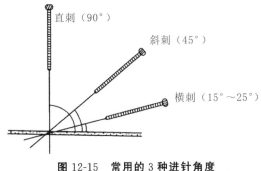

直刺(90°)

斜刺(45°)

横刺(15°～25°)

图 12-15　常用的 3 种进针角度

(1)直刺法:将针体垂直刺入皮肤,针体与皮肤成 90°。适用于大多数穴位,浅刺与深刺均可。

(2)斜刺法:将针体与皮肤成 45°左右,倾斜刺入皮肤。适用于骨骼边缘和不宜深刺者,如需避开血管、肌腱,也可用此法。

(3)横刺法:又称沿皮刺、平刺或卧针法。沿皮下进针,横刺腧穴,使针体与皮肤成 15°左右,针体几乎贴近皮肤。适用于头面、胸背及皮肉浅薄处。

2.针向调整法

针向调整法指针刺入穴位后,根据针感强弱及其传导方向等情况,以及时提针、调整针向以激发经气的方法。

(1)针向催气法:在针刺入穴内一定深度,行针仍不得气,或针感尚未达到要求时,可提针至浅层,呈扇状向穴位深层再度刺入。

(2)针向行气法:行针得气后,为促使针感传导、控制感传方向,可扳倒针体、调整针向,使针尖对准病所(或欲传导之方向),再次刺入或按针不动。常配合应用摆、努、按、关闭、循、摄等辅助手法。

(二)临床应用

1.保证针刺安全,避免针刺疼痛

针刺时根据不同穴位组织结构与生理特点,严格掌握进针角度和针刺方向,可避免针刺疼痛和组织损伤,防止重要脏器的损伤。如肺俞、风门宜微斜向脊柱直刺 5 分至 1 寸,不可深刺以免损伤肺脏。哑门穴宜对准口部、耳垂水平进针,直刺 1 寸,不可向内上方深刺,以免损伤延髓。

2.通经导气

采取适当针刺方向,将针尖对准病所,再施行各种手法如循、摄、弹、摆、搓、捻转、按压关闭等,可促使经气运行,达到气至病所的目的。在得气基础上,针尖向上可使气上行,针尖向下可使气下行,往往较单纯应用循、摄等法为佳。

3.有效地发挥腧穴治疗作用

通过不同针向的针刺,可达到不同的针感,从而扩大腧穴主治范围,发挥其治疗作用。如秩边穴直刺,针感向下肢放射至足跟,可治下肢疼痛、瘫痪;向会阴部方向斜刺,针感可向外生殖器放射,治生殖器疾病;向内下方斜刺,针感向肛门部放射,可治脱肛、痔疮。

4.透穴而起到一针多穴作用

根据不同治疗要求,采取不同针向,一针透多穴,临床可用直刺、斜刺、沿皮刺,以及单向透刺、多向透刺等方法,疏通经络,调整气血运行,促使针感扩散、传导,达到更佳的治疗效应。

(三)注意事项

(1)针刺方向要根据施术部位、腧穴特点、病情需要、患者体质、形体胖瘦等具体情况决定,选择合适的角度进针。

(2)针刺方向要以能否得气为准则,不得气时要调整方向,使气速至,得气后则应固定针向,守气调气。

二、针刺深浅法

针刺深浅法是根据腧穴部位特点和病情需要,在针刺得气取得疗效前提下,结合患者体质、针刺时令等因素,正确掌握针刺深度的方法。

在皇甫谧《针灸甲乙经》卷三中,有342穴针刺深度的记述,后世诸家大多以此为据。近代以来,各穴针刺深度大多有增无减。但必须指出,针刺深浅应该正确掌握,以确保安全而取得针感为原则。

(一)方法

1.依据腧穴部位定深浅

一般肌肉浅薄,内有重要脏器处宜浅刺;肌肉丰厚之处宜深刺。如头面、胸背部及四肢末端腧穴当浅刺,腰背、四肢、腹部穴位可适当深刺。此即"穴浅则浅刺,穴深则深刺"。此外,还应根据经脉阴阳属性来掌握针刺深浅。一般来说,阳经属表宜浅刺,阴经属里宜深刺。

2.依据疾病性质定深浅

热证、虚证宜浅刺,寒证、实证宜深刺。如"脉实者,深刺之,以泄其气;脉虚者,浅刺之,使精气无得出。""气悍则针小而入浅,气涩则针大而入深。"表证,可浅刺以宣散;里证,宜深刺以调气等。总之,应辨疾病证候之性质来选择针刺深浅。

3.依据疾病部位定深浅

一般病在表、在肌肤宜浅刺,在里、在筋骨、在脏腑宜深刺。"刺骨者,无伤筋;刺筋者,无伤肉;刺肉者,无伤脉;刺脉者,无伤皮;刺皮者,无伤肉;刺肉者,无伤筋;刺筋者,无伤骨。"

4.依据体质定深浅

一般肥胖、强壮、肌肉发达者,宜深刺;消瘦、虚弱、肌肉脆薄者,宜浅刺。成人宜深刺,婴儿宜浅刺。

5.依据时令定深浅

"春夏宜刺浅,秋冬宜刺深。""春气在毛,夏气在皮肤,秋气在分肉,冬气在筋骨,刺此病者各以其时为齐。故刺肥人者,以秋冬之齐;刺瘦人者,以春夏之齐。"《难经·七十难》解释说:"春夏者,阳气在上,人气亦在上,故当浅取之;秋冬者,阳气在下,人气亦在下,故当深取之。"

6.依据得气与补泻要求定深浅

针刺后浅部不得气,宜插针至深部以催气;深部不得气,宜提针于浅部以引气。有些补泻方法要求先浅后深,或先深后浅,此时应依据补泻要求定针刺深浅。

(二)临床应用

1.深浅刺法

根据病变深浅,分别采用浅刺与深刺,以治皮、肉、筋、脉、骨之疾。浅刺如毛刺、半刺、浮刺,深刺如输刺、短刺、关刺等;并灵活选择针具,浅刺用短毫针、锟针和皮肤针,深刺用较长的毫针、芒针等。

2.深浅补泻

结合营卫、徐疾等补泻法,补法从卫分(浅层)候气,泻法从营分(深层)候气。补法由浅层逐渐深入,三部进针,一部退针;泻法由深层逐渐退出,一部进针,三部退针。

3.透穴刺法

应根据病变深浅和腧穴部位特点,采取直刺深透、斜刺平透、横刺浅透。病在浅表、皮薄肉少,宜在浅层沿皮透刺,如地仓透水沟;病在肌肉、四肢穴位,宜斜刺平透,如合谷透后溪;病在肌腱关节,可直刺深透,如肩髃透极泉。

4.取穴处方

浅刺取穴宜多,可反复多行捻转,适用于病变后期、正气不足者;深刺取穴宜少,中病即止,注意掌握深度,勿盲目提插捻转,适用于病变进行期、邪气炽盛者。

5.深刺处方

如治中风假性延髓性麻痹吞咽困难,翳风穴用3寸针,向喉结方向进针2.25寸,行小幅度、高频率捻转手法,配风池、完骨、内关、天柱、合谷、太冲等可取得佳效。针刺翳风穴深部可及颈内动脉,风池穴深部有椎动脉、椎静脉,从而可改善椎-基底动脉及颈内动脉的血液循环,获得临床效果。

又如通阳要穴大椎,取用以治阳气失于温通之阳气郁闭证时,可在保证安全前提下适当深刺(一般可刺2寸)。并因其针刺角度不同而使针感向不同方向传导,从而达到预期的临床疗效。

(三)注意事项

(1)针刺深浅应以得气为准,并根据治疗要求,结合针刺方向和手法操作来掌握。

(2)针刺深浅宜确保安全,在各穴深浅分寸的标准范围内掌握。如确需深刺并超过界定范围者,必须认真仔细体察针下感觉,在充分掌握局部解剖特点的前提下进行操作,以免损伤重要脏器、血管、神经等组织。

(3)针刺深浅以病位深浅、病证虚实寒热为关键,病深则深刺,病浅则浅刺,以免犯"虚虚实实"之戒。

(田爱红)

第四节　提插和捻转

进针后施以一定手法,促使针下得气,气至后又可行针,以加强针感。其基本手法是提插和捻转。提插和捻转手法,既可单独施行,又可合并运用。在临床上,提插、捻转兼施,用力均匀,速度缓慢,手法平和,即所谓导气法。

一、提插法

提插法包括上提和下插两个动作,即针体在腧穴空间上下的运动。《灵枢·官能》篇有"伸"和"推"的方法,但尚未述及提插之名。实际上,伸就是提,推就是插。提插法常称为提按法,琼瑶真人《琼瑶神书》就有"提提、按按"之称。提针和插针两者相对,一上一下,是进针达到一定深度后,在所要求的层次或幅度内反复操作的手法,与分层进退针不可混淆。

提插是针刺过程中具体行针的基本手法,陈会《神应经》用以催气,杨继洲《针灸大成》用以行气,泉石心《金针赋》则结合在"龙虎龟凤"四法中。后世在"推而内之是谓补,动而伸之是谓泻"(《难经·七十八难》)的启发下,将提插法应用于针刺补泻,发展为单式补泻手法的一种,并与徐疾、捻转、呼吸、九六补泻等结合,构成烧山火和透天凉等各种复式补泻手法。所以杨继洲《针灸大成》有"治病全在提插"之说,可见其在针刺过程中具有重要作用。

(一)方法

1.提插法(图 12-16)

进针后,将针从浅层插至深层,再由深层提到浅层。前者为下插,又谓内、入、按、推;后者为上提,又称出、伸、引。下插与上提的幅度、速度相同,均匀不分层操作。如此一上一下均匀的提插动作,是为提插法。

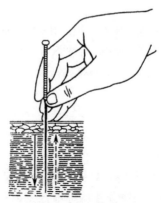

图 12-16　提插法

2.分层呼吸提插法

提插结合患者呼吸,并分层操作,提针与插针并无用力之不同。如先在人部(穴位中层)得气后,趁患者吸气时,提针退至天部;或趁患者呼气时,将针插至地部。如此反复进行,可促使经气运行。

(二)临床应用

1.催气

针刺未得气,可用提插、捻转结合,促使气至。单独运用提插手法,也有催气作用。

2.行气

在针刺得气基础上,针体在 1 分左右范围内连续均匀提插,可使针感扩散。《针灸大成》云:"徐推其针气自往,微引其针气自来。"此即指提插可以行气,可使针感扩散,甚至循经感传、气至病所。提插亦可配合呼吸,如此则激发经气的作用更加明显。

(三)注意事项

(1)提插作为基本手法时,指力要均匀,提插幅度一般以 3～5 分为宜,不可过大。同时频率也不宜过大。

(2)提插幅度大(3～5 分),频率大(120～160 次/分),针感即强;反之,提插幅度小(1～2 分),频率小(60～80 次/分),针感相对较弱。因此,需根据患者体质、年龄与腧穴部位深浅,乃至病情缓急轻重、接受针刺的次数(初诊、复诊)而逐步调节提插的幅度与频率。

(3)提插又称提按:提并不是要拔针外出,与出针不同;插也不是使针直入,仅是按插针体,使其下沉。

(4)肌肉菲薄的穴位,用提插宜慎,一般可用捻转法代替。

二、捻转法

捻转法(图 12-17)是拇、示二指持针,捻动针体使针左右均匀旋转的手法。作为一种基本手法,《灵枢·官能》篇云:"切而转之""微旋而徐推之"。其中的旋和转,即指捻转针体的动作。《黄帝内经》中有关捻转针体动作的描述,尚无左转、右转的区别,尽管后世有以左转、右转针体来注释《黄帝内经》针刺补泻手法的,但毕竟无可靠的文献依据。直至金代,窦汉卿《针经指南》才以左转、右转的动作来区别针刺补法和泻法,从而发展为捻转补泻手法。捻转又称为撚,临床应用广泛。除捻转可以进针之外,还可配合提插以催气,配合针向与呼吸行气。

(一)方法

作为基本手法的捻转,即针体进入穴位一定深度以后,用拇指和示指持针,并用中指微抵针体,通过拇、示二指来回旋转捻动,反复交替而使针体捻转。

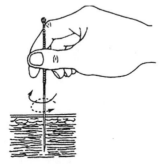

图 12-17　捻转法

捻转时,拇指与示指必须均匀用力,其幅度与频率可因人而异。患者体弱,对针刺敏感者,捻转幅度小(180°),频率小(60～80 次/分);患者体强,对针刺不太敏感者,捻转幅度大(360°),频率大(120～160 次/分)。因其用力均匀,左右交替旋捻,无左转与右转用力之别,故有人称为"对称捻转术"。

(二)临床应用

1.进针

捻转进针是临床常用的方法,一般可用轻微、缓慢、幅度＜90°的捻转手法进针。

2.催气

针刺至一定深度,患者尚未得气时,可将针上下均匀地提插,并左右来回地做小幅度的捻转,如此反复多次,可促使针下得气,是目前临床常用的催气法。

3.行气

(1)配合呼吸:呼气时,拇指向前用力大些,向后用力小些,如此捻转,以左转为主,经气可向穴位下方传导。吸气时,拇指向后用力大些,向前用力小些,如此捻转,以右转为主,经气可向穴位上方传导。

(2)配合针刺方向(针尖):即利用针刺方向行气,出现针刺感应循经传导时,将针体连续捻转,幅度稍大时,使针下有紧张感,往往可促使针感进一步循针尖方向扩散,甚至达到"气至病所"的效果。

4.针感保留与消减

将出针时,用力持针向一个方向捻针,然后迅速出针,可使针感保留。针感保留的强弱程度及时间长短,与用力和捻转幅度有关。如将出针时,针感过强,患者难以忍受,医师可用极轻微的指力持针,均匀反复捻转针体,针感即可迅速减轻或消失。

(三)注意事项

(1)以拇指和示指末节的指腹部来回捻转。

(2)捻转的幅度一般掌握在180°左右,最大限度也应控制在360°以内。具体情况须根据治疗目的、患者体质及耐受度而定。

(3)捻转时切忌单向连续转动,否则针体容易牵缠肌纤维而使患者感到局部疼痛,并造成出针时的困难。

(4)捻转手法应轻快自然,有连续交替性,不要在左转与右转之间有停顿。

三、导气法

导气法是徐入徐出,缓慢地由穴位浅层进入至深层,由深层退出至浅层,不具有补泻作用的针刺手法。在临床上,本法常用于气血逆乱、清浊相干,以及虚实病证表现不明显者。导气之名,"徐入徐出,谓之导气,补泻无形,谓之同精,是非有余不足也。"导,有引导义。导气之旨,在于引导脏腑经络中互扰乖错的清浊之气,恢复正常的阴阳平衡状态。金元李东垣阐发经旨,重视气机升降,立法升清降浊,以"导气"针法和药物同用,来治疗各种病症。明代高武《针灸聚英》专列"东垣针法"一节,详明五乱导气针法之要诀。刘纯《医经小学》平针法,按天、人、地三部徐徐而入,再按地、人、天三部徐徐而出,是属导气法。今人论平补平泻,云进针后"再作均匀地提插捻针,使针下得气,然后根据情况,将针退出体外,这种方法主要用于虚实不太显著或虚实兼有的病证"。这种以得气为度的手法,不具有补泻作用,手法平和,应属本法。

(一)方法

1.导气法

根据从阳引阴、从卫取气、从阴引阳、从营置气的原则,在进针得气后做导气手法。由天部徐徐进针至地部,再从地部徐徐退针至天部;或由地部徐徐退针至天部,再从天部徐徐进针至地部。每进退1次需时3～4分钟,每1次为导气1°。可反复行针3°～5°。每度导气可留针3～5分钟后,再行下一度导气手法,也可连续操作。待导气完毕后,留针15～20分钟。

2.平补平泻法

进针至穴位一定深度,用缓慢的速度,均匀平和用力,边捻转、边提插,上提与下插、左转与右转的用力、幅度、频率相等,并注意捻转角度要在90°～180°,提插幅度尽量要小,从而使针下得气,留针 20～30 分钟,再缓慢平和地将针渐渐退出。

(二)临床应用

1.催气、守气

如针刺尚未得气时,可用本法催气,促使针下得气;如已得气,可用以维持与保留针感。

2.适用病症

本法可用于虚实不太明显或虚实相兼的慢性病症,如郁证、瘿病、慢性喉痹、癫病、脏躁、遗精等。尤其适用于清浊相干、气乱于脏腑经络的病症,如胸痹、咳嗽、脘痞、胀满、痹证等。在临床上,可根据脏病取背俞、腑病取募穴,经脉病取荥、输穴(以输穴为主)的原则来取穴,远取与近取结合组方,施以本法每有佳效。

(三)注意事项

(1)本法操作的全过程,医师必须全神贯注,用力均匀,进、退针的方向和每度导气的针刺深度要保持一致。

(2)注意"徐入徐出",进入针与退出针的时间相等,用力均匀,速度缓慢,始终如一。本法不同于徐疾补泻(进针、退针两者时间不等),也不同于提插补泻(提针、插针用力大小不等,速度有快、慢之分)。

(3)手法平和,有连续性,务使针感舒适,不宜过强(补泻无形)。

(4)根据不同情况决定留针时间长短,一般可留针 20～30 分钟。

(卢　朋)

第五节　留针和出针

在针刺得气以后,可根据病情需要,将针留置穴内或取出穴外,前者称为留针,后者称为出针。留针与出针两法,在临床上是加强针刺感应,协助针刺补泻,提高针刺疗效的又一重要方法,不可忽视。

一、留针法

留针法是针刺得气以后,将针体留置穴内,让它停留一段时间后,再予出针的方法。临床可分为静留针法和动留针法两种,根据病情和患者体质不同而分别使用。此外,还有不少患者并不适宜留针,有的留针反而会影响疗效。因此,对是否需要留针,以及留针时间的长短,都必须辨证而施,不可机械。

留针法为历代医家所重视。在《黄帝内经·灵枢》81 篇经文中,言及留针法应用的就有29 条之多。如《灵枢·本输》篇根据四时阴阳之序指出:"冬取诸井诸腧之分,欲深而留之。"《灵枢·经脉》篇则认为,热证宜疾出针,寒证宜久留针。此外,还有依据患者形体肥瘦等具体情况来决定留针与否的经文。

对于留针法的应用,承淡安《中国针灸学》将其分为置针术和间歇术,前者即静留针法,后者即动留针法。他认为,置针术可抑制镇静,间歇术则以兴奋为目的。

（一）方法

根据留针期间是否间歇行针，可分为以下两类方法施用。

1.静留针法

针刺入穴内，让其安静自然地留置一段时间，其间不施行任何针刺手法。《素问·离合真邪论》所云"静以久留"，即是此例。静留针法，又可根据病证情况的不同，分别采取短时间静留针和长时间静留针法。短时间静留针法，可静留针20分钟至1小时；长时间静留针法，可静留针几小时，甚而几十小时，现代大多用皮内针埋植代替。

2.动留针法

将针刺入穴内，得气后仍留置一段时间，其间间歇行针，施以各种手法。短时间动留针法，可留针20～30分钟，其间行针1～3次；长时间动留针法，可留针几小时，甚而几十小时，每10～30分钟行针1次，在症状发作时尤当及时行针，加强刺激量。

（二）临床应用

1.候气

进针至穴内一定深度后，可静以留针，以候气至。《素问·离合真邪论》所云"静以久留，以气至为故，如待所贵，不知日暮"就是这种候气法。候气时，可以采用静留针，也可采用捻转、提插结合以催其气至。

2.守气和行气

留针期间静而留之，保持针体在穴内深度不变，或手持针柄运气于指下，并治神调息，以维持针感，是为守气之法。留针期间，调整针刺方向与深浅，或采用相应的手法间歇行针以加强针感，促使针感循经传导，是为行气。

3.协调补泻

虚寒证用各种针刺补法后，再予留针，有的在留针一段时间后可出现针下热感，正气得以充实。实热证用各种针刺泻法后，再予留针，有的在留针期间可出现针下凉感，邪气得以清泄。

4.辨证施用

留针需根据患者的具体情况而施用。急性病症或慢性病急性发作，如急性细菌性痢疾、急腹症、哮喘和坐骨神经痛等症状发作时，宜长时间行动留针法；慢性病患者一般采用静留针法，体弱不耐针刺者可短时间静留针，顽固性病症如头痛、久泻、慢性鼻炎等，可采取长时间静留针法。头皮针、耳针或远道刺、巨刺时，留针期间可配合病所运动、导引、按摩诸法。正气不虚，症状不显著，常采用短时间动留针法。留针应根据病证性质而施，里证、阴证、寒证宜久留针，表证、阳证、热证宜短时间留针，甚而不留针。留针还必须因人、因时制宜。婴幼儿不宜留针，可浅刺、疾刺；老年人、体虚者可短时间留针；青壮年则可留针时间适当延长。春夏季留针时间宜短，秋冬季留针时间则可适当长些。

（三）注意事项

1.根据患者针感和针刺耐受性来掌握

针感显著、气至病所，或对针刺不能耐受者，宜短时间留针，甚而不予留针。针感不显、感应迟钝，或对针刺有较强耐受性者，可采用长时间留针或间歇行针。

2.根据治疗要求正确使用

针刺已达到治疗目的，所谓"中病"者，如仍留针不去则会损伤正气。如针刺未达到治疗目的，留针时间过短，又易造成邪气滞留、病情反复等不良后果。

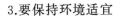

3.要保持环境适宜

一般而言,留针大多取患者卧位的姿势,患者应保持体姿舒适平稳,避免乱动、乱碰,以免滞针、弯针、折针等。留针时,诊室要保持安静,空气要保持清新,气氛良好,以免影响患者情绪。冬春寒冷季节,留针时要保持室内温度,对虚寒者尤须覆盖衣被以保暖。

二、出针法

出针是毫针技术操作过程的最后步骤,是针刺达到要求后将针取出的方法。在临床上,出针法应根据病证虚实、患者体质、针刺深浅和腧穴特点等具体情况正确施行,否则会影响疗效,甚而引起出血、血肿、针刺后遗感等不良后果。

《灵枢·邪气藏府病形》云:"刺滑者,疾发针而浅内之,以泻其阳气而去其热。刺涩者,必中其脉,随其逆顺而久留之,必先按而循之,已发针,疾按其痏,无令其血出,以和其脉。"经文中的"发针"即是出针。《素问·针解》云:"徐而疾则实者,徐出针而疾按之;疾而徐则虚者,疾出针而徐按之。"这都说明出针的快慢宜以脉象之滑涩、病证之虚实等为依据。

泉石心《金针赋》云:"出针贵缓,太急伤元气。"历代针家都强调指出,出针不可草率从事,否则容易耗伤气血,影响疗效。在现代临床上,对出针法又有发展。如高玉椿主张出针当重视先后顺序,有升降出针法的区别;而李志道则根据病情缓急,采用阴性和阳性不同的出针法。

(一)方法

1.双手出针法

出针前,稍捻针柄,待针下轻松滑利时方可出针。出针时,左手持一消毒干棉球按压穴位(或夹持针体底部),右手拇、示二指持针柄,捻针退出皮肤。出针后,虚证宜速按针孔以防气泄;实证则摇大针孔,暂不按针孔,以祛邪。

2.单手出针法(梅花派)

用左手或右手拇、示二指捻动针柄,轻轻提针外出,中指则按住针孔旁的皮肤,略施力按摩或按压不动,以免肌肉随针牵起,再逐步或一次外提。出针后迅即用中指按压针孔或不按针孔。此法可用于左右手同时出针。

3.快速出针法

左手用干棉球按压腧穴旁,右手快速拔针而出。此法具有不疼痛、出针快的特点,适用于浅刺的腧穴。

4.缓慢出针法

左手用干棉球按压腧穴旁,右手持针先将针退至浅层,稍待片刻后缓缓捻针退出。此法可防止出针后出血,减轻针刺后遗的麻、胀、重、痛等不适感,不伤气血。

(二)临床应用

在临床上,出针法应根据病证虚实、病情缓急等情况正确施行。

出针补泻法:虚证宜徐出针而疾按针孔,为补法;实证宜疾出针而徐按针孔(或不按针孔),为泻法。

(三)注意事项

1.出针前应注意针下感觉

一般而言,只有在针下感觉松动滑利时,方可出针。如针下沉紧,推之不动,按之不移,多为邪气未退、吸拔其针,或真气未至,或肌肉缠针产生滞针现象。此时不可出针,宜留针以候邪气退、真气至,或循、切经络腧穴周围,使气血宣散。滞针者可在针旁 5 分处再进一针,或左右前后各进一针,分别摇动捻转,使肌肉松弛,再逐步将针退出。必须注意的是,此时退针宜缓,退出些许,留针片刻,不得孟浪,以免折针、弯针。

2.出针时应注意用力轻巧

不论是快速出针,还是缓慢出针,都应柔和、轻巧、均匀捻动针柄,将针取出。如遇有阻力,宜稍停后再按一般方法施术。如用力过猛,往往会引起疼痛、出血及针刺后遗感。

3.头、目等部位应注意针孔按压

对于头皮、眼眶等易出血的部位,出针时尤其要注意缓缓而行,同时左手要用力按压针孔,出针后尤须用干棉球按压较长时间,以免出血或血肿。对于留针时间较长,出针后亦应着力按压针孔。

4.出针当重视先后顺序

一般而言,出针应按"先上后下、先内后外"的顺序进行。也就是说,先取上部的针,后取下部的针;先取医师一侧的针,后取另一侧的针。

5.针刺后遗感的处理

出针后,如针孔局部或循经上下胀、痛、麻木而难忍受,可用一手指轻微按揉落零五穴(手背第 2、3 掌骨间,指掌关节后 1 寸处)片刻,或针刺之,即可使其消减。此外,亦可在腧穴四周进行按摩,或循经上下推、按、敲、剁,以消减不适针感。

6.出针后患者须稍事休息

出针后不必急于让患者离去,当稍事休息,待气息调匀、情绪稳定后方可离去。有的患者出针后不久会出现晕针,有的患者出针后无局部出血或血肿,但过了片刻可能出血、血肿,因此出针后令患者休息,并严密观察,可防止意外发生。

(卢　朋)

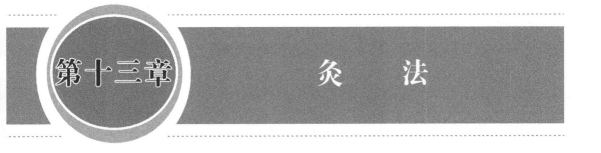

第十三章　灸　法

第一节　灸法临床基础

一、灸法材料和分类

灸法古称灸焫。《说文解字》云："灸，灼也，从火音久，灸乃治病之法，以艾燃火，按而灼也。"可见，灸法是用艾绒或药物为主要灸材，点燃后放置于腧穴或病变部位，进行烧灼和熏熨，借其温热刺激及药物作用，温通气血、扶正祛邪，以防治疾病的一种外治方法。

灸法可分为艾灸法和非艾灸法两大类。艾灸法以艾绒为灸材，是灸法的主要内容，可分为艾炷灸、艾条灸等。非艾灸法可用除艾叶以外的药物或其他方法进行施灸，有灯火灸、药线灸、药笔灸等。

（一）艾叶与艾绒

艾为自然生长于山野之中的菊科多年生灌木状草本植物，我国各地均有生长，但古时以蕲州产者为佳，故特称"蕲艾"。艾在春天抽茎生长，茎直立，高 60～120 cm，具有白色细软毛，上部有分支。茎中部的叶呈卵状三角形或椭圆形，有柄，羽状分裂，裂片椭圆形至椭圆状披针形，边缘具有不规则的锯齿，表面深绿色，有腺点和极细的白色软毛，背面布有灰白色绒毛，7～10 月开花。瘦果呈椭圆形。艾叶有芳香型气味，在农历的 4～5 月，当叶盛而花未开时采收。采时将艾叶摘下，晒干或阴干后备用。

1.艾叶化学成分

艾叶中纤维质较多，水分较少，还有许多可燃的有机物，是理想的灸疗原料。其化学成分见表 13-1。

表 13-1　艾叶的化学成分

成分	％
无氮素有机物	66.85
含氮素有机物	11.31
水分	8.98
溶醚成分	4.42
离子成分(包括钾、钠、钙、镁、铝)	8.44

2.艾叶的性能

艾叶气味芳香,味辛、微苦,性温热,具纯阳之性。艾叶经加工制成细软的艾绒,便于搓捏成大小不同的艾炷,易于燃烧;艾火燃烧时热力温和,能窜透皮肤,直达体表深部;艾产地广泛,易于采集,价格低廉。故从古至今,灸不离宗,艾是最常用的施灸材料。

3.艾绒的制备

每年农历的4～5月,采集肥厚新鲜的艾叶,放置日光下曝晒干燥,然后投于石臼中,用木杵捣碎,筛去杂梗,再晒、再捣、再筛,如此反复多次,即成为淡黄色、洁净、细软的艾绒。

艾绒按加工(捣筛)程度不同,有粗、细之分。粗绒多用做艾条或间接灸,细(精)绒则常用做直接灸。艾绒的质量以无杂质、柔软易团聚、干燥者为优,以含杂质、生硬不易团聚、湿润者为劣。后者燃烧时易爆裂,散落火花而灼伤皮肤,故不宜采用。新制艾绒内含挥发油较多,灸时火力过强,有失温和之性,常致患者不能耐受,故临证以陈久的艾绒为佳品。

4.艾绒的贮藏

艾绒其性吸水,易于受潮,平时应放在密闭的干燥容器内,置于阴凉干燥处保存;并于每年天气晴朗时重复曝晒几次,以防潮湿、霉烂或虫蛀,否则会影响燃烧与效用。

(二)艾绒制品

1.艾炷

以艾绒施灸时,所燃烧的圆锥体艾绒团称为艾炷,常用于艾炷灸。每燃尽1个艾炷,为1壮。

(1)艾炷规格:小炷重0.5 g,相当于中炷的一半,常置于穴位或病变部烧灼,常做直接灸用。中炷重1 g,炷高1 cm,炷底直径约1 cm,可燃烧3～5分钟,常做间接灸用。大炷重2 g,相当于中炷的1倍,常做间接灸用。艾炷无论大小,直径与高度大致相等。

(2)艾炷制作方法:有手工制作与艾炷器制作两种方法。①手工制作法:小炷可先将艾绒搓成大小适合的艾团,夹在左手拇、示二指指腹之间,示指要在上,拇指要在下,再用右手拇、示二指将艾团向内向左挤压,即可将圆形艾团压缩成上尖下平的三棱形艾炷,随做随用,至为简便。中炷、大炷则须将艾绒置于平板上,用拇、示、中三指边捏边旋转,将艾绒捏成上尖下平的圆锥体。(图13-1)要求搓捏紧实,能放置平稳,燃烧时火力由弱到强,患者易于耐受,且耐燃而不易爆。艾炷大小可随治疗需要而定。②艾炷器制作法:艾炷器中铸有锥形空洞,洞下留一小孔,将艾绒放入艾炷器空洞中,另用金属制成下端适于压入洞孔的圆棒,直插孔内紧压成圆锥体,倒出即成艾炷。用艾炷器制作的艾炷,艾绒紧密,大小一致,更便于应用。

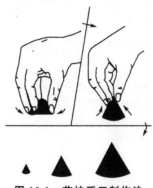

图13-1 艾炷手工制作法

2.艾条

艾条又名艾卷,系用艾绒卷成的圆柱形长条。一般长 20 cm、直径 1.5 cm,常用于悬起灸、实按灸等。根据内含药物之有无,可分为纯艾条和药艾条两种。

(1)纯艾条:取制好的陈久艾绒 24 g,平铺在长 26 cm、宽 20 cm、质地柔软疏松而又坚韧的桑皮纸上,将其卷成直径约 1.5 cm 的圆柱形艾条,越紧越好,用胶水或糨糊封口。

(2)药艾条:有以下 3 种。①常用药艾条:取肉桂、干姜、木香、独活、细辛、白芷、雄黄、苍术、没药、乳香、川椒各等分,研成细末。将药末混入艾绒中,每支艾条加药末 6 g。制法同纯艾条。②雷火神针:沉香、木香、乳香、茵陈、羌活、干姜、甲片各 15 g,研为细末,过筛后,加入麝香少许和匀。以桑皮纸 1 张约30 cm×30 cm 摊平,取艾绒 40 g 均匀铺于纸上,然后将药末 10 g 匀掺于艾绒中。再搓捻卷紧成爆竹状,外糊上桑皮纸 1 层,两头留空纸 3 cm,捻紧即成。阴干备用,勿令泄气。③太乙神针(韩贻丰《太乙神针心法》方):硫黄 6 g,麝香、乳香、没药、松香、桂枝、杜仲、枳壳、皂角、细辛、川芎、独活、甲片、雄黄、白芷、全蝎各 3 g,均研成细末,和匀。以桑皮纸 1 张约30 cm×30 cm 大小,摊平。先取艾绒 24 g,均匀铺于纸上;再取药末 6 g,均匀掺入艾绒中;然后卷紧如爆竹状,外用鸡蛋清涂抹;再糊上桑皮纸 1 张,两头留空纸 3 cm 左右,捻紧即成。阴干待用。

二、灸法作用和适用范围

根据艾灸法的作用特点,其适用范围以寒证、虚证、阴证为主,对慢性病及阳气虚寒者尤宜。

(一)艾灸法的作用特点

(1)艾灸法的作用主要是温热透达腧穴深部,以及艾叶芳香温通药性的综合效应。

(2)艾灸法的应用以经脉陷下、阴阳皆虚、络脉坚紧者为宜,如《灵枢·经脉》:"陷下则灸之。"

(3)艾灸法可治针刺或中药疗效不显者,亦即"针所不为,灸之所宜""凡病药之不及,针所不到,必须灸之"。在临床上,可以单用灸法,亦可先灸后针,先针后灸,针灸并用等。

(4)艾灸法主要用于寒证。《素问·异法方宜论》:"藏寒生满病,其治宜灸焫。"即是其例。

(二)适用范围

1.温经通络

温经通络适用于寒凝血滞、经络痹阻所致的风寒湿痹、痛经、经闭、寒疝、腹痛等。

2.祛风解表、温中散寒

祛风解表、温中散寒适用于风寒外袭之表证,脾胃寒盛的呕吐、胃痛、腹泻。

3.温肾健脾

温肾健脾适用于脾肾阳虚之久泄、久痢、遗尿、阳痿、早泄。

4.回阳固脱

回阳固脱适用于阳气虚脱之大汗淋漓、四肢厥冷、脉微欲绝。

5.益气升阳

益气升阳适用于气虚下陷之内脏下垂、阴挺、脱肛、崩漏日久不愈等。

6.消瘀散结、拔毒泄热

消瘀散结、拔毒泄热适用于疮疡、痈疽初起,疖肿未化脓者;瘰疬及疮疡溃后久不愈合者。

7.防病保健

灸法用于防病保健有着悠久的历史。孙思邈《备急千金要方·针灸上》云:"凡入吴蜀地宦游,体上常须三两处灸之,勿令疮暂瘥,则瘴疠、温疟、毒气不能着人。"

三、灸法禁忌证

(一)临时情况的禁忌
基本和毫针刺法禁忌一致,在过劳、过饥、过饱、醉酒、大渴、惊恐、大怒等情况下,不可施灸。

(二)病证禁忌
外感或阴虚内热证,咳血、中风闭证等,凡脉象数疾者禁灸。高热、抽搐或极度衰竭、形瘦骨弱者,亦不宜灸治。

四、灸法禁忌部位

古之禁灸穴,主要是指直接灸、化脓灸,与其说是禁灸穴,不如说是禁忌部位更合适。

(1)颜面部穴不宜着肤灸。

(2)腋窝、睾丸、乳头、会阴部均不可灸。

(3)心脏虚里处、重要脏器和大血管附近,动脉应手处,尽量不用艾炷直接灸,更不宜用瘢痕灸,可选用其他灸法或针刺等方法治疗。

(4)皮薄肌少、筋肉积聚部位,以及关节活动处不能行瘢痕灸等。

五、艾灸意外

艾灸可引起晕灸、变态反应、感染、中毒等不良反应。除皮肤感染外,均在此介绍。

(一)晕灸
晕灸和晕针一样,都是短暂性血管抑制性晕厥。其临床表现、发生原因、防治措施均与晕针相类似。大多发生在艾炷灸过程中,也有在灸后发生的,则称为延迟晕灸。

1.临床表现

(1)先兆期:头晕不适,眼花耳鸣,心悸胸闷,上腹不适,面色苍白,出冷汗,呵欠连连。有的无先兆表现。

(2)发作期:轻者头晕胸闷,恶心欲呕,肢体无力发凉,摇晃不稳,可伴瞬间意识丧失;重者意识丧失,昏仆不醒,唇甲青紫,冷汗淋漓,面色灰白,两眼上翻,二便失禁,也可有四肢抽搐。

(3)缓解期:及时处理恢复后,自觉疲乏无力,面色苍白,嗜睡,汗出,或仅轻度不适。

2.处理方法

(1)轻度:停止施灸,将患者扶至通风处,抬高两腿,头部放低,静卧片刻,给服温开水或热茶。

(2)重度:停止施灸后平卧,在百会穴行艾条雀啄灸,针刺水沟、涌泉,也可配合人工呼吸或注射强心剂。

3.预防措施

(1)心理预防:对猜疑、恐惧、情绪过度变化的患者,要做好心理安慰、语言诱导等工作。对性格内向、精神压抑者,可做松弛训练。对性格外向、急躁好动者,可用各种有效方法转移其注意力。

(2)生理预防:饥饿者灸前适量进食,过劳者要令其休息,恢复体力后再行施灸。对易晕灸者,要尽量采用侧卧位,简化灸穴,减少灸量。施灸结束后,稍事休息后再离开诊室,以免发生延迟晕灸。

（二）变态反应

1.临床表现

以过敏性皮疹为多见,表现为局限性红色小疹,或全身性风团样丘疹,周身发热,瘙痒难忍。甚而可有胸闷,呼吸困难,面色苍白,大汗淋漓,脉细微。多在艾灸后一至数小时发生,可反复出现。

2.处理方法

皮疹可在停用艾灸后数天内,自行消退。发生变态反应,可用抗组胺药、维生素C等,多饮水。如发热、奇痒烦躁等,可用皮质激素。当面色苍白、大汗淋漓、脉细微时,必要时可肌内注射肾上腺素或肾上腺皮质激素。

3.预防措施

对艾灸过敏者忌用之,对穴位注射过敏者则慎用之。在施灸过程中如见变态反应先兆,则立即停用艾灸。

（三）药物中毒

因药艾条中含有雄黄,点燃后可产生含砷的气体,经呼吸道吸入而引起砷中毒。

1.临床表现

可出现流泪、咽痒、呛咳等,随之发生流涎、头晕、头痛、乏力、心悸、胸闷、气急等,甚而可出现恶心、腹痛、吐泻、冷汗淋漓等。

2.处理方法

轻者用绿豆汤(200 g煮成500 mL)送服小檗碱片(每天6片,分3次服),重者应送医院抢救。

3.预防措施

要限制药艾条用量,每次不超过半支,对孕妇、过敏者禁用之。

（郑红伟）

第二节　灸法操作原则

一、选择方法

根据患者、病证、病种的不同,可选用不同的灸治方法。

（一）因人而宜

老人、小儿尽量少用或不用直接艾炷灸。糖尿病患者尽量不用着肤灸,以免皮肤感染伤口不易愈合。面部宜用艾条悬起灸或艾炷间接灸。

（二）因病而宜

化脓灸防治慢性支气管炎和哮喘有效。灯火灸或火柴灸,可治流行性腮腺炎、扁桃体炎,而铺灸则适用于类风湿关节炎等。慢性病多用温和灸、回旋灸和温针灸等,而急性病则多用着肤灸、雀啄灸等。

隔物灸和敷灸中所用的药物,皆按药物的性味、功能、主治等,予以选用,如甘遂灸多用于逐

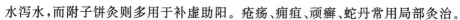

水泻水,而附子饼灸则多用于补虚助阳。疮疡、痈疽、顽癣、蛇丹常用局部灸治。

(三)因时而宜

艾灸常宜于午时阳气极盛之时,季节以春秋两季更佳。当然又需根据具体情况而定,或冬病夏治,或夏病冬治等。

(四)因法而宜

各种不同的灸法,有其不同的作用,可因法而选其适宜病症。如化脓灸引邪外出、开辟门户,灯火灸疏风解表、化痰定惊,温针灸温通经脉、活血化瘀,艾条温和灸则可行气活血。

二、掌握灸量

灸量是灸疗时刺激时间和刺激强度的乘积,取决于施灸的方式、灸炷的大小、壮数的多少,施灸时或施灸后刺激效应的持续时间等。掌握最佳灸量,可提高疗效,防止不良反应。

(一)灸量取用的原则

灸量指灸法达到的温热程度,不同的灸量可产生不同的治疗效果。下列两方面的因素与灸量密切相关。

1.艾炷、壮数

灸量一般以艾炷的大小和壮数的多少计算,炷小、火势小、壮数少则量小,炷大、火势大、壮数多则量大。艾条灸、温灸器灸以时间计算,太乙针、雷火针是以熨灸的次数计算。

2.疗程

灸量还与疗程相关。疗程长、灸量大,用于慢性病;疗程短、灸量小,多用于急性病。掌握灸量应根据患者的体质、年龄、施灸部位、病情等因素来综合考虑。

(二)灵活掌握灸量的方法

根据施灸部位、体质和年龄等,灵活掌握灸量,是临床治疗必须遵守的原则。现以艾炷灸为例加以说明。

1.施灸方法

艾炷直接灸时,可用小炷、中炷;间接灸则用中炷、大炷。

2.体质和年龄

青壮年、男性,初病、体实者,宜大炷、多壮;女性、儿童、老人,久病、体虚者,宜小炷、少壮。

3.施灸部位

头面、胸背,艾炷不宜大而多;腰背腹部,肌肉丰厚处,可用大炷、多壮;四肢末端,皮肉浅薄而多筋骨处,宜少灸。

4.病情

风寒湿痹,上实下虚者,欲温通经络,祛散外邪,或引导气血下行时,不过7壮,小、中炷即可,否则易使热邪内郁而产生不良后果。沉寒痼冷、元气将脱者,需扶助阳气、温寒解凝,非大炷多壮不能奏效。

5.天地自然环境

冬日灸量可大,夏日灸量宜小。北方寒冷,灸量可大;南方温暖,灸量宜小。

6.施灸次数

将规定的艾炷壮数,一次灸完的称顿灸,分次灸完的称报灸。对体质差或头面四肢部,可用报灸,分若干次灸完,以控制灸量、完成疗程,避免产生不良反应。

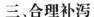

三、合理补泻

(一)根据辨证,选用不同的灸治部位

可起到补虚泻实、调和气血的目的。如涌泉穴用艾条雀啄灸或蒜泥敷灸,治疗鼻衄、咯血等,能起到清热泻火的作用。用百会穴雀啄灸或蓖麻子捣泥敷灸,治疗脱肛、遗尿,则起到补气升阳的作用。此外,《理瀹骈文》根据三焦辨证提出上焦病多用取嚏法(如皂角末涂鼻治感冒);中焦病多用填脐法(如填脐敷治腹痛);下焦病多用坐药、蒸洗法等,也可归属于灸法辨证施治的范畴。

(二)隔物灸与敷灸的补泻

要根据隔物灸和贴敷时所用的药物,按其性味、功能、主治等,予以选用。如选用偏重于泻的药物进行隔物灸或贴敷,就能起到泻的作用,如甘遂贴敷多用于逐水泻水,豉饼隔物灸则多用于散泄毒邪。选用偏重于补的药物进行隔物灸或贴敷,就能起到补的作用,如附子饼隔物灸多用于补虚助阳,蓖麻仁贴敷百会穴治疗胃下垂、子宫脱垂、脱肛等,能起到补气固脱的作用。

(三)艾卷灸的抑制和兴奋作用

抑制法为强刺激,用艾卷温和灸或回旋灸,每穴每次 10 分钟以上,特殊需要时可灸几十分钟;主要作用是镇静、缓解、制止,促进正常的抑制作用。兴奋法为弱刺激,主要用雀啄灸,每穴每次半分钟到 2 分钟,30～50 下,或用温和灸、回旋灸,时间 3～5 分钟;主要作用是促进生理功能,解除过度抑制,引起正常兴奋作用。

(郑红伟)

第三节 艾炷着肤灸

艾炷着肤灸是将艾炷直接放置施灸部位皮肤上烧灼的方法,故又称直接灸。根据灸后有无烧伤化脓,又可分为化脓灸和非化脓灸。骑竹马灸、横三间寸灸等都是灸背部穴的特殊艾炷着肤灸。背部灸穴有特定测量法,在历史文献中殊多记述,值得研究。

一、瘢痕灸

瘢痕灸又称化脓灸,是用黄豆大或枣核大艾炷直接放置腧穴进行施灸,局部组织经烧伤后产生无菌性化脓现象(灸疮)的灸法。这种烧伤化脓现象,古称灸疮。因灸疮愈合之后,多有瘢痕形成,故又称瘢痕灸。王执中《针灸资生经》:"凡着艾得灸疮,所患即瘥,若不发,其病不愈。"可见本法必须达到化脓方有效果,灸疮的发与不发是取效的关键。

(一)方法

1.体位选择

可采取卧位或坐位,应以体位自然,肌肉放松,施灸部位明显暴露,艾炷放置平稳,燃烧时火力集中,热力易于深透肌肉为准。亦需便于医师正确取穴,方便操作,患者能坚持施灸治疗全过程。体位放妥后,再在施灸部位上正确点穴,点穴可用圆棒蘸甲紫溶液或墨笔做标记。

2.施灸顺序

一般宜先灸上部,后灸下部;先灸背部,后灸腹部;先灸头部,后灸四肢;先灸阳经,后灸阴经。

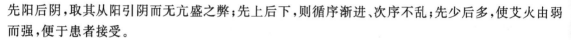

先阳后阴,取其从阳引阴而无亢盛之弊;先上后下,则循序渐进、次序不乱;先少后多,使艾火由弱而强,便于患者接受。

如需艾炷灸多壮者,必须由少逐次渐多,或分次灸之,即所谓报灸。需大炷者,可先用小艾炷灸起,每壮递增之,或用小炷多壮法代替。

但在特殊情况下,也可酌情灵活运用,不可拘泥。如气虚下陷之脱肛,可先灸长强以收肛,后灸百会以举陷等,如此才能提高临床疗效。

3.艾炷制备安放

艾炷按要求做好,除单纯采用细艾绒之外,也可加些芳香性药末,如丁香、肉桂等分研末(丁桂散),利于热力渗透。先在穴位上涂些凡士林,以增加黏附作用,使艾炷不易滚落。放好后,用线香点燃艾炷。

4.间断法和连续法

当艾炷燃尽熄灭后,除去灰烬,再重新换另一个艾炷点燃,称为间断法,不易出现灸感循经传导。不待艾炷燃尽,当其将灭未灭之际,即在余烬上再加新艾炷,不使火力中断,每可出现感传,则称为连续法。

5.灸穴疼痛灼热

当艾炷燃烧过半时,灸穴疼痛灼热,患者往往不能忍受。此时,医师可用手拍打穴处周围,或在其附近抓挠,或拍打身体其他部位,以分散其注意力,从而减轻疼痛。一般只有在第1壮时最痛,以后各壮就可忍受。

6.艾炷灸补泻

以徐疾和开阖分别补泻。

(1)补法:艾炷点燃置穴,不吹其火,待其徐徐燃尽自灭,火力缓慢温和,是为徐火、弱火。灸治的时间较长,壮数可多。灸毕一炷,用手指按一会儿施灸穴位,是闭其穴,以使真气聚而不散。

(2)泻法:艾炷置穴点燃,用口吹旺其火,促其快燃,火力较猛,快燃快灭,是为疾火、强火。当患者觉局部灼痛时,即迅速更换艾炷再灸。灸治时间较短,壮数较少,灸毕不按其穴,是开其穴,以起到祛散邪气的作用。

7.敷贴淡膏药

灸毕,可在灸穴上敷贴淡膏药,每天换贴1次。或揸尽灰烬,用干敷料覆盖,不用任何药物。

8.灸疮

待5~7天后,灸穴处逐渐出现无菌性化脓现象,有少量分泌物,可隔1~2天更换干敷料或贴新的淡膏药。疮面宜用盐水棉球揸净,避免污染,防止并发其他炎症。正常的无菌性化脓,脓色较淡,多为白色。若感染细菌而化脓,则脓色黄绿。经30~40天,灸疮结痂脱落,局部可留有瘢痕。

如灸疮干燥,无分泌物渗出,古人称为"灸疮不发",往往不易收效。可多吃一些营养丰富的食物,或服补气养血药物,以促使灸疮的正常透发,提高疗效。也有在原处再加添艾炷数壮施灸,以促使灸疮发作。

对瘢痕进行观察,常可判定临床疗效。如瘢痕灰白,平坦柔软,说明已达到治疗要求。如瘢痕紫暗,起坚硬疙瘩,病根未除,须在原处继续艾灸。

(二)临床应用

适用于全身各系统顽固病症而又适宜灸法者,如头风、中风、癫痫、哮喘、瘰疬、肺结核、慢性

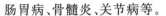

肠胃病、骨髓炎、关节病等。

(三)注意事项

(1)医师应严肃认真,专心致志,精心操作。施灸前应对患者说明施灸要求,消除恐惧心理。若需瘢痕灸,必须先征得患者同意。应处理好灸疮,防止感染。

(2)根据患者的体质和病证施灸,取穴要准,灸穴勿过多,热力应充足,火力宜均匀,切勿乱灸暴灸。

(3)灸治中,出现晕灸者罕见。若一旦发生晕灸,则应按晕针处理方法而行急救。

(4)施灸过程中,应防止艾火烧伤衣物、被褥等。施灸完毕,必须将艾炷熄灭,以防止发生火灾。对于昏迷、反应迟钝或局部感觉消失的患者,应注意勿灸过量,避免烧烫伤。

(5)灸法尤忌大怒、大劳、大饥、大倦,受热、冒寒。灸后不可马上饮茶,恐解火气。忌生冷瓜果。

二、麦粒灸

非化脓灸法主要是麦粒灸,即用麦粒大或黄豆大的小艾炷直接在腧穴施灸,灸后不引起化脓的方法。因其艾炷小,刺激强,时间短,收效快,仅有轻微灼伤或发疱,不留瘢痕,故目前在临床应用较多。更宜用于小儿病及头面穴。因须在艾炷烧近皮肤时用压灭方法中断灸火,故又称为压灸。

(一)方法

1.点燃

为防止艾炷滚落,可在灸穴抹涂一些凡士林,使之黏附,然后将麦粒大的艾炷放置灸穴上;用线香或火柴点燃,任其自燃,或微微吹气助燃。

2.移去或压灭

至艾炷烧近皮肤,患者有温热或轻微灼痛感时,即用镊子将未燃尽的艾炷移去或压灭,再施第 2 壮。也可待其燃烧将尽,有清脆之爆炸声,将艾炷余烬清除,再施第 2 壮的。

3.灸穴疼痛

若需减轻灸穴疼痛,可在该穴周围轻轻拍打,以减轻痛感。若灸处皮肤呈黄褐色,可涂一点冰片油以防止起疱。

4.壮数

根据情况一般可用 3～7 壮。若第 2 次再在原处应用,每多疼痛,效果亦大减,故需略行更换位置,但不要超出太远。

5.程度

本法灼痛时间短,约 20 秒,一般以不烫伤皮肤或起疱为准。即使起疱,亦可在 2～3 天内结痂脱落,不遗瘢痕。

(二)临床应用

适用于气血虚弱、小儿发育不良及虚寒轻证等。对各种痛证与急性炎症,效果也很明显,每可立即生效。

(三)注意事项

(1)操作要熟练,避免烧伤。

(2)灸后如起小疱,宜涂甲紫溶液,令其自行吸收。

（3）如灸百会，灸前先剪去穴区头发（如中指甲大）一块，灸后半月不洗头。

（4）若是小儿，要家长抱扶，配合治疗，以免意外。

（卢　朋）

第四节　艾炷隔物灸

艾炷隔物灸又称间接灸、间隔灸，是在艾炷与皮肤之间衬垫某些药物而施灸的一种方法。艾炷隔物灸具有艾灸与药物的双重作用，火力温和，患者易于接受。

一、隔姜灸

隔姜灸是在艾炷和皮肤间隔生姜片进行灸治的方法。早见于朱端章《卫生家宝方·痈疽发背方》，而后清代吴尚先的《理瀹骈文》等也有记载。本法有温中散寒、和胃止呕等治疗作用。

（一）方法

将新鲜老姜，沿生姜纤维切成厚 0.2～0.5 cm 的姜片（大小据穴区部位所在和所选艾炷大小决定），中间用针扎小孔数个。置施灸穴位上，用大艾炷或中艾炷点燃，放在姜片中心施灸。若患者有灼痛感时，可将姜片提起，使之离开皮肤片刻，旋即放下，再行灸治，反复进行。以局部皮肤潮红湿润为度。一般每次施灸 5～10 壮。

（二）临床应用

温中散寒，和胃止呕，祛寒解表。适用于感冒、咳喘、呕吐、胃痛、腹痛、腹泻、遗精、阳痿、不孕、痛经、面瘫、风寒湿痹等。

（三）注意事项

（1）用新鲜老姜，现切现用为好，不用干姜和嫩姜。

（2）姜片厚薄根据灸治部位和病证而定。面部等敏感处要厚些，急性病、痛证要薄些。

（3）如不慎起水疱时，须防止感染。

二、隔蒜灸

隔蒜灸又称蒜钱灸，是在艾炷和皮肤间隔蒜片进行灸治的方法。早见于葛洪《肘后备急方》，古人主要用于痈疽，现代还用于肺结核和疣等。除此之外，还有用蒜泥、药粉和艾绒铺在背部的长蛇灸。

（一）方法

1.隔蒜片灸

将独头大蒜横切成厚约 0.3 cm 的薄片，用针扎孔数个，放在患处或施灸穴位上，用大、中艾炷点燃放在蒜片中心施灸，每施灸 4～5 壮，须更换新蒜片，继续灸治。

2.隔蒜泥灸

将大蒜捣成蒜泥状，制成厚约 0.3 cm 的圆饼，置患处或施灸穴位，再上置艾炷，点燃施灸。

此两种隔蒜灸法，每穴每次宜灸足 7 壮，以灸处泛红为度。

（二）临床应用

消肿拔毒，散结止痛。用于治疗痈、疽、疮、疖、瘰疬、肺结核、腹中积块及蛇蝎毒虫所伤等病症。

（三）注意事项

（1）用新鲜大蒜，现切现用为好。

（2）蒜片厚薄根据灸治部位和病证而定。面部等敏感处要厚些，急性病、痛证要薄些。

（3）如不慎起水疱时，须防止感染。

三、隔盐灸

隔盐灸是用盐做隔物进行艾灸的方法。早见于《肘后备急方》，用治小便不通、霍乱、蛇咬伤等。而后有用治阴证伤寒的。隔盐灸一般只能用于脐中，也就是神阙穴。近今有用竹圈隔盐灸的报道，可用于四肢躯干，从而扩大了它的主治范围。

（一）方法

1.隔盐灸

将纯干燥的食盐纳入脐中，填平脐孔，上置大艾炷施灸。如脐部凹陷不明显，可预先在脐周围一湿面圈，再填入食盐。如患者稍有灼痛，即应更换艾炷。也有于盐上放置姜片施灸，待患者有灼痛时，可将姜片提起，保留余热至燃完一炷。一般可灸 3～7 壮。急性病可多灸，不限制壮数。

2.竹圈隔盐灸

空心竹圈若干个，内径 3～5 cm 不等，高 1 cm，再用两层纱布包裹其底部，纱布边缘用橡皮筋系紧在竹圈的外围。竹圈内均匀铺上食盐，以能遮盖纱布为限，然后在竹圈内再装满艾绒，中央隆起，不能太松。点燃艾绒，使其慢慢燃烧至底部盐层响起噼啪声，1 圈可灸 20～30 分钟。

（二）临床应用

回阳、救逆、固脱，适用于急性腹痛、吐泻、痢疾、脱证、癃闭等。

（三）注意事项

（1）要求患者保持原有体位，呼吸匀称。

（2）如有脐部灼伤，要涂以甲紫溶液，并用消毒纱布覆盖固定，以免感染。

（3）竹圈隔盐灸时，如患者疼痛难忍，可将竹圈稍离穴位。

四、隔附子灸

隔附子灸首见于唐代《备急千金要方》《外台秘要》，用治痈疽、风聋等。后世有用于外科疮久成瘘者。隔物分为附子片和附子饼两种，有温经散寒、温肾壮阳作用。

（一）方法

1.附子片灸

将附子用水浸透后，切成 0.3～0.5 cm 的薄片，用针扎数孔，放施灸部位施灸（同隔姜灸法）。

2.附子饼灸

取生附子切细研末，用黄酒调和做饼，大小适度，厚 0.4 cm，中间用针扎孔，置穴位上，再以大艾炷点燃施灸，附子饼干焦后再换新饼，直灸至肌肤内温热、局部肌肤红晕为度。日灸 1 次。

（二）临床应用

附子性味辛温大热，有温肾壮阳的作用，与艾灸并用，适用于各种阳虚证，如阳痿、早泄、遗精、疮疡久溃不敛、痛经等。

（三）注意事项

（1）注意室内通风。

（2）选择平坦不易滑落处灸治。

（3）阴虚火旺及过敏体质者不宜。

五、隔药饼灸

隔药饼灸又称药饼灸，可分为两类。一类为单味中药或加1～2味辅助中药研末制作而成的隔药饼灸，如上述的隔附子饼灸等；另一类是指将复方中药煎汁或研末后加入少量赋形剂制成小饼状，并隔此药饼用艾炷灸或艾条灸的一种间接灸法。

（一）方法

1.药饼的分类

大致可分为两类：一为针对某些病证的，如骨质增生药饼、溃疡性结肠炎药饼、足跟痛药饼、硬皮病药饼等；一类为根据中医治则制作的药饼，如活血化瘀药饼、健脾益气药饼、补肾药饼等。

2.药饼制作法

（1）药汁浓缩法：按配方称取各味中药，加水适量煎2次，去渣，再以文火浓缩至一定量，加入赋形剂；亦可根据要求，部分药物煎汁浓缩，部分药物研末成粉，二者混合调匀后加入赋形剂。用特制的模子压成薄饼。

（2）研末调和法：可配方称取药物，研极细末，一般要求过200目筛，装瓶密封备用。用时据临床需要临时用调和剂调和，再用特制的模子压成药饼。目前，常用的调和剂有醋、黄酒、乙醇、姜汁、蜂蜜等。

也可先按上法研成极细末备用，临用时据证情可分别选用大蒜、嫩姜、葱白等其中之一，与药粉各取适量，一齐捣烂，用模子压成药饼。

3.药饼灸法

根据病证选用药饼。隔药饼灸，多取经穴，亦可用阿是穴；可只取单穴，亦可多穴同用。应用时，将药饼置于穴位上，将中或大壮艾炷隔饼施灸，患者觉烫时可略做移动，壮数多少据症情而定。灸疗过程中，如药饼烧焦，应易饼再灸。一般于灸毕移去药饼，亦可根据病证特点和药饼的性质，灸毕仍留置药饼于穴区，固定数小时后去掉。灸治的间隔时间与疗程，可视病证而定。

（二）临床应用

近年来隔药饼灸在临床上应用颇广，且多用于难治性病证，如骨质增生及脊髓空洞症、冠心病、慢性非特异性溃疡性结肠炎、小儿硬皮病、胃下垂、软组织损伤、足跟痛、过敏性鼻炎等。另外，还可用于保健与延缓衰老等。

（三）注意事项

（1）药饼的配方及制作，应根据病证具体情况决定。

（2）药饼要求新鲜配制，现制现用，每只药饼只能使用1次。

（3）灸后如出现水疱、灼伤等情况，可按前述的方法来处理。

（田爱红）

第五节　艾条悬起灸

艾条悬起灸是将艾条和穴区保持一定距离进行灸治的方法,主要有温和灸、回旋灸、雀啄灸3种。

一、温和灸

温和灸是将艾条和穴区保持一定距离,局部皮肤温热而无灼痛的艾条灸法。

(一)方法

将艾卷的一端点燃,对准应灸的腧穴部位或患处,距离皮肤 2~3 cm 进行熏烤,(图 13-2)使患者局部有温热感而无灼痛为宜,一般每穴灸 20~30 分钟,至皮肤红晕潮湿为度。

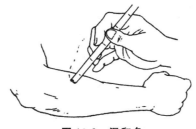

图 13-2　温和灸

若遇到昏厥或局部知觉减退的患者及小儿时,医师可将一手示、中两指置于施灸部位两侧,这样可以通过医师的手指来测知患者局部受热程度,以便随时调节施灸距离,掌握施灸时间,防止烫伤。

(二)临床应用

临床应用广泛,适用于一切灸法主治病症。用温和灸,艾条距皮肤 1~1.5 cm。

(三)注意事项

(1)灸治时艾条要和皮肤保持一段距离,其热力要注意因人、因病而宜。

(2)本法力缓,不宜于急重病证。

二、回旋灸

回旋灸是用艾条在穴位上往返回旋施灸的方法。

(一)方法

点燃艾条,悬于施灸部位上方约 3 cm 高处。艾条在施灸部位上左右往返移动,或反复旋转进行灸治。(图 13-3)使皮肤有温热感而不致灼痛,以局部深色红晕为宜。一般每穴灸 20~30 分钟,移动范围在 3 cm 左右。

(二)临床应用

热力强,适用于急性病症,病灶较小的痛点。尤其是病损表浅而面积大者,如神经性皮炎、牛皮癣、股外侧皮神经炎、皮肤浅表溃疡、带状疱疹等,对风寒湿痹及面瘫也有效。

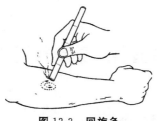

图 13-3　回旋灸

(三)注意事项

同温和灸。

三、雀啄灸

艾条灸的一种,用艾条在穴位处上下移动,因其如鸟雀啄食样,故名。

(一)方法

置点燃的艾条于穴位上约 3 cm 高处,艾条一起一落,忽近忽远上下移动,如鸟雀啄食样。(图 13-4)一般每穴灸 5 分钟。此法热感较强,注意防止烧伤皮肤。

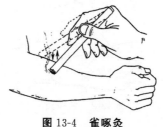

图 13-4　雀啄灸

(二)临床应用

温经通络。多用于昏厥急救、小儿疾病、胎位不正、无乳等。

(三)注意事项

(1)不可太靠近皮肤,尤其是小儿和皮肤知觉迟钝者。

(2)可配合三棱针、皮肤针放血,但要注意局部消毒。

(田爱红)

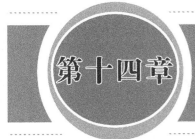

第一节 叩击类手法

一、拍法

(一)操作方法

以虚掌拍打体表。要求手指自然并拢,掌指关节微屈呈虚掌;拍打要平稳且有节奏,拍下后迅速提起,用力宜先轻后重。(图 14-1)

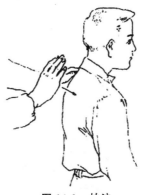

图 14-1 拍法

(二)临床应用

本法着力面较大,刺激较重,常用于肩背、腰臀和大腿部。具有舒筋活络,行气活血,缓急止痛等作用。

二、击法

(一)操作方法

用拳背、掌根、小鱼际,指端等击打体表。要求用力快速而短暂,垂直叩击体表,着力时不能拖抽,叩击频率要均匀而有节奏。(图 14-2)

(二)临床应用

本法力度较大,且动作迅速,对应用部位有较大冲击力,具有舒筋通络,调和气血,缓解痉挛,消瘀止痛的作用。不同的击法适用于不同的部位：拳击法多用于大椎穴与腰骶部，每次打击3～5下；掌根击法多用于臀部与大腿；小鱼际击法又称侧击法，可单手操作，也可合掌双手击打，多用于头部、肩背和四肢部；指尖击法可用中指或三指、五指，用于全身各部。注意本法刺激较强，对老年体弱、久病体虚者慎用。

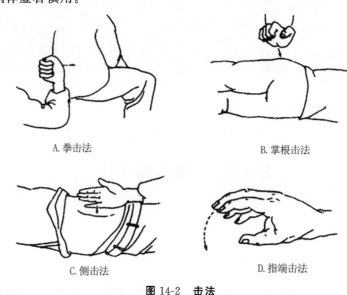

A. 拳击法   B. 掌根击法

C. 侧击法   D. 指端击法

图 14-2 击法

三、拳叩法

（一）操作方法

双手握空拳，用小鱼际和小指尺侧着力交替叩击体表。要求用小臂发力，腕部放松，快速而有节奏的叩打体表。（图 14-3）

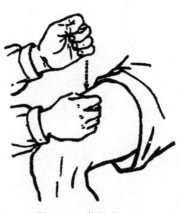

图 14-3 拳叩法

（二）临床应用

本法轻重交替，刺激较强：具有舒松筋脉，行气活血的作用。拳叩法多用于肩背、腰骶和大腿等部位。

（卢　朋）

第二节　挤压类手法

一、按法

(一)操作手法

以手指或掌着力,逐渐用力,按压一定的部位或穴位。要求按压的方向垂直向下,用力由轻渐重,平稳而持续不断,使压力深透。(图 14-4)

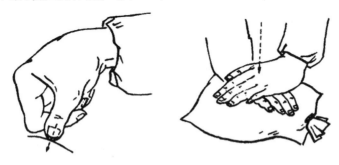

A.指按法　　　　　B.叠掌按法

图 14-4　按法

(二)临床应用

本法刺激较强,适用于全身各部位。具有通经活络,解痉止痛,开通闭塞等作用。临床应用时,指按法可用于全身各部位和穴位,掌按法多用于腰背及臀部,叠掌按法多用于脊背部。

二、点法

(一)操作方法

用指端或屈曲的指间关节突起部按压某一穴位或部位。要静止发力,逐渐加压,以得气或患者能够耐受为度,不可久点。(图 14-5)

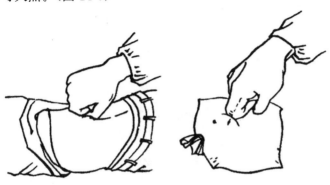

A.屈拇指点法　　　　　B.屈示指点法

图 14-5　点法

（二）临床应用

本法为刺激较强的手法，其应用范围和作用与按法大致相同，但多用于骨缝处的穴位和某些小关节的压痛点等。

三、拿法

（一）操作方法

以拇指与示、中二指相对用力捏住某一部位或穴位，逐渐用力并做持续的捏揉动作，为三指拿法；如加上环指一起揉捏则为四指拿法；如再加上小指同时着力则为五指拿法，也称抓法。要求用指面着力，揉捏动作要连续不断，用力由轻到重，再由重到轻（图14-6）。

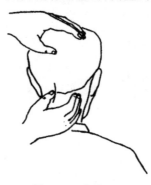

图 14-6　拿法

（二）临床应用

本法刺激较强，常用于颈项、肩背和四肢等部位。具有疏通经络，解表发汗，镇静止痛，开窍醒神等作用。临床应用时，三指拿常用于颈项，肩部和肘、膝、腕、踝等关节处；四指拿多用于上臂、大腿和小腿后侧；五指拿多用于头部、腰背部等。

四、捻法

（一）操作方法

用拇指和示指的指面着力，捏住一定部位，稍用力作对称的搓捻动作。要求捻动快速灵巧，移动缓慢。（图14-7）

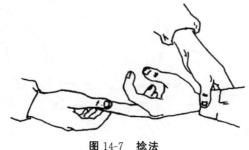

图 14-7　捻法

（二）临床应用

本法是比较轻柔缓快的手法，多用于四肢小关节，如手指、足趾等部位。具有滑利关节，通经活络，促进末梢血液循环等作用。

五、掐法

(一)操作方法

以拇指指甲着力,在一定穴位或部位上深深掐压,要求用力平稳,逐渐加重,以有得气感为度;若用于急救,则用力较重,以患者清醒为度。(图 14-8)

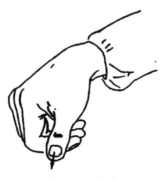

图 14-8　掐法

(二)临床应用

本法刺激性极强,临床较少应用。常作为急救手法,治疗昏厥、惊风、肢体痉挛、抽搐等,具有开窍醒神,镇惊止痛,解除痉挛等作用。

（卢　朋）

第三节　摩擦类手法

一、推法

(一)操作方法

以手指、掌、肘部着力,紧贴皮肤,做缓慢的直线推动。要求用力均匀,始终如一,重而不滞,轻而不浮(图 14-9)。

(二)临床应用

本法适用于全身各部位,具有理顺经脉,舒筋活络,行气活血,消肿止痛等作用。临床应用时,指推法多用于头项、胸腹、腰背和四肢部的穴位和病变较小的部位,掌推法多用于肩背与腰骶部,肘推法多用于脊背、腰骶部,分推法多用于头面、胸腹和背部。

二、摩法

(一)操作方法

以手掌面或示、中、环三指指面着力,用前臂发力,连同腕部做盘旋活动,带动掌、指等着力部位做环形抚摩动作,可顺时针或逆时针方向摩动,每分钟 50～160 次。要求用力平稳,不可按压,不带动皮下组织。(图 14-10)

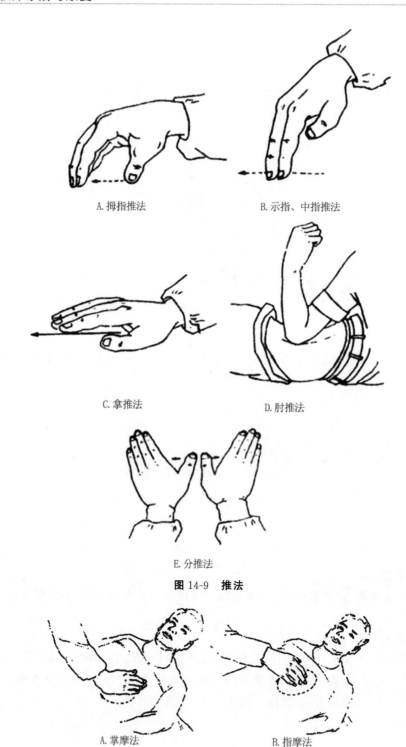

A. 拇指推法　　　　　　　　B. 示指、中指推法

C. 拿推法　　　　　　　　D. 肘推法

E. 分推法

图 14-9　**推法**

A. 掌摩法　　　　　　　　B. 指摩法

图 14-10　**摩法**

(二)临床应用

本法轻柔和缓,刺激量小,适用于全身各部位。具有健脾和中,消食导滞,理气止痛,活血散瘀,消肿止痛等作用。临床应用时,指摩法多用于胸腹及头面部,掌摩法多用于腹部、腰背和四肢部。

三、擦法

(一)操作方法

以手掌面或大、小鱼际处着力,进行直线往返摩擦,要求着力部分紧贴皮肤,但不可重压;不论是上下擦还是左右擦,均须沿直线往返进行,不能㖞斜;用力要均匀、连续,先慢后快,以局部深层发热为度,注意不要擦破皮肤,可使用润滑介质。(图14-11)

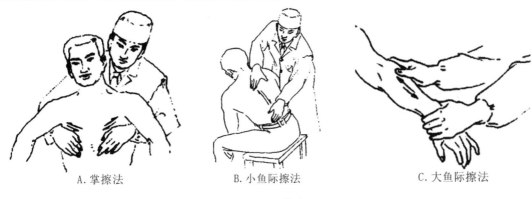

A.掌擦法　　　　　　　B.小鱼际擦法　　　　　　　C.大鱼际擦法

图14-11　擦法

(二)临床应用

本法温热柔和,可用于全身各部位,具有温经散寒,活血通络,调理脾胃,温中止痛,消肿散结等作用。临床应用时,掌擦法多用于胸腹和腰骶部,大鱼际擦法多用于面部、胸腹及上肢、小鱼际擦法多用于肩背、腰骶和臀部。

四、搓法

(一)操作方法

用双掌手面挟住一定部位,相对用力做方向相反的来回快速搓揉,要求双手用力对称,搓动轻快、柔和、均匀,移动缓慢。(图14-12)

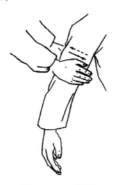

图14-12　搓法

(二)临床应用

本法轻快柔和,常用于四肢,胁肋等部位。具有舒筋活络,行气活血,疏肝理气、放松肌肉等作用。

五、抹法

(一)操作方法

以拇指螺纹面贴紧皮肤,做上下左右或弧形曲线的往返推动。要求用力轻柔,不可重滞;动作轻快灵活,但不能飘浮。(图 14-13)

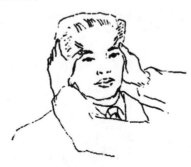

图 14-13　抹法

(二)临床应用

本法常作为临床治疗的开始或结束手法,主要用于头面部和手掌部。具有开窍醒目,镇静安神等作用。

（田爱红）

第四节　摆动类手法

一、一指禅推法

(一)操作方法

手握空拳,拇指盖住拳眼,以拇指端或指面、偏峰着力,沉肩垂肘,手腕悬屈,以前臂摆动带动拇指指间关节的屈伸活动。摆动幅度要均匀一致,每分钟 120～160 次,紧推慢移,做缓缓的直线或循经往返移动。(图 14-14)

(二)临床应用

本法着力点小,压强较大,刺激深透柔和,具有舒筋活络,调和营卫,行气活血,健脾和胃的作用。本法可用于全身各部穴位或部位,其中指峰推多用于四肢关节部和腰臀部;指面推多用于胸腹部和颈项部;偏峰推多用于头面部。

二、滚法

(一)操作方法

以小鱼际掌背侧至第 3 掌指关节部着力,用前臂旋转摆动,带动腕部屈伸、外旋的连续不断的动作。要求压力均匀柔和,滚动时贴紧体表,动作协调、连续,每分钟 120～160 次。(图 14-15)

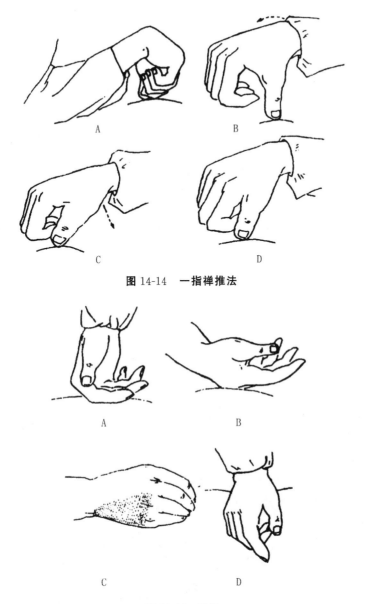

图 14-14　一指禅推法

图 14-15　擦法

(二)临床应用

本法接触面积大,压力大而柔和,除头面部、胸腹部外,全身各部均可使用。具有舒筋活血、滑利关节,缓解肌肉、韧带痉挛,消除肌肉疲劳等作用。临床应用时,掌背擦法多用于肌肉丰厚的部位,小鱼际擦多用于颈项部,掌指关节擦多用于腰臀、大腿等部位。

三、揉法

(一)操作方法

以鱼际、手掌、手指螺纹面和肘、小臂尺侧等部位着力,吸定于一定部位和穴位上,作轻柔缓和的顺时针或逆时针旋转推动,并带动皮下组织。要求压力均匀适度,揉动和缓协调,不能滑动

和摩擦,每分钟 120~160 次。(图 14-16)

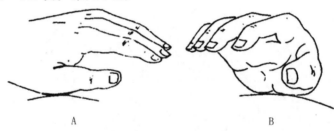

图 14-16　揉法

(二)临床应用

本法着力面积有大有小,刺激缓和,柔软舒适,全身各部位均可使用。具有宽中理气,消积导滞,舒筋活络,温通气血,活血祛瘀等作用。临床应用时,鱼际揉多用于头面、颈项和四肢部,掌揉多用于胸腹和腰背部,指揉多用于头面、胸腹和四肢部的穴位,肘臂揉多用于腰臀等肌肉丰厚的部位。

（田爱红）

第五节　振动类手法

一、抖法

(一)操作方法

用双手握住患肢远端,用力做小幅度的上下连续抖动。要求患者尽量放松肢体肌肉,抖动的幅度由小渐大,抖动频率要快,使患肢有松动感。(图 14-17)

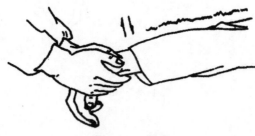

图 14-17　抖法

(二)临床应用

本法比较柔和、轻快、舒松,常用于上肢、下肢和腰部。具有疏通经络,滑利关节,松解粘连等作用。

二、振法

(一)操作方法

以手掌或手指为着力点,按压在一穴位或部位上,做连续不断的快速颤动。要求前臂和手静

止发力,使肌肉强力收缩,产生快速振动,幅度要小,频率要快,振动不可时断时续。(图 14-18)

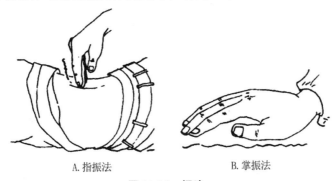

A. 指振法　　　　　　　B. 掌振法

图 14-18　振法

(二)临床应用

本法作用温和,常用于胸腹、头面和肢体部。具有祛瘀消积,和中理气,消食导滞,调节胃肠功能等作用。

(田爱红)

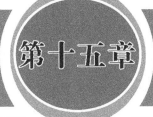

第十五章 神经内科病证的针灸治疗

第一节 中 风

中风是以半身不遂、肢麻、舌謇,甚至突然昏仆等为主要临床表现的病证,因其发病骤然,变证多端,变化迅速,犹如风之善行而数变,若暴风之急速,故类比而名中风,又称"卒中"。本病发病前多有头晕、头痛、肢体麻木等先兆症状。中风有很高的死亡率和致残率,是近年来危害人类健康和生活质量的主要病种之一。

西医学的急性脑血管疾病属于中风范畴,是一组由各种病因所致的脑部血管性疾病的总称,分为出血性(脑出血、蛛网膜下腔出血)和缺血性(短暂性脑缺血发作、脑血栓和脑栓塞)两大类。据中国卫生部统计中心发布的人群监测资料显示,无论是城市或农村,脑血管病近年在死因中的排序呈现明显前移的趋势。从所造成损伤范围的角度看,病损涉及意识、运动、语言、智能、情绪、感觉等多系统。

一、古代治疗经验

古代针灸文献中对中风的急性期多描述为卒死、卒中、恶死、忤死、暴厥、昏仆等;对其后遗症则描述为偏枯、偏风、半身不遂、四肢不遂、猥腿风、风痱等。早在晋代《肘后备急方》中已记载:"治卒中急风,闷乱欲死方,灸两足大指下横文中,随年壮。"《脉经》已记载了有关治疗后遗症的内容,其曰"直取阳蹻"治"偏枯"。至清末为止,针灸治疗本证文献共达百余条。

(一)选穴特点

1.循经、分部选穴

(1)选头部和手足部穴:本证病位在脑,故多取头部穴,而《灵枢·终始》曰:"病在头者取之足。"因此古人也多取手足部穴。例如《玉龙赋》曰:"卒暴中风,顶门、百会。"《针灸大全》治疗"中风不省人事,"以申脉为主,配取"中冲、百会、大敦、印堂、合谷"。而《太平圣惠方》载,灸"耳前发际"治疗"半身不遂,"即为取头部穴的实例。上述百会和"耳前发际"正分别处在现代焦氏头针的"感觉区""运动区"的上、下点附近,可见古今临床有不谋而合之处。

(2)选末端穴:在头部和手足部穴中,多取末端穴。因为末端部的神经末梢最为丰富,刺灸之则可产生强烈的感觉,达到醒脑开窍的目的。如《卫生宝鉴》载,治萧氏中风"昏愦,""刺十二经井穴,接其经络不通"。又载:"真定府临济寺赵僧判……患中风,半身不遂,精神昏愦,面红颊赤……刺十二经之井穴,以接经络,翌日不用绳络,能步行。"

(3)选任脉胸腹部穴:因为本证常有阴阳气血亡脱的现象,当务之急是补虚固脱。而任脉为生气之原、聚气之会、阴脉之海、妊养之本,其拥有"脐下肾间动气",是"人之生命,十二经之根本",故在补益气血时,多选胸腹部任脉穴。如《扁鹊心书》云:"中风半身不遂,语言謇涩,乃肾气虚损也,灸关元五百壮",即是其例。

就循经选穴而言,本证病位在脑,当多取与脑相关的督脉和膀胱经穴,但统计结果显示,古人最常用的却是任脉穴,因为本证当急以补虚固脱,故任脉为首选经脉,而督脉和膀胱经穴次则分别占第二、三位。此外,胃经穴亦常选用,因其亦有补益气血之作用,常用穴为足三里、厉兑等。

对于中风后遗症,除了上述穴位外,古人还常选四肢阳面关节部穴,因为本证主要表现为四肢运动功能障碍,而阳主动,关节是人体运动的枢纽,关节运动则依赖于肌肉的牵动,故古人常取四肢阳面关节部的穴位以及肌肉丰满处的穴位,包括肩部的肩井、肩髃,上肢部的曲池、手三里、列缺、合谷,下肢部的环跳、风市、阳陵泉、足三里、委中、昆仑等。如《磐石金直刺秘传》载:"中风半身不遂,左瘫右痪,先于无病手足针,宜补不宜泻;次针其有病足手,宜泻不宜补;合谷一、手三里二、曲池三、肩井四、环跳五、血海六、阳陵泉七、阴陵泉八、足三里九、绝骨十、昆仑十一。"就循经选穴而言,古人治疗后遗症以阳经穴为多,其中足少阳经穴最多,阳明经穴其次,膀胱经穴再次。

2.对症选穴

(1)闭证:对于痰、热、风、瘀导致的闭证,选取驱逐邪气之穴。如《针灸大成》载:"凡初中风跌倒,卒暴昏沉,痰涎壅塞,不省人事,牙关紧闭,药水不下,急以三棱针刺手十指十二井穴,当去恶血。"

(2)脱证:对于伤气、失血、亡阴、亡阳的虚脱证,当加取腹部任脉穴,以求补虚固脱之效。《针灸聚英》载朱丹溪治疗"阴虚阳暴绝"的昏仆,"灸气海渐苏,服人参膏数斤愈。"《扁鹊心书》认为"发昏谵语"的少阴证,"乃真气虚,肾水欲涸也","急灸关元三百壮,可保无虞。"

(3)脉络瘀阻:当在肢体末端及大关节部的穴位处予以针灸刺激,以求活血祛瘀之效。值得注意的是,古人还在这些穴位上采用放血疗法来治疗血瘀瘫痪,如《医学纲目》载:"(垣)陕师,郭巨洛,偏枯,二指着痹,足不能伸,迎先师治之,以长针刺委中,至深骨而不知痛,出血一二升,其色如墨,又且缪刺之,如是者六七次,服药三月,病良愈。"

(4)阴阳偏盛:当多选躯体及四肢的末端穴,下面"针法灸法"所述的"云岐子大接经法",即属此例。

(5)风邪壅盛:因为风为阳邪,故当多选百会、囟会、风府、风门、曲池、合谷、列缺、委中、三里、十二井穴等驱风之穴。如《名医类案》云:"一人中风,口眼㖞斜,语言不正,口角涎流,或半身不遂,或全体如是……随灸风市、百会、曲池、绝骨、环跳、肩髃、三里等穴,以凿窍疏风,得微汗而愈。"可见古人认为发汗可以疏解内外之风,排出有害代谢产物,故又在阳经穴上通过艾灸发汗来祛风解表,治疗瘫痪。

(6)元气亏虚:当灸神阙、关元、肾俞等腹、背之穴,如《针灸资生经》云:治疗虚损导致"久冷伤惫脏府,泄利不止,中风不省人事等疾,宜灸神阙。""予年逾壮,觉左手足无力,偶灸此而愈,后见同官说,中风人多灸此(脐中)。"

（二）针灸方法

1.急性期

对于中风急性期患者,古人常用强刺激、火熨法,以及开闭、固脱之法。

（1）采用强刺激:本证为大脑意识的丧失,故要加强刺激以求醒脑开窍,除了多取敏感度高的末端穴以外,还当运用重刺激手法和直接烧灼法。例如《肘后备急方》曰:"卒中恶死","令人痛爪其人人中,取醒。"《世医得效方》治"卒厥尸厥",灸"头上百会四十九壮",是以多灸来增加刺激量。

（2）施予火熨法:除了增加刺激强度外,还可增加刺激面积,故古人常用火熨法,选穴多在胁下和脐下。例如将葱白"以索缠如盏许大","其上以熨斗满贮火熨之"（《针灸资生经》）;或"用食盐同茱萸炒,装绢袋内,熨儿脐腹上下"（《奇效良方》）;或曰:"莫若用浓醋拌麸炒热,注布袋中蒸熨,比上法尤速"（《济生拔粹》）。

（3）闭者急开之:本证常因痰浊、邪热、风阳、瘀血的内闭,导致经络闭塞、血脉不通,故治疗当急开血脉,驱逐瘀阻。《针灸逢源》云:"暴死者名曰中恶,视膝腕内有红筋,刺出紫血,或刺十指头出血。"《肘后备急方》曰:"卒中恶死","视其上唇里弦,有青息肉如黍米大,以针决取之",均为例。

（4）脱者久灼之:本证亦可因气血阴阳的亡脱而致,而艾草辛温味香,用火烧之,则可温煦气血,回阳固脱,而艾灸治疗本证的技术关键是要大剂量的持续灸治,这样方能取效。例如《针灸资生经》云:"有一亲卒中风,医者为灸五百壮而苏。"

2.后遗症期

对于后遗症除了上述方法外,还采用下列针灸方法。

（1）针刺:除了常规针刺术之外,古人针刺还倡导十二经井穴的接经法,元代《卫生宝鉴》一书所载"云岐子大接经法",即是此法。其包括"从阳引阴"和"从阴引阳"两种方法,前者是依次针至阴、涌泉、中冲、关冲、窍阴、大敦、少商、商阳、厉兑、隐白、少冲、少泽;而后者则是依次针少商、商阳、隐白、少冲、少泽、至阴、涌泉、中冲、关冲、厉兑、窍阴、大敦。因为本证表现出全身性的症状,全身十二经络依次首尾相接,成为周流不息的气血大循环,而其中阴阳经之间的交接点即为各经之井穴,若依次刺激各经之井穴,则能增强全身经络大循环中气血的运行功能,从而达到接气通经、调和阴阳的目的。

古人治疗本证还常用缪刺法,即取健侧穴位进行治疗,例如《济生拔粹》曰:"治中风手足不随",针刺"左治右,右治左"。因为本证患侧的经络、神经传导受阻,故可选取健侧的穴位,通过经络的交叉联系,以及机体相应部位的对应关系,来求得疗效。

古人还采用补泻法,本证的针刺操作以泻法为多,例如《针灸甲乙经》云,治疗"偏枯不能行","泻在阴跷,右少阴俞,先刺阴跷,后刺少阴"。针刺时也有用"补泻结合"的方法者,如《针灸大成》认为,治疗"阴证中风,半身不遂",要采用"先补后泻"的方法。《磐石金直刺秘传》则明确提出了补健侧,泻患侧的观点:"先于无病手足针,宜补不宜泻;次针其有病足手,宜泻不宜补。"

（2）化脓灸:古代常用灸法治疗本证,如《太平圣惠方》曰:"忽中此风,言语謇涩,半身不遂,宜于七处一起下火,灸三壮",此七穴为百会、耳前发际、肩井、风市、三里、绝骨、曲池。该书又曰:"右件七穴,神效极多,不能俱录,依法灸之,无不获效。"该案所用灸法,以"有灸疮为妙",可见强调了化脓灸的重要性。

因为针刺与艾灸对本证均有良好效果,故若将两者结合,疗效当更佳,如《千金翼方》载:"偏风半身不遂,脚重热风痛疼,不得履地,针入四分,留三呼,得气即泻,疾出针,于痕上灸之,良。"

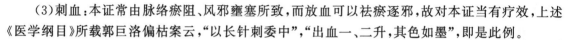

（3）刺血：本证常由脉络瘀阻、风邪壅塞所致，而放血可以祛瘀逐邪，故对本证当有疗效，上述《医学纲目》所载郭巨洛偏枯案云，"以长针刺委中"，"出血一、二升，其色如墨"，即是此例。

古人还采用艾灸预防中风。北宋初年的《太平圣惠方》记载："凡人未中风时，一两月前，或三五个月前，非时，足胫上忽发酸重顽痹，良久方解，此乃将中风之候也，便急须灸三里穴与绝骨穴，四处各三壮，后用葱、薄荷、桃柳叶四味煎汤，淋洗灸疮，令驱逐风气于疮口内出也，灸疮若春较秋更灸，秋较春更灸，常令两脚上有灸疮为妙。"

二、临床治疗现状

（一）中风的治疗

1.头针

选穴：对侧顶颞前斜线、顶旁 1 线及顶旁 2 线。

方法：将毫针平刺入头皮下，快速捻转 2～3 分钟，每次留针 30 分钟，留针期间反复捻转 2～3 次。行针后鼓励患者活动肢体，适用于中风后遗半身不遂的患者。

2.耳针

选穴：选肾、肝、心、皮质下、脑干、枕、额。

方法：以毫针刺入，产生酸胀感，留针 40 分钟。留针期间，鼓励患者运动，每隔 10 分钟捻针 1 次。

3.电针

选穴：根据瘫痪部位，可在头、上肢、下肢部各选两个穴位。

方法：用毫针针刺，得气后加电针，用疏密波，电流强度以患者肌肉微颤为度，每次 20 分钟。

4.拔罐

选穴：选择患者病变肢体、脏腑背俞穴。

方法：沿患肢三阳经及脏腑背俞穴进行闪罐，每天 1～2 次。

5.刺络

选穴：尺泽、曲泽、委中、曲泉、丰隆等处瘀滞络脉；神志不清、手指麻木者可选十二井穴或十宣穴。

方法：局部消毒后，将磨利的三棱针刺入瘀滞络脉，使瘀血自然流出，待出血颜色转淡，在针口处加拔火罐，留罐 10 分钟，每次出血 100～200 mL。急性期间隔 1 周或 10 天刺血 1 次，经两次刺血治疗后可相隔 1 月至 3 月再行治疗。恢复期或后遗症期 1～3 月刺血 1 次。井穴或十宣穴用点刺法出血，每周 2～3 次。

6.穴位注射

选穴：患肢曲池、外关、肩贞、足三里、三阴交。

方法：用当归注射液 2 mL，维生素 B_{12} 500 mg，苯甲醇注射液 2 mL。每穴注射 1～2 mL，隔天 1 次，1 月为一个疗程。

（二）常用方案

1.方案一

选穴：主穴选内关、水沟、三阴交、极泉、尺泽、委中。肝阳暴亢加太冲、太溪；风痰阻络加丰隆、合谷；痰热腑实加曲池、内庭、丰隆；气虚血瘀加足三里、气海；阴虚风动加太溪、风池；口角歪斜加颊车、地仓；上肢不遂加肩髃、手三里、合谷；下肢不遂加环跳、阳陵泉、阴陵泉、风市；头晕加

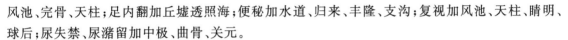

风池、完骨、天柱;足内翻加丘墟透照海;便秘加水道、归来、丰隆、支沟;复视加风池、天柱、睛明、球后;尿失禁、尿潴留加中极、曲骨、关元。

方法:内关用泻法;水沟用雀啄法,以眼球湿润为佳;刺三阴交时,沿胫骨内侧缘与皮肤成45°角,使针尖刺到三阴交穴,用提插法;刺极泉时,在原穴位置下2寸心经上取穴,避开腋毛,直刺进针,用提插法,以患者上肢有麻胀和抽动感为度;尺泽、委中直刺,用提插法使肢体有抽动感。余穴按虚补实泻法操作。

2.方案二

选穴:主穴为颞三针。在偏瘫同侧颞部,耳尖直上入发际2寸处为第一针,以此为中心,同一水平向前、后各移一寸处分别为第二针、第三针。肢体瘫痪加手三针(曲池、外关、合谷)、足三针(足三里、三阴交、太冲);语言不利加舌三针(上廉泉、上廉泉左右旁开0.8寸为第二、第三针);痴呆加头智针(神庭、双本神穴)。

方法:毫针平刺入头皮下,快速捻转2～3分钟,每次留针30分钟,留针期间反复捻转2～3次。行针后鼓励患者活动肢体。

3.方案三

选穴:主穴为风府、哑门。上肢选肩髃、曲池、手三里、外关、合谷。下肢选环跳、阳陵泉、足三里、解溪、昆仑。

方法:风府、哑门穴的进针深度和进针危险深度分别为:风府:Y1(cm)=2.6475+0.0778X,Y2(cm)=-0.738+0.20X;哑门:Y1(cm)=2.7183+0.0700X,Y2(cm)=-1.8700+0.2270X(Y为进针深度,X为颈围)。一般针刺到安全深度时,大多有得气之感,由于没有达到寰枕韧带,因此是安全的。风府、哑门穴每天针刺1次,不留针。其余穴位每次取6～10穴,常规操作,留针30分钟。每6天中间休息1天,再继续治疗。1个月为1个疗程。

(三)针灸切入点

针刺治疗中风要早期介入,但在急性期由于病情危重,生命体征很不稳定,必须以中西医综合治疗为主,如降颅压,调理血压,溶栓等,针灸在中风的急性期尽管是一种辅助治疗手段,但非常有意义。由于急性期西医在改善脑循环方面存在困惑,应用扩张血管药可造成"颅内盗血现象",这给中药、针灸发挥优势留下了空间。针刺可调节脑血管的机能,促进侧支循环,对于药物治疗具有良好的促进作用。因此,急性期针灸介入的意义在于促进脑血液循环,改善脑代谢,并具有一定的脑复苏作用,这对于减轻后遗症有一定的意义。

恢复期是针灸发挥主导治疗作用的重要时机,此期患者病情已稳定,出现了神经功能缺损的表现,西医可用的治疗方法不多,针灸则有明显的优势。针刺可通过中枢和外周神经的调节发挥整体的治疗作用,可增强肌力,协调肌张力,促进肢体运动的康复。针灸通过刺激反射使存活的处于低功能状态的脑细胞代谢活动增强,从而激发其代偿功能,有利于脑功能的重建。吞咽困难尤其是假性球麻痹,西医没有可靠的方法,只能采用鼻饲的被动方法,针刺则可发挥有效的治疗作用,通过刺激使舌咽部肌肉功能恢复协调运动。另外,针灸对于并发症如肩手综合征、中枢性面舌瘫、认知功能障碍、中风后抑郁等具有很好的治疗作用。

(四)针灸治疗思路

中风是针灸临床上最重要的适宜病症之一,居针灸治疗病种之首位。在治疗上积累了大量的经验。尽管中风的病理复杂,临床症状多样,但在恢复期及后遗症期基本上表现为肢体运动障碍、中枢性面舌瘫、吞咽困难,部分患者可出现失语、血管性痴呆等。在治疗上应遵循急则治标,缓则治本或标本同治的原则,急性期采用综合疗法,针灸作为辅助治疗以醒脑开窍为主。恢复期和后遗症期以醒脑调神,疏通经络为基本治疗原则。在选穴上以督脉穴为主调理脑神,结合肢体穴位疏通经络,再根据具体证型和兼症进行灵活选穴。另外,头针是常选用的治疗方法,可取顶颞前斜线、顶颞后斜线(均为瘫对侧)等。

中风的治疗是一个漫长的过程,需要多种疗法配合应用,包括针灸与中西药结合,针灸与康复结合以及综合针灸治疗。综合针灸治疗可采用体针和头针结合,肢体穴位可用电针、穴位注射、艾灸、梅花针叩刺、三棱针点刺出血以及拔罐法。在针灸治疗的同时,配合康复训练是非常重要的,应鼓励患者尽早下床,主动运动,这对于肢体功能的恢复是不可缺少的重要环节。

(五)针灸治疗中风的疗效特点

针灸治疗中风在急性期过后,即恢复期开始时疗效最为明显,此时患者常在针刺后肢体的活动范围有即刻的改善,原来不能运动的肢体可出现活动功能,给患者康复增强了信心,此时应积极鼓励患者下床进行肢体功能活动。在恢复期中疗效比较缓慢,需要多次针灸治疗效果的积累,而在后遗症期疗效非常有限,因此,要不失时机尽早进行针灸治疗。针灸治疗中风的疗效受多种因素影响,主要包括病变性质、部位及病程等。中风后脑损伤的严重程度是影响针灸疗效的最关键因素,患者的脑部损伤越严重,则度过危险期后的康复也较差,针刺疗效就会受到限制。凡有昏迷的中风患者提示脑部损害较重。昏迷时间越长,则病情越重,过了危险期以后的康复也越慢,最后针灸的效果也越差。局灶性脑梗死的针灸疗效优于大面积或多发性的脑梗死,病灶位于脑表浅部(如皮层),比深部(如基底核、内囊)疗效好,尤其是表浅局灶性病灶,如出现单瘫者,针灸疗效最好,这主要与脑表面侧支循环较丰富,而脑实质内部缺乏侧支循环有关;初次发病比再次发病疗效好。神经功能的康复与病程密切相关,病程在 3 个月内,特别是 1 个月之内,针灸常有显著疗效;针灸在 6 个月到 1 年仍有一定疗效,但进展比较缓慢,疗效不及前者。最近国外学者认为 3 年之内仍有进一步恢复的可能,因此,中风患者应早接受针灸治疗,并应长期坚持。一般而言年龄越大,针灸疗效越差,这与患者自身的整体情况和自我康复能力等有密切关系。越灵活的肢体部分的运动功能恢复越难,所以肢体远端功能的恢复比近端为慢,较为灵活的上肢要比下肢的功能恢复为慢。上肢中又以手运动的恢复最难。

针灸配合康复训练是目前较为有效的治疗方法,康复的目的是预防和矫治各类功能障碍,提高和加强躯体控制功能,改善和增进日常生活能力。临床实践证实康复训练对于减轻中风后遗症和降低致残率至关重要,目前主张脑梗死发病的第 2 天就可作肢体被动运动,运动功能康复在病后 3 个月内最快,后 3 个月明显减慢。因此,针灸配合良好的早期康复训练可明显地提高疗效。

三、研究动态

近年来针灸治疗中风的临床报道逐年增多,文献量在针灸治疗各病种中居于首位,临床围绕针灸治疗方案、疗效评价、作用机理等方面开展了大量的研究。

关于针灸治疗中风的临床疗效评价,目前广泛采用国际上通用的神经功能缺损评分、生活质量评价等,国内也制定了中医证候的评价方法,主要应用的方法如下。

(1)在中风病的临床疗效评价中,意识状况评价多采用格拉斯哥昏迷量表(GCS)。

(2)神经功能缺失评价采用美国国立卫生研究院卒中量表(NIHSS)或斯堪的纳维亚卒中量表(SSS),致残程度评价采用格拉斯哥量表(GOS)或牛津残障评分(OHS)。

（3）生活能力采用 Barthel 指数（BI），生存质量（quality of life，QOL）评价则包括健康状况调查简表（SF-36）、生存质量指数（quality of life index，QLI）等。

（4）国内对中风的中医证候疗效评价主要参照国家中医药管理局全国脑病急症协作组制定的《中风病诊断与疗效评定标准》（1995 年）。目前病证结合疗效评价标准的研究工作逐步深入，基于患者报告的临床结局的评价方法已被引入中风病的疗效评价中，将有利于更加全面、客观、准确地评价中医药的临床疗效，明确针灸的疗效优势。

四、展望

针灸治疗中风现代临床积累了丰富的经验，并总结了针灸治疗和选穴的规律，急性期以内科基础治疗为主尽早介入针刺治疗能提高疗效已为大家的共识。中风急性期以针刺为特色的综合治疗方案在多家中医院得到应用，国家"十五"攻关项目研究证实针刺介入可改善患者的神经功能缺损程度。在恢复期和后遗症期以针灸治疗为主，配合康复训练可改善患者的神经功能缺损，减轻致残率。

然而，目前针灸治疗中风病在许多地区尚没有广泛推广，尤其是在西医医院，对于针灸治疗中风了解甚少，使一定数量的中风患者没有能够接受针灸治疗，因此，我们必须加大推广力度，使更多的患者能尽早接受针灸治疗。针灸治疗中风在临床上还存在一些难点，如针对肢体痉挛性瘫痪的治疗缺乏有效的方案，对中风并发症没有形成系列的规范方案等，因此，今后在临床上要针对中风出现的常见并发症进行针灸治疗方案总结；要挖掘相关的针灸传统治疗方法，并结合现代医学和康复理论，对痉挛性瘫痪进行针灸治疗方法的筛选。目前比较一致的观点均强调康复的重要性，建议尽早对患者进行康复训练，可减轻后遗症。但在康复训练上尚缺乏将中医经络理论的内容与现代整体康复模式有机地结合。要在临床上建立以针灸为特色的"卒中单元"，要合理化和程序化进行中风的中西医结合治疗，针对中风的具体情况和发病过程，制定个体化的中西医结合综合治疗方案，并充分发挥针灸的特色。

在中风病的临床疗效评价中，许多研究虽然采用了国际通用的量表，但选用的评价时点和统计方法不正确，导致了临床研究结果的不可信，如对 BI 评分许多研究在 30 天之内使用，在数据处理时错误的作为计量资料进行统计，而不是国际上通用的计数资料的统计方法。此外，目前的疗效评价主要着眼于症状改善和实验室指标，缺少合适的证候疗效评定标准，且各量表使用的时点不尽统一，因此探索包括中医证候在内的多层次、多时点指标评价方法学的研究对建立中风的疗效评价体系具有重大意义。在临床研究方面，尽管针灸治疗中风的报道频次居于首位，但直到目前为止尚缺乏足够的 RCT 证据，今后开展规范的中风病针灸疗效评价和治疗方案优化研究依然是面临的课题，这对于为国际医学界提供科学的证据，进一步推广针灸治疗中风具有重要的意义。

（郑红伟）

第二节　面　　瘫

面瘫是以口眼㖞斜为主要症状的一种疾病。多由络脉空虚，感受风邪，使面部经筋失养，肌

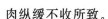

肉纵缓不收所致。

西医学的周围性面神经炎属于本病范畴。

一、辨证

本病以口眼㖞斜为主要症状。起病突然，多在睡眠醒后，发现一侧面部麻木、松弛、示齿时口角歪向健侧，患侧露睛流泪、额纹消失、鼻唇沟变浅。部分患者伴有耳后、耳下乳突部位疼痛，少数患者可出现患侧耳道疱疹、舌前 2/3 味觉减退或消失及听觉过敏等症。病程日久，可因患侧肌肉挛缩，口角歪向病侧，出现"倒错"现象。根据发病原因不同可分为风寒证和风热证。

(一)风寒证

多有面部受凉因素，如迎风睡眠，电风扇对着一侧面部吹风过久等。

(二)风热证

多继发于感冒发热之后，常伴有外耳道疱疹、口渴、舌苔黄、脉数等症。

二、治疗

(一)针灸治疗

治则：疏风通络、濡养经脉，取手足少阳、阳明经穴位。

主穴：风池、翳风、地仓、颊车、阳白、合谷。

配穴：风寒加风门、外关；风热加尺泽、曲池。

操作：急性期用平补平泻法，恢复期用补法，面部穴可用透刺法，如地仓透颊车，阳白透鱼腰等。

方义：本病为风邪侵袭面部阳明、少阳脉络，故取风池、翳风以疏风散邪；地仓、颊车、阳白等穴以疏通阳明、少阳经气，调和气血；"面口合谷收"，合谷善治头面诸疾。

(二)其他治疗

1.水针

选翳风、牵正等穴，用维生素 B_1 或 B_{12} 注射液，每穴注入 0.5～1.0 mL，每天或隔天 1 次。

2.皮肤针

用皮肤针叩刺阳白、太阳、四白、牵正等穴，使轻微出血，用小罐吸拔 5～10 分钟，隔天1次。本法适用于发病初期，或面部有板滞感觉等面瘫后遗症。

3.电针

选地仓、颊车、阳白、合谷等穴。接通电针仪治疗 5～10 分钟，刺激强度以患者感到舒适、面部肌肉微见跳动为宜。本法适用于病程较长者。

(郑红伟)

第三节 面 痛

面痛是指以眼、面颊部抽掣疼痛为主要症状的一种疾病。多由于风邪侵袭，阳明火盛、肝阳亢逆、气血运行失畅所致。

西医学的三叉神经痛属于本病范畴。

一、辨证

本病以眼、面颊阵发性抽掣疼痛为主要症状,根据病因不同分为风寒、风热、瘀血面痛。

(一)风寒外袭

疼痛为阵发性抽掣样痛,痛势剧烈,面色苍白,遇冷加重,得热则舒,多有面部受寒因素,舌淡苔白,脉浮紧。

(二)风热浸淫

疼痛阵作,为烧灼性或刀割性剧痛,痛时颜面红赤,汗出,目赤,口渴,遇热更剧,得寒较舒,发热或着急时发作或加重,舌质红,舌苔黄,脉数。

(三)瘀血阻络

面痛反复发作,多年不愈,发作时疼痛如锥刺难忍,面色晦滞,少气懒言,语声低微,舌质紫暗,苔薄,脉细涩。

二、治疗

(一)针灸治疗

治则:疏通经脉,活血止痛。以手、足阳明经穴位为主。

主穴:百会、阳白、攒竹、四白、迎香、下关、颊车、合谷。

配穴:风寒外袭加风门、风池、外关;风热浸淫加大椎、关冲、曲池;瘀血阻络加太冲、血海。

操作:毫针刺,用泻法。

方义:本方以近部取穴为主,远部取穴为辅,旨在疏通面部筋脉气血,散寒清热,活血通络止痛。

(二)其他治疗

1.耳针

选面颊、上颌、下颌、额、神门等穴,每次取2～3穴,毫针刺,强刺激,留针20～30分钟,约隔5分钟行针1次;或用埋针法。

2.水针

用维生素 B_{12} 或 B_1 注射液,或用2%利多卡因注射液,注射压痛点,每次取1～2点,每点注入0.5 mL,隔2～3天注射1次。

（郑红伟）

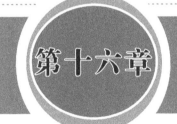

第十六章　骨科病证的针灸治疗

第一节　颈项部扭挫伤

颈部扭挫伤是指颈椎周围的肌肉、韧带、关节囊等组织受到外力牵拉、扭捩或外力直接打击而损伤。

一、诊断要点

(1)头颈部有扭捩或外力打击病史。

(2)受伤后颈项、背部疼痛,有时可牵涉到肩部。

(3)检查:①颈项部活动受限,以侧屈、旋转位较明显。②颈项部可扪及痉挛的肌肉,局部有明显压痛,但无上肢放射痛。③臂丛神经牵拉试验阴性,无颈神经压迫体征。④颈椎 X 线片未见异常。

二、病因病机

头部突然受到外力打击或头部受到撞击或坐车时的急刹车,超过颈部生理活动的范围,造成颈部经筋、脉络的损伤,经血溢于脉外,瘀血痹阻,经气不通,发为疼痛。

三、辨证与治疗

(一)主症
项背部疼痛,连及肩部,颈部活动受限,有明显的压痛。舌质暗,脉弦。

(二)治则
活血化瘀,通经止痛。

(三)处方
天柱、完骨、阿是穴、后溪。
(1)侧屈疼痛加中渚、三间。
(2)旋转疼痛加风池、阳陵泉。
(3)压痛点位于督脉加大椎。

（4）压痛点位于足太阳经加养老、至阴。

（5）压痛点位于足少阳经加外关、悬钟、关冲。

（6）压痛点位于阳明经加合谷。

（四）操作法

诸穴均采用捻转泻法，首先在井穴用三棱针点刺出血，在阿是穴用刺络拔罐法，再针刺四肢远端穴位，针刺时针感要强，并使针感传导，同时令患者活动头颈部，一般会有明显好转。如好转不明显在针刺局部穴位。

（五）方义

本证是由于瘀血阻滞经脉所致，治疗以活血化瘀、破血化瘀为法。阿是穴是瘀血凝聚的部位，刺络拔罐可破瘀血的凝聚，疏通经脉的气血；井穴放血，可消除经脉中残留的瘀血，活血止痛。其他诸穴针刺泻法旨在进一步疏通经络活血止痛。

（卢　朋）

第二节　颈项部肌筋膜炎

颈项部肌筋膜炎又称颈项部肌纤维炎，或肌肉风湿病，是指筋膜、肌肉、肌腱和韧带等软组织的病变，引起项背部疼痛、僵硬、运动受限和软弱无力等症状。

一、诊断要点

（1）本病多发生于中年以上女性。

（2）颈项部疼痛、僵硬，常连及背部和肩部。

（3）晨起和气候变凉或受凉时疼痛加重，活动后或遇暖时疼痛减轻。

（4）颈项部可触及压痛点，颈后部可摸到皮下结节、条索肿块，颈项部活动受限。

（5）本病与颈项部扭挫伤症状相似，但颈项部扭挫伤有明显的外伤史，病程较短，颈项部检查无结节。

二、病因病机

本病常累及胸锁乳突肌、肩胛提肌等，一般认为颈项部筋膜炎的发生与轻微外伤、劳累、受凉等因素有关。其病理变化主要为肌筋膜组织纤维化、瘢痕及局限性小结节形成。

本病属于中医"痹症"范畴，引起本证的原因有以下两个方面。

（一）风寒湿邪阻滞

久卧湿地，贪凉受冷或劳累过度，卫外乏力，风寒湿邪入侵经筋，气血痹阻发为痹证。

（二）瘀血阻滞

慢性劳损积累，或轻伤络脉，瘀血停滞，久而成结，气血阻滞发为疼痛。

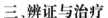

三、辨证与治疗

(一)风寒湿邪阻滞

1.主症

项背疼痛、僵硬,痛引肩臂,遇寒则痛重,得热则痛减。舌淡苔白,脉弦紧。

2.治则

散风祛湿,温经通脉。

3.处方

天柱、风池、肩井、肩外俞、阿是穴、三间、后溪。

4.操作法

诸穴均用捻转泻法,并在肩井、肩外俞、阿是穴拔火罐,起火罐后再加用灸法,每穴艾灸3分钟左右。

5.方义

天柱、风池、三间、后溪散风祛邪,三间、后溪为五输穴中的"输穴","俞主体重节痛",且配五行属于"木",木主风,所以二穴是治疗外邪引起肌肉、关节疼痛的重要穴位,正如《针灸甲乙经》所说"颈项强,身寒,头不可以顾,后溪主之",《席弘赋》"更有三间、肾俞妙,善除肩背浮风劳"。

(二)瘀血阻滞

1.主症

项背疼痛、僵硬,呈刺痛性质,晨起明显,痛有定处,活动后好转。舌质暗,苔薄,脉涩。

2.治则

活血祛瘀,舒筋止痛。

3.处方

风池、阿是穴、肩外俞、膈俞、合谷、后溪。

4.操作法

阿是穴、肩外俞、膈俞刺络拔罐,术后加用灸法。其余诸穴用捻转泻法。

5.方义

本病主要位于胸锁乳突肌和肩胛提肌,手阳明经循行于胸锁乳突肌,其经筋"绕肩胛,夹脊";手太阳经循行于肩胛提肌部位,其经筋"上绕肩胛,循颈出走太阳之前",所以治取合谷、后溪为主穴,且二穴对治疗颈项部疼痛有很好的效果,合谷又有行气活血化瘀的作用。阿是穴、肩外俞、膈俞刺络拔罐出血,乃破血祛瘀法,加用灸法,血得热则行,可加强祛瘀通经的效果。

(卢　朋)

第三节　项韧带劳损与钙化

项韧带劳损与钙化是临床常见病,也是项背部疼痛的常见原因之一。项韧带属于棘上韧带的一部分,因其特别粗大、肥厚,故称其为项韧带。起于枕外隆凸,向下延续至 C_7 棘突。项韧带的主要功能是维持颈椎的稳定和牵拉头部由屈变伸。

一、诊断要点

(1)有长期低头工作史,或颈项部外伤史。

(2)颈项部疼痛、酸胀,颈部屈伸时疼痛加重,抬头或颈后伸时疼痛减轻。

(3)检查:颈椎棘突尖压痛,有时在病变的局部可触及硬结或条索状物。X线片检查可见病变部位项韧带钙化影。

二、病因病机

长期的长时间低头工作,因头颈部屈曲而使项韧带拉紧,久而久之则项韧带自其附着点牵拉,部分韧带纤维撕裂,或从项韧带附着点掀起,产生损伤与劳损。损伤后局部出血,组织液渗出,之后发生机化和钙盐沉积,使劳损的项韧带钙化。

中医认为劳伤气血,颈项筋骨失于气血濡养则筋肉挛缩,气血运行受阻,导致络脉瘀血阻滞,久之则瘀血凝结成块;或卫外不固,复感风邪,加重了病情的发展。

三、辨证与治疗

(一)主症

颈项部疼痛、酸胀、僵硬,颈项活动时疼痛,可伴有响声,触摸有压痛。舌质暗,脉弦细。

(二)治则

养血柔筋,活络止痛。

(三)处方

天柱、阿是穴、风府、后溪、承浆、心俞。

(四)操作法

阿是穴针刺捻转泻法,天柱、风府、承浆、后溪龙虎交战手法,心俞针刺补法,天柱针刺后加用灸法。

(五)方义

本病隶属于督脉,故治疗以督脉经穴为主,风府是督脉与阳维脉的交会穴,既可疏通督脉,又可散风通络,主治颈项疼痛,正如《素问·骨空论》所说"颈项痛,刺风府"。承浆是任脉与手足阳明经的交会穴,又是任脉与督脉的连接穴,阳明经多气多血,任脉纳五脏之精血,故承浆可调任、督脉的气血,濡养督脉之经筋。承浆与风府配合,可加强颈项痛的治疗,《玉龙歌》"头项强痛难回顾,牙痛并作一般看,先向承浆明补泻,后针风府即时安。"即是这一组合的明证。后溪是八脉交会穴之一,通于督脉,又是治疗颈项痛的特效穴,是治疗本病的主穴,本穴与天柱相配,局部与远端结合,有利于舒筋通脉。补心俞可调血柔筋,疏解挛缩。

(田爱红)

第四节　胸壁挫伤

胸壁是由骨性胸廓与软组织两部分组成。软组织主要包括胸部的肌肉、肋间神经、血管和淋

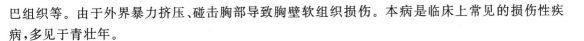

巴组织等。由于外界暴力挤压、碰击胸部导致胸壁软组织损伤。本病是临床上常见的损伤性疾病,多见于青壮年。

一、诊断要点

(1)患者多由外力致伤病史。

(2)受伤后胸胁部疼痛,疼痛范围相对明确,深呼吸或咳嗽时疼痛加重。

(3)检查:①胸廓部有局限性瘀血肿,有明显压痛点。②抬肩、活动肩胛、扭转躯体时疼痛加重。③X线检查:无异常改变,但可除外骨折、气胸、血胸等。

二、病因病机

胸部挫伤,多因外力直接作用于胸部,如撞击、挤压、拳击、碰撞、跌打损伤等,使胸部皮肤、筋肉受挫,脉络损伤,血溢脉外,瘀血停滞,经脉不通而痛。

三、辨证与治疗

(一)主症

受伤之后,胸胁部痛,深呼吸、咳嗽、举肩、躯体扭转则疼痛加重,局部有明显压痛。舌质紫暗,脉弦。

(二)治则

活血祛瘀,通经止痛。

(三)处方

阿是穴、华佗夹脊穴、内关、支沟、阳陵泉。

(四)操作法

阿是穴用平刺法,术后刺络拔罐出血。华佗夹脊穴应根据病变的部位,选择相应的夹脊穴1~3个,直刺泻法,使针感沿肋间隙传导,最好达到病变处。内关直刺捻转泻法,最好少用提插手法,以免损伤正中神经,引起手指麻木、拘紧等后遗症。支沟、阳陵泉直刺捻转泻法。

(五)方义

阿是穴刺络拔罐出血,祛除瘀血,疏通局部气血的瘀阻;华佗夹脊穴,对于胸胁部疼痛及肋间神经痛有很好效果;内关属于手心包厥阴经,其经脉、经筋布于胸胁部,心包主血脉,故内关可有理血通脉,活血祛瘀的作用;内关又是手厥阴经的络穴,外联手少阳三焦经,三焦"主持诸气",故内关又有调气活血、理气止痛的功效,所以内关是治疗胸胁部疼痛的主穴;支沟、阳陵泉属于手、足少阳经,其经脉、经筋均分布于胸胁部,是治疗胁肋疼痛的重要组合。

(田爱红)

第五节　肋 胸 骨 痛

肋胸骨痛是指肋软骨与胸骨连接处发生的自发性疼痛。本病多由于外伤、病毒感染、受寒冷刺激等原因,引起胸大肌附着处的肌纤维组织炎。

一、诊断要点

(1)胸部自发性疼痛,可连及胁肋部。

(2)疼痛的性质为锐痛或切割样、撕裂样疼痛。

(3)疼痛好发于第2~5肋骨软骨与胸骨的接合处。

(4)检查:胸骨外侧缘有明显压痛;加压两侧胸壁时,病变处出现疼痛。

在临床上本病常与肋软骨炎相混淆,应注意鉴别。本病的压痛点在胸骨的外侧缘与肋软骨交界处。

二、病因病机

(一)瘀血阻滞

外伤筋骨,损及血脉,血溢脉外,阻滞脉络,经气不通,不通而痛。

(二)寒瘀凝滞

胸肩部及上肢过度活动,耗伤气血,卫外不固,风寒湿邪趁虚入侵,寒主凝而血瘀,经络气血痹阻,发为疼痛。

三、辨证与治疗

(一)瘀血阻滞

1.主症

胸部疼痛,痛如针刺,部位固定,胸骨外侧缘按之疼痛。舌质紫暗或有瘀点,脉弦或沉涩。

2.治则

活血化瘀,通络止痛。

3.处方

阿是穴、膻中、心俞、膈俞、内关、合谷、太冲。

4.操作法

阿是穴、心俞、膈俞刺络拔火罐,其余诸穴均直刺捻转泻法。

5.方义

本证是由于瘀血痹阻经脉所致,处方选穴与肋软骨炎相同,方解也无差异。

(二)寒瘀凝滞

1.主症

胸部疼痛,痛则剧作,遇寒加重,得热痛减,触之作痛。舌质淡红,苔薄白,脉弦紧。

2.治则

温经祛邪,通经止痛。

3.处方

阿是穴、膻中、大椎、列缺、足三里、隐白。

4.操作法

刺阿是穴用0.25 mm×25 mm的毫针,沿着肋骨的上下缘向胸骨平刺,有酸痛感或胀痛感沿肋骨传导,捻转泻法,术后加用灸法。膻中针尖向下平刺,捻转补法。针大椎时患者坐位,微低头,针尖朝向胸骨柄,进针25 mm(1寸左右)左右,得气后捻转平补平泻法,术后加用灸法。列缺针尖向上斜刺,得气后行捻转补法。足三里直刺,捻转补法。隐白艾炷灸7～9壮。

5.方义

本证是由于寒瘀凝滞,经络痹阻所致,治疗时重用灸法,温经散寒,疏通经络。阿是穴是寒邪瘀血凝结的部位,属于局部取穴,针刺泻法并灸,针刺泻法可通经祛邪,艾灸可温经散寒,行血通脉。大椎属于督脉,又为诸阳之会,针灸并用,助阳祛邪,行气血通脉。气会膻中与列缺、足三里配合,培补宗气,贯通心脉,温阳除邪。隐白是治疗本病的经验穴,临床用之有明显效果。

（田爱红）

第六节　剑状突起痛

剑状突起痛主要是剑状突起部疼痛,并伴有胸部、胃脘部、胁肋部及肩背部疼痛。剑状突起即胸骨剑突,相当于中医的蔽心骨。

一、诊断要点

(1)剑突部有深在的持续地疼痛。

(2)胃饱满时、扩胸时、弯腰时及扭转身体时可引起疼痛发作。

(3)疼痛可连及胸部、胃脘部、胁肋部。

(4)检查:剑突部有明显压痛,并有向胸部、腹部、胁肋部及肩背部放射痛。

二、病因病机

本病发生在心的下部,应属于心胃病证,循行的经脉有任脉、足阳明胃经、足太阴脾经、足厥阴肝经、手太阳小肠经、手少阳三焦经等,其发生的病因病机与痰热互结、寒与痰浊凝滞、肝郁气滞有关。

(一)痰热互结

痰热内结,滞留心下,不通而痛。本正与伤寒论中的小陷胸汤证相似,《伤寒论·辨太阳病脉症并治》:"小结胸病,正在心下,按之则痛,脉浮滑者,小陷胸汤主之。"

(二)寒痰凝滞

寒与痰涎凝滞,结于胸膈,发为本病。本证与伤寒论中的寒实结胸证相似。痰涎结于膈上或膈下,胸与心下满闷作痛。

(三)肝郁气滞

肝气郁结,失于疏泄,胃气凝滞不通发为疼痛。

三、辨证与治疗

(一)痰热互结

1.主症

心下部疼痛,连及胸胁,按之则痛,心中烦乱,胃脘不适,有呕恶感。舌质红,苔黄腻,脉滑数。

2.治则

化痰清热,理气止痛。

3.主方

膻中、鸠尾、中脘、曲池、丰隆。

4.操作法

针膻中针尖向下平刺12～20 mm,捻转泻法。针鸠尾穴时两手臂高举置于头部,针尖向下斜刺12 mm左右,切勿直刺,捻转泻法。其余诸穴均直刺捻转泻法。

5.方义

膻中属于任脉,位于胸部正中,为气之会穴,可理气止痛,可理气化痰,是治疗胸痛、胃痛的主要穴位。鸠尾位于胸骨剑突的下缘,又是任脉的络穴,其脉络散于腹,主治心胸痛、胃脘痛;鸠尾又为膏之原,膏即膏脂,由五谷之津液化合而成,所以本穴有化合津液为膏脂的作用,津液不能化合称为膏脂,即变为痰,所以鸠尾又有清化痰浊的作用。中脘、丰隆调理脾胃、除痰浊化生之源。总之,膻中、鸠尾理局部之气机,化病位处的痰浊,中脘、丰隆除痰浊生成之源,曲池清除邪热,标本兼治,病证可愈。

(二)寒痰凝滞

1.主症

心与胸部疼痛,心下按之作痛,痛及胸背,四肢厥冷,胃脘冷痛,呕吐痰饮。舌苔白腻,脉滑而迟。

2.治则

温化痰浊,通经止痛。

3.处方

膻中、鸠尾、中脘、大椎、合谷、足三里。

4.操作法

膻中、鸠尾、中脘针刺手法同前,针刺后加灸。针大椎取坐位,患者微低头,针尖向下颌方向进针,捻转补法,有针感向胸部传导较好,并加用灸法。合谷直刺平补平泻法,足三里针刺补法。

5.方义

膻中、鸠尾、中脘的方解同前,加用灸法,可温阳通脉,可温阳化痰。足三里扶正祛邪,健脾化痰。合谷行气化痰,行气止痛。大椎属于督脉,又是诸阳之会,主治寒热,《素问·骨空论》"灸寒热之法,先灸项大椎",又是治疗结胸症的主穴,对本证的治疗有重要作用,《伤寒论》"太阳与少阳并病……时如结胸,心下痞鞕者,当刺大椎第一间"。

(三)肝郁气滞

1.主症

心下痛,胃脘痛,痛及胸胁,呈胀痛性质,心烦急躁,口苦咽干,局部触之作痛。舌质暗,脉弦。

2.治则

疏肝解郁,理气止痛。

3.处方

膻中、鸠尾、上脘、中脘、期门、内关、太冲。

4.操作法

膻中、鸠尾、中脘的针刺法同前;上脘直刺7.5～10.0 mm(0.3～0.5寸),平补平泻手法;期门平刺,平补平泻手法;内关、太冲直刺平补平泻手法。

5.方解

膻中、鸠尾方解同前,中脘和胃降逆,主治心胃痛,配期门治疗痛及胸胁,《针灸甲乙经》"心下大坚,肓俞、期门及中脘主之";配上脘加强治疗心胃痛的效果,《玉龙歌》"九种心痛及脾痛,上脘穴内用神针,若还脾败中脘补,两针神效免灾侵……"。内关、太冲均属于厥阴经,上下配合,调气理气,是疏肝解郁、理气止痛的重要组合。

（田爱红）

第七节　项背肌筋膜炎

一、概述

项背肌筋膜炎是指项背部的肌肉、筋膜由于急慢性损伤或感受风寒湿邪等原因发生无菌性炎症,引起项、背、肩等处疼痛、麻木的疾病。本病又称纤维织炎、软组织劳损、肌肉风湿病等。

本病相当于中医学中的"背痛""肩背痛"的范畴,是针灸治疗的主要适应证之一。

二、诊断要点

(1)项背部疼痛、酸痛或伴有上肢或枕部、头顶部的放射痛,遇阴雨天、寒冷、潮湿等气候症状加重。

(2)背部有沉重感、紧束感,背如石压,或兼见头痛、头晕、视物模糊、胸闷、胸痛、心悸等。

(3)背部肌肉紧张、僵硬、压痛,并可触摸到结节或条索状阳性反应物,常见于肩胛骨内上角附分穴处(病位于肩胛提肌)、肩胛骨内侧缘附分、魄户、膏肓、神堂、等穴位处(病位于菱形肌)、肩井穴位处(病位于斜方肌上部)、肩中俞穴位处(病位于斜方肌中部)、膈关穴位处(病位于背阔肌)、脊旁夹脊穴(病位于竖脊肌)、棘突上(病位于棘上韧带)、两棘突间(病位于棘突间韧带)。

(4)颈背部有扭挫伤史,如慢性劳损史(如长期低头伏案、高枕睡眠等)。

(5)理化检查,排除风湿及类风湿脊柱炎。

三、病因病机

(一)风寒湿邪侵袭

本病位于肩背部,是诸阳经脉分布的区域,最易感受风寒湿邪。或汗出当风,或夜卧受寒,或久居寒湿之处,感受风寒湿邪,稽留于肌肤筋肉之间,致经络气血凝滞不通,发为经肩背痛。正如《灵枢·周痹》云:"风寒湿气,客于外分肉之间,迫切而为沫,沫得寒则聚,聚则排分肉而分裂也,分裂则痛。"

(二)瘀血阻滞

因劳力、扭挫或跌打损伤,久痛入络,致瘀血阻滞,脉络不通,不通则痛。

(三)气机逆乱,气血失调

《素问·阴阳别论》:"二阳一阴发病,主惊骇背痛,善噫善欠,名曰风厥。"久坐伏案或长久低头工作,劳伤气血,气血不足则筋肉失养,筋肉拘挛,发为疼痛。久坐伤肉损伤脾胃,阻碍气血生化之源。长久伏案,思虑过度,劳伤心脾,耗气伤血,致使气血虚弱,在外则筋肉失养,在内则脏腑功能失调,气机逆乱,肝阳趁机上逆,发为风厥。

(四)辨证与治疗

1.风寒湿邪痹阻

(1)主症:肩背疼痛,遇寒加重,得热痛减,按之作痛和筋结。舌淡红,苔薄白,脉浮紧。

(2)治则:疏风散寒,祛湿通络。

(3)处方:天池、大椎、风门、天宗、阿是穴、后溪、三间。

(4)操作法:针刺泻法,留针 30 分钟,间歇运针,同时艾灸大椎、风门、阿是穴,出针后再拔火罐。

(5)方义:本证是由于风寒湿邪侵袭经络,气血凝滞,阻塞不通所致。太阳、阳维主表,故取足少阳、阳维之会穴风池、足太阳经穴风门及诸阳之会穴大椎,针而灸之,疏风散寒,通经祛邪。复取手太阳经穴天宗,再配以局部阿是穴,针灸同用,并拔火罐,以温通局部经气。后溪、三间是手太阳经和手阳明经的"输"穴,功善祛风止痛,因为二穴配五行属于风,"俞主体重节痛",且手阳明经筋"绕肩胛,夹脊",手太阳经筋"上绕肩胛,循颈",故二穴是可治疗项背疼痛。《标幽赋》"阳跷阳维并督脉,主肩背腰腿在表之病";《席弘赋》"更有三间、肾俞妙,善除肩背浮风劳",都表明后溪、三间是治疗肩背痛、项背痛的有效穴位。诸穴合用,可达疏风散寒,祛湿通络的功效。

2.瘀血阻滞

(1)主症:项背部或肩背部疼痛,痛如针刺,部位固定,痛连肩臂,甚或麻木不仁,活动受限,遇寒或劳累则加重。舌质暗有瘀点,苔薄白,脉弦细。

(2)治则:行气活血,通络止痛。

(3)处方:天柱、曲垣、秉风、阿是穴、膈俞、合谷、曲池。

(4)操作法:针刺泻法,间歇行针,留针 30 分钟。并于阿是穴、膈俞刺络拔罐出血,再加用艾条灸,每穴灸 3 分钟。

(5)方义:本证是由于外伤或久痛入络,瘀血阻滞所致,膈俞为血之会穴,阿是穴是瘀血凝聚的部位,刺血拔罐,可活血化瘀,加用灸法可增强活血化瘀的作用。曲池、合谷均属于手阳明经,阳明经多气多血,其经筋分布于肩胛部,曲池善于疏通经络气血,合谷善于行气活血化瘀,二穴同用可疏通肩胛部经络瘀血的痹阻。其余诸穴属于局部取穴,如此局部与远端相配合,可达活血化瘀,疏通经络气血的作用。

3.气血逆乱,肝阳上亢

(1)主症:肩背部酸痛、沉重,头痛头晕,视物模糊,胸闷胸痛,心悸不宁,脘腹胀痛。舌质胖大,脉弦细。

(2)治则:调补气血,平肝潜阳。

(3)处方:风池、心俞、阿是穴、中脘、手三里、足三里、三阴交、太冲。

(4)操作法:风池平补平泻法,阿是穴针刺泻法,并灸法,中脘平补平泻法,手足三里、三阴交针刺补法,太冲针刺泻法。

(5)方义:本证是由于升降失调,气血逆乱,肝阳上亢所致。针刺风池、太冲泻上亢的肝阳,治头痛头晕;心俞、手足三里、三阴交,补脾胃生心血,补益气血生化之源,荣心养目;中脘与足三里配合,既可调补脾胃,又可斡旋气机的升降,使气血调达,升降适度,诸症可解;阿是穴除局部经筋之痉挛,疏通局部经络的痹阻;手足阳明经筋均绕肩胛附属于脊背,故手足三里可补气血荣养肩背部的经筋,缓痉挛以止痛。如此,上下之配合,局部与远端相配合,气血调达,诸症可除。

(田爱红)

第八节　腰背部肌筋膜炎

腰背部肌筋膜炎是一种常见的腰背部慢性疼痛性疾病,主要是由于感受风寒湿邪或损伤引起的腰背部肌筋膜及肌组织发生水肿、渗出及纤维性变,而出现的一系列临床症状。本病又称腰背筋膜纤维变性。

一、诊断要点

(1)多见于中老年人,可有感受风寒湿或劳损病史。

(2)腰部疼痛,多为隐痛、酸痛或胀痛。疼痛时轻时重,一般晨起痛重,日间减轻,傍晚复重,即轻活动后减轻,劳累后加重。

(3)腰痛多位于脊柱两侧的腰肌及髂嵴的上方。

(4)在弥漫的疼痛区有特定的痛点,按压时可产生剧烈的疼痛,并可向周围、臀部及大腿后部传导,但不过膝部。

(5)检查:①激痛点,仔细检查,可触及激痛点。②可触摸到阳性反应物,筋结或索状物。

二、病因病机

根据本病的疼痛部位,主要涉及足太阳经及其经筋,足少阳经及其经筋,足少阴经及其经筋。

(一)外受风寒湿邪

劳力汗出之后,衣着寒湿;或冒雨涉水;或久居寒冷湿地,风寒湿邪侵袭经脉,经络受阻,气血运行不畅,发为腰痛。

(二)瘀血阻滞

闪挫跌仆,损伤经脉;或劳力过度,伤及脉络;或长期姿势不当,气血阻滞等,导致瘀血停滞,经络闭阻,发为腰痛。

(三)肾精亏损

《素问·脉要精微论》“腰者,肾之府,转摇不能,肾将惫矣”,是说肾虚是造成腰痛的重要原因,素体禀赋不足,或年老精血亏衰;或房劳不节;或大病久病之后,导致肾脏精血亏损,经脉经筋失于濡养,发为腰痛。

三、辨证与治疗

(一)寒湿腰痛

1.主症

腰部冷痛重着,腰部僵硬,活动转侧不利,得热痛缓,遇阴雨天疼痛加重。舌苔白腻,脉迟缓。

2.治则

散寒祛湿,温经通络。

3.处方

肾俞、关元俞、阿是穴、阳陵泉、委中。

4.操作法

肾俞平补平泻法,术后加用灸法;关元俞平补平泻法;阿是穴处有结节或条索时,用齐刺法,针刺泻法,术后加用灸法;委中、阳陵泉针刺泻法。

5.方义

《诸病源候论·腰背痛诸候》认为腰痛多是在肾虚的基础上,复感外邪所得,故云:"劳损于肾,动伤经络,又为风冷所侵,血气搏击,故腰痛也。"故取肾俞针刺并灸,扶正祛邪,温经散寒;阿是穴是寒湿邪气凝聚之处,针刺泻法可祛邪通经,艾灸可散寒化湿;本病位于足太阳经、足少阳经,故取足太阳经的关元俞、委中及足少阳经的阳陵泉,属于循经取穴的方法,正如《灵枢·始终》言"病在腰者取之腘",此局部与远端相配合,祛邪通经,且阳陵泉为筋之会穴,腰部筋肉拘禁者用之尤为合适。

(二)瘀血腰痛

1.主症

腰痛如刺,痛有定处,昼轻夜重,轻则俯仰不便,重则剧痛不能转侧,痛处拒按。舌质紫暗或有瘀斑,脉涩。

2.治则

活血化瘀,通经和络。

3.处方

膈俞、大肠俞、阿是穴、委中、阳陵泉。

4.操作法

膈俞、阿是穴用刺络拔火罐法,委中是在腘窝部位寻找暴怒的静脉或显露明显的瘀点用三棱针点刺出血,出血量掌握在血的颜色由暗红变鲜红而止。大肠俞、阳陵泉捻转泻法。

5.方义

本证是由于瘀血痹阻经脉,以致气血运行不畅发生的腰痛。膈俞是血之会穴,委中是血之郄穴,二穴又同属于足太阳经,阿是穴是瘀血凝聚的部位,宗《素问·针解》"菀陈则除之者,出恶血也",用放血的方法,以祛除恶血;《素问·刺腰痛论》"解脉会令人腰痛如引带,常如折腰状,善恐。刺解脉在郄中结络如黍米,刺之血射,以黑见赤血而已",解脉即委中穴处的络脉,可见在委中穴处络脉放血是治疗瘀血性腰痛重要的有效的方法,同时也指出放血量应掌握在血色由黑变赤为止。大肠俞属于局部取穴,可疏通腰部经络气血。阳陵泉疏解少阳经气,并对腰部转侧不利有良好效果。

(三)肾虚腰痛

1.主症

腰痛酸软,隐隐作痛,膝软无力,反复发作,遇劳则甚,卧息则减。阳虚者伴有腰部发冷,手足不温,少腹拘紧,舌质淡,脉沉迟;阴虚者伴有五心烦热,咽干口燥,舌质红,脉细数。

2.治则

补肾益精,濡养筋骨。

3.处方

肾俞、关元俞、阿是穴、关元、飞扬、太溪。

4.操作法

阿是穴用齐刺法和灸法,其余诸穴用捻转补法,阳虚者在肾俞、关元俞、关元加用灸法。

5.方义

本证是肾精亏损,腰府失养,引起的腰痛,故补肾俞、关元以补肾益精,濡养肾府。本病位于足太阳经及其经筋,故补足少阴经穴原穴太溪和足太阳经络穴飞扬,原络配合,补肾益精,濡养经筋,再配以阿是穴,可加强解痉止痛的效应。关元俞内应关元穴,是人体元气输注的部位,与关元穴配合培补元气,主治肾虚腰痛,正如《针灸大成》所说:关元俞"主风劳腰痛。"

(卢　朋)

第九节　腰椎骨质增生症

腰椎骨质增生症又称腰椎退行性脊椎炎、腰椎老年性脊椎炎和腰椎骨关节病等。其特征是关节软骨的退行性变,并在椎体边缘有骨赘形成。退行性变多发生在椎体、椎间盘和椎间关节。本症多见于中年以上的腰痛患者。本症属于中医腰痛范畴。

一、诊断要点

(1)患者多在 40 岁以上,男性多于女性。

(2)腰部酸痛、僵硬。

(3)久坐或晨起疼痛加重、稍微活动后疼痛减轻,但活动过多或劳累后疼痛加重;天气寒冷或潮湿时症状加重。

(4)检查:①腰椎生理前凸减小或消失、弯腰活动受限;腰部肌肉僵硬,有压痛;臀上神经和坐骨神经的径路可有轻度压痛。②X线检查是诊断本病的主要依据,可见脊柱正常生理弧度减小或消失;腰椎体边缘有唇状骨质增生,边缘角形成骨赘,严重者形成骨桥。

二、病因病机

本病多见于中老人。腰骨质增生是一种生理性保护性改变,可以增加脊椎的稳定性、代替软组织限制椎间盘的突出,一般情况下无临床症状。但当脊椎的退行性改变使各椎骨之间的稳定性平衡受到破坏,韧带、关节囊和神经纤维组织受到过度牵拉或挤压时,就会引起腰部疼痛。导致椎骨稳定性失衡的原因主要有以下几个方面。

(一)肝肾亏损

人体随着年龄的增长,尤其是 40 岁以后,机体各组织细胞的含水分和胶体物质逐渐减少,而含钙的物质逐渐增多,组织细胞的生理功能而随之衰退、老化。其中以软骨的退行性变最显著,使脊椎失去稳定性。随着年龄的增长,人体五八肾气衰、七八肝气衰,或由于禀赋虚弱,或由于房劳过度、精血亏虚、筋骨失养而作痛。腰为肾之府,所以肝肾亏损多见于腰痛。

(二)寒湿痹阻

在肾虚的基础上,复感寒湿邪气,经脉痹阻发为腰痛。《诸病源候论·腰背痛诸候》云"劳损于肾,动伤经络,又为风冷所侵,血气搏击,故腰痛也"。或在劳力汗出之后,衣着冷湿,寒湿邪气常乘虚入侵,或久居寒湿之地,或冒雨涉水,寒湿邪气内侵,气血运行不畅发为腰痛。

(三)瘀血阻滞

随着年龄的增长,肾气逐渐虚弱,腰椎的稳定性减低,在腰部受到牵拉、摩擦、挤压的情况下,极易受到损伤,导致瘀血阻滞、经气不通,发为腰痛。

三、辨证与治疗

(一)肝肾亏损

1.主症

腰痛绵绵、反复发作、喜按喜揉,遇劳则痛甚、卧床休息则痛减,有时伴有耳鸣、阳痿、小便频数等症。舌质淡、脉沉弱。

2.治则

补益肝肾、濡养筋骨。

3.处方

肾俞、关元俞、腰阳关、阳陵泉、飞扬、太溪。

4.操作法

诸穴均采用捻转补法,肾俞、关元俞、腰阳关加用灸法。

5.方义

腰为肾之府,肾精亏损,腰府失养而作痛;肝藏血而主筋,肾虚则精血不足,筋失精血濡养而作痛。治取肾的背俞穴肾俞补肾气、益精血,濡养筋骨而止痛;关元俞内应关元,是人体元气输注之处,补之可补元气、益精血、濡筋骨,善于治疗肾虚腰痛,如《针灸大成》曰关元俞"主风劳腰痛"。太溪配飞扬属于原络配穴,旨在培补肾精,调理太阳、少阳经脉以止痛。用飞扬治疗肾虚性腰痛由来已久,在飞扬穴处又有小络脉分出,名曰飞扬脉,主治腰痛。《素问·刺腰痛论》:"飞扬之脉,令人腰痛。痛上怫怫然,甚则悲以恐,刺飞阳之脉……少阴之前与阴维之会。"用飞扬配太溪治疗肝肾亏损性腰痛确有良好效果。阳陵泉乃筋之会穴,可缓筋急以止痛。诸穴协同相助,补益精血濡养筋骨以止痛。

(二)寒湿腰痛

1.主症

腰部冷痛,遇寒湿则疼痛加重、得温则痛减。可伴有下肢麻木、沉重感。舌质淡、苔白腻、脉迟缓。

2.治则

散寒利湿、兼补肾气。

3.处方

肾俞、大肠俞、腰阳关、委中、阴陵泉。

4.操作法

肾俞用龙虎交战手法,腰阳关平补平泻法,并用灸法,委中、阴陵泉针刺泻法。

5.方义

本证的病变部位在督脉、足太阳经及其经筋,遵照循经取穴的治疗原则,故治疗取穴以足太阳经穴肾俞、大肠俞、委中为主,通经止痛。肾俞益肾助阳、扶正祛邪;《灵枢·终始》言"病在腰者取之腘",所以委中是治疗腰痛的主穴;大肠俞位于腰部,善于治疗腰痛,正如《针灸大成》所说:大肠俞"主脊强不得俯仰、腰痛"。腰阳关属于督脉,通阳祛寒、利湿止痛。阴陵泉除湿利小便、通经止痛,《针灸甲乙经》:"肾腰痛不可俯仰,阴陵泉主之。"诸穴相配、可达扶正祛邪、通经止痛的功效。

(三)瘀血阻滞

1.主症

腰部疼痛、痛有定处,转侧不利、行动不便。舌质暗或有瘀斑。

2.治则

活血化瘀、通经止痛。

3.处方

肾俞、阿是穴、膈俞、委中、阳陵泉。

4.操作

肾俞用龙虎交战手法,阿是穴、膈俞用刺络拔火罐法,委中用三棱针点刺放血,阳陵泉针刺平补平泻法。

5.方义

肾俞用龙虎交战手法,补泻兼施、扶正祛瘀。阿是穴、膈俞、委中点刺出血、祛瘀生新、通络止痛。阳陵泉是筋之会穴,舒筋止痛。又患者转侧困难,病在少阳转输不利,故阳陵泉可解转输之筋结、腰痛可除。

（卢　朋）

第十节　腰椎管狭窄症

任何原因引起的椎管、神经根管、椎间孔的变形或狭窄,使神经根或马尾神经受压迫,引起的一系列临床表现者,统称为腰椎管狭窄症。本病是一个综合征,所以又称腰椎管综合征。神经受压迫可能是局限性的,也可能是节段性的或广泛性的;压迫物可能是骨性的,也可能是软组织。腰椎间盘突出引起的椎管狭窄,因有其独特性,不列入腰椎管狭窄症内,但腰椎管狭窄症可合并有椎间盘突出。

腰椎管狭窄症的主要症状是腰腿痛,所以属于中医腰腿痛的范畴。

一、诊断要点

本病发展缓慢,病程较长,病情为进行性加重。

(1)主症:腰痛、腿痛和间歇性跛行。

(2)腰腿痛的特征:腰痛位于下腰部和骶部,疼痛在站立或走路过久时发作,躺下或下蹲位或骑自行车时,疼痛多能缓解或自行消失。腰腿痛多在腰后伸、站立或行走而加重,卧床休息后减

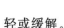

轻或缓解。

(3)间歇性跛行是本病的重要特征:在站立或行走时,出现腰痛腿痛、下肢麻木无力,若继续行走可有下肢发软或迈步不稳。当停止行走或蹲下休息后,疼痛则随之减轻或缓解,若再行走时症状又会重新出现。

(4)病情严重者,可引起尿急或排尿困难,下肢不全瘫痪,马鞍区麻木,下肢感觉减退。

(5)检查:主诉症状多,阳性体征少是本病的特点。①腰部后伸受限,脊柱可有侧弯、生理前凸减小。②X线检查:常在 $L_{4\sim5}$、L_5 和 S_1 见椎间隙狭窄、椎体骨质增生、椎体滑脱、腰骶角增大、小关节突肥大等改变,以及椎间孔狭小等。

CT 及 MRI 扫描具有诊断价值。

二、病因病机

腰椎管狭窄症可分为先天性狭窄和继发性狭窄,导致椎管前后、左右内径缩小或断面形态异常。先天型椎管狭窄多由于椎管发育狭窄、软骨发育不良或骶椎裂等所致;后天性椎管狭窄主要是腰椎骨质增生、黄韧带及椎板肥厚、小关节肥大、陈旧性腰椎间盘突出、脊柱滑脱、腰椎骨折恢复不良和脊椎手术后等。先天性椎管狭窄症多见于青年患者,后天性椎管狭窄症多见于中年以上的患者。

中医认为本病发生的主要原因是:先天肾气不足,肾气衰退,以及劳伤肾气,耗伤气血为其发病的内在因素;反复遭受外伤、慢性劳损及风寒湿邪的侵袭为其外因。其主要病机是肾气不足,气血虚弱,以及风寒湿邪痹阻,瘀血阻滞,经络气血不通,筋骨失养,发为腰腿疼痛。

三、辨证与治疗

(一)肾气虚弱

1.主症

腰部酸痛,腿细无力,遇劳加重,卧床休息后减轻,形羸气短,面色无华。舌质淡,苔薄白,脉沉细。

2.治则

调补肾气,壮骨益筋。

3.处方

肾俞、腰阳关、$L_{4,5}$夹脊穴、关元俞、阳陵泉、飞扬、太溪、三阴交。

4.操作法

$L_{4,5}$夹脊穴用龙虎交战手法,其余诸穴均采用捻转补法,并于肾俞、关元俞、腰阳关加用灸法。

5.方义

本证是由于肾气虚弱而引起,主症是腰腿痛,病位于督脉、足太阳、足少阴经。腰为肾之府,肾虚则腰府失养,故治取肾的背俞穴补益肾气,濡养腰府及经脉而止痛;关元俞内应关元,是人体元气输注之处,补之可益元气,益精血濡筋骨,善于治疗肾虚腰痛,如《针灸大成》曰关元俞"主风劳腰痛"。太溪配飞扬属于原络配穴,旨在补益肾气调理太阳、少阴经脉以止痛。在飞扬穴处又有小络脉分出,名曰飞扬脉,主治腰痛,《素问·刺腰痛论》:"飞扬之脉,令人腰痛,痛上怫怫然,甚则悲以恐,刺飞阳之脉……少阴之前与阴维之会。"故飞扬是治疗肾虚及肝虚引起的腰痛。三阴交补益气血,濡养筋骨。阳陵泉乃筋之会穴,可缓筋急以止痛。诸穴协同相助,补益肾气,养筋壮骨以止痛。

(二)寒湿痹阻

1.主症

腰腿疼痛重着,自觉拘紧,时轻时重,遇冷加重,得热症减。舌质淡,苔白滑,脉沉紧。

2.治则

祛寒利湿,温通经络。

3.处方

肾俞、关元俞、$L_{4、5}$夹脊穴、腰阳关、委中、阴陵泉、三阴交。

4.操作法

肾俞、关元俞、腰阳关均采用龙虎交战手法,并加用灸法。腰部夹脊穴、委中、阴陵泉针刺泻法。三阴交平补平泻法。

5.方义

本证属于寒湿痹阻,但病之本是肾虚,治疗当用补泻兼施的方法。肾俞、关元俞,补肾气助元气;腰阳关温督脉,通脊骨;采用龙虎交战手法,补泻兼施,扶正祛邪,加用灸法可加强其温补肾气,散寒化湿的作用。腰夹脊穴是病变的症结处,针刺泻法祛除邪气之痹阻,可达痛经止痛的作用。委中通经祛邪,是治疗腰腿痛重要的有效的穴位。阴陵泉除湿利小便,通经止痛,是治疗湿邪痹阻性腰痛的有效穴位,正如《针灸甲乙经》所说:"肾腰痛不可俯仰,阴陵泉主之。"三阴交是足三阴经的交会穴,可健脾利湿,可补肝肾壮筋骨,与肾俞、关元俞配合,既可加强补肝肾的作用,又可利肾腰部的湿邪,加快腰腿痛的缓解。

(三)气虚血瘀

1.主症

腰痛绵绵,部位固定,不耐久坐、久立、久行,下肢麻木,面色少华,神疲乏力。舌质暗或有瘀斑,脉细涩。

2.治则

益气养血,活血化瘀。

3.处方

膈俞、肝俞、脾俞、肾俞、关元俞、腰阳关、腰夹脊穴、足三里、三阴交。

4.操作法

膈俞、腰夹脊穴针刺泻法,并刺络拔火罐法。其余诸穴用捻转补法,病在肾俞、关元俞、腰阳关加用灸法。

5.方义

本证是在肾虚的基础上,复加劳损经脉,瘀血阻滞及劳作日久耗伤气血,筋脉失养所致。选取血之会穴膈俞及病变之症结夹脊穴,刺络拔火罐,铲除瘀血之阻滞,以利气血的通行及筋脉濡养。取肾俞、关元俞、肝俞补肝肾益筋骨。腰阳关温通督脉,通畅脊骨。脾俞、足三里、三阴交温补脾胃,益气血生化之源。诸穴相配,补后天益先天,除瘀血阻滞,可达益气养血,活血化瘀的功效。

(卢　朋)

第十一节　腰椎椎弓峡部裂并腰椎滑脱

腰椎椎弓上下关节突之间称为峡部。椎弓峡部裂是指椎弓峡部骨质连续性中断,第五腰椎受累最多。腰椎滑脱是指腰椎逐渐向前或后方滑动移位,椎弓峡部裂的存在,可在一定的条件下是导致腰椎滑脱。本病多见于 40 岁以上的男性,年龄越大发病率越高,发病部位以第五腰椎最多,第四腰椎次之,是引起腰腿痛的常见疾病。

一、诊断要点

(1)患者可能有腰部外伤或劳损史。

(2)慢性腰痛,站立或弯腰时疼痛加重,卧床休息后减轻;有时疼痛可放射到骶髂部甚至下肢。

(3)滑脱影响到马尾神经时可见下肢乏力,感觉异常,大小便障碍等。

(4)检查:①下腰段前突增加,腰骶交界处可出现凹陷或横纹,或腰部呈现保护性强直。②滑脱棘突有压痛,重压、叩击腰骶部可引起腰腿痛;部分患者可见直腿抬高试验和加强试验阳性。③X 线检查应包括腰椎的正侧位片、左右双斜位片、过伸过屈位片;斜位片能显示"狗颈"及峡部的缺损;CT 可帮助确定峡部裂的性质;MRI 可帮助判断椎间盘的情况。

二、病因病机

腰椎的骨质结构由两部分组成,即前面的椎体和后面的椎弓。椎弓包括椎弓根、椎板、上下关节突、棘突和横突。腰椎峡部位于上下关节突之间,有一条狭窄的皮质骨桥构成将椎板和下关节突与椎弓根和上关节突连接在一起。所以腰椎峡部是椎弓最薄弱的部分,腰部外伤后容易造成损伤;或由于积累性劳损,导致腰椎峡部静力性骨折。一旦双侧腰椎峡部发生骨折,由于剪切力的作用腰椎就可能产生移位。

(一)瘀血阻滞

中医认为本病由于跌仆闪挫,损伤腰部筋骨,瘀血阻滞,筋骨失养,长久不能愈合,酿成本病。

(二)寒湿阻滞

由于劳伤气血,卫外不固,风寒湿邪乘虚而入,痹阻腰部经脉,气血不通,筋骨长久失养,酿成本病。

(三)肾精亏损

由于先天不足,或由于房劳过度,肾气虚弱,精血亏损,筋骨失养,是引起本病的内在因素。

三、辨证与治疗

(一)瘀血阻滞

1.主症

有明显的外伤史,腰骶痛骤作,疼痛剧烈,呈刺痛性,痛有定处,日轻夜重,俯仰受限,步履艰难。舌质紫暗,脉弦。

2.治则

活血化瘀,通经止痛。

3.处方

腰阳关、阿是穴、肾俞、后溪、委中。

4.操作法

先针刺后溪穴,直刺捻转泻法,在行针的同时,令患者轻轻活动腰部,疼痛好转后再针刺其他穴位。阿是穴用刺络拔火罐法,委中用三棱针点刺出血,出血量有暗红变鲜红为止。腰阳关针刺捻转泻法,肾俞用龙虎交战手法。

5.方义

本病证是由于瘀血阻滞所致,病变位于督脉,连及足太阳经,故治疗以督脉和足太阳经为主。腰阳关属于督脉,针刺泻法,疏通阳气,行气活血。后溪是手太阳经的"输穴",功于通经止痛,本穴又交会于督脉,是治疗急性督脉性腰痛的重要穴位。阿是穴位于病变部位,属于局部取穴,刺络拔罐出血,清除恶血,通经止痛。委中又称"血郄",对于瘀血阻滞者有活血祛瘀,通络止痛的作用,正如《素问·刺腰痛论》:"解脉会令人腰痛如引带,常如折腰状,善恐。刺解脉在郄中结络如黍米,刺之血射,以黑见赤血而已。"解脉即是指位于腘窝委中部位的血脉,点刺放血对瘀血性腰痛有良好效果,出血由黑红变赤红为止。

(二)风寒湿邪阻滞

1.主症

腰骶部重着疼痛,时重时轻,喜温喜暖,得温痛减,肢体麻木。舌苔白腻,脉沉紧。

2.治则

祛风散寒,除湿通络。

3.处方

肾俞、十七椎穴、次髎、后溪、阴陵泉、委中、承山。

4.操作法

肾俞、次髎、十七椎针刺龙虎交战手法,先泻后补,即先拇指向后捻转 6 次,再拇指向前捻转9 次,如此反复进行,针刺后并用灸法。后溪、阴陵泉也用龙虎交战法。委中、承山针刺捻转泻法。

5.方义

本证是风寒湿邪阻滞督脉及足太阳经所致,故治疗以督脉及太阳经穴为主;本病的内在原因是肾气虚弱,外邪趁之,所以扶正祛邪是治疗本病的大法。肾俞是肾的背俞穴,十七椎穴隶属督脉,针刺补泻兼施,扶正祛邪;针刺后加用灸法,既可温经助阳,又可祛寒除湿。次髎属于足太阳经,有利湿止痛的功效,是治疗寒湿性腰骶痛的主要穴位,正如《针灸甲乙经》所说:"腰痛怏怏不可以俛仰,腰以下至足不仁,入脊腰背寒,次髎主之。"如针刺后再加用灸法可助其温阳利湿的作用。阴陵泉属于足太阴脾经,补之可健脾益肾,泻之可渗湿利尿,善于治疗湿浊性腰痛,如《针灸甲乙经》云:"肾腰痛不可俯仰,阴陵泉主之。"后溪属于手太阳经的"输穴",又交会于督脉,"俞主体重节痛",可用于湿浊性腰痛的治疗;后溪配五行属于木,"木主风",风可胜湿,所以后溪又有祛风止痛、祛湿止痛的功效。委中配承山疏通足太阳经脉,是治疗腰痛的重要组合。以上诸穴配合,可达祛除邪气通经止痛的作用。

（三）肾精亏损

1.主症

腰骶部酸痛,喜按喜揉,下肢乏力,遇劳则甚,卧床休息后减轻。舌质淡,脉沉细。

2.治则

补肾益精,濡养筋骨。

3.处方

肾俞、命门、关元俞、关元、飞扬、太溪。

4.操作法

飞扬针刺龙虎交战手法,其余诸穴均直刺捻转补法,并在肾俞、命门、关元俞、关元加用灸法。

5.方义

本证是由于肾气虚弱精血亏损而引起,主症是腰腿痛,病位于督脉、足太阳、足少阴经。腰为肾之府,肾虚则腰府失养,故治取肾的背俞穴肾俞及命门补益肾气,濡养腰府及经脉而止痛;关元是人体元阴元阳关藏之处,关元俞内应关元,是人体元气输注之处,补之可益元气,益精血濡筋骨,善于治疗肾虚腰痛,如《针灸大成》曰关元俞"主风劳腰痛。"太溪配飞扬属于原络配穴,旨在补益肾气调理太阳、少阴经脉以止痛。在飞扬穴处又有小络脉分出,名曰飞扬脉,主治腰痛,《素问·刺腰痛论》:"飞扬之脉,令人腰痛,痛上怫怫然,甚则悲以恐,刺飞阳之脉,……少阴之前与阴维之会。"故飞扬功在治疗肾虚及肝虚引起的腰痛。诸穴协同相助,补益肾气,养筋壮骨以止痛。

（卢　朋）

第十二节　骶髂关节扭伤

骶髂关节扭伤使骶髂关节周围韧带被牵拉而引起的损伤,临床较多见,常造成腰痛,甚至坐骨神经痛,多见于中年以上患者。本病属于中医腰腿痛范畴。

一、诊断要点

(1)有急慢性腰腿痛史或外伤史,或慢性下腰部劳损史。

(2)骶髂关节疼痛,疼痛可放射到臀部、股外侧,甚至放射到小腿外侧。

(3)患侧下肢不敢负重,或不能支持体重,走路跛行,并用手扶撑患侧骶髂部,上下阶梯时需健侧下肢先行。

(4)站立时弯腰疼痛加剧,坐位时弯腰不甚疼痛,平卧时腰骶部有不适感,翻身困难。

(5)检查:①腰椎向健侧侧弯,髂后上、下棘之间有明显压痛。②旋腰试验:患者坐位,两手扶在项部,检查者站在患者背后,双手扶其两肩做左右旋转,使患者的腰部左右旋转,若患者骶髂部有明显疼痛者为阳性。③骨盆分离试验:患者仰卧位,检查着双手按在左右髂前上棘,并向后用力挤压,若患者骶髂关节疼痛加剧者为阳性。④屈髋屈膝试验:患者仰卧位,健侧下肢伸直,将患侧下肢髋、膝关节屈曲,使骶髂关节韧带紧张,患侧疼痛加剧者为阳性。⑤"4"字试验阳性、床边试验阳性。⑥X线检查:急性骶髂关节扭伤X线常无特殊改变;慢性扭伤或劳损,可有骨性关节炎改变,关节边缘骨质密度增加。

二、病因病机

骶髂关节是一个极稳定的关节。骶结节韧带、骶棘韧带和骶髂前韧带,能稳定骶椎,限制骶椎向骨盆内移动,因而骶髂关节只有极小量的有限活动。但当弯腰拿取重物时,下肢腘绳肌紧张,牵拉坐骨向下向前,髂骨被旋向后,易引起骶髂关节损伤。女性在妊娠期间,由于内分泌的改变,骶髂关节附近的肌腱和韧带变得松弛,体重和腰椎前凸增加,容易导致骶髂关节的慢性损伤。解剖结构的变异,如第五腰椎横突骶化,特别在单侧横突骶化的情况下,常因用力不平衡而使一侧骶髂关节发生急性损伤或慢性劳损。

(一)瘀血阻滞

《灵枢·百病始生》言:"用力过度,则络脉伤。阳络伤则血外溢……阴络伤则血内溢。"跌打损伤、猛然搬动过重物体,或姿势不当骤然用力,损伤筋肉、脉络,血脉破损血溢脉外,瘀血凝滞,脉络阻塞,则产生瘀血性痛、活动受限等症。

(二)气血虚弱

劳力过度或长久弯腰工作,耗伤气血,筋骨失于气血的温煦、濡养,即因虚而不荣,因不荣而不通,因不通而生痛。

(三)肝肾亏虚

先天不足,或房劳过度,或久行伤筋,久坐伤骨,导致精血亏损,筋骨失养发为腰骶部疼痛。

三、辨证与治疗

(一)瘀血阻滞

1.主症

扭伤之后,腰骶部骤然疼痛,疼痛激烈,呈刺痛或胀痛性质,痛有定处,日轻夜重,俯仰受限,转侧步履困难。舌紫暗,脉弦细。

2.治则

活血化瘀,通经止痛。

3.处方

十七椎、关元俞、次髎、阿是穴、委中、殷门、阳陵泉。

4.操作法

阿是穴、委中、殷门寻找血脉明显处用三棱针点刺出血,病在出血后加拔火罐。其余诸穴均直刺捻转泻法。

5.方义

本证属于瘀血阻滞引起的腰骶部疼痛,位于足太阳经,治疗当活血化瘀,以太阳经穴为主。《素问·针解》:"菀陈则除之者,出恶血也。"所以取瘀血结聚处阿是穴、血之郄穴委中和衡络殷门点刺出其恶血,通络止痛。殷门位于腘横纹上8寸,主治腰骶部疼痛,《针灸大成》殷门"主腰脊不可俯仰举重,恶血泄注,外股肿。"殷门穴位于股后浮郄穴之上,衡络处,《素问·刺腰痛论》:"衡络之脉,令人腰痛,不可以俯仰,仰即恐仆,得之举重伤腰,衡络绝,恶血归之,刺之在郄阳筋之间,上郄属寸,衡居为二痏出血。"所以衡络应属于股后殷门附近横行的脉络,点刺出血可治疗扭伤性腰骶部疼痛。十七椎穴、关元俞位于腰骶连接处,可疏通此关节的瘀血阻滞。阳陵泉属于足少阳经,其经筋"结于尻",可治疗腰骶部的疼痛,尤其善于治疗腰骶部左右转侧困难的证候。

(二)气血虚弱

1.主症

腰骶部酸痛,连及臀部和下肢,痛而隐隐,遇劳则甚,体倦乏力,面色无华。舌质淡,脉沉细。

2.治则

补益气血,养筋通脉。

3.处方

膈俞、肝俞、脾俞、肾俞、关元俞、次髎、秩边、三阴交。

4.操作法

膈俞、肝俞、脾俞、肾俞均浅刺补法,关元俞、次髎、秩边均采用龙虎交战手法,三阴交直刺捻转补法。

5.方义

膈俞为血之会,肝俞补肝益肝,二穴配合,调理营血濡养筋骨。脾俞、肾俞、三阴交调后天补先天,益气血生化之源,温煦筋骨。关元俞、次髎、秩边补泻兼施,补法可调气血濡筋养骨,泻法可通经止痛。以上诸穴相配,可达补益气血,濡养筋骨,通脉止痛的功效。

(三)肝肾亏虚

1.主症

腰骶部酸软疼痛,腰背乏力,遇劳则甚,卧则减轻,喜按喜揉。舌质淡,脉沉细。

2.治则

补益肝肾,濡养筋骨。

3.处方

肾俞、肝俞、关元俞、关元、次髎、阳陵泉、悬钟、太溪。

4.操作法

次髎直刺采用平补平泻手法,其余诸穴均用捻转补法,并在肾俞、关元俞、次髎加用灸法,每穴艾灸3~5分钟。

5.方义

肾俞是肾的背俞穴,肝俞是肝的背俞穴,太溪是足少阴肾经的原穴,旨在补肝肾益精血。关元是任脉与足三阴经的交会穴,有补益元气的作用,关元俞是元气输注的部位,二穴前后配合,补元气益精血,善于治疗虚性腰痛,《针灸大成》关元俞:"主风劳腰痛"。阳陵泉乃筋之会穴,悬钟乃髓之会穴,补之可柔筋养骨而止痛。

(田爱红)

第十三节　棘上及棘间韧带损伤

棘上及棘间韧带损伤是临床上常见病,通常归属于腰痛范畴,但在针灸治疗上有其特殊性,故单列一节以引起人们的注意和提高治疗效果。

棘上韧带是跨越各棘突点纵贯脊柱全长的索状纤维组织,自上而下,比较坚韧,但在腰部此韧带比较薄弱。棘间韧带处于相邻的棘突之间,其腹侧与黄韧带相连,其背侧与背长肌的筋膜和

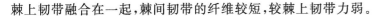

棘上韧带融合在一起,棘间韧带的纤维较短,较棘上韧带力弱。

一、诊断要点

(1)有明显的受伤史,受伤时患者常感觉到腰部有一突然响声,随即腰部似有折断样失去支撑感,并出现腰部疼痛。

(2)急性损伤者疼痛剧烈可为断裂样、针刺样或刀割样,慢性损伤者多表现为局部酸痛、不适,不耐久站久立,脊柱前屈时疼痛加重。

(3)检查:①身体屈曲时腰部疼痛。②棘突及棘突间有压痛,棘突上可触及韧带剥离感。棘间韧带损伤压痛点多位于 $L_5 \sim S_1$ 骶椎。

二、病因病机

多因脊椎突然猛烈前屈,使棘上韧带或棘间韧带过度牵拉而造成;或患者在负重时腰肌突然失力,骤然腰部前屈;或长期弯腰工作,使棘上及棘间韧带持续地处于紧张状态等原因,导致韧带撕裂、出血、肿胀,瘀血痹阻,经络气血不通,发为疼痛。

三、辨证与治疗

(一)急性损伤

1.主症

受伤之后,腰骶部剧烈疼痛,活动受限,弯腰时疼痛加重,棘突上、棘突间有明显压痛。舌质暗红,脉弦或涩。

2.治则

活血祛瘀,通络止痛。

3.处方

阿是穴、后溪、水沟、委中。

4.操作法

先刺后溪,用 0.30 mm×25 mm 的毫针,直刺进针,得气后用捻转泻法,在行针的同时令患者活动腰部。针水沟用上述毫针向鼻中隔斜刺,得气后施以捻转泻法。阿是穴用梅花针叩刺出血,再拔火罐,委中用三棱针点刺出血,出血由暗红变鲜红为止。

5.方义

本病位于督脉,是由于瘀血阻滞所致。后溪是手太阳经中的"输穴","俞主体重节痛",功于通经止痛;后溪又通于督脉,善于治疗位于督脉的急性疼痛。水沟属于督脉,又是手、足阳明经的交会穴,阳明经多气多血,所以水沟有行气行血的作用,是治疗急性腰的经验效穴。阿是穴、委中刺络出血,活血祛瘀,通经止痛。

(二)慢性损伤

1.主症

有急性损伤史,但没有彻底治疗,或长期弯腰工作史,腰部或下腰部酸痛、不适,遇劳则加重,遇寒则发。舌质紫暗,脉沉涩。

2.治则

益气养血,活血祛瘀。

3.处方

肾俞、阿是穴、三阴交。

4.操作法

肾俞、三阴交针刺补法,阿是穴刺络拔火罐,术后加用灸法。

5.方义

《景岳全书》:"腰痛证,凡悠悠戚戚,屡发不已者,肾之虚也。"故取肾俞补肾气益精血,配三阴交培补肝脾肾,益气养血,濡养筋骨。阿是穴是瘀血闭阻的部位,刺络拔火罐,可祛除瘀血,加用艾灸法,促进血液运行,进一步消除瘀阻,加快病愈过程。

(田爱红)

第十四节　骶臀部筋膜炎

骶臀部筋膜炎又称骶臀部纤维质炎、肌肉风湿病、肌筋膜综合征等。本病主要是由于外伤、劳累、潮湿、寒冷等多种原因,导致骶臀部肌肉、筋膜、肌腱和韧带等软组织的慢性疼痛性疾病,是骶臀部的一种常见病,多见于中老年人,属于中医痹证、腰腿痛范畴。

一、诊断要点

(1)骶臀部有广泛的疼痛。

(2)疼痛可涉及腰部和大腿部,为酸痛性质,常伴有沉重、寒凉感。

(3)疼痛在轻微活动后或得温热后减轻,剧烈运动、劳累、寒冷、久站、久坐可诱发或加重疼痛。

(4)检查。①压痛:有明显的压痛,压痛点多位于骶髂关节附近。②结节:可触及结节,多为椭圆形,质地柔软,可移动,有压痛感。③X线检查:多为阴性。

二、病因病机

(一)寒湿邪侵袭

本病位于骶臀部部,是足太阳经、督脉分布的区域,属于中医的痹证,感受风寒湿邪,稽留于肌肤筋肉之间,致经络气血凝滞不通,发为经骶臀疼部痛。日久邪气与气血凝结形成结节,《诸病源候论·结筋候》:"体虚者,风冷之气中之,冷气停积,故结聚,为之结筋也。"

(二)气血虚弱

劳役过度,耗伤气血,经筋失于气血的濡养,筋急而痛,《医学正传·卷一》"若动之筋痛,是无血滋筋故痛",或如筋急日久,气血不通,气虚无力通脉,也可导致气虚血瘀。

(三)肝肾亏损

人到中年之后,肾气渐衰;或房事不节,肾气早衰;或劳役过度,久站伤骨,久行伤筋,耗伤肾气,劳伤筋骨,导致骶臀部疼痛。

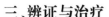

三、辨证与治疗

(一)寒湿邪闭阻

1.主症

骶臀部疼痛僵硬,按压可触及结节,疼痛连及腰部及大腿,遇阴雨天或寒冷则疼痛加重,得温热则疼痛减轻。舌质淡,苔薄白,脉弦紧。

2.治则

祛风散寒,利湿止痛。

3.处方

肾俞、腰阳关、次髎、阿是穴、秩边、阳陵泉、委中。

4.操作法

肾俞、腰阳关、阳陵泉针刺龙虎交战手法,秩边用 0.30 mm×75 mm 毫针直刺,并有触电感沿经传导,其余诸穴直刺捻转泻法,并在肾俞、次髎、阿是穴施以灸法。

5.方义

本证是由于寒湿邪闭阻足太阳经引起的痹证,根据"经脉所过,主治所及"的原则,当以足太阳经穴为主,祛除邪气通经止痛。肾俞、次髎、秩边、委中均属于足太阳经,且次髎既可通经止痛,又可除湿利尿;秩边功善腰骶痛,又可除湿利尿;委中是治疗腰骶痛的主要穴位,即《灵枢·始终》所云"病在腰者取之腘",且委中配五行属于土,所以委中既可祛邪通经止痛,又可健脾利湿;肾俞扶正祛邪,卫气出于下焦,所以肾俞既可祛除邪气通经止痛,又可助卫气以固表。阿是穴是邪气凝聚的部位,针刺泻法和灸法,通其凝散其结。本病属于经筋病证,足少阳经筋"结于尻",故取筋之会穴阳陵泉散筋结,解筋痛。

(二)气血虚弱

1.主症

腰骶部酸软疼痛,不耐久劳,疲劳后疼痛加重,疲乏无力,在骶臀部按压可触及结节。舌质淡,舌的边缘可有瘀点,脉沉细。

2.治则

益气养血,通脉祛瘀。

3.处方

膈俞、肝俞、脾俞、肾俞、关元俞、阿是穴、足三里、三阴交。

4.操作法

膈俞穴针刺泻法,阿是穴针刺泻法,并兼艾条灸 5~8 分钟,或温针灸 3 壮。其余诸穴均针刺补法,并在肾俞、关元俞加用艾条灸 5 分钟。

5.方义

本证属于气血虚弱,兼有气虚血瘀,治疗以补气养血为主,兼以活血通瘀。故本证治取肝俞、脾俞、肾俞、关元俞、足三里、三阴交温补先天与后天,以益气血生化之源。膈俞乃血之会穴,泻之可活血化瘀。阿是穴是经筋挛缩之处,是血液滞瘀之所,针刺泻法并温灸,可解经筋的挛缩,通经脉的瘀血阻滞,经脉气血通达,经筋得到气血的濡养,疼痛可解。

(三)肝肾亏虚

1.主症

骶臀部疼痛日久不愈,疼痛绵绵,腰膝酸软,遇劳则甚,休息后好转,小便频数,带下清稀。舌质淡,脉沉细。

2.治则

调补肝肾,益筋壮骨。

3.处方

肾俞、关元俞、阿是穴、白环俞、飞扬、太溪。

4.操作法

阿是穴用齐刺法,其余诸穴用捻转补法,并在肾俞、关元俞、阿是穴加用灸法。

5.方义

本证是肾精亏损,筋骨失养,引起的骶臀部疼痛,补肾俞、关元俞以补肾益精,濡养筋骨。本病位于足太阳经及其经筋,故补足少阴经穴原穴太溪和足太阳经络穴飞扬,原络配合,补肾益精,濡养经筋,再配以阿是穴,可加强解痉止痛的效应。关元俞内应关元穴,是人体元气输注的部位,与白环俞配合培补元气,主治肾虚腰背痛,正如《针灸大成》所说白环俞主"腰脊冷痛,不得久卧,劳损虚风,腰背不便,筋挛痹缩……"。

(田爱红)

第十五节　尾　骨　痛

尾骨痛是指尾骨部、骶骨下部及其邻近肌肉或其他软组织的疼痛,其疼痛特点是长时间的坐位,或从坐为起立时,或挤压尾骨尖端时疼痛加重,是临床常见病,多发于女性。

一、诊断要点

(1)可有尾骶部外伤史。

(2)尾部疼痛,多为局限性,有时可连及腰部、骶部、臀部及下肢。

(3)尾部疼痛,可在坐硬板凳、咳嗽、排大便尤其是大便秘结时疼痛加重,卧床休息后减轻或消失。

(4)检查:①尾骶联合处压痛。②肛门指检:患者取左侧卧位,尽量将髋、膝关节屈曲。检查者戴手套后,用右手示指轻轻伸入肛管内,抵住尾骨,拇指置于尾骨外后方,拇示指将尾骨捏住,前后移动尾骨,检查尾骨的活动度及其感觉,仅有尾骨微动而无疼痛,表明无病变;若尾骨活动时疼痛,表明有尾骨痛。③X线检查无异常发现。

二、病因病机

在尾骨上附着有重要的肌肉和韧带,如臀大肌、肛门括约肌、肛提肌、尾骨肌、骶尾韧带等,尾骨遭受到跌打损伤之后,局部组织出血、水肿形成纤维组织和瘢痕,牵拉或压迫尾骨及其末梢神经,以及局部血液循环障碍,产生疼痛。中医认为是由于外伤经脉,瘀血阻滞经脉,不通则痛,正如清·吴谦《医宗金鉴·正骨心法要旨》言："尾骶骨，即尻骨也。……若蹾垫壅肿，必连腰胯。"

长期坐位，压迫尾骨周围组织，导致慢性尾骨部劳损，引起尾骨部疼痛，正如《素问·宣明五气》言"久坐伤肉"，久坐则气机不畅，导致气滞血瘀，气血运行受阻，经脉不通，筋肉失养引起疼痛。

总之，本病主要是由于瘀血阻滞经脉，经气不通，引起尾骶部疼痛。

三、辨证与治疗

(一)主症

尾骶部疼痛，疼痛可连及臀部，坐位时疼痛明显，不敢坐硬板凳，按之作痛，甚或咳嗽、大便时疼痛加剧。舌质暗，脉涩。

(二)治则

活血化瘀，通经止痛。

(三)处方

百会、次髎、腰俞、会阳、承山。

(四)操作法

先针百会，沿经向后平刺，捻转平补平泻手法，使针感沿经项背部传导。次髎先用刺络拔火罐法，后用毫针直刺30～40 mm，使用龙虎交战手法，并使针感向尾部传导，术后加用艾灸法。腰俞向尾部平刺，捻转平补平泻法，并加用艾灸法。合阳向尾骨斜刺，平补平泻手法。承山直刺，龙虎交战手法。

(五)方义

本病属于瘀血阻滞尾骨及其周围的经脉所致，位于督脉和足太阳经，故取腰俞、百会通督脉的经气，疏通尾骨部的瘀滞以止痛；百会是督脉与足太阳经的交会穴，《灵枢·终始》"病在下者高取之"，可疏导尾骨部位气血的瘀滞以止痛。次髎刺络拔火罐可祛除尾骨的瘀血，即"菀陈则除之者，出恶血也"(《素问·针解》)。足太阳经别入于肛，承山、会阳、次髎均属于足太阳经，并且会阳又为督脉气所发，故三穴组合，局部与远端相配合，可有效地疏通尾骨部瘀血的阻滞，且承山是治疗肛门及其周围病变的经验效穴。

(田爱红)

第十七章 神经内科病证的推拿治疗

第一节 中 风

一、临证特点

(一)临证思路

1.当辨中经络、中脏、中腑三类

中经络者虽有半身不遂、口眼歪斜、语言不利,但意识清楚;中腑者则见二便闭塞不通,虽有神志障碍但无昏迷;中脏者则肢体不用,昏不知人。

2.中脏腑当辨闭证与脱证二类

闭证属实,因邪气内闭清窍所致。症见神志昏迷、牙关紧闭、口噤不开、两手握固、肢体强痉等。脱证属虚,乃为五脏真阳散脱、阴阳即将离决之候。临床可见神志昏愦无知、目合口开、四肢松懈瘫软、手撒肢冷汗多、二便自遗、鼻息低微等。

3.闭证当辨阳闭和阴闭二类

(1)阳闭有瘀热痰火之象,如身热面赤、气粗鼻鼾、痰声曳锯、便秘溲黄、舌苔黄腻、舌绛干,甚则舌体卷缩,脉弦滑而数。阴闭有寒湿痰浊之征,如面白唇紫、痰涎壅盛、四肢不温、舌苔白腻、脉沉滑等。

(2)急性期的治疗主要是采用中西药物改善脑循环、脑保护、抗脑水肿、降低颅内压等脑保护措施和稳定内脏功能为主的全身支持疗法、对症处理,以及必要的手术以维持生命体征的平稳。

(3)中风的推拿治疗是在患者生命体征稳定、神经系统症状不再进展的基础上开始介入的以康复回归社会为治疗目标的一种治疗方法。

(二)推拿方案

中风偏瘫是大脑皮层高级中枢失去其对随意性运动的控制,引起的中枢性肢体瘫痪,其病理变化在不同时期而有相应的改变,其偏瘫的恢复,Brunmstrom 发现几乎是定型的连续过程,并提出著名的"恢复六阶段"理论,即中风病偏瘫患者肢体恢复经历弛缓阶段、痉挛阶段、联带运动阶段、部分分离运动阶段、分离运动阶段、运动模式及其速度接近正常的 6 个阶段。但推拿临床对中风偏瘫治疗一般可以分为三期。即低位神经中枢(脊中枢)"休克"所致的软瘫期,低位神经中枢(脊中枢)控制下的痉挛期以及其后的恢复期。如治疗不当,易导致上肢的屈肌和下肢的伸肌痉挛模式,使患者的运动性残疾程度加重,生活质量下降。

在人类长期进化的过程中,上肢屈肌肌群为优势肌群,下肢伸肌肌群为优势肌群。中医经络学的阳经经穴多位于伸肌肌群,阴经经穴多位于屈肌肌群。

推拿治疗方案宜在不同时期突出重点如下。

(1)在软瘫期以上肢阴经、下肢阳经为主,以诱发优势肌群的肌张力为治疗目标。

(2)在痉挛期以抑制过高的肌张力和防范异常运动模式的形成为治疗目标,使上下肢伸缩肌的肌张力趋于协调。

(3)在恢复期以促使伸、屈肌群的运动协调为治疗目标。

二、推拿临床诊治

(一)推拿临床诊断要点

具有猝然昏倒,不省人事,伴发口舌歪斜、言语不利、半身不遂或无昏倒而突然出现半身不遂等中风的主要症状与体征,经过头颅 CT 或 MRI 检查证实的中风患者。

(二)推拿适用范围

有明显运动功能障碍且无严重合并症及其他严重内科疾病及精神病的脑卒中患者。从生命体征稳定、神经系统症状不再进展后 72 小时的中风急性期,到发病半年以内的恢复期以及发病半年以上后遗症期的患者,均适合推拿治疗。

(三)推拿时机

缺血性脑卒中以生命体征稳定、神经系统症状不再进展后 72 小时介入,出血性脑卒中以生命体征稳定、神经系统症状不再进展后 7 天介入为宜。该推拿时机的认识,是建立在近 10 年来中医推拿干预脑卒中的基础及临床研究之上的。

(四)推拿治疗

1.治疗原则

早期介入,以降低致残率、改善日常生活活动能力为目的,以重塑运动模式为重点。

2.基本治法

根据中风的软瘫期、痉挛期、恢复期不同临床分期,选择与之适应的不同推拿治法。

软瘫期临床表现及推拿基本治法:患者的偏瘫侧肢体弛缓性麻痹,没有随意的肌肉收缩,或仅出现轻微的联合反应,在进行药物治疗的同时进行早期推拿治疗及功能训练的康复性治疗。目的是防止出现影响康复的并发症,如压疮、肿胀、肌肉挛缩、关节活动受限等,尽量抑制异常运动模式的出现。推拿治疗以尽力诱发优势肌群(上肢屈肌和下肢伸肌)的肌张力为目的,取穴以上肢阴经、下肢阳经的腧穴为主。

痉挛期临床表现及推拿基本治法:患者存在明显的上肢屈肌和下肢伸肌的痉挛。推拿治疗及功能训练的目的是抑制协同运动模式,训练随意运动,提高各关节的协调性和灵活性,帮助患者逐渐恢复分离运动。推拿治疗以抑制过高的肌张力和防范异常运动模式的形成为目的,选择上肢阳经、下肢阴经腧穴为主以兴奋拮抗肌,抑制痉挛肌,使上下肢伸缩肌的肌张力趋于协调。

恢复期临床表现及推拿基本治法:患者出现分离运动,推拿治疗的目的在于使遗留的症状得到改善,让患者充分地使用患肢,通过推拿治疗及功能训练更好地掌握和提高日常生活活动能

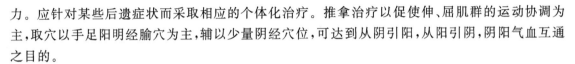

力。应针对某些后遗症状而采取相应的个体化治疗。推拿治疗以促使伸、屈肌群的运动协调为主，取穴以手足阳明经腧穴为主，辅以少量阴经穴位，可达到从阴引阳，从阳引阴，阴阳气血互通之目的。

(1)常用手法：推拿手法主要选用推、拿、摩、揉、掐、搓、叩击、抚、按、捻、弹、擦、捏、捋、摇、分、合等手法。①推法：半身不遂应用推法时的力量，必须先轻后重，用力不宜太大，尤其是恢复期以用力小些为宜。推法的频率一般每分钟50～100次，开始时稍慢，逐渐加快。在偏瘫肢体和背部多用拇指平推法和掌平推法。一般都是从肢体的远端推向近端。②拿法：一般结合穴位提拿，提拿动作宜稳急速，提拿强度不宜过大，四肢部位均可用五指拿法。③摩法：摩时一般是回旋地在皮肤表面摩动，摩擦时的力量应由轻而重。头面及上肢可用指摩法，背部与下肢可用掌摩法。掌摩时着力要均匀，频率要慢，并沿顺时针方向进行摩动。④揉法：揉动的手指或手掌不移开接触的皮肤，仅使该处的皮下组织随指或掌的揉动而滑动，一般用单手操作。操作上有指揉和掌揉两种。操作时，用力须由轻而重，再由重而轻。⑤掐法：又称指针法，是推拿疗法中的一种独特而又常用的手法。本病治疗常用单指掐和屈指掐两种手法。单指掐法多用于头部或颈部、四肢部位等，如掐风池、合谷、内关、足三里等穴。无论何种单指掐，掐压必须逐渐用力，使指端陷入，切勿突然用力，得气后持续0.5～1.0分钟。同时可配用振法，以加强刺激强度，随后逐渐松劲，并配用揉法，以缓和刺激后的反应。对肌肉较厚的部位如环跳、风市等穴，用单指掐法不易得到反应，可用屈指掐法。⑥搓法：适用于四肢部位，作用可达皮下组织、肌肉甚至骨骼。速度由慢而快，再由快而慢结束。⑦叩击法：本法着力较深，可达肌肉、关节和骨骼。操作时主要以腕部用力，动作要求协调、灵活，着力由轻而重，同时要有弹性，速度由慢而快，或慢快交替进行。治疗本病可用拳击法和掌侧击法。⑧抚法：这是一种预备性手法，也是各手法间穿插的整理手法，对使患者入静，肌肉放松，壅盛之血液向周身回流，全套手法能否成功，起着决定性作用。⑨按法：按法用手指、手掌、拳尖、肘尖对穴位或痛点持续按压一定时间。用力方法：按后就逐渐用力，指力达病所即再加力。切忌猛然用力，以防患者肌肉出现按伤。⑩捻法：此法多用手指等小关节，多数患者手指关节处极为敏感，该法有助于开通关节脉络阻塞，使全身收"一通百通"疗效。⑪擦法：多用于上肢伸肌侧、下肢屈肌侧和手指、手背、面鼻部。

此外，弹法、捏法、捋法、摇法、分法、合法都较常用。

(2)经络穴位：①软瘫期：以上肢阴经、下肢阳经腧穴为主，取患侧极泉、尺泽、少海、曲泽、郄门、内关、环跳、伏兔、风市、足三里、阳陵泉、解溪。②痉挛期：以上肢三阳经、下肢足太阳膀胱经、足少阳胆经穴为主，取患侧肩髃、手五里、曲池、手三里、外关、合谷、环跳、承扶、风市、阳陵泉、飞扬、丘墟、申脉、地五会等。③恢复期：以手足阳明经穴为主，辅以少量太阳、少阳以及阴经穴，选用偏瘫侧肩髃、曲池、手三里、外关、合谷、环跳、风市、足三里、解溪、昆仑、太冲。

(3)一般步骤：患者先取自然平卧位，医者按照不同分期采用相应的治疗方案推拿20～30分钟。对完全无自主运动的半身不遂患者，推拿疗法和被动活动是十分重要的。医生应指导患者用健侧肢体帮助活动，也可在医生、病人亲属的帮助下，做患肢辅助运动，可多用刺激运动法。如亲属扶住患肢，在口令下，带动患肢，患者自己对患肢做意识性的努力，逐渐建立起主动运动。

(4)软瘫期常规操作如下。①头面部：患者仰卧位。医者按揉百会，抹前额(从中线向两侧)，轻揉印堂、太阳。对风池、风府进行较长时间的点揉。点揉风府穴时，用力方向朝向上星穴；点揉风池穴，用力方向应分别朝向对侧的额角。此手法对改善脑部血液循环，帮助建立脑部的侧支循环具有一定效果。②上肢部：患者仰卧位，医者以功能障碍侧为主进行操作。①医者以拿法由前臂下端至腋下,反复操作4～6遍。以拿揉法在尺泽、少海、曲泽、郄门、内关、极泉穴处做重点治疗。再用双掌循上述路线反复挤压3～7遍。再以双拇指,沿手三阴经循行路线自下而上至肘关节反复弹拨5～10遍。医者以掌根由患者腕横纹起按压至肩前部3～5遍。然后,用小鱼际擦法上下反复操作5～7遍。②进行肩胛胸壁关节的上提下降被动运动;肩关节缓慢、适度的屈伸、内收、外展及内外旋转等被动关节活动;肘关节屈伸,腕关节屈伸、内收、外展及旋转等被动关节活动;掌指、手指关节的伸展和屈曲及拇指外展等被动活动。③下肢部:仰卧位,以功能障碍侧为主。患者仰卧,双腿伸直。医者先用双掌自足部开始,直推至大腿根部,手法应平稳、深透,反复操作3～5遍。然后,以双掌交替揉法,自大腿根部揉至膝关节3～5遍。待肌肉放松后,医者双掌重叠,缓慢按压股四头肌,再用掌根在相同部位弹拨3～5遍。医者施拿揉法于整个下肢,在环跳、伏兔、风市、足三里、阳陵泉、委中等穴处做重点治疗,点按时患者要有酸胀感。进行髋关节、膝关节适度的屈伸活动,髋关节内收、外展及旋转活动,踝关节跖屈、背伸及旋转等被动关节活动。

此期为防止肩关节半脱位,应禁止牵拉肩关节。坐位时可以用肩关节吊带保护患侧肩关节。

(5)痉挛期常规操作如下。①上肢部:仰卧位,以功能障碍侧为主。医者施法于痉挛优势侧(屈侧)肌腹部;轻拍上肢伸肌,用掌擦法于痉挛劣势侧(伸侧)至该侧皮肤有温热感为度。医者将患肢缓慢伸肘、伸腕和伸指关节后较快速屈肘、屈腕和屈指关节。缓慢地充分做前臂的旋前、旋后运动。患者仰卧,医者一手握住患手四指,另一手控制患手拇指,并将5个手指及腕关节均置于伸展位,辅助患者上举、外展、内收及旋转上肢,幅度由小到大。如遇肌张力高,指、腕关节难以屈伸的情况时,可用拇指依次点按和弹拨大鱼际,掌部肌群与肌腱。以按揉法在肩髃、手五里、曲池、手三里、外关、合谷穴处做重点治疗。②躯干部:患者仰卧位,双下肢屈曲,医者双手固定患者的膝关节,让患者头肩向左,下肢向右反方向运动,反之亦然。患者健侧卧位,医者一手置于患者患侧肩部,另一手置于患者患侧髋关节处,两手做反方向运动,重复数次。患者仰卧位,屈膝屈髋,双手抱膝。医者将患者身体向左右方向轻轻摇动。③下肢部:以功能障碍侧为主。医者施擦法于痉挛优势侧(大腿伸侧)肌腹部;用掌擦法于痉挛劣势侧(大腿屈侧)至皮肤有温热感为度。医者将患肢缓慢屈髋、屈膝和背屈踝关节后,较快速伸髋、伸膝和跖屈踝关节。若大腿内收肌群挛缩严重时,对其应重点进行按压和弹拨。若大腿后侧肌群挛缩严重者,可将患肢缓缓抬高,放至医者肩上,持续3分钟。再以拍打法,从大腿到踝关节,反复拍打3～5遍。以双掌反复揉腓肠肌并对其两侧反复挤压,以患肢有胀痛感为度。双手提拿腓肠肌,再以单掌按压腓肠肌肌腹,并在小腿后侧施以擦法,同时重点按压承山穴。以按揉法在阴陵泉、三阴交、太溪、照海、中封穴处做重点治疗。

此期还可进行卧位到坐位训练、上肢负重训练、坐位平衡训练、坐位-立位训练等。每天训练2次。

(6)恢复期常规操作如下。①半身不遂:手法及运动疗法以瘫侧肢体为主,进一步缓解痉挛,改善患肢功能。患者俯卧位,医者立于患侧。先用掌推法,自肩部,沿脊柱两侧,经臀部、下肢直至足跟部。然后,用双掌交替揉法,沿脊柱两侧,自上而下揉至腰骶部,待肌肉放松后,医者用双拇指自第7颈椎依次点按各棘突间隙至腰骶部。并重点点按大椎、灵台、至阳、中枢、命门、腰俞等穴,并点揉夹脊穴。再以双拇指沿膀胱经在背部的循行路线进行弹拨,并重点点按心俞、脾俞、肾俞、大肠俞等穴。而后在腰背部施以擦法和叩击法。以按揉法在肩髃、曲池、手三里、外关、合谷、环跳、风市、足三里、解溪、昆仑、太冲穴处做重点治疗。②口角歪斜:手法按揉下关、地仓、颊车、水沟、合谷等穴。③肩手综合征：采用拿法、揉法、捏法操作于上肢；从手指向肩部做向心性推法，动作轻柔。④便秘：点按天枢、大横、支沟、大肠俞等穴。并以脐为中心顺时针摩腹5分钟。上述治疗均每天1次，每周5次。此期还可进行立位平衡训练和步行训练，每天2次。

3.要点难点

软瘫期以患侧肢体的被动活动为主，手法要轻柔平稳，时间稍长。轻手法推拿可提高患肢表面紧张性，使血管收缩，提高兴奋性，促进功能恢复。痉挛期手法要平稳缓慢，缓慢的手法操作可使患者肌肉放松，并使其紧张的情绪得以缓解。如对挛缩的肌群采用揉法和弹拨法以及运动类手法时，如果操作速度很快，非但不能使患肢放松，反而会使挛缩的肌群更加紧张。在上肢屈肌群手法操作时宜轻缓以降低屈肌肌张力，由轻到重，使患者逐渐适应，以不引起肌肉痉挛收缩为好，而伸肌侧则用重手法以提高伸肌肌张力。下肢推拿时后侧膀胱经取重手法，可缓解下肢伸肌痉挛症状，重手法可减轻紧张性，从而减轻痉挛。分离运动出现以后，应配合康复训练，在训练前进行推拿治疗，可改善肢体的血液循环，提高组织的兴奋性。

4.辨证加减

(1)若兼见眩晕，头痛，目胀畏光，急躁易怒，面红目赤，口苦咽干，大便秘结，小溲黄赤，舌红，脉弦大或弦数，则当清肝解郁，平肝潜阳。其推拿增加以下①～⑦步操作：①嘱患者仰卧位，医者坐于患者头侧，面向患者，双手在印堂穴向前发际方向施以平推法(开天门)1分钟；自印堂沿眉弓向外侧分推(推坎宫)20次。②前额部大鱼际揉法1分钟，双手拇指指腹在前额部先向外侧分推10次，再向内侧合推10次。③以双手中指指腹托起患者头部并按揉其双侧风池1～2分钟，按揉双侧太阳穴1分钟。④医者坐于患者右侧，面向患者，以一指禅推法在双侧的期门操作1分钟，并沿任脉自天突至鸠尾往返5～10遍。⑤点揉双侧的太冲、阳陵泉、肝俞，每穴1分钟。⑥嘱患者坐位，医者面向患者站立，在双侧头部施以扫散法1分钟。⑦医者立于患者侧后，拿五经往返20次。

(2)若兼见患者头重如蒙，胸闷恶心，纳少，体胖，多痰，肢体浮肿，苔厚腻或黄腻，脉濡滑。则当化痰利湿，健脾和中。其推拿增加以下①～⑥步操作：①嘱患者仰卧位，医者坐于患者右侧，面向患者，以一指禅推法在中脘、双侧章门穴操作，每穴1分钟；②以摩揉法顺时针方向摩腹，自脐部开始逐渐向四周呈螺旋形扩大摩腹的轨迹，再逐渐缩小收归于脐部，再如上法逆时针摩腹共5分钟，以腹内温暖舒适为佳；③点揉双侧的丰隆、足三里、三阴交，每穴1分钟；④双下肢外侧拿法往返20次，擦法2分钟；⑤嘱患者俯卧位，以擦法在背部操作3～5分钟，重点在脾俞、胃俞；⑥在患者背部自上而下捏脊5～10遍。

(3)若兼见患者头晕胀痛，耳鸣，健忘，腰膝酸软，面热眼花，口燥咽干，舌红，脉弦细，则当补养肝肾，滋阴潜阳。其推拿增加以下①～⑥步操作：①嘱患者仰卧位，医者坐于患者右侧，面向患者，以一指禅推法沿任脉循行部位自上而下操作往返20次；②一指禅推法在期门、气海、关元穴操作，每穴1分钟；③点揉双侧的太溪、三阴交、涌泉穴，每穴1分钟；④在双下肢内侧施以四指推法往返20次；⑤嘱患者俯卧位，以擦法在背部操作3～5分钟，重点在肝俞、肾俞；⑥嘱患者坐位，拿肩井1分钟，拿双侧上肢外侧，往返10次。

4.推拿疗程

以推拿治疗15次作为1个疗程为宜，可5～10个疗程，疗程间宜休息一周。临床发现，连续推拿时间做得太长，可使疗效不升反而降低。

5.推拿流派

(1)调整督脉法:为杨希贤老先生中风后遗症的康复推拿方法。调整督脉法以"三线"为主,即督脉从大椎到长强为一线,天柱至八髎穴及太阳膀胱经两线。患者俯卧或侧卧,医师首先用拇指或掌根大鱼际按揉正中脊柱督脉,两侧膀胱经线,先轻后重,从上至下,在穴位部位要停顿按揉,反复施术3~5遍,使施术部位有温热感,按、揉、擦法、擦法等可交替使用,在按揉膀胱线时,重点按揉患侧,并点按督脉上各穴及背俞穴,配合患侧肢体关节疏利法。

中风正是由于阴阳失调情况下,由于内外邪侵入或痰热盛累及脏腑,导致督脉正气不足,气机不畅,统摄无权,进而导致风痰诸邪流窜经络,气血运行阻滞,最后见到经络失常、关节失利等症状,因此中风后遗症康复与督脉阳气通达有密切关系。

调整督脉法作用:①该法通过按揉擦等手法施于督脉之上,从而通其经络,调其气机,振奋阳气,最终达到阴阳平衡,精气血通畅,脏腑经络功能协调。②膀胱为州都之官,津液之府,是营养脏腑、经脉阴液的来源,经过调整督脉两侧膀胱经,使阴阳水火之气相交合以资益脏腑经脉,使机体达到阴阳气血和谐。③背俞穴与体内五脏六腑相对应,它们有阴阳之归属,调整它们正是起着调整脏腑阴阳,恢复脏腑功能的目的,因此按揉督脉各穴及背俞穴,达到平肝息风、清火豁痰、开窍启闭之功。使中脏腑或中经络之邪随而祛之。因此调整督脉可使阴阳气机协调,使人体成为阴平阳秘的有机体。最后配合疏利患侧肢体,而达到康复目的。

(2)内功推拿:采用以内功推拿治疗为主要的治疗方法。内功推拿操作分头面、躯干、上肢、下肢进行,具体如下。①头面拇指平推两侧桥弓,拿五经,捏拿颈项,分前额,分眉弓,点睛明,分迎香,分人中,分承浆,扫散两颧,再合推至项部。②躯干依次掌擦胸背、两胁肋、上腹、小腹和腰骶部,患侧为主,以发红发热为度。③上肢推拿肩和上肢,掌擦上肢(自腕部至肩部),以发红发热为度,拿极泉、小海、曲池,拢合谷,理五指,劈指缝,掌击拳面(握拳时各指掌指关节处),运上肢(大幅度活动肩关节),搓臂,抖上肢。以上操作双侧进行,但在患侧应重点加强治疗。④掌击百会,拳击大椎和八髎。⑤下肢捏拿下肢,点揉髀关、梁丘、血海、足三里、阴陵泉、阳陵泉、委中、承山,自上至下擦下肢,以发红发热为度,从上至下拍击下肢,双侧进行,以患侧为主。

内功推拿主要是以运用擦法为主的推拿治疗方法,擦法是一种柔和温热的刺激,具有温经通络、行气活血的作用。其中掌擦法用于背部的督脉及足太阳膀胱经,能够起到通调督脉及膀胱经的作用;而掌擦法用于四肢的手足三阴、三阳经,能够起到温经通络、行气活血的作用;掌揉法用于胸胁及脘腹部,有宽胸理气、健脾和胃等作用;在头面部操作,以拇指平推两侧桥弓,五指拿顶足少阳胆经、足太阳膀胱经和督脉等,有平肝息风、开窍醒脑的作用;掌击百会能安神定魄,拳击大椎能通调一身阳气,拳击八髎能壮肾阳、补元气、引火归原。总之,在治疗中风后遗症上采用内功推拿,其目的是从中医的整体观念出发,对人体进行全面调整,根据不同的证候选用相应的穴位,结合经络、脏腑表里关系,以使气血周行全身,故能奏效。

(3)节段性按摩法:节段性按摩法是沿脊柱从骶部到颈部的按摩,同时也按摩肩胛外缘、臀部、肩胛周围和肋间隙。节段性按摩法既有推摩、揉搓、振颤等普通法,也有移动法、锯法、钻法、牵拉法等特殊法。治疗3~5次以有发热感、自觉无疼痛感为度。治疗顺序为推摩法、移动法、推摩法、钻法、推摩法、锯法、推摩法、牵拉法、振颤法。①移动法:用拇指指面或中指指面上下移动。按摩一侧时,另一侧则起支撑作用。按摩部位是脊柱棘突两侧,手指尽力触及椎间隙,并在此部位进行冲击运动。②钻法:拇指与其余四指分居脊柱两侧,用拇指或中指在脊神经根出口处做环状或螺旋状运动。作用应有足够强度、足够深度,以无痛性为度。从一个脊髓节段至另一脊髓节段。③锯法：双手横跨脊椎棘突，两手指间形成按摩区的皮肤突起，双于做拉锯运动，一个水平进行一两次后，上移一个水平重复进行。④牵拉法：用一手的两个手指，常是食、中指沿脊柱两侧从骶部直到颈部以同等速度进行牵引的方法。为了作用有力，可用另一手增加负荷。节段性按摩一般以振颤法结束。如果临床表现为肌张力增强，以轻柔的振颤法结束。如果肌张力低下应合理进行强烈的振颤。不管是脊柱节段性按摩，还是其他区域按摩，均应在相应部位振颤。按摩肋间肌顺序同前，也可按肋间肌走向进行揉搓。

节段性按摩法的作用机制主要是反射性地刺激脊髓的节段性感觉装置，包括皮肤的一定区域、肌肉、肌腱、韧带的感觉器，使脊柱肌的营养和血供同时得到改善，同时亦能间接影响中枢神经系统的活动。脑出血偏瘫的主要表现是中枢性运动障碍及姿势异常。通过按摩刺激引起运动反射作为第 2 刺激信号，经深部感觉传入中枢，反复刺激，反复强化。节段性按摩直接刺激脊神经和脊柱肌肉，可使运动模式得到记忆和加强，从而达到治疗目的。通过对患者的治疗，我们体会到节段性按摩法是治疗脑出血偏瘫患者的重要方法，治疗开始愈早，效果愈显著，其作用机制有待进一步探讨。

（4）电推拿法：电推拿治疗在于调其气血，通其经络。电能推动气血，疏通脑中之瘀血。通过电的传感神经出现兴奋状态，肢体肌肉被迫抽动、运动，传感到中枢神经，促进吸收脑中的瘀血。

治疗方法：接电和治疗方法：采用调压器一只接于输出与输入线和铜棒 2 个，推拿时用一些润滑皮肤油，将输入线握在医者左手中，输出线握在患者的患肢手中（可请其他人帮助握住铜棒治疗时交叉推拿），医者用右手在患者的瘀血部位反复推拿至百会、天目、肩髃、曲池、少海、合谷、5 个指头等，患者下肢足三里、风市、阳陵泉、阴陵泉、三阴交、解溪、5 个足趾等，在脾区部位推 1～2 分钟，在肝区部位推 2～3 分钟。

本疗法是以经络学为依据的，经络是气血的通道。运行气血，濡养全身，首尾相贯，如环无端。当某条经络受病，气血痰阻不通，可濡养的脏腑肢节随之传变，所以说电推拿能使中风偏瘫病人的微循环血流加快，血流的状态也相应得到改善，从而使组织的灌流量增加，这对患者脑组织及患肢的康复是有直接作用的。大量临床实验研究也证明了电的调整作用一个很重要的方面，是对血液循环的调节，所以电推拿治疗中风偏瘫的作用机理与改善微循环有关。电能够推动气血和调节气的作用，调气即调节经络脏腑的偏胜偏衰，使其不足、有余的不协调情况恢复到协调状态，气行则血亦行。在临床实验中，在患者头部瘀血处和肝、脾与患侧交叉选穴推拿时，患者的患侧立即就有改善。这就说明了电推拿的疗效是显著的。如中医学认为脾主四肢，肝主筋，用电推拿脾区，四肢就会有力，推肝区加以风油精凉肝，强直的患肢就得以松解，肝阳上亢得到平衡，使受累的脏腑得以康复。

中医学认为中风患者的感觉障碍是因为正气运行不足，邪闭经络所致。电推拿作用就在于调节经气，通经活血，传入脏腑，使一身阴阳平衡，达到治愈疾病的目的。

（郑红伟）

第二节　面　　痛

面痛是最常见的脑神经疾病，以一侧面部三叉神经分布区内反复发作的阵发性剧烈痛为主要表现。

一、诊断要点

（1）三叉神经分布区域的阵发性疼痛。

（2）疼痛为阵发性，每次发作持续数秒至数分钟不等，间歇期完全正常。

（3）疼痛为电触、刀割、针刺、撕裂样疼痛，疼痛剧烈，无法忍受，在洗脸、刷牙、说话、吃饭、剃须甚至吹风等时诱发。

（4）在感觉末梢集中分布的区域（如鼻旁、上下唇、口角、牙龈、舌等）存在扳机点。

（5）疾病初期，卡马西平治疗有效。

（6）神经系统检查多无阳性体征。

二、辨证分型

（一）风寒袭络型

阵发性抽搐样面痛，痛处剧烈，面色苍白，遇冷加重，得热则减，多有面部受寒因素，舌淡苔白，脉浮紧。

（二）风热入经型

面痛，烧灼性或刀割样剧痛，颜面红赤汗出、口渴、目赤、遇热更剧，得寒较减，发热或着急时发作或加重，舌红苔黄，脉数。

（三）肝胃郁热型

面痛突发突止，如火灼或刀割，心烦易怒，胸胁胀闷咽干，溲黄便结，舌质红苔黄，脉弦数。

（四）瘀血阻络型

反复发作面痛，经年不愈，发作时面痛如锥刺，面色晦滞，舌质紫暗，苔薄，脉涩。

（五）阳气不足型

头面痛绵绵不愈，发作时伴有畏寒肢冷，腰酸足软，小便清长，舌淡苔白，脉沉细。

三、推拿治疗

（一）治则

解痉止痛。

（二）手法

一指禅推法、按法、揉法、拿法、点法、扫散法等。

（三）取穴

太阳、四白、下关、风池、翳风、手三里、合谷、颈部胆经、角孙、阿是穴等。

（四）操作方法

（1）患者仰卧位，术者位于头侧方，先用一指禅推法施于太阳、四白、下关诸穴，反复操作2～3分钟，手法宜轻柔。在扳机点处宜用点按法，手法宜偏重，强刺激1分钟许。继以按揉太阳、四白、下关、地仓、迎香诸穴，反复按揉治疗2～3分钟，均以有酸胀感为佳，以患侧为治疗重点部位。

（2）患者坐位，术者位于其前方，先用双手拇指推抹法于前额面部自印堂穴向上推至前发际，反复多次，再向两侧分推至太阳反复操作多次，再由太阳沿眉弓分推至印堂，如此路线反复操作3～5遍。接着以双手分别按揉太阳、印堂、迎香、地仓诸穴，反复2～3分钟，以酸胀感为度，以患侧治疗为主。用扫散法施于患侧头维胆经治疗 1～2 分钟。

（3）承上势，术者位于其背后，先用双手食、中指与拇指做勾抹法施于头两侧，沿少阳胆经循头路线，自头维穴向后勾抹至枕后风池穴，反复操作 3～5 遍，以患侧为治疗重点部位。继以拿按风池，反复拿肩 5～7 次，拿揉手三里、合谷，反复操作 1～2 分钟。

（五）注意事项

（1）推拿治疗时，应注意对触发点治疗，应施重手法，刺激强，以抑制神经冲动。

（2）手法治疗效果不佳时，可行封闭或手术治疗。

（3）坚持自我推拿治疗，可增强疗效。

（4）避免各种刺激因素，如精神刺激、冷热刺激、刺激性饮食食品等。

（郑红伟）

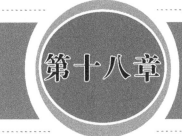

第十八章　骨科病证的推拿治疗

第一节　落　枕

落枕又名"失枕"，是以晨起时出现颈部酸胀、疼痛、活动不利为主症的颈部软组织损伤疾病。本病多见于青壮年，男多于女，冬春季发病率较高。轻者 4～5 天可自愈，重者疼痛剧烈，并向头部及上肢部放射，迁延数周不愈。

一、病因病机

本病多由睡眠时枕头过高、过低或过硬，以及躺卧姿势不良等因素，使头枕部长时间处于偏歪姿势，导致颈部一侧肌群受到过度伸展牵拉，在过度紧张状态下而发生静力性损伤，临床上以一侧胸锁乳突肌、斜方肌及肩胛提肌痉挛多见。

中医认为，本病多因素体亏虚，气血不足，循行不畅，筋肉舒缩活动失调，或夜寐肩部外露，颈肩受风寒侵袭，致使气血凝滞，肌筋不舒，经络痹阻，僵凝疼痛而发病。《伤科汇纂·旋台骨》有"因挫闪及失枕而项强痛者"的记载，因此，颈部突然扭转闪挫损伤，或肩扛重物致局部筋肌扭伤、痉挛也是导致本病的原因之一。

二、诊断

(一)症状

(1)晨起后即感一侧颈部疼痛，颈项僵滞，头常歪向患侧，不能自由旋转，转头视物时往往连同身体转动。

(2)疼痛可向肩部、项背部放射。

(3)颈部活动受限，常受限于某个方位上，主动、被动活动均受牵掣，动则症状加重。

(二)体征

(1)颈部肌肉疼痛痉挛，触之呈条索状。

(2)压痛。在胸锁乳突肌处有肌张力增高感和压痛者，为胸锁乳突肌痉挛；在锁骨外 1/3 处(肩井穴)或肩胛骨内侧缘有肌紧张感和压痛者，为斜方肌痉挛；在上三个颈椎棘突旁和同侧肩胛骨内上角处有肌紧张感和压痛者，为肩胛提肌痉挛。

(3)活动障碍。轻者向某一方位转动障碍,严重时各方位活动均受限制。

(三)辅助检查

X线片检查:一般颈椎骨质无明显变化。少数患者可有椎体前缘增生,颈椎生理弧度改变、序列不整、侧弯等。

三、治疗

(一)治疗原则

舒筋活血,温经通络,解痉止痛。

(二)手法

一指禅推法、滚法、按法、揉法、拿法、拔伸法、擦法等。

(三)取穴与部位

风池、风府、肩井、天宗、肩外俞等穴及受累部位。

(四)操作

1.舒筋活血

患者取坐位,术者立于其身后,用一指禅推法、按揉法沿督脉颈段、两侧颈夹脊穴上下往返操作3～5遍。自两侧肩胛带、颈根部、颈夹脊线用滚法操作,时间3～5分钟。

2.疏通经络

用拇指或中指点按风池、风府、天宗、肩井、肩外俞等穴,每穴按压半分钟;用拿法提拿颈椎两侧软组织,以患侧为重点部位,并弹拨紧张的肌肉,使之逐渐放松。

3.解痉止痛

根据压痛点及肌痉挛部位,分别在痉挛肌肉的起止点及肌腹部用按揉法、抹法、弹拨法操作,时间2～3分钟。

4.拔伸摇颈

嘱患者自然放松颈项部肌肉,术者左手持续托起下颌,右手扶持后枕部,维持在颈略前屈、下颌内收姿势,双手同时用力向上牵拉拔伸片刻,再缓慢左右摇颈10～15次,以活动颈椎小关节。

5.整复错缝

对颈椎后关节有侧偏、压痛者,在颈部微前屈的状态下,以一手拇指按于压痛点处,另一手托住其下颌部,做向患侧的旋转扳法,以整复后关节错缝。手法要稳而快,切忌暴力蛮劲,以防发生意外。在患部沿肌纤维方向做擦法、摩肩、拍打、叩击肩背部数次,结束治疗。

四、注意事项

(1)推拿治疗本病过程中,手法宜轻柔,切忌施用强刺激手法,防止发生意外。

(2)对症状持续1周以上不缓解,短期内有两次以上发作者,必须做X线检查,以明确诊断。

(3)注意颈项部的保暖,科学用枕,参照颈椎间盘突出症。

五、功能锻炼

(1)患者应有意识放松颈部肌肉,疼痛缓解后,应积极进行颈部功能锻炼,可做颈部前屈后仰、左右侧弯、左右旋转等活动,各做3～5次,每天1～2次。

(2)坚持做颈部保健操。

六、疗效评定

(一)治愈
颈项部疼痛、酸胀消失,压痛点消失,颈部功能活动恢复正常。

(二)好转
颈项部疼痛减轻,颈部活动改善。

(三)未愈
症状无改善。

（卢　朋）

第二节　颈　椎　病

颈椎病是发生在颈段脊柱的慢性退行性疾病,是由于颈椎骨质增生、椎间盘退行性改变及颈部损伤等原因引起脊柱内、外平衡失调,刺激或压迫颈神经根、椎动脉、脊髓或交感神经而引起的一组综合征,又称颈椎综合征。多见于中老年人群,男性多于女性,近年来有明显低龄化趋势。本病临床表现为头、颈、肩臂麻木疼痛,肢体酸软无力,病变累及椎动脉、交感神经、脊髓时则可出现头晕、心慌、大小便失禁、瘫痪等症状。

一、病因病机

颈椎间盘退变是本病的内因,各种急慢性颈部损伤是导致本病的外因。

(一)内因

在一般情况下颈椎椎间盘从 30 岁以后开始退变,退变从软骨板开始并逐渐骨化,通透性随之降低,髓核中的水分逐渐减少,最终形成纤维化,缩小变硬成为一个纤维软骨性实体,进而导致椎间盘厚度变薄,椎间隙变窄。由于椎间隙变窄,使前、后纵韧带松弛,椎体失稳及继发性炎症,后关节囊松弛,关节腔变窄,关节面长时间磨损而导致增生。椎体后关节、钩椎关节等部位的骨质增生及椎间孔变窄或椎管前后径变窄是造成脊髓、颈神经根、椎动脉及交感神经受压的主要病理基础。

(二)外因

由于跌仆闪挫或长期从事低头伏案工作,平时姿势不良、枕头和睡姿不当,均可使颈椎间盘、后关节、钩椎关节、椎体周围各韧带及其附近软组织不同程度的损伤,从而破坏了颈椎的稳定性,促使颈椎发生代偿性骨质增生。若增生物刺激或压迫邻近的神经、血管和软组织则引起各种相应的临床症状和体征。

此外,颈项部受寒,肌肉痉挛致使局部组织缺血缺氧,也可引起临床症状。

中医学关于颈椎病的论述多记载于"痹证""痿证""头痛""眩晕""项强""项筋急"和"项肩痛"等病证中。中医认为颈椎病与人的年龄及气血盛衰、筋骨强弱有关。年过四十肾气始衰,年过五十肝气始衰,年过六十筋肌懈惰,骨骸稀疏。年老体弱,肝肾、气血亏虚,筋肌骸节失却滋养;或被风寒湿邪所侵,气血凝滞痹阻;或反复积劳损伤,瘀聚凝结于脊窍,发为本病。

二、诊断

(一)颈型颈椎病

颈型颈椎病由于颈椎过度运动、外伤或长期不良姿势,而造成椎旁软组织劳损、颈椎活动节段轻度错缝,颈椎的稳定性下降,从而导致椎间盘代偿性退变。这种退变尚处于退变的早期阶段,表现为椎间盘纤维环结构的部分破坏、椎间盘组织的轻度膨出及椎骨骨质的轻度增生,这些膨出及增生的结构尚未构成对神经、血管组织的实质性压迫,但可刺激分布于其间的椎窦神经感觉纤维。后者则向中枢发出传入冲动,经脊髓节段反射及近节段反射的途径,导致颈项部和肩胛骨间区肌肉处于持续紧张的状态,出现该区域的刺激症状。

1.症状

(1)表现为患者颈部前屈、旋转幅度明显减小,颈夹肌、半棘肌、斜方肌等出现肌紧张性疼痛。

(2)颈部有僵硬感,易于疲劳。

(3)肩胛肩区有酸痛感和沉重感,劳累后症状加重,休息后症状减轻,经常出现"落枕"样现象。

2.体征

同"落枕"。

3.辅助检查

同"落枕"。

(二)神经根型颈椎病

神经根型颈椎病由于颈椎钩椎关节、关节突骨质增生、颈椎椎骨之间结构异常及软组织损伤、肿胀等原因,造成对神经根的机械压迫和化学刺激而引起典型的神经根症状。

1.症状

(1)颈项部或肩背呈阵发性或持续性的隐痛或剧痛;受刺激或压迫的颈脊神经其循行路经有烧灼样或刀割样疼痛,伴针刺样或过电样麻感;当颈部活动、腹压增高时,上述症状会加重。

(2)颈部活动有不同程度受限或发硬、发僵,或颈呈痛性斜颈畸形。

(3)一侧或两侧上肢有放射性痛、麻,伴有发沉、肢冷、无力、握力减弱或持物坠落。

2.体征

(1)颈椎生理前凸减少或消失,甚至反弓,脊柱侧凸。上肢及手指感觉减退,严重时可有肌肉萎缩。

(2)颈部有局限性条索状或结节状反应物,在病变颈椎节段间隙、棘突、棘突旁及其神经分布区可出现压痛。手指放射性痛、麻常与病变节段相吻合。

(3)患侧肌力减弱,病久可出现肌肉萎缩。

(4)臂丛神经牵拉试验、压头试验、椎间孔挤压试验,均可出现阳性。

(5)腱反射可减弱或消失。

3.辅助检查

(1)X线片检查:可显示颈椎生理前凸变直或消失,脊柱、棘突侧弯,椎间隙变窄,椎体前、后缘骨质增生,钩椎关节变锐及椎间孔狭窄等改变。

(2)CT检查:可清楚地显示颈椎椎管和神经根管狭窄、椎间盘突出及脊神经受压情况。

(3)MRI检查:可以从颈椎的矢状面、横断面及冠状面对椎管内结构的改变进行观察,对脊

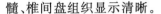

髓、椎间盘组织显示清晰。

(三)脊髓型颈椎病

脊髓型颈椎病是由于突出的颈椎间盘组织、增生的椎体后缘骨赘、向后滑脱的椎体、增厚的黄韧带和椎管内肿胀的软组织等,对脊髓造成压迫;或由于血管因素的参与,导致脊髓缺血、变性等改变,引起颈部以下身体感觉、运动和大小便功能等异常。本病与颈椎间盘突出症有相似之处。

1.症状

(1)表现为上肢症状往往不明显,有时仅表现为沉重无力;下肢症状明显,可出现双下肢僵硬无力、酸胀、烧灼感、麻木感和运动障碍,呈进行性加重的趋势。

(2)步态笨拙,走路不稳或有踩棉花感。手部肌肉无力、发抖、活动不灵活、持物不稳、容易坠落。

(3)甚至四肢瘫痪,排尿、排便障碍,卧床不起。

(4)患者常有头痛、头昏、半边脸发热、面部出汗异常等。

2.体征

(1)颈部活动受限不明显,病变相应节段压痛存在。

(2)上肢动作欠灵活,肌力减弱。

(3)下肢肌张力增高。低头1分钟后症状加重。

(4)肱二、三头肌肌腱及膝腱反射减弱;跟腱反射亢进。

(5)髌阵挛和踝阵挛。

(6)腹壁反射和提睾反射减弱。

(7)霍夫曼征、巴宾斯基征均可出现阳性。

3.辅助检查

(1)X线片检查:可见病变椎间隙狭窄、椎体骨质增生、节段不稳定等退行性改变。有时可见椎管狭窄、椎间孔缩小。

(2)脊髓造影:脊髓造影可发现硬膜囊前后压迫情况,如压迫严重可呈现不完全一性或完全性梗阻。

(3)CT检查:可确切地了解颈椎椎管的大小、椎间盘突出程度、有无椎体后骨刺等情况。

(4)MRI检查:可明确有无颈椎间盘变性、突出或脱出及其对脊髓的压迫程度,了解脊髓有无萎缩变性等。

(四)椎动脉型颈椎病

椎动脉型颈椎病是由于椎间盘退变及上位颈椎错位,横突孔骨性非连续管道扭转而引起椎动脉扭曲,或因椎体后外缘、钩椎关节的骨质增生而导致椎动脉受压,造成一侧或双侧的椎动脉供血不足,或因椎动脉交感神经丛受刺激而导致基底动脉痉挛等。近年来对椎动脉形态学的研究表明,该病存在椎动脉人横突孔位置变异(图18-1)、先天性纤细、痉挛(图18-2)、钩椎关节增生压迫(图18-3)、横突孔内纤维束带牵拉扭曲(图18-4)及骨质增生压迫椎动脉等病理改变。

因此,可以认为,椎动脉形态学改变使椎动脉血流动力学异常,椎动脉供血不足,小脑缺血、缺氧是导致眩晕的主要原因。

《黄帝内经·灵枢》有"髓海不足,则脑转耳鸣""上气不足,脑为之不满,耳为之苦鸣,头为之苦倾,目为之眩"及"上虚则眩"等记载。

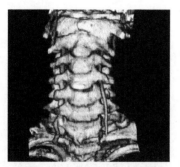

图18-1　入横突孔位置变异

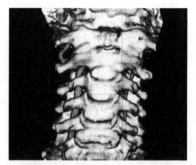

图18-2　先天性纤细痉挛

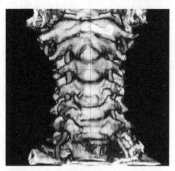

图18-3　骨质增生压迫椎动脉

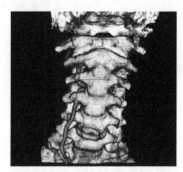

图18-4　纤维束带牵拉扭曲

1.症状

(1)持续性眩晕、恶心、耳鸣、重听、记忆力减退、后枕部麻木、偏头痛等。

(2)可伴有视物模糊、视力减退、精神萎靡、失眠、嗜睡等。

(3)头部过伸或旋转时,可出现位置性眩晕、恶心、呕吐等急性发作症状。

(4)可出现猝然摔倒、持物坠落,但摔倒时神志多清醒。

(5)部分患者可同时伴有颈肩臂痛等神经根型颈椎病的表现,以及交感神经刺激症状。

2.体征

(1)病变节段横突部压痛。

(2)当出现颈源性眩晕等椎动脉供血不足的症状时,可发作性猝倒。

(3)旋颈试验阳性。

3.辅助检查

(1)X线片检查:颈椎正位及斜位片,可见颈椎生理弧度减小或消失,可出现侧凸畸形。可见钩椎关节侧方或后关节部骨质增生、椎间孔变小等。

(2)椎动脉造影:可见椎动脉因钩椎关节骨赘压迫而扭曲或狭窄,可作为确切诊断。

(3)TCD检查:为目前临床常用的检查项目,可发现椎动脉血流速减慢或增快,可供临床参考。

(4)3D-CTA检查:可清晰观察椎动脉及椎-基底动脉全貌,分析椎动脉与椎体、椎间孔及周围软组织的关系,可明确诊断。

(五)交感神经型颈椎病

1.症状

(1)有慢性头痛史,以眼眶周围、眉棱骨等部位明显,疼痛常呈持续性。

(2)可出现头晕、眼花、耳鸣、恶心或呕吐。

(3)可有心动过速或减慢、心前区闷痛、心悸、气促等症状。

2.体征

(1)两侧颈椎横突前压痛点明显。

(2)部分患者出现霍纳征。

(3)有"类冠心病样综合征"征象。

3.辅助检查

(1)X线片检查:颈椎生理弧度有不同程度的改变,椎体和钩椎关节骨质增生,横突肥厚等。

(2)心电图检查:无异常或有轻度异常。

(六)混合型颈椎病

兼具上述两种类型或两种以上类型的诊断要点。

三、鉴别诊断

临床上根据患者的病史、症状和体征,并通过相应检查可明确诊断,并注意同下列疾病相鉴别。

(一)神经根型颈椎病

(1)风湿性或慢性劳损性颈肩痛有颈肩、上肢以外多发部位的疼痛史,无放射性疼痛,无反射改变,麻木区不按脊神经根节段分布,该病与天气变化有明显关系,服用抗风湿类药症状可好转。

(2)落枕颈项强痛,活动功能受限,无手指发麻症状,起病突然,以往无颈肩症状。

(3)前斜角肌综合征颈项部疼痛,患肢有放射痛和麻木触电感,以手指胀、麻、凉、皮肤发白或发绀为特征。手下垂时症状加重,上举后症状可缓解。前斜角肌痉挛发硬,艾迪森试验阳性。

(二)脊髓型颈椎病

1.颈脊髓肿瘤

脊髓压迫症状呈进行性加重,先有一侧颈、肩、臂手指疼痛或麻木,逐渐发展到对侧下肢,然后累及对侧上肢。X线平片显示椎间孔增大,椎体或椎弓破坏。CT、MRI、脊髓造影可确诊。

2.脊髓粘连性蛛网膜炎

可有感觉神经和运动神经受累症状,亦可有脊髓的传导损害症状。腰椎穿刺时,脑脊液呈不全或完全梗阻现象。脊髓造影时,造影剂通过蛛网膜下腔困难,并分散为点滴延续的条索状。

3.脊髓空洞症

好发于20～30岁的青年人,以痛温觉与触觉分离为特征,尤以温度觉的减退或消失较为明显。脊髓造影通畅,MRI检查可见颈膨大,有空洞形成。

此外,还需与颈椎骨折脱位、颈椎结核相鉴别。

(三)椎动脉型颈椎病

1.梅尼埃病

平素有类似发作症状,常因劳累、睡眠不足、情绪波动而发作。其症状表现为头痛、眩晕、呕吐、恶心、耳鸣、耳聋、眼球震颤等。

2.位置性低血压

发作于患者突然改变体位时,尤其从卧位、蹲位改为立位时,突然头晕,而颈部活动无任何异常表现。

3.内听动脉栓塞

突发耳鸣、耳聋及眩晕,症状严重且持续不减。

(四)交感神经型颈椎病

1.心绞痛

有冠心病史,发作时心前区剧烈疼痛,伴胸闷心悸、出冷汗,心电图有异常表现。含服硝酸甘油片能缓解。

2.自主神经紊乱症

多见于青壮年,表现为头痛、头晕、睡眠障碍、自制能力差等。X线片显示颈椎无明显异常改变,神经根、脊髓无受累征象。服用调节自主神经类药物有效。对此类患者需长期观察,以防误诊。

四、治疗

(一)治疗原则

消除肌痉挛,纠正椎骨错缝,恢复颈椎内外力平衡。颈型以纠正颈椎紊乱,缓解肌紧张为主;神经根型以活血化瘀,疏经通络为主;脊髓型以疏经理气,温通督脉为主;椎动脉型以行气活血,益髓止晕为主;交感神经型以益气活血,平衡阴阳为主。

(二)手法

擦法、一指禅推法、按法、拿法、拔伸法、扳法、旋转法、按揉法、擦法等。

(三)取穴与部位

1.五线

(1)督脉线自风府穴至大椎穴连线。

(2)颈夹脊线自天柱穴至颈根穴(大椎穴旁开1寸)连线,左右各一线。

(3)颈旁线自风池穴至颈臂穴(缺盆穴内1寸)连线,左右各一线。

2.五区

(1)肩胛区:冈上肌区域,左右各一区。

(2)肩胛背区:冈下肌区域,左右各一区。

(3)肩胛间区:两肩胛骨内侧缘区域。

3.十三穴

风府穴、风池穴(双)、颈根穴(双)、颈臂穴(双)、肩井穴(双)、肩外俞穴(双)、天宗穴(双)。

(四)操作

1.基本操作

(1)督脉线:用一指禅推法、按揉法、擦法,累计2~3分钟。

(2)颈夹脊线:用一指禅推法、按揉法、拿法、擦法,累计3~5分钟。

(3)颈旁线用一指禅推法、按揉法、擦法、抹法,累计2~3分钟。

(4)肩胛区由肩峰端向颈根部施擦法、拿法、擦法,累计3~5分钟。

(5)肩胛背区用擦法、按揉法,累计1~2分钟。

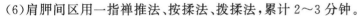

(6)肩胛间区用一指禅推法、按揉法、拨揉法,累计 2～3 分钟。

2.辨证推拿

(1)颈型颈椎病:①有椎间关节紊乱者,用颈椎定位扳法、旋转扳法等,纠正颈椎生理弧度、侧弯和关节紊乱;②根据症状累及部位,选择相应的五区、十三穴,用一指禅推法、按揉法、拨揉法,累计 3～5 分钟;③有偏头痛者,同侧风池穴按揉,手法作用力向上,时间 2～3 分钟;④有眩晕者,用一指禅推风池穴(双),用拇指的尺侧偏峰沿寰枕关节向风府方向推,左手推右侧,右手推左侧。每穴 2～3 分钟。

(2)神经根型颈椎病:①有椎间关节紊乱者,用颈椎定位扳法、旋转扳法等,纠正颈椎生理弧度、侧弯和关节紊乱。②相应神经根节段治疗。放射至拇指根麻木者,取同侧 C_5～C_6 椎间隙,用一指禅推法、按揉法治疗,累计时间 3～5 分钟;放射至拇、示、中指及环指桡侧半指麻木者,取同侧 $C_{6～7}$ 椎间隙,用一指禅推法、按揉法治疗,累计时间 3～5 分钟;放射至小指及环指尺侧半指者,取同侧C_7～T_1 椎间隙,用一指禅推法、按揉法治疗,累计时间 3～5 分钟。③根据症状累及部位,选择相应的五区、十三穴,用一指禅推法、按揉法、拨揉法,累计 3～5 分钟。

(3)脊髓型颈椎病:①根据症状所累及部位,选用相应的五区、十三穴,用一指禅推法、按揉法、拨揉法,累计 3～5 分钟;②根据所累及的肢体,选用相应穴位操作,以缓解肢体相应症状。时间 3～5 分钟。

(4)椎动脉型颈椎病:①一指禅推风池穴(双),用拇指的尺侧偏峰沿寰枕关节向风府方向推,左手推右侧,右手推左侧。每穴 3～5 分钟。②取颈臂穴(双),用一指禅推法、按揉法,每穴 1～2 分钟。③有椎间关节紊乱者,用颈椎定位扳法、旋转扳法等,纠正颈椎生理弧度、侧弯和关节紊乱。④用鱼际揉前额,拇指按揉印堂、睛明穴、太阳穴,分抹鱼腰穴;用沿足少阳胆经头颞部循线行扫散法治疗。时间约 5 分钟。

(5)交感神经型颈椎病:①有椎间关节紊乱者,用颈椎定位扳法、旋转扳法等,纠正颈椎生理弧度、侧弯和关节紊乱;②踝部、前额部、眼眶等部位,用抹法、一指禅推法、按揉法、扫散法等治疗,累计时间 3～5 分钟;③视物模糊、眼涩、头晕者,一指禅推风池穴(双),用拇指的尺侧偏峰沿寰枕关节向风府方向推,左手推右侧,右手推左侧;每穴 3～5 分钟;④头痛、偏头痛、头胀、枕部痛者,取同侧风池穴按揉,手法作用力向上,时间约 3 分钟;⑤耳鸣、耳塞者,取风池穴(同侧),用一指禅推法、按揉法向外上方向操作,累计时间 2～3 分钟;⑥心前区疼痛,心动过速或过缓者,取颈臂穴(双),用一指禅推法、按揉法操作,累计时间 3～5 分钟。

(6)混合型颈椎病:按证型症状的轻重缓急,综合对症处理。

五、注意事项

(1)对颈椎病的推拿治疗,尤其在做被动运动时,动作应缓慢,切忌暴力、蛮力和动作过大,以免发生意外。

(2)低头位工作不宜太久,避免不正常的工作体位。

(3)避免头顶、手持重物。

(4)睡眠时枕头要适宜。对颈椎生理弧度变直、消失的,枕头宜垫在颈项部;弧度过大的,宜垫在头后部;侧卧时枕头宜与肩膀等高,使颈椎保持水平位。

(5)治疗后可选用合适的颈围固定颈部,并要注意保暖。

(6)本病可以配合颈椎牵引治疗。重量 3～5 kg,每次 20～30 分钟。

(7)对脊髓型颈椎病,禁用斜扳法。推拿治疗效果不佳,或有进行性加重趋势,应考虑综合治疗。

六、功能锻炼

(一)颈肌对抗锻炼

(1)双手交握,置于额前(枕后),颈部向前(后)用力与之对抗,每次持续 10～20 秒,每组 8～10 次,每天 1～3 组。

(2)将手掌置于头同侧,颈部用力与之对抗,每次持续 10～20 秒,每组 8～10 次,每天 1～3 组。

(3)左右侧分别进行。

(二)颈部关节活动度锻炼

头向前缓慢、用力屈至极限,停顿 3 秒钟后缓慢、用力抬起,向后伸至极限,停顿 3 秒钟后缓慢回到中立位,每组 8～10 次,每天2～3 组;头向左缓慢、用力屈至极限,停顿 3 秒钟后缓慢、用力向右屈至极限,停顿 3 秒钟后缓慢回到中立位,每组 8～10 次,每天2～3 组。

(三)颈保健操

1.捏九下

用手掌心放在颈后部,用示、中、环及小指与掌根相对用力,提捏颈部肌肉。左手捏九下,右手捏九下。

2.摩九下

用手掌放在颈后部,用手指、手掌连同掌根,沿颈项做横向的来回往返摩擦。左手摩九下,右手摩九下。至颈项发热舒适。

3.扳九下

用示、中、环及小指放在颈后部,做头缓缓向后仰,同时手指向前扳拉。左手扳九下,右手扳九下。使颈后部有被牵拉感。

七、疗效评定

(一)治愈

原有各型症状消失,肌力正常,颈、肢体功能恢复正常,能参加正常劳动和工作。

(二)好转

原有各型症状减轻,颈、肩背疼痛减轻,颈、肢体功能改善。

(三)未愈

症状无改善。

（卢　朋）

第三节　颈椎间盘突出症

颈椎间盘突出症是指颈椎间盘退行性改变,使纤维环部分或完全破裂,或因外力作用于颈部,使椎间盘纤维环急性破裂,髓核向外膨出或突出,压迫神经根,或刺激脊髓,而出现颈神经支配相应区域的症状和体征的病证。流行病学显示,近年来,由于人们生活方式改变,工作节奏加快,伏案低头工作时间延长,使得颈椎间盘突出症的发病率明显上升,成为颈椎发病的主要病证之一。因此,有必要对该病进行专门论述。

一、病因病机

颈椎间盘突出症多由脊柱急性损伤、慢性积累性劳损,颈椎生理弧度改变或侧弯等因素,在颈椎间盘退变的基础上发生,其病理与腰椎间盘突出基本一致。由于颈部长期负重,椎间盘长时间持续地受挤压,髓核脱水造成椎间盘的变性。纤维环发生变性后,其纤维首先肿胀变粗,继而发生玻璃样变性,弹性降低,纤维环部分、不完全或完全破裂。由于变性纤维环的弹性减退,承受盘内张力的能力下降,当受到头颅的重力作用,椎间盘受力不均匀,或椎周肌肉的牵拉,或突然遭受外力作用时,造成椎间盘纤维环向外膨出,严重时,髓核也可经纤维环裂隙向外突出或脱出,压迫神经根或脊髓,出现相应支配区域的疼痛、麻木症状。由于下段颈椎受力大,活动频繁,因此 C_6~C_7 椎间盘和 C_6 椎间盘最易发病。老年人肝肾亏损,筋失约束;或风寒侵袭,筋脉拘挛,失去了内在的平衡,均可诱发颈椎间盘突出。

影像学上的椎间盘突出症并不一定都会出现症状,只有当突出物压迫或刺激神经根时才会出现症状。临床症状的轻重,则与颈椎间盘突出位置和神经受压的程度有关。根据椎间盘突出的程度,可分为膨出、突出、脱出三种类型。①膨出型:椎间盘髓核变性,向后方或侧后方沿纤维环部分破裂的薄弱部膨出,纤维环已超出椎体后缘,但髓核则未超出,硬脊膜囊未受压。②突出型:椎间隙前宽后窄,椎间盘纤维环和髓核向后方或侧后方沿纤维环不完全破裂部突出,超过椎体后缘,但纤维环包膜尚完整,硬脊膜囊受压。③脱出型:椎间隙明显变窄,纤维环包膜完全破裂,髓核向后方或侧后方沿完全破裂的纤维环向椎管内脱出,或呈葫芦状悬挂于椎管内,脊髓明显受压。

常见突出位置有以下3种:①外侧型突出。突出部位在后纵韧带的外侧,钩椎关节内侧。该处有颈神经根通过,突出的椎间盘压迫或刺激脊神经根而产生症状。②旁中央型突出。突出部位偏于一侧,介于脊神经和脊髓之间。突出的椎间盘可以压迫或刺激脊神经根和脊髓而产生单侧脊髓和神经根受压症状。③中央型突出。突出部位在椎管中央,脊髓的正前方。突出的椎间盘压迫脊髓腹面的两侧而产生脊髓双侧压迫症状。

椎间盘突出症临床症状往往表现为3种情况:一是疼痛明显,而无麻木;二是麻木明显,而无疼痛;三是疼痛与麻木并存。一般认为,疼痛是由于突出或膨出的椎间盘炎症、水肿明显,刺激硬脊膜或神经根所致;麻木是由于突出或脱出的椎间盘压迫脊神经所致;疼痛与麻木并存则有真性压迫和假性压迫之分,假性压迫由于突出物炎症水肿相当明显,既刺激又压迫脊神经,当炎症、水肿消退后,麻木也随之消失;真性压迫的,当炎症、水肿消退后,压迫依然存在,麻木也难以消失。

本病属中医"节伤"范畴。颈为脊之上枢,督脉之要道,藏髓之骨节,上通髓海,下连腰脊,融汇诸脉。颈脊闪挫、劳损,致使脊窍错移,气血瘀滞,筋肌挛急而痛。窍骸受损,突出于窍,碍于脊髓,诸脉络受阻,经气不通,则筋肌失荣,痿弛麻木,发为本病。

二、诊断

(一)症状

(1)多见于 30 岁以上青壮年。

(2)男性发病多于女性。

(3)本病多发生于 $C_6 \sim C_7$ 椎间盘和 $C_5 \sim C_6$ 椎间盘。

(4)有外伤者,起病较急;无明显外伤者,起病缓慢。

(5)患者常有颈部疼痛,上肢有放射性疼痛和麻木,卧床休息症状可有缓解,活动后症状加重。由于椎间盘突出部位和压迫组织的不同,临床表现也不一致。

(二)体征

1.外侧型突出

(1)主要症状为颈项部及受累神经根的上肢支配区域疼痛与麻木。咳嗽、打喷嚏时疼痛加重。

(2)疼痛仅放射到一侧肩部和上肢,很少发生于两侧上肢。

(3)颈僵硬,颈后肌痉挛,活动受限,当颈部后伸,再将下颌转向健侧时可加重上肢放射性疼痛,做颈前屈或中立位牵引时疼痛可缓解。

(4)由于颈椎间盘突出的间隙不同,检查时可发现不同受累神经节段支配区域的运动、感觉及反射的改变。

(5)颈椎拔伸试验阳性。部分病变节段成角严重的患者可反应为上肢放射性神经痛加重,称反阳性。

(6)椎间孔挤压试验阳性。

(7)病程日久者,可出现相关肌肉肌力减退和肌肉萎缩等。

颈椎不同间隙椎间盘突出神经根受压的症状与体征见表 18-1。

表 18-1　颈椎间盘突出神经根受压的临床定位

颈椎间隙	$C_4 \sim C_5$	$C_5 \sim C_6$	$C_6 \sim C_7$	$C_7 \sim T_1$
受压神经	C_5 神经	C_6 神经	C_7 神经	C_8 神经
疼痛区域	颈根、肩部和上臂	肩、肩胛内缘	肩胛内侧中部和胸大肌区	肩胛内缘下部、上臂和前臂内侧至手内侧
感觉异常	肩外侧	前臂桡侧、拇指	手背示指和中指	前臂内侧至环指、小指
肌肉萎缩和肌力减退	三角肌,或肱二头肌	肱二头肌	肱三头肌	大小鱼际肌,手握力减退
腱反射减退	肱二头肌腱	肱二头肌腱	肱三头肌腱	腱反射正常

2.旁中央型突出

患者除有椎间盘外侧型突出的症状、体征外,还有一侧脊髓受压的症状和体征,可出现同侧下肢软弱无力,肌肉张力增加。严重时可出现腱反射亢进,巴宾斯基征、霍夫曼征阳性。

3.中央型突出

主要表现为脊髓受压,最常见的症状为皮质脊髓束受累,由于病变程度不一,可出现下肢无力,平衡明显障碍,肌张力增高,腱反射亢进;踝阵挛、髌阵挛及病理反射。重症者可出现两下肢不完全性或完全性瘫痪,大小便功能障碍,胸乳头以下感觉障碍。

(三)辅助检查

1.X线片检查

正位片显示颈椎侧弯畸形,侧位片上可显示颈椎生理弧度改变、椎间隙变窄及增生性改变。斜位片上可显示椎间孔的大小及关节突情况。颈椎X线片不能显示是否有椎间盘突出,但可排除颈椎结核、肿瘤、先天性畸形。

2.CT及MRI检查

CT检查可显示颈椎椎管的大小及突出物与受累神经根的关系。MRI检查可显示突出的椎间盘对脊髓压迫的程度,了解脊髓有无萎缩变性等。

3.肌电图和神经诱发电位检查

可确定受累神经根及损害程度,客观评价受损程度和评定治疗效果。

三、治疗

(一)治疗原则

舒筋通络,活血祛瘀,解痉止痛,扩大椎间隙,减轻或解除神经根和脊髓受压症状。

(二)手法

㨰法、按法、揉法、拿法、拔伸法、旋转复位法等。

(三)取穴与部位

风池、风府、肩井、秉风、天宗、曲池、手三里、小海、合谷等穴及颈根、颈臂等经验穴,突出节段相应椎旁、颈肩背及患侧上肢部。

(四)操作

1.舒筋通络

患者取坐位,术者立于其身后,用一指禅推法、按揉法沿督脉颈段、两侧颈夹脊穴上下往返操作3～5遍。自两侧肩胛带、颈根部、颈夹脊线用㨰法操作,时间约5分钟。

2.解痉止痛

在上述操作的同时,在风池、风府、肩井、秉风、天宗穴及颈根、颈臂穴做一指禅推法或按揉法操作,时间约5分钟。

3.活血祛瘀

根据神经根受累的相应节段定位,在椎间盘突出间隙同侧,用一指禅推法、按揉法重点治疗,并对上肢相应穴位用按法、揉法操作,时间约5分钟。

4.扩大椎间隙

采用颈椎拔伸法操作,可配合颈椎摇法。时间2～3分钟。

5.颈椎整复

采用颈椎旋转复位法,减轻或解除神经根和脊髓受压症状。患者取坐位,术者立于其身后,以一手屈曲之肘部托住患者下颌,手指托住枕部,另一手拇指顶推偏凸之颈椎棘突;令患者逐渐屈颈,至拇指感觉偏凸棘突有动感时,即维持该屈颈姿势;然后术者将患者头部向上牵拉片刻,以消除颈肌反射性收缩,在逐渐将颈部向棘突偏凸侧旋转至弹性限制位,在拇指用力顶推患椎棘突下做一瞬间有控制的扳动,使颈椎复位。旋转幅度控制在 3°～5°。此法只用于患侧。对患者因心理紧张或老年人,可采用在仰卧位牵引拔伸状态下进行旋转整复。

6.理筋放松

重复舒筋通络手法操作,并拿肩擦颈项,搓、抖上肢,结束治疗。

四、注意事项

(1)科学用枕,对颈椎生理弧度变直、消失的,枕头宜垫在颈部;弧度过大的,宜垫在枕后部;侧卧时枕头宜与肩膀等高,使颈椎保持水平位。

(2)避免长时间连续低头位工作或看书,提倡做工间颈椎活动。

(3)注意颈部保暖,适当休息,避免劳累。

(4)乘机动车应戴颈托保护,以防紧急制动时引起颈椎挥鞭性损伤,甚至高位截瘫。

五、功能锻炼

(1)采用"与项争力"的功法以提高颈伸肌肌力和颈椎平衡代偿能力。

(2)坚持做颈保健操,同颈椎病。

(卢　朋)

第四节　寰枢关节半脱位

寰枢关节半脱位又称为寰枢关节失稳,是指寰椎向前、向后脱位,或寰齿两侧间隙不对称,导致上段颈神经、脊髓受压以致患者出现颈肩上肢疼痛,甚至四肢瘫痪、呼吸肌麻痹,严重时危及生命。

寰枢关节是一复合关节,由 4 个小关节组成,其中部及外侧各有两个关节,中部的齿状突和寰椎前弓中部组成前关节,齿状突和横韧带组成后关节,即齿状突关节。在寰椎外侧由两侧块的下关节面和枢椎上关节面组成关节突关节。寰枢关节的关节囊大而松弛,关节面较平坦,活动幅度较大,且寰枢椎之间无椎间盘组织,因此受到外力或在炎症刺激下容易发生寰枢关节半脱位。

一、病因病机

寰枢关节半脱位是临床常见病证,其发病原因主要有炎症、创伤和先天畸形。

(一)寰枢关节周围炎症

咽部与上呼吸道的感染、类风湿等可以使寰枢关节周围滑膜产生充血水肿和渗出,引起韧带松弛而脱位;炎症又可使韧带形成皱襞而影响旋转后的复位,形成旋转交锁,造成关节半脱位。

(二)创伤

创伤可以直接造成横韧带、翼状韧带两者或两者之一发生撕裂或引起滑囊、韧带的充血水肿,造成寰枢关节旋转不稳并脱位。寰椎骨折、枢椎齿状突骨折可直接造成寰枢椎脱位。青少年可由于跳水时头部触及游泳池底,颈部过度屈曲,寰椎横韧带受到枢椎齿状突向后的作用力引起

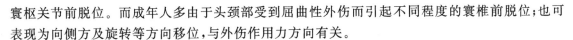

寰枢关节前脱位。而成年人多由于头颈部受到屈曲性外伤而引起不同程度的寰椎前脱位;也可表现为向侧方及旋转等方向移位,与外伤作用力方向有关。

(三)寰枢椎的先天变异和(或)横、翼状韧带的缺陷

发育对称的寰枢两上关节面,受力均衡,关节比较稳定,当寰枢两上关节面不对称(即倾斜度不等大、关节面不等长)时,关节面则受力不均衡,倾斜度大的一侧剪力大,对侧小,使关节处于不稳定状态,易发生寰枢关节半脱位。

中医关于该病的论述,多记载于"筋痹""错缝"等病证中。中医认为患者素体气虚,筋肌松弛,节窍失固,或有颈部扭、闪、挫伤致脊窍错移,迁延不愈。脊之筋肌损伤,气血瘀聚不散则为肿为痛。筋肌拘挛,脊错嵌顿则活动受掣。

二、诊断

(一)症状

(1)有明显外伤史或局部炎症反应。其症状轻重与寰椎在枢椎上方向前、旋转及侧方等半脱位的程度有关。

(2)颈项部、头部、肩背部疼痛明显,活动时疼痛加剧,疼痛可向肩臂放射。

(3)颈项肌痉挛、颈僵,头部旋转受限或呈强迫性体位为主要症状。

(4)当累及椎-基底动脉时,可出现头晕、头痛、恶心、呕吐、耳鸣、视物模糊等椎-基底动脉供血不足症状。

(5)当累及延髓时,则主要影响延髓外侧及前内侧,出现四肢运动麻痹、发音障碍及吞咽困难等。

(二)体征

(1)枢椎棘突向侧后偏突,有明显压痛,被动活动则痛剧。

(2)如为单侧脱位,头偏向脱位侧,下颌转向对侧,患者多用手托持颌部。

(3)累及神经支配区域皮肤有痛觉过敏或迟钝。

(4)累及脊髓时则出现脊髓受压症状,上肢肌力减弱,握力减退,严重时腱反射亢进,霍夫曼征阳性。下肢肌张力增高,步态不稳,跟、膝腱反射亢进,巴宾斯基征阳性。

(5)位置及振动觉多减退。

(三)辅助检查

1.X线片检查

颈椎张口正位,齿状突中线与寰椎中心线不重叠,齿状突与寰椎两侧块之间的间隙不对称或一侧关节间隙消失,齿状突偏向一侧。

2.CT检查

寰枢椎连续横断面扫描可显示寰枢椎旋转程度。矢状位和冠状位图像可显示关节突关节的序列,但大多数不能显示齿状突与寰椎分离。

3.肌电图和神经诱发电位检查

可评价神经功能受损害程度。

三、治疗

(一)治则

舒筋活血,松解紧张甚至痉挛的颈枕肌群;整复失稳的寰枢关节,纠正发生寰枢关节异常位移的因素,扩大椎管的有效容积,改善椎管内外的高应力状态,减少或消除椎动脉或脊髓的机械性压迫和刺激。采用松解类手法与整复手法并重,以颈项部操作为主的原则。

(二)手法

一指禅推法、滚法、拔伸法、推法、拿法、按揉法和整复手法等。

(三)取穴与部位

颈项部、枕后部及患处等;风池、颈夹脊、天柱、翳风、阿是穴等。

(四)操作

(1)患者坐位,术者用轻柔的滚法、按揉法、拿法、一指禅推法等手法在颈椎两侧的夹脊穴部位及肩部治疗,以放松紧张、痉挛的肌肉。

(2)整复手法。患者仰卧位,头置于治疗床外,便于手法操作。助手两手扳住患者两肩,术者一手托住后枕部,一手托住下颌部,使头处于仰伸位进行牵拉,助手配合做对抗性拔伸。在牵拉拔伸状态下,做头部缓慢轻柔的前后活动和试探性旋转活动。如出现弹响,颈椎活动即改善,疼痛减轻,表示手法整复成功。

(3)复位后,患者取仰卧位,采用枕颌带于头过伸牵引,牵引重量控制在 2～3 kg,持续牵引,日牵引时间不少于 6 小时。3～4 周撤除牵引,用颈托固定。

四、注意事项

(1)严格掌握推拿治疗适应证,有重度锥体束体征者不宜手法复位。

(2)注意平时预防,纠正平时的不良习惯姿势,平时戴颈围固定保护。

(3)少数伴炎症患者,可有发热,体温可达 38～40 ℃,注意观察,采取必要的降温措施。

(4)注意用枕的合理性和科学性;注意颈项、肩部的保暖。

五、功能锻炼

寰枢关节半脱位功能锻炼宜在病情基本稳定后进行,根据生物力学原理,强化颈部肌肉的功能锻炼,增强颈部的肌肉力量,对提高颈椎稳定性,延缓或防止肌萎缩,是很有必要的。锻炼方法为:

(1)立位或坐位,用全力收缩两肩。重复 5～10 次。

(2)立位或坐位,两手扶前额,给予一定的阻力,用全力使颈部向前屈,坚持 6 秒钟。重复3～5 次。

(3)立位或坐位,一手扶头侧部,给予一定的阻力,用全力使颈部向同侧侧倾,坚持 3～6 秒钟。左、右交替,重复 3～5 次。

(4)立位或坐位,两手扶后枕部,给予一定的阻力,用全力使头部往后倾,坚持 3～6 秒钟。重复 3～5 次。

(卢　朋)

第五节　前斜角肌综合征

前斜角肌综合征是指因外伤、劳损、先天颈肋、高位肋骨等因素刺激前斜角肌,或前斜角肌痉挛、肥大、变性等,引起臂丛神经和锁骨下动脉的血管神经束受压,而产生的一系列神经血管压迫症状的病证。本病好发于 20～30 岁女性,右侧较多见。

一、病因病机

颈部后伸、侧屈位时,头部突然向对侧旋转,或长期从事旋颈位低头工作,使对侧前斜角肌受到牵拉扭转而损伤,出现前斜角肌肿胀、痉挛而产生对其后侧神经根的压迫症状。神经根受压又进一步加剧前斜角肌痉挛,形成恶性循环。

先天性结构畸形,如肩部下垂、高位胸骨、C_7 横突肥大、高位第 1 肋骨、臂丛位置偏后等,使第 1 肋骨长期刺激臂丛,使受臂丛支配的前斜角肌发生痉挛,压迫臂丛神经而发病。若前斜角肌痉挛、变性、肥厚,则易造成锁骨上部臂丛及锁骨下动脉受压。如颈肋或 C_7 横突肥大,或前、中斜角肌肌腹变异合并时,当前斜角肌稍痉挛,即可压迫其间通过的臂丛神经和锁骨下动脉而导致出现神经血管症状。本病运动障碍出现较迟,可表现为肌无力和肌萎缩,偶见手部呈雷诺征象。

中医将本病归属"劳损"范畴。多由过度劳损,或风寒外袭,寒邪客于经络,致使经脉不通,气血运行不畅,发为肿痛。

二、诊断

(一)症状

(1)一般缓慢发生,均以疼痛起病,程度不一。

(2)局部症状。患侧锁骨上窝稍显胀满,前斜角肌局部疼痛。

(3)神经症状。患肢有放射性疼痛和麻木触电感,以肩、上臂内侧、前臂和手部的尺侧及小指、环指明显,表现为麻木、蚁行、刺痒感等。少数患者偶有交感神经症状,如瞳孔扩大、面部出汗、患肢皮温下降,甚至出现霍纳综合征。

(4)血管症状。早期由于血管痉挛致使动脉供血不足而造成患肢皮温降低,肤色苍白;后期因静脉回流受阻,出现手指肿胀、发凉、肤色发绀,甚至手指发生溃疡难愈。

(5)肌肉症状。神经长期受压,患肢小鱼际肌肉萎缩,握力减弱,持物困难,手部发胀及有笨拙感。

(二)体征

(1)颈前可摸到紧张、粗大而坚韧的前斜角肌肌腹,局部有明显压痛,并向患侧上肢放射性痛麻。

(2)局部及患肢的疼痛症状在患肢上举时可减轻或消失,自然向下或用力牵拉患肢时则加重

(3)艾迪森试验、超外展试验阳性,提示血管受压。

(4)举臂运动试验、臂丛神经牵拉试验阳性,提示神经受压。

（三）辅助检查

X线片检查：颈、胸段的X线正侧位摄片检查，可见颈肋或C$_7$横突过长或高位胸肋征象。

三、治疗

（一）治疗原则

舒筋活血，通络止痛。

（二）手法

㨰法、按法、揉法、拿法、擦法等。

（三）取穴与部位

缺盆、肩井、翳风、风池、颈臂、曲池、内关、合谷、颈肩及上肢部。

（四）操作

1.活血通络

患者取坐位。术者站于患侧，先用㨰法在患侧自肩部向颈侧沿斜角肌体表投影区往返施术，同时配合肩关节活动，时间3～5分钟。

2.理筋通络

继上势，术者以一指禅推法沿患侧颈、肩、缺盆穴及上肢进行操作，斜角肌部位、颈臂穴重点治疗，时间5～7分钟。

3.舒筋通络

继上势，术者以拇指弹拨斜角肌起止点及压痛点，拇指揉胸锁乳突肌及锁骨窝硬结处为重点，拇指自内向外沿锁骨下反复揉压，时间3～5分钟。

4.通络止痛

沿患侧斜角肌用拇指平推法，然后施擦法，以透热为度。时间1～2分钟；然后摇肩关节，揉、拿上肢5～10遍，抖上肢结束治疗。

四、注意事项

（1）注意不宜睡过高枕头，患部注意保暖。

（2）避免患侧肩负重物或手提重物，以免加重症状。

（3）嘱患者配合扩胸锻炼，每天1～2次，可缓解症状。

（卢　朋）

第六节　胸椎小关节错缝

胸椎小关节错缝是指胸椎小关节的解剖位置改变，以至胸部脊柱机能失常所引起的一系列临床表现，属于脊柱小关节机能紊乱的范畴。本节主要讨论胸椎小关节滑膜嵌顿和因部分韧带、关节囊紧张引起反射性肌肉痉挛，致使关节面交锁在不正常或扭转的位置上而引起的一系列病变。多发生在T$_3$～T$_7$节段，女性发生率多于男性。以青壮年较常见，老人则很少发生。

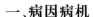

一、病因病机

脊柱关节为三点承重负荷关节,即椎体及椎体两侧的上、下关节突组成的小关节,构成三点承重,小关节为关节囊关节。具有稳定脊椎,引导脊椎运动方向的功能。胸椎间关节面呈额状位,故胸部脊柱只能做侧屈运动而不能伸屈,一般不易发生小关节序列紊乱。但是,当突然的外力牵拉、扭转,使小关节不能承受所分担的拉应力和压应力时,则可引起胸椎小关节急性错缝病变。

因姿势不良或突然改变体位引起胸背部肌肉损伤或胸椎小关节错位,使关节滑膜嵌顿其间,从而破坏了脊柱力学平衡和运动的协调性,引起活动障碍和疼痛。同时,损伤及炎性反应可刺激感觉神经末梢而加剧疼痛,并反射性地引起肌肉痉挛,也可引起关节解剖位置的改变,发生交锁。日久可导致小关节粘连而影响其功能。典型胸椎小关节错缝在发病时可闻及胸椎后关节突然错缝时的"咯嗒"声响,错缝局部疼痛明显。

本病属中医"骨错缝"范畴。常因姿势不当,或不慎闪挫,以致骨缝错开,局部气血瘀滞,经脉受阻,发为肿痛。

二、诊断

(一)症状

(1)一般有牵拉、过度扭转外伤史。

(2)局部疼痛剧烈,甚则牵掣肩背作痛,俯仰转侧困难,常固定于某一体位,不能随意转动,疼痛随脊柱运动增强而加重,且感胸闷不舒、呼吸不畅、入夜翻身困难,重者可有心烦不安、食欲减退。

(3)部分患者可出现脊柱水平面有关脏腑反射性疼痛,如胆囊、胃区等疼痛。

(二)体征

1.棘突偏歪

脊柱病变节段可触及偏歪的棘突。表现为一侧偏突,而对侧空虚感。

2.压痛

脊柱病变节段小关节处有明显压痛,多数为一侧,少数为两侧。

3.肌痉挛

根据病变节段的不同,菱形肌、斜方肌可呈条索状痉挛,亦有明显压痛。

4.功能障碍

多数无明显障碍,少数可因疼痛导致前屈或转侧时活动幅度减小,牵拉疼痛。

(三)辅助检查

胸椎小关节错缝属解剖位置上的细微变化,故而 X 线摄片常不易显示。严重者可见脊柱侧弯、棘突偏歪等改变。

三、治疗

(一)治疗原则

舒筋通络,理筋整复。

（二）手法

滚法、按法、揉法、弹拨法、擦法、拔伸牵引、扳法等。

（三）取穴与部位

局部压痛点、胸段华佗夹脊穴及膀胱经等部位。

（四）操作

（1）患者取俯卧位，术者立于其一侧，以滚法、按法、揉法在胸背部交替操作，时间5～8分钟。

（2）继上势，沿脊柱两侧竖脊肌用按揉法、弹拨法操作，以松解肌痉挛，时间3～5分钟。暴露背部皮肤，涂上介质，沿两侧膀胱经行侧擦法，以透热为度。

（3）俯卧扳压法。患者俯卧，术者站立在患侧，一手向上拨动一侧肩部，另一手掌抵压患处棘突，两手同时相对用力扳压。操作时可闻及弹响。

（4）患者取坐位，术者立于其身后，采用胸椎对抗复位扳法，或采用抱颈提升法操作，以整复关节错缝。

四、注意事项

（1）整复关节错缝手法宜轻、快、稳、准，勿以关节有无声响为标准。当一种复位法未能整复时可改用其他复位法。

（2）治疗期间应卧硬板床。

（3）适当休息，避免劳累，慎防风寒侵袭。

（田爱红）

第七节　急性腰扭伤

急性腰扭伤是指劳动或运动时腰部肌肉、筋膜、韧带、椎间小关节、腰骶关节的急性损伤，多为突然承受超负荷牵拉或扭转等间接外力所致。俗称"闪腰""岔气"。急性腰扭伤是临床中常见病、多发病。多见于青壮年和体力劳动者，平素缺少体力劳动锻炼的人，或偶尔运动时，用力不当亦易发生损伤。男性多于女性。急性腰扭伤若处理不当，或治疗不及时，可造成慢性劳损。

一、病因病机

造成急性腰扭伤的因素常与劳动强度、动作失误、疲劳，甚至气候、季节有关。大部分患者能清楚讲述受伤时的体态，指出疼痛部位。下列因素易造成腰部损伤：腰部用力姿势不当，如在膝部伸直弯腰提取重物时，重心距离躯干中轴较远，因杠杆作用，增加了肌肉的承受力，容易引起腰部肌肉的急性扭伤。行走失足，行走不平坦的道路或下楼梯时不慎滑倒，腰部前屈，下肢处于伸直位时，亦易造成腰肌筋膜的扭伤或撕裂。动作失调，两人搬抬重物，动作失于协调，身体失去平衡，重心突然偏移，或失去控制，致使腰部在肌肉无准备情况下，骤然强力收缩，引起急性腰扭伤。对客观估计不足，思想准备不够，如倒水、弯腰、猛起，甚至打喷嚏等无防备的情况下，也可发生"闪腰岔气"等。

腰部肌肉、筋膜、韧带和关节的急性损伤可单独发生，亦常合并损伤，但不同组织的损伤其临

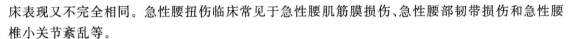

床表现又不完全相同。急性腰扭伤临床常见于急性腰肌筋膜损伤、急性腰部韧带损伤和急性腰椎小关节紊乱等。

本病属中医"筋节伤""节错证"范畴，腰脊为督脉和足太阳经脉所过，经筋所循，络结汇聚，脏腑之维系，运动之枢纽。凡跌仆、闪挫、扭旋撞击，伤及腰脊，筋络受损，或筋节劳损，气滞血淤，筋拘节错，致使疼痛剧烈，行动牵掣。

二、诊断

(一)急性腰肌筋膜损伤

急性腰肌筋膜损伤是一种较常见的腰部外伤，多因弯腰提取重物用力过猛，或弯腰转身突然闪扭，致使腰部肌肉强烈的收缩，而引起腰部肌肉和筋膜受到过度牵拉、扭捩损伤，严重者甚至撕裂。本病属于中医伤科跌仆闪挫病证。其损伤因受力大小不同，组织损伤程度亦不一样，筋膜损伤，累及血脉，造成局部瘀血凝滞，气机不通，产生瘀血肿胀、疼痛、活动受限等表现。临床以骶棘肌骶骨起点部骨膜撕裂，或筋膜等组织附着点撕裂多见。

1.症状

有明显损伤史，患者常感到腰部有一响声或有组织"撕裂"感；疼痛。伤后即感腰部一侧或两侧疼痛，疼痛多位于腰骶部，可影响到一侧或两侧臀部及大腿后部；轻伤者，损伤当时尚能坚持继续劳动，数小时后或次日症状加重，重伤者，损伤当时即不能站立，腰部用力、咳嗽、喷嚏时疼痛加剧；活动受限。患者不能直腰、俯仰、转身，动则疼痛加剧。患者为减轻腰部疼痛，常用两手扶住并固定腰部。

2.体征

肌痉挛，肌肉、筋膜和韧带撕裂可引起疼痛，引起肌肉的保护性痉挛，腰椎生理前凸减小；不对称性的肌痉挛引起脊柱生理性侧弯等改变；压痛，损伤部位有明显的局限性压痛点，常见于腰骶关节、第3腰椎横突尖和髂嵴后部，可伴有臀部及大腿后部牵涉痛；功能障碍，患者诸方向的活动功能均明显受限；直腿抬高、骨盆旋转试验可呈阳性。

3.辅助检查

X线检查一般无明显异常。可排除骨折、骨质增生、椎间盘退变等。

(二)急性腰部韧带损伤

1.症状

有明显外伤史；伤后腰骶部有撕裂感、剧痛，弯腰时疼痛加重疼痛可放散到臀部或大腿外侧。

2.体征

(1)肿胀：局部可见有肿胀，出血明显者有瘀肿。

(2)肌肉痉挛：以损伤韧带两侧的骶棘肌最为明显。

(3)压痛：伤处压痛明显，棘上韧带损伤压痛浅表，常跨越两个棘突及以上；棘突间损伤压痛较深，常局限于两个棘突之间；髂腰韧带损伤压痛点常位于该韧带的起点处深压痛；单个棘突上浅压痛常为棘突骨膜炎。有棘上、棘间韧带断裂者，触诊可见棘突间的距离加宽。

(4)活动受限：尤以腰部前屈、后伸运动时最为明显。

(5)普鲁卡因局封后疼痛减轻或消失，也可作为损伤的诊断性治疗方法之一。

3.辅助检查

严重损伤者应做X线摄片检查，以排除骨折的可能性。

(三)急性腰椎后关节滑膜嵌顿

1.症状

有急性腰部扭闪外伤史,或慢性劳损急性发作;腰部剧痛,精神紧张,不能直立或行走,惧怕任何活动;腰部不敢活动,稍一活动疼痛加剧。

2.体征

(1)体位:呈僵直屈曲的被动体位,腰部正常生理弧度改变,站、坐和过伸活动时疼痛加剧。

(2)肌痉挛:两侧骶棘肌明显痉挛,重者可引起两侧臀部肌肉痉挛。

(3)压痛:滑膜嵌顿的后关节和相应椎间隙有明显压痛,一般无放射痛。棘突无明显偏歪。

(4)功能障碍:腰部紧张、僵硬,各方向活动均受限,尤以后伸活动障碍最为明显。

3.辅助检查

X线检查可见脊柱侧弯和后凸,两侧后关节不对称,椎间隙左右宽窄不等。可排除骨折及其他骨质病变。

三、治疗

(一)治疗原则

舒筋活血,散瘀止痛,理筋整复。

(二)手法

一指禅推法、㨰法、按法、揉法、弹拨法、擦法、抖腰法、腰部斜扳法。

(三)取穴与部位

阿是穴、肾俞、大肠俞、命门、三焦俞、秩边、委中等穴位,腰骶部及督脉腰段。

(四)操作

1.急性腰肌筋膜损伤

(1)患者取俯卧位。用一指禅推法和㨰法在腰脊柱两侧往返操作3～4遍,以放松腰部肌肉。然后在伤侧顺竖脊肌纤维方向用㨰法操作,配合腰部后伸被动活动,幅度由小到大,手法压力由轻到重。时间5～8分钟。

(2)继上势,用一指禅推法、按揉法在压痛点周围治疗,逐渐移至疼痛处做重点治疗。时间为5分钟左右。

(3)继上势,按揉肾俞、大肠俞、命门、秩边、环跳、委中、阿是穴等穴位,以酸胀为度,在压痛点部位做弹拨法治疗,弹拨时手法宜柔和深沉。时间为5分钟左右。

(4)继上势,在损伤侧沿竖脊肌纤维方向用直擦法,以透热为度。患者侧卧位,患侧在上做腰部斜扳法。

2.急性腰部韧带损伤

急性腰部韧带损伤主要是指棘上韧带、棘间韧带和髂腰韧带在外力作用下,导致的撕裂损伤,使韧带弹性和柔韧性降低或松弛,是引起腰背痛的常见原因之一。以腰骶部最为多见。

正常情况下,腰部韧带皆由骶棘肌的保护而免受损伤。当腰椎前屈90°旋转腰部时,棘上韧带和棘间韧带所承受的牵拉力最大,此时突然过度受力,如搬运重物,或用力不当等,超越了韧带的负荷能力,则出现棘上韧带、棘间韧带或髂腰韧带的损伤。此外,腰脊柱的直接撞击也可引起韧带损伤。轻者韧带撕裂,重者韧带部分断裂或完全断裂。可因局部出血、肿胀、炎性物质渗出,刺激末梢神经而产生疼痛。临床上以$L_5 \sim S_1$韧带损伤最为多见,其次为髂腰韧带、$L_4 \sim L_5$韧带损伤。

(1)患者取俯卧位:用按揉法和擦法在腰脊柱两侧往返操作3～4遍,然后在伤侧顺竖脊肌纤维方向用滚法操作,以放松腰部肌肉。时间3～5分钟。

(2)继上势,用一指禅推法、按揉法在韧带损伤节段脊柱正中线上下往返治疗,结合指摩、指揉法操作。时间5～8分钟。

(3)继上势,点按压痛点,可配合弹拨法操作,对棘上韧带剥离者,用理筋手法予以理筋整复。时间3～5分钟。

(4)继上势,在损伤节段的督脉腰段用直擦法,以透热为度。对髂腰韧带损伤者,加用侧卧位,做患侧在上的腰部斜扳法。

3.急性腰椎后关节滑膜嵌顿

急性腰椎后关节滑膜嵌顿亦称腰椎后关节紊乱症或腰椎间小关节综合征,是指腰部在运动过程中,由于动作失误或过猛,后关节滑膜被嵌顿于腰椎后关节之间所引起的腰部剧烈疼痛。本病为急性腰扭伤中症状最重的一种类型。以 L_4、L_5 后关节最为多见,其次为 L_5、S_1 和 L_3、L_4 后关节。其发病年龄以青壮年为多见,男性多于女性。

腰椎后关节为上位椎骨的下关节突及下位椎骨的上关节突所构成。每个关节突是互成直角的两个面,一是冠状位,一是矢状位,所以侧弯和前后屈伸运动的范围较大。腰骶关节,则为小关节面介于冠状和矢状之间的斜位,由直立面渐变为近似水平面,上下关节囊较宽松,其屈伸和旋转等活动范围增大。当腰椎前屈时,其后关节后缘间隙张开,使关节内产生负压,滑膜被吸入关节间隙,此时如突然起立或旋转,滑膜来不及退出而被嵌顿在关节间隙,形成腰椎后关节滑膜嵌顿。由于滑膜含有丰富的感觉神经末梢,受嵌压后即刻引起剧痛,并引起反射性肌痉挛,使症状加重。

(1)患者取俯卧位:用按揉法和擦法在患者腰骶部治疗。时间5～8分钟。

(2)继上势,根据滑膜嵌顿相应节段,在压痛明显处用按揉法操作,手法先轻柔后逐渐深沉加重,以患者能忍受为限。时间3～5分钟。

(3)继上势,术者双手握住其踝部,腰部左右推晃10～20次,幅度由小至大,然后抖腰法操作3～5次,以松动后关节,有利于嵌顿的滑膜自行解脱。

(4)解除嵌顿:在上述治疗的基础上,可选用以下方法操作。①斜扳法:患者侧卧位,伸下腿屈上腿,对滑膜嵌顿位于上腰段的,按压臀部用力宜大;对滑膜嵌顿位于下腰段的,推扳肩部用力宜大;对滑膜嵌顿位于中腰段的,按压臀部和推扳肩部两手用力应相等。左右各扳1次,不要强求"咯嗒"声响。②背法:具体操作见背法。

(5)沿督脉腰段用直擦法,以透热为度。

四、注意事项

(1)患者注意睡硬板床,避免腰部过度活动,以利于损伤的恢复。

(2)注意腰部保暖,必要时可用腰围加以保护。

(3)缓解期应加强腰背肌功能锻炼,有助于巩固疗效

五、功能锻炼

（一）屈膝收腹

双膝关节屈曲，收腹，双手交叉置于胸前，后背部用力压床，坚持 10 秒钟，重复 6～8 次。

（二）屈伸髋膝

双髋、双膝关节屈曲，双手抱膝，抬头，往上方前倾，坚持 5 秒钟，重复 6～8 次。

（三）俯卧撑

双手撑地，一侧膝关节贴于胸前，另一侧下肢绷直，脚尖着地，腰部慢慢下沉，坚持 5 秒钟。左右交替，重复 6～8 次。

（四）抱膝蹲立

患者立姿，双脚与肩同宽，上体前屈，慢慢下蹲，两手抱膝，坚持 5 秒钟。动作重复 6～8 次。

六、疗效评定

（一）治愈

腰部疼痛消失，脊柱活动正常。

（二）好转

腰部疼痛减轻，脊柱活动基本正常。

（三）未愈

症状无改善。

（田爱红）

第八节　腰椎退行性脊柱炎

腰椎退行性脊柱炎是指以腰脊柱椎体边缘唇样增生和小关节的肥大性改变为主要病理变化的一种椎骨关节炎，故又称"增生性脊柱炎""肥大性脊柱炎""脊椎骨关节炎""老年性脊柱炎"等。本病起病缓慢，病程较长，症状迁延，多见于中老年人，男性多于女性。体态肥胖、体力劳动者及运动员等发病则偏早。其临床特征主要表现为慢性腰腿疼痛。

一、病因病机

本病分为原发性和继发性两种。原发性为老年生理性退变，人到中年，随着年龄的增长人体各组织器官逐渐衰退，骨质开始出现退行性改变。这种改变主要表现在机体各部组织细胞所含水分和胶质减少，而游离钙质增加，其生理功能也随之衰退，腰椎椎体边缘形成不同程度的骨赘，椎间盘发生变性，椎间隙变窄，椎间孔缩小，椎周组织反应性变化刺激或压迫周围神经，而引起腰腿疼痛。继发性常由于各种损伤、慢性炎症、新陈代谢障碍，或内分泌紊乱等因素，影响到骨关节软骨板的血液循环和营养供给，从而导致软骨的炎性改变和软骨下骨反应性骨质增生，而引起腰腿痛。

本病主要的病理机制为关节软骨的变性、椎间盘的退行性改变。人体在中壮年以后，椎体周围关节的软骨弹性降低，其边缘、关节囊、韧带等附着处，逐渐形成保护性的骨质增生。椎间盘退变表现为髓核内的纤维组织增多，髓核逐渐变性，椎间盘萎缩，椎间隙变窄，椎间孔变小，又加速了髓核和纤维环的变性。椎间盘退变使脊柱失去椎间盘的缓冲，椎体前、后缘应力增加，所受压力明显增大，椎体两端不断受到震荡、冲击和磨损，引起骨质增生。椎体受压和磨损的时间越长，骨质增生形成的机会越多。此外，在椎间盘变性的同时，也会发生老年性的骨质疏松现象，削弱了椎体对压力的承重负荷能力。

本病属中医"骨痹""骨萎证"范畴。中医认为本病与年龄及气血盛衰、筋骨强弱有关。人过中年，内因肝肾亏虚，骨失充盈，筋失滋养；外因风寒湿邪客于脊隙筋节，或因积劳成伤，气血凝滞，节窍黏结，筋肌拘挛，脊僵筋弛而作痛，每遇劳累即发，病程缠绵。

二、诊断

(一)症状
(1)发病缓慢，45岁以后逐渐出现腰痛，缠绵持续，60岁以后腰痛反而逐渐减轻。

(2)一般腰痛并不剧烈，仅感腰部酸痛不适，活动不太灵活，或有束缚感。晨起或久坐起立时腰痛明显，而稍事活动后疼痛减轻，过度疲劳、阴雨天气或受风寒后症状又会加重。

(3)腰痛有时可牵涉至臀部及大腿外侧部。

(二)体征
(1)腰椎弧度改变，生理前凸减小或消失，明显者可见圆背。

(2)两侧腰肌紧张、局限性压痛，有时腰椎棘突有叩击痛。臀上皮神经和股外侧皮神经分布区按之酸痛。

(3)急性发作时腰部压痛明显，肌肉痉挛，脊柱运动受限。

(4)直腿抬高试验、后伸试验可呈阳性。

(三)辅助检查
X线片检查可显示腰椎体边缘骨质增生、唇样改变或骨桥形成。椎间隙变窄或不规则，关节突模糊不清，可伴有老年性骨萎缩。

三、治疗

(一)治疗原则
行气活血，舒筋通络。

(二)手法
㨰法、按法、揉法、点法、弹拨法、扳法、摇法、擦法等。

(三)取穴和部位
命门、阳关、气海俞、大肠俞、关元俞、夹脊、委中等穴及腰骶部。

(四)操作
(1)患者取俯卧位。术者用㨰法、按揉法在腰部病变处、腰椎两侧膀胱经及腰骶部往返操作，可同时配合下肢后抬腿活动，手法宜深沉。时间5～8分钟。

(2)继上势，用拇指按命门、阳关、气海俞、大肠俞、关元俞等穴，叠指按揉或掌根按脊椎两旁夹脊穴。时间5～8分钟。

(3)有下肢牵涉痛者，继上势，在臀部沿股后肌群至小腿后侧，大腿外侧至小腿外侧用㨰法、按揉法、捏法、拿法操作,并按揉、点压委中、承山、阳陵泉等穴位。时间5~8分钟。

(4)继上势,在腰部边用㨰法,边做腰部后伸扳法操作,然后改为侧卧位,做腰部斜扳法,左右各1次,以调整脊柱后关节。

(5)患者俯卧位,沿督脉腰段及脊柱两侧夹脊穴用掌擦法,腰骶部用横擦法治疗,以透热为度。然后患者仰卧位,做屈髋屈膝抖腰法,结束治疗。

四、注意事项

(1)对骨质增生明显或有骨桥形成者,老年骨质疏松者,伴有椎体滑移者,不宜用扳法。

(2)有腰椎生理弧度变直或消失者,可采用仰卧位腰部垫枕;对腰椎生理弧度增大者,可采用仰卧位臀部垫枕,以矫正或改善其生理弧度。

(3)注意腰部保暖,慎防受风寒湿邪侵袭。注意适当的功能锻炼。

(田爱红)

第九节　第三腰椎横突综合征

第三腰椎横突综合征是以第三腰椎横突部明显压痛为特征的慢性腰痛,又称为第三腰椎横突周围炎或第三腰椎横突滑囊炎。本病是腰肌筋膜劳损的一种类型,多数为一侧发病,部分患者可有两侧发病。本病以青壮年体力劳动者多见。

一、病因病机

由于第三腰椎为腰脊椎的中心,活动度大,其横突较长,抗应力大。为腰大肌、腰方肌起点,并附有腹横肌、背阔肌的深部筋膜。当腰、腹部肌肉强力收缩时,该处所承受的牵拉应力最大。因此,第三腰椎横突上附着的肌肉容易发生牵拉损伤,引起局部组织的炎性出血、肿胀、渗出等病理变化。横突顶端骨膜下假性滑囊形成,渗出液吸收困难,使穿行其间的血管、腰脊神经后支的外侧支受到刺激或压迫,产生腰痛和臀部痛,反应性地引起骶棘肌痉挛。日久横突周围瘢痕粘连,筋膜增厚,神经纤维可发生变性,使症状持续。

本病属中医伤科"腰痛"范畴。常因闪挫扭腰,筋肌损伤,气血瘀滞,筋粘拘僵,时时作痛;或因慢性劳损,或被风寒湿邪所困,致气血痹阻,筋肌失荣,久而黏结挛僵,活动掣痛,发为本病。

二、诊断

(一)症状

(1)腰部常有疲劳、不适感、疼痛等表现,疼痛常以一侧为甚,呈弥漫性。

(2)腰痛多呈持续性,劳累、天气变化、晨起或弯腰时加重,稍事活动疼痛减轻。

(3)少数患者可出现间歇性酸胀乏力、疼痛,可牵涉臀部、股后部及股内侧等部位。

(二)体征

(1)压痛:一侧或两侧的第三腰椎横突顶端有局限性压痛,可触及纤维性结节状或囊性样肿胀。

（2）肌痉挛：病变侧腰部肌肉紧张或肌张力减弱。

（3）活动功能：活动功能基本正常。急性发作时，腰部活动功能可明显受限。

（4）直腿抬高试验可为阳性。

（三）辅助检查

X线检查可发现第三腰椎横突明显过长，远端边缘部有钙化阴影，或左右横突不对称、畸形等。

三、治疗

（一）治疗原则

活血散瘀，舒筋通络。

（二）手法

㨰法、摩法、推法、揉法、按法、点法、弹拨法、擦法。

（三）取穴与部位

阿是穴、环跳、承扶、殷门、委中、承山，腰背部。

（四）操作

（1）患者取俯卧位，术者用㨰法在脊柱两侧的竖脊肌、骶骨背面或臀部操作，并配合用手掌根或肘尖，在病变侧第三横突上下反复地推、揉、按、点等手法操作。时间约5分钟。

（2）继上势，术者以拇指反复按、揉环跳、承扶、殷门、委中、承山等穴，并配合腰部后伸被动活动。时间3～5分钟。

（3）继上势，术者用一手拇指在第三腰椎横突处对结节样或条索状硬块进行弹拨、按揉，操作要围绕横突的顶端、上侧面、下侧面和腹侧面进行操作，力要由轻到重，以缓解疼痛。时间5～8分钟。

（4）医师用掌根沿患侧骶棘肌自上而下的推、摩、按、揉操作；最后在病变侧沿竖脊肌纤维方向做上下往返的擦法，以透热为度。时间2～3分钟。

四、注意事项

（1）治疗期间应睡硬板床，可佩戴腰围加以保护。

（2）纠正不良姿势，避免或减少腰部的前屈、后伸和旋转活动。

（3）注意腰部保暖，避免过度疲劳。

五、功能锻炼

同"急性腰扭伤"。

六、疗效评定

（一）治愈

腰痛消失，功能恢复。

（二）好转

腰痛减轻，活动功能基本恢复，劳累后仍觉疼痛不适。

（三）未愈

腰痛未明显减轻，活动受限。

（田爱红）

第十节　慢性腰肌劳损

慢性腰肌劳损是指腰部肌肉、筋膜、韧带等组织的慢性疲劳性损伤，又称慢性腰部劳损、腰背肌筋膜炎等。本病好发于体力劳动者和长期静坐缺乏运动的文职人员。

一、病因病机

引起慢性腰肌劳损的主要原因是长期从事腰部负重、弯腰工作，或长期维持某一姿势操作等，引起腰背肌肉筋膜劳损。或腰部肌肉急性扭伤之后，没有得到及时有效的治疗，或治疗不彻底，或反复损伤，迁延而成为慢性腰痛。或腰椎有先天性畸形和解剖结构缺陷，如腰椎骶化、先天性隐性裂、腰椎滑移等，引起腰脊柱平衡失调，腰肌功能下降，造成腰部肌肉筋膜的劳损。其病理表现为肌筋膜渗出性炎症、水肿、粘连、纤维变性等改变，刺激脊神经后支而产生持续性腰痛。

中医认为，平素体虚，肾气亏虚，劳累过度，或外感风、寒、湿邪，凝滞肌肉筋脉，以致气血不和，肌肉筋膜拘挛，经络阻滞而致慢性腰痛。

二、诊断

（一）症状

（1）有长期腰背部酸痛或胀痛史，时轻时重，反复发作。

（2）天气变化，劳累后腰痛加重，经休息后，或适当活动、改变体位后可减轻。

（3）腰部怕冷喜暖，常喜欢用双手捶腰或做叉腰后伸动作，以减轻疼痛。

（4）少数患者有臀部及大腿后外侧酸胀痛，一般不过膝。

（二）体征

（1）脊柱外观正常，腰部活动一般无明显影响。急性发作时可有腰部活动受限、脊柱侧弯等改变。

（2）腰背肌轻度紧张，压痛广泛，常在一侧或两侧骶棘肌、髂嵴后部、骶骨背面及横突处有压痛。

（3）神经系统检查多无异常。直腿抬高试验多接近正常。

（三）辅助检查

X线检查一般无明显异常。部分患者可见脊柱生理弧度改变、腰椎滑移、骨质增生等；有先天畸形或解剖结构缺陷者，可见 L_5 骶化、S_1 腰化、隐性脊柱裂等。

三、治疗

（一）治疗原则

舒筋通络，活血止痛。

(二)手法

滚法、推法、按法、揉法、点法、弹拨法、擦法等。

(三)取穴与部位

肾俞、命门、大肠俞、关元俞、秩边、环跳、委中、阿是穴,腰背部和腰骶部。

(四)操作

(1)患者取俯卧位,术者用滚法或双手掌推、按、揉腰脊柱两侧的竖脊肌。时间约 5 分钟。

(2)继上势,用拇指点按或按揉、弹拨竖脊肌数遍。再用拇指端重点推、按、拨揉压痛点。时间约5分钟。

(3)继上势,用双手指指端或指腹按、揉、振肾俞、命门、大肠俞、关元俞、秩边、环跳、委中等穴,每穴各半分钟。

(4)继上势,沿督脉腰段及两侧膀胱经用直擦法,横擦腰骶部,以透热为度。

四、注意事项

(1)保持良好的姿势,注意纠正习惯性不良姿势,维持腰椎正常的生理弧度。

(2)注意腰部保暖,防止风寒湿邪侵袭。

(3)注意劳逸结合,对平素体虚,肾气亏虚者配合补益肝肾的中药治疗。

五、功能锻炼

(一)腰部前屈后伸运动

两足分开与肩同宽站立,两手叉腰,做腰部前屈、后伸各 8 次。

(二)腰部回旋运动

姿势同前。做腰部顺时针、逆时针方向旋转各 8 次。

(三)"拱桥式"运动

仰卧床上,双腿屈曲,以双足、双肘和后头部为支点(五点支撑)用力将臀部抬高,呈"拱桥状"8 次。

(四)"飞燕式"运动

俯卧床上,双臂放于身体两侧,双腿伸直,然后将头、上肢和下肢用力向上抬起,呈"飞燕式"8 次。

六、疗效评定

(一)治愈

腰痛症状消失,腰部活动自如。

(二)好转

腰痛减轻,腰部活动功能基本恢复。

(三)未愈

症状未改善。

(田爱红)

第十一节　臀上皮神经炎

臀上皮神经炎亦称臀上皮神经损伤,是指臀上皮神经在腰臀部的腰背筋膜和臀筋膜交汇处受到挤压、牵拉引起无菌性炎症,刺激臀上皮神经所致的以臀部及腿部疼痛为主的一组综合征。本病是临床常见的"臀腿痛"发病原因之一。

一、病因病机

臀上皮神经由 $L_1 \sim L_3$ 脊神经后支的外侧支组合而成,经骶棘肌外缘穿出腰背筋膜,穿出后的各支行于腰背筋膜的表面,向外下方形成臀上皮神经血管束,越过髂嵴进入臀上部分叶状结缔组织中,至臀大肌肌腹缘处,支配相应部位的臀筋膜和皮肤组织的感觉。

由于腰背筋膜与臀筋膜的纤维方向不一致,臀上皮神经分布其中,当弯腰动作过猛或过久,突然地腰骶部扭转、屈伸牵拉损伤,局部受到直接暴力的撞击可引起筋膜撕裂损伤。其病理表现为局部充血、水肿、炎症渗出增多,刺激臀上皮神经而出现分布区域疼痛。损伤不愈或反复损伤则出现局部组织粘连、变性、机化、肥厚或瘢痕挛缩,压迫周围血管、神经,使疼痛缠绵。

本病属中医伤科"筋伤""筋出槽"范畴。

二、诊断

(一)症状

(1)多数患者有腰骶部闪挫或扭伤史,部分患者外伤史不明显或仅臀部受凉后慢性发病。

(2)一侧腰臀部疼痛,呈刺痛、酸痛或撕裂样疼痛,急性发作者疼痛剧烈,且有患侧大腿后部牵拉样痛,但多不过膝。

(3)行走不便,弯腰受限,坐或起立困难;尤以改变体位时,疼痛加剧。严重者下坐或起立需他人搀扶,或自己扶持物体方能行动。

(二)体征

(1)患侧臀上部及下腰区皮肤及肌肉呈板状,臀上皮神经分布区域有广泛的触痛。

(2)在髂嵴最高点内侧 2~3 cm 处下方的皮下可触及隆起的、可滑动的"条索状"筋结物,触压时感酸、麻、胀、刺痛难忍。

(3)对侧下肢直腿抬高可受限,但无神经根受刺激征。

三、治疗

(一)治疗原则

舒筋通络,活血止痛。

(二)手法

㨰法、一指禅推法、按法、揉法、点法、弹拨法、擦法等。

(三)取穴与部位

阿是穴、肾俞、白环俞、秩边、环跳、风市、委中及腰臀部等。

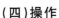

（四）操作

（1）患者俯卧位，术者立于患侧，用滚、按、揉手法在患侧腰臀部及大腿后外侧往返施术，用力宜深沉和缓，时间3～5分钟。以放松局部及相关的筋肌组织，促进炎症、水肿吸收，以达到舒筋活血的目的。

（2）继上势，在上述穴位用一指禅推法、指揉法治疗，重点在阿是穴、白环俞、秩边等穴。时间3～5分钟。

（3）在髂嵴最高点内侧2～3 cm处下方条索状肌筋处施以弹拨法，手法由轻渐重，以患者能忍受为限，可与按法交替操作，时间2～3分钟。以松解粘连，消散挛缩筋结，以解痉止痛。

（4）沿神经、血管束行走方向施擦法，以透热为度。以促进局部血循环，达到祛瘀散结、止痛之目的。

四、注意事项

（1）因臀上皮神经位置浅表，故弹拨手法宜轻柔，避免强刺激。

（2）治疗期间以卧床休息为主，减少腰臀部活动，以减少渗出，有利于炎症水肿吸收。

（3）缓解期应进行腰部前屈、后伸及左右侧屈、旋转活动锻炼，可减少复发。

（4）注意局部保暖，避免过度劳累。

（田爱红）

第十二节　肩关节周围炎

肩关节周围炎简称"肩周炎"，是指肩关节囊及关节周围软组织因劳损、退变、风寒湿侵袭等因素所致的一种慢性非特异性炎症。临床上以肩关节周围疼痛、活动功能障碍、肌肉萎缩为主要特征。本病好发于中老年人（50岁左右），女性发病率高于男性，故有"五十肩"、肩凝症、肩关节粘连症、冻结肩之称。

一、病因病机

肩关节周围炎的发病原因与年龄、气候环境、劳损及关节周围软组织病变有关。人到中年以后，形体气血渐衰，骨节疏弛，复感风寒湿邪，致使肩部气血凝滞，筋失濡养，筋脉拘急发为本病。

肩关节活动范围大，关节灵活，活动频繁，关节囊薄弱，参与肩部活动的肌肉、韧带、滑液囊多，易受到来自各方面的摩擦、挤压和牵扯，而致非特异性炎症或退变；肩部的急慢性劳损，可造成关节周围韧带、肌腱、关节囊广泛性充血、渗出、水肿、增厚、粘连，导致关节活动功能障碍。邻近组织的病变，如冈上肌肌腱炎、肩袖损伤、肩峰下滑囊炎等，日久也可引起肩关节功能障碍。上肢其他部位的骨折、脱位后的固定，使肩关节长期处于不活动状态，也是引起肩关节粘连的一个因素。

本病的发展过程可分为炎症期、粘连期和肌肉萎缩期。炎症期由于局部渗出、充血水肿明显，局部张力增加，刺激神经末梢而疼痛剧烈，其功能障碍以主动活动受限明显，而被动活动则不明显为主；粘连期由于关节囊及周围软组织广泛性粘连导致活动功能障碍，此期疼痛明显减轻，而关节主动活动和被动活动均受限;肌肉萎缩期由于粘连日久,因关节功能障碍出现失用性肌萎缩,尤以三角肌、冈上肌萎缩明显,萎缩的程度与病程时间的长短有关。

本病中医称"肩凝""漏肩风"等。筋络节,节属骨,骨为肾所主。人值中年之后,形体渐退,肾气将衰,肾气衰则不足以生精养髓,骨疏节弛,髓不足以养肝,则筋纵。若因动之太过,或跌仆闪挫,或劳伤筋节,气血瘀滞,筋拘节挛,日久,则筋肌节窍滞僵,或因气血失于疏导而瘀滞,或为风寒湿邪所客,寒凝气聚,气血痹阻,筋肌节窍失于濡养,筋肌拘结而不得舒展,节窍不得屈伸而僵固。脉络不通,不通则痛。久之筋脉失养,拘挛不用,发为本病。

二、诊断

(一)症状

(1)中年后发病,起病缓慢。多数患者有肩关节劳损史,少数可因感受风寒而急性发作。

(2)初起感患肩经常性酸楚疼痛,局部怕冷,有僵滞感,肩关节不灵活,甚者害怕活动。

(3)肩部疼痛,多数为钝痛,日轻夜重,肩部动作过大时则剧烈疼痛。疼痛可累及整个肩部,可向上臂及颈背部放散。

(4)活动受限,呈进行性加重,早期因疼痛所致,中后期因关节粘连所致。可影响穿脱衣服、梳头、洗脸、叉腰等动作。

(二)体征

1.压痛

肩关节周围均有广泛性压痛,在肩内陵、肩髃、秉风、肩贞等穴及三角肌前后部均有不同程度的压痛。

2.功能障碍

患肩前屈、后伸、外展、内收、旋内及旋外运动均有不同程度的障碍,尤以上举、旋内后弯摸背障碍明显。

3.肌肉萎缩

病情较久者,患肩肌肉萎缩、僵硬,肩峰突起。肌肉萎缩以三角肌、冈上肌尤为明显。

(三)辅助检查

X线摄片检查可排除骨性病变。病程较久者可见有骨质疏松,肌腱、韧带不同程度的钙化征象。

三、治疗

(一)治疗原则

初期以舒筋通络,活血止痛为主;中期以松解粘连为主;后期以促进功能恢复为主。

(二)手法

㨰法、一指禅推法、按法、揉法、拿法、摇法、扳法、搓法、抖法、擦法等。

(三)取穴与部位

肩内陵、肩髃、肩贞、秉风、天宗、臂臑、曲池等穴,肩关节周围、三角肌部。

(四)操作

(1)患者取坐位。术者站于患侧,以一手托起患肢手臂,另一手用㨰法或按揉法在肩前部、三角肌、上臂至肘部往返治疗,同时配合患肢做外展、后伸和旋转活动。手法宜轻柔,时间约

5分钟。

（2）继上势，术者一手托住患肢手臂，另一手在肩外侧、腋后部用㨰法治疗，同时配合患肢做前屈、上举活动。手法宜轻柔，时间约5分钟。

（3）术者站于患侧，按揉肩内陵、肩髃、肩贞、秉风、天宗、臂臑、曲池等穴。手法宜深沉缓和，每穴约1分钟。

（4）继上势，术者将患肩抬至最大上举幅度，分别在肩前部、胸大肌、肱二头肌短头肌腱处和肩后部、大圆肌、小圆肌及冈下肌处，做按揉、弹拨手法治疗，手法宜深沉缓和，约3分钟。

（5）采用肩关节杠杆扳法。术者站于患肩侧背后，以一手前臂置于患肩腋下，另一手托其肘部使肘关节呈屈曲状，利用杠杆原理，一手上抬患肩，另一手将肘部向内侧推3～5次，以松解关节内粘连，增加关节活动度。

（6）术者站于患侧，做托肘摇肩法或大幅度摇肩法操作，操作时幅度应由小到大，顺时针、逆时针方向各5～8次。以松解粘连，促进功能恢复。

（7）术者站于患侧后方，在肩背部、冈下区用㨰法、按揉法交替治疗，并提拿肩井穴、三角肌部，时间约3分钟。再在肩关节周围施擦法，以深透热为宜，以促进功能恢复。

（8）术者站于患侧，从肩关节至前臂用搓法往返3～5次。患肩外展约60°做抖肩法，时间1～2分钟。以起到舒筋活络时的作用。

四、注意事项

（1）注意肩部保暖，避免风寒刺激。
（2）初期患肩应减少活动量，以免炎性渗出增多。
（3）中、后期患肩应主动功能锻炼。

五、功能锻炼

肩关节周围炎功能锻炼应持之以恒，循序渐进。常用锻炼方法有以下几种，供选择应用。

（一）背墙外旋法

患者背靠墙站立，患肢屈肘90°握拳，掌心向上，上臂逐渐外旋，尽可能使拳眼接近墙壁，反复进行。适用于外旋功能障碍者。

（二）越头摸耳法

患侧手指越过头顶摸对侧耳朵，反复进行。适用于梳头功能障碍者。

（三）面壁摸高法

患者面朝墙壁站立，患侧手沿墙壁做摸高动作，尽量使胸部贴近墙壁，反复进行。适用于上举功能障碍者。

（四）背后拉手法

双手放于背后，用健侧手握住患肢手腕部，渐渐向健侧拉并向上抬举，反复进行。适用于旋内后弯摸背功能障碍者。

（五）扶墙压肩法

患侧手外展扶墙，用健侧手向下压肩至最大幅度，反复进行。适用于外展功能障碍者。

（六）单臂环转法

患者站立，患肩做顺时针和逆时针方向交替的环转运动，反复进行。适用于旋转功能障碍者。

六、疗效评定

(一)治愈
肩部疼痛消失,肩关节功能完全或基本恢复。

(二)好转
肩部疼痛减轻,活动功能改善。

(三)未愈
症状无改善。

(田爱红)

第十三节　肩峰下滑囊炎

肩峰下滑囊炎是指其滑囊的急、慢性损伤所致的炎症性病变。临床上以肩峰下肿胀、疼痛和关节活动功能受限为主要症状的一种病证。本病又称三角肌下滑囊炎。

一、病因病机

肩峰下滑囊位于三角肌深面,肩峰、喙肩韧带与肩袖和肱骨大结节之间,将肱骨大结节与三角肌、肩峰突隔开,冈上肌肌腱在肩峰下滑囊的底部。正常情况下,滑囊分泌滑液,起润滑作用,能减少肱骨大结节与肩峰及三角肌之间的磨损。肩峰下滑囊炎可分为原发性病变和继发性病变两种,以继发性病变为多见。原发性病变是因肩部遭受明显的直接撞击伤或肩部外展时受间接暴力损伤,使三角肌下滑囊受损,造成急性的肩峰下滑囊炎。继发性病变常因滑囊在肩峰下长期摩擦引起炎性渗出,滑囊周围邻近组织的损伤、劳损或退变,促使肩峰下滑囊产生水肿、增厚、囊内张力增高,或发生滑囊壁内互相粘连,从而限制了上臂外展和旋转肩关节的正常活动。同时由于炎症和张力的因素反射性地刺激神经末梢产生疼痛。冈上肌肌腱发生急、慢性损伤时,滑囊也同时受累,从而继发肩峰下滑囊的非特异性炎症。

肩峰下滑囊与三角肌下滑囊的囊腔是相通的,因而在病理情况下也是相互影响的。在手下垂时,三角肌下滑囊肿胀明显;当手上举时,则肩峰下滑囊肿胀明显。

本病属中医伤科"筋伤"范畴。肩髃部为手少阳经筋所循,手阳明、手太阴经筋所结。凡磕碰扭挫、慢性劳损,所循经筋受累,筋肌牵急,气滞血瘀,渗液积聚,故肿胀疼痛。久滞不散则筋肌失荣,拘僵牵掣。

二、诊断

(一)症状
(1)常有急、慢性损伤和劳损史,多继发于冈上肌肌腱炎。

(2)肩外侧深部疼痛,并向三角肌止点方向放散。疼痛一般为昼轻夜重,可因疼痛而夜寐不安。

（3）急性期可因滑囊充血水肿,三角肌多呈圆形肿胀。后期可出现不同程度的肌肉萎缩。

（4）初期肩关节活动受限较轻,日久与肌腱粘连而使活动明显受限,尤以外展、外旋受限更甚。

(二)体征

1.压痛

肩关节外侧肩峰下和肱骨大结节处有明显的局限性压痛;手下垂时则三角肌止点处饱满,有广泛性深压痛。

2.功能障碍

肩关节外展、外旋功能障碍。急性期多因疼痛引起,慢性期多因粘连而限制功能活动。

3.肌肉萎缩

病程日久可出现冈上肌萎缩,甚至三角肌也可出现失用性萎缩。

(三)辅助检查

X线摄片检查一般无异常,但可排除骨性病变。晚期可见冈上肌腱内有钙盐沉着。

三、治疗

(一)治疗原则

急性期以活血化瘀,活血止痛为主;慢性期以舒筋通络,滑利关节为主。

(二)手法

㨰法、一指禅推法、按法、揉法、拿法、弹拨法、摇法、搓法、抖法、擦法及运动关节类手法。

(三)取穴与部位

肩井、肩髃、肩髎、臂臑等穴,肩峰下方及三角肌止点处。

(四)操作

（1）患者取坐位。术者站于患侧,以一手托起患肢手臂,另一手用㨰法施术于患肩外侧,重点在肩峰下及三角肌部位。同时配合拿法,使之放松。时间约5分钟。

（2）继上势,用按揉法或一指禅推法在肩井、肩髃、肩髎、臂臑等穴施术,并在三角肌止点处重点按揉,时间5～8分钟。

（3）继上势,术者用拇指弹拨肩外侧变性、增厚的组织,约3分钟。

（4）继上势,在患肩三角肌部位用冬青膏或按摩霜等做擦法,以透热为度。

（5）医者先用双手掌放置患肩前后做对掌挤压、按、揉操作,时间2～3分钟。然后用托肘摇肩法或大幅度摇肩法摇肩关节,搓肩部,牵抖上肢结束治疗。

四、注意事项

（1）急性期手法宜轻柔,可配合局部热敷,以促进炎症、水肿吸收;慢性期手法宜深透,应加强肩关节各方向的被动运动,防止关节粘连。

（2）急性期应以制动休息为主;慢性期应坚持肩关节主动功能锻炼。

五、功能锻炼

可参照"肩关节周围炎"的功能锻炼方法。

六、疗效评定

(一)治愈
肩部无疼痛及压痛,肿块消失,功能恢复正常。

(二)好转
肩部疼痛减轻,肿块缩小或基本消失,功能改善。

(三)未愈
症状无改善。

(田爱红)

第十四节 冈上肌肌腱炎

冈上肌肌腱炎又称冈上肌肌腱综合征、外展综合征,是指肩峰部由于外伤、劳损或感受风寒湿邪,产生无菌性炎症,从而引起肩峰下疼痛及外展活动受限。好发于中年以上的体力劳动者、家庭女性和运动员。

一、病因病机

冈上肌肌腱炎的发病与损伤、劳损及局部软组织的退行性病变有关。冈上肌是组成肩袖的一部分,起于肩胛骨冈上窝,止于肱骨大结节的上部,被视为肩关节外展的起动肌。由于冈上肌肌腱从喙肩韧带及肩峰下滑囊下面的狭小间隙通过,与肩关节囊紧密相连,虽然增加了关节囊的稳定性,但影响了本身的活动。冈上肌与三角肌协同动作使上肢外展,在上肢外展60°~120°时,肩峰与肱骨大结节之间的间隙最小,冈上肌在其间易受肩峰与大结节的挤压磨损,继发创伤性炎症,充血、水肿、渗出增加,引起疼痛、活动功能受限。日久,可致肌腱肿胀、纤维化、粘连。肿胀的肌腱纤维一方面加重了肌腱的挤压、摩擦损伤,另一方面促进了钙盐沉积,以致继发冈上肌肌腱钙化。

本病可急性发作或慢性发作,后者患者因无明显的功能活动影响,很少诊治。

本病属于中医伤科"筋伤"范畴。手阳明经筋循肩络节,凡肩部用力不当,或扭捩伤及筋络,血瘀经络,筋肌挛急而为筋拘;或积劳成伤,气血瘀滞,久之不散;或为风寒湿邪所侵,肌僵筋挛,筋肌失荣,发为筋结。

二、诊断

(一)症状
1.发病

起病缓慢,有急、慢性损伤史或劳损史。

2.疼痛

肩部外侧疼痛,并扩散到三角肌附近。有时疼痛可向上放射到颈部,向下放射到肘部及前臂,甚至手指。

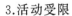

3.活动受限

患者害怕做外展活动,常外展到某一角度时突然疼痛而不敢再活动,为本病的主要特点。

(二)体征

(1)压痛。常位于冈上肌肌腱的止点,即肱骨大结节之顶部和肩峰下滑囊区、三角肌的止端。同时可触及该肌腱增粗、变硬等。

(2)功能障碍。患肩在外展30°以内启动困难,在外展60°~120°范围内疼痛加剧,活动受限,超过此活动范围则活动不受限。

(3)肌肉萎缩。病情较久者,患肩三角肌、冈上肌萎缩。

(4)疼痛弧试验阳性。

(三)辅助检查

X线片检查,可排除骨性病变。少数患者可显示冈上肌肌腱钙化。

三、治疗

(一)治疗原则

舒筋通络,活血止痛。

(二)手法

㨰法、一指禅推法、按法、揉法、拿法、弹拨法、摇法、搓法、抖法、擦法等。

(三)取穴与部位

肩井、肩髎、肩贞、秉风、天宗、曲池等穴,肩关节周围、三角肌等。

(四)操作

(1)患者取坐位。术者站于患侧,以一手托起患肢手臂,另一手用㨰法施术于肩外部及肩后部、三角肌处,同时配合患肢做外展、内收和旋转活动。然后用拿法施术于同样部位,时间约5分钟。

(2)术者站于患侧,按揉肩井、肩髎、肩贞、秉风、天宗、曲池等穴,手法宜深沉缓和。时间每穴约1分钟。

(3)继上势,术者用拇指拨揉痛点及病变处,手法宜深沉缓和,时间约3分钟。

(4)继上势,医者先用双手掌放置患肩前后做对掌挤压、按揉,然后在肩关节外侧施掌擦法治疗,以透热为度。时间3~5分钟。

(5)摇肩关节,可选用托肘摇肩法或大幅度摇肩法操作。最后搓肩关节及上臂,牵抖上肢,结束治疗。时间2~3分钟。

四、注意事项

(1)急性损伤,手法宜轻柔缓和,适当限制肩部活动。

(2)慢性损伤,手法宜深沉内透,同时配合肩部适当功能锻炼。

(3)无论急、慢性损伤,在运用弹拨法时,刺激要柔和,不宜过分剧烈,以免加重损伤。

(4)注意局部保暖,可配合局部湿热敷。

五、功能锻炼

可参照"肩关节周围炎"的功能锻炼方法。

六、疗效评定

(一)治愈
肩部疼痛及压痛消失,肩关节活动功能恢复。

(二)好转
肩部疼痛减轻,功能改善。

(三)未愈
症状无改善。

(田爱红)

第十五节　肱二头肌长头腱腱鞘炎

　　肱二头肌长头腱腱鞘炎是指肩关节急、慢性损伤,退变及感受风寒湿邪等,导致局部发生创伤性炎症、渗出、粘连、增厚等病理改变,引起肩前疼痛和外展、后伸功能障碍的一种病证。本病是肩关节常见疾病之一。

一、病因病机

　　肱二头肌长头肌腱起于肩胛骨盂上结节,越过肱骨头穿行于肱骨横韧带和肱二头肌腱鞘,藏于结节间沟的纤维管内,在肩部用力外展、外旋时,该肌腱在腱鞘内滑动的幅度最大。人到中年以后因退行性改变,使结节间沟底部粗糙或结节间沟底部骨质增生,沟床变浅,以及其他软组织因素造成肩部不稳等,均可增加肌腱的摩擦。长期从事肩部外展、外旋用力过度,加剧了肌腱与腱鞘的摩擦,造成腱鞘滑膜层慢性创伤性炎症。其病理表现为腱鞘充血、水肿,鞘壁肥厚,肌腱肿胀、粗糙、失去光泽,腱鞘内容积变小,处于超"饱和"状态,影响了肌腱在鞘内的活动,阻碍了肩关节的活动功能,甚至纤维粘连形成。

　　本病属于中医"筋伤""筋粘证"范畴。肩前部为手太阴经筋、络筋所聚,凡扭捩撞挫,伤及肩髃,或慢性积劳,致使血瘀凝聚,气滞不通而为肿痛;或风寒湿邪客于肩髃之筋,寒主收引,湿性重着,气血痹阻,筋失濡养,筋挛拘急,发为本病。

二、诊断

(一)症状
(1)发病缓慢,有急慢性损伤和劳损史。

(2)初起表现为肩部疼痛,可伴有轻度肿胀,以后逐渐加重,直至出现肩前或整个肩部疼痛。受凉或劳累后症状加重,休息或局部热敷后减轻,有时肩部有乏力感,提物无力。

(3)肩部活动受限,尤其以上臂外展、向后背伸及用力屈肘时明显,可向三角肌部放射,影响前臂屈肌。

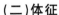

(二)体征

1.压痛

肱骨结节间沟处有锐性压痛,少数患者可触及条索状物。

2.功能障碍

关节活动明显受限,尤其上臂外展再向后背伸时受限明显。肱二头肌收缩时,常能触及轻微的摩擦感。

3.特殊检查

肩关节内旋试验阳性,抗阻力试验阳性。

(三)辅助检查

X线摄片检查一般无病理体征,可排除骨性病变。病程较久者可有骨质疏松,肌腱、韧带不同程度的钙化征象。

三、治疗

(一)治疗原则

急性损伤者应以活血化瘀,消肿止痛为主;慢性劳损者应以理筋通络,松解粘连为主。

(二)手法

滚法、一指禅推法、按法、揉法、拿法、弹拨法、摇法、搓法、抖法等。

(三)取穴与部位

肩内陵、肩髃、肩髎、肩贞、曲池、手三里等穴。

(四)操作

(1)患者取坐位。术者站于患侧,以一手托起患肢手臂,另一手用滚法施术于肩前与肩外部。然后用拿法、一指禅推法施术于同样部位,重点在肱二头肌长头肌腱与三角肌前部,使之放松。时间约5分钟。

(2)继上势,术者用拇指按揉肩内陵、肩髃、肩髎、肩贞、曲池、手三里等穴,每穴约1分钟。

(3)继上势,术者用拇指弹拨结节间沟内的肱二头肌长头肌腱,手法宜深沉缓和,时间约3分钟。

(4)接上势,医者先用双手掌放置患肩前后做对掌挤压、按、揉操作。然后用托肘摇肩法或大幅度摇肩法摇肩关节,搓肩部,牵抖上肢结束治疗。时间3～5分钟。

四、注意事项

(1)疼痛剧烈者,手法宜轻柔缓和,适当限制肩部活动,尤其不宜做外展、外旋活动。

(2)慢性损伤,手法宜深沉内透,同时配合肩部适当功能锻炼。

(3)注意局部保暖,可配合局部湿热敷。

五、功能锻炼

可参照"肩关节周围炎"的功能锻炼方法。

六、疗效评定

(一)治愈

肩部疼痛及压痛点消失,肩关节功能恢复。

(二)好转

肩部疼痛减轻,功能改善。

(三)未愈

症状无改善。

(田爱红)

第十六节　膝关节骨性关节炎

膝关节骨性关节炎(KOA)的特征为关节软骨组织发生进行性退变,关节边缘骨赘形成和软骨下骨质反应性改变。主要临床表现是膝关节疼痛,活动功能受限,严重者可出现膝关节内、外翻畸形,行走困难。其男性发病率为13.2%,女性发病率为28.3%,已经成为最常见和最重要的关节疾病,也是引起老年人致残的最主要原因之一。

膝关节骨性关节炎的基本病理改变是关节软骨退变,其原因既与年龄、性别、种族、遗传、体质、气候等多种原发性因素相关,也与创伤、炎症、免疫、代谢异常等继发性因素相关。因此,本病是由力学、化学、生物学等多种复杂原因所致的疾病。而患者疼痛程度和放射学表现在人群总体研究中呈正相关,然而就个体而言,相同 X 线表现的患者症状可有很大的差异。关于其发病机制,有软骨细胞凋亡学说、自身免疫反应学说、软骨下骨内高压学说、自由基学说、细胞因子学说、软骨酶降解学说、软骨外因素影响学说、软骨机制内的稳态失衡学说等,可以认为由内外环境失衡以及二者之间的相互影响、互为因果的生物过程,最终导致了本病的发生。而近年来,本病发病与膝关节肌群功能降低的关系研究,逐步成为研究热点。已经证实股四头肌萎缩是本病最常见和最早发生的临床征象,同时对疼痛和关节稳定性的影响更大。

膝关节骨性关节炎属中医"痹病"范畴,而同时也是"经筋病"。肝肾亏虚为本病的主要病机。"肝主筋、肾主骨",肝肾亏虚则"筋病骨痹"。本病早中期多为"筋痹",后期多以"骨痹"为主。"膝为筋之府",经筋在膝关节的力学传导中发挥着关键的作用。由于膝关节软骨长期反复承受集中或超限的循环载荷或人体自身病变,都可以使膝关节局部组织结构和功能发生进一步改变,促使膝关节周围软组织发生病理改变。无论膝关节附近韧带、肌腱、腱膜、肌肉的痉挛与挛缩,还是其代偿性肥厚,都会改变经筋"主束骨而利机关"的功能特性,使膝关节出现内外应力平衡失调,从而引起膝骨关节炎的发生。

推拿治疗膝关节骨性关节炎遵循"从筋论治、筋骨并重"的原则。软组织松解以股四头肌为主,兼顾腘绳肌;重视膝关节 Q 角的调整。手法治疗过程中解除股四头肌和腘绳肌的痉挛,及关节被动运动能促进局部静脉和淋巴回流,增加关节活动范围,促进滑液浸透扩散,改善软骨细胞营养代谢,缓解关节肌肉的压力,解除关节交锁造成的纵轴移位、前后轴移位及左右横向移位,消除恶性刺激所致的疼痛和功能活动障碍,恢复关节的运动功能,从而改善症状,有效治疗本病。

一、病证诊断

(一)中医诊断标准

参照中华人民共和国中医药行业标准《中医病证诊断疗效标准》中有关"骨痹的诊断依据、证候分类、疗效评定",结合《中药新药临床研究指导原则》有关膝关节骨性关节炎的三个证候,以初步拟定膝关节骨性关节炎的中医诊断依据和证候分类。

1.诊断依据

(1)初起多见腰腿、腰脊、膝关节等隐隐作痛,屈伸、俯仰、转侧不利,轻微活动稍缓解,气候变化加重,反复缠绵不愈。

(2)起病隐袭,发病缓慢,多见于中老年。

(3)局部关节可轻度肿胀,活动时关节常有咯喇声或摩擦声。严重者可见肌肉萎缩,关节畸形,腰弯背驼。

(4)X线摄片检查:示骨质疏松,关节面不规则,关节间隙狭窄,软骨下骨质硬化,以及边缘唇样改变,骨赘形成。

(5)查血沉、抗"O"、黏蛋白、类风湿因子等与风湿痹、尪痹相鉴别。

2.证候分类

(1)肝肾不足,筋脉瘀滞:主症为关节疼痛,胫软膝酸。次症为活动不利,运动牵强,舌质偏红,苔薄或薄白,脉滑或弦细。

(2)脾肾两虚,湿注骨节:主症为关节疼痛,肿胀积液。次症为活动受限,舌质偏红,或舌胖质淡,苔薄或薄腻,脉细弱或弦细。

(3)肝肾亏虚,痰瘀交阻:主症为关节疼痛,肿胀肥厚感,痿弱少力。次症为骨节肥大,活动受限,舌质偏红,或舌胖质淡,苔薄或薄腻,脉滑或弦细。

(二)西医诊断标准

参照中华医学会骨科学分会制定的骨关节炎诊治指南(2007年版)中膝关节骨性关节炎诊断标准和美国风湿病协会制定的膝关节骨性关节炎临床标准。

(1)近1个月内反复膝关节疼痛。

(2)X线片(站立或负重位)示关节间隙变窄、软骨下骨硬化和(或)囊性变、关节缘骨赘形成。

(3)关节液(至少2次)清亮、黏稠,WBC每毫升<2 000个。

(4)中老年患者(≥40岁)。

(5)晨僵≤30分钟。

(6)活动时有骨摩擦音(感)。

综合临床、实验室及X线检查,符合(1)+(2)条或(1)+(3)+(5)+(6)条或(1)+(4)+(5)+(6)条,可诊断膝关节骨性关节炎。

二、病因

截至目前,骨性关节炎的发病原因和发病机制还不十分明确。一般认为膝关节骨性关节炎的病因主要与以下几个方面的因素相关。

(一)年龄

本病多发于中老年人群,40岁以前人很少发生膝关节的骨性关节炎,但是随年龄增长,常可发生关节软骨退行性变,到了 60 岁以上,膝关节的骨性关节炎就几乎普遍存在。

（二）性别

男、女均可受累,但在闭经前后的女性更为多见。说明该病可能与体内激素变化有关。

（三）遗传

不同种族和人群的发病率不同,其发病率与个人的生活方式及职业有关,但目前研究表明该病具有一定的遗传易感因素。

（四）体重

本病与体重超负荷相关,更年期女性体重增加可促使骨性关节炎的发生。体重超重,势必增加关节负重,促成本病发生。

（五）膝关节损伤

急、慢性创伤性关节炎、机械性磨损、缺血性骨坏死等膝关节损伤性疾病造成关节内软骨的损伤可继发本病。长期的劳损以及姿势不良也可以导致膝关节的损伤而发生本病。

（六）气候因素

常居潮湿、寒冷环境的人多发本病。

（七）医源性因素

长期使用激素类药物,可造成严重的骨关节继发性损害。

三、病机

正虚是本病发病的内在因素,与肝、脾、肾三藏关系密切。肝主筋,膝者筋之府,肝气虚则无以养筋以束骨利机关而发膝痛。肾虚不能主骨充髓,充养温煦筋骨。脾居中焦,主运化、升清和统血,主四肢肌肉,为气血生化之源。脾虚就会影响肾精肝血之补充,使筋骨血脉失于调养。此外,脾虚水湿不化,还会导致湿浊内聚,流于关节,引起关节疼痛、重着。外邪侵袭是本病的诱因,在正虚的基础上风寒湿邪侵犯了膝关节,导致局部气血不通,经络闭阻,而发生了关节的疼痛病变;或者因局部劳损或外伤等因素形成了瘀血痰浊等病理产物,痹阻经络,也可发为本病。

四、临证特点

（一）临证思路

膝关节骨性关节炎患者以不同程度的关节损伤和膝关节疼痛、功能障碍为特点。临床上膝关节骨性关节炎患者疼痛和功能障碍的轻重与影像学检查情况常常不符,很多人有骨质的退行性变化却并没有临床症状,有临床症状者其退行性改变却不一定严重。说明退行性改变并不是形成膝关节骨性关节炎的决定性因素。其决定性的因素当在于局部生物力学的改变,肢体力线的改变,导致关节的局部受力不均,影响和刺激了关节,进而产生了临床症状。所以从西医学角度出发,改善膝关节屈伸肌功能和膝关节的受力情况才是改善膝关节炎症状的关键所在。

膝关节骨性关节炎可分为肝肾不足,筋脉瘀滞证;脾肾两虚,湿注骨节证和肝肾亏虚,痰瘀交阻证三种中医证型。三种中医证型的病机关键在于增龄劳损、肝肾亏虚、筋骨衰惫,是膝关节骨性关节炎发病的基础;外邪侵犯肌肤腠理,进而侵犯肢节筋脉是本病的主要病变过程。"久病伤肾及骨"是膝骨性关节炎的病理转归。"邪犯肢节筋肉,筋肉痹阻,久病伤肾及骨"为膝骨性关节炎的主要病机,"分期辨证论治,柔肝益肾健脾,舒筋通络,活血止痛,滑利关节"为主要治则。

（二）推拿方案

1.早期

推拿治疗可以舒筋通络、活血止痛。在病变膝关节周围先选用软组织松解手法为主,如一指禅推法滚法、按揉法、弹拨法、拿法、点法等,然后用擦法以透热为度。施用手法轻重交替,每次30分钟,10次为1个疗程。一般1～2个疗程可使疼痛等症状消失。

2.中期

推拿治疗可以舒筋通络,活血止痛,滑利关节,柔肝润筋,益肾健骨。在病变膝关节周围先选用软组织松解手法,再配合关节主、被动运动,最后辅以肝、肾、脾经经穴辨证推拿。施用手法轻重交替,每次30分钟,10次为1个疗程,一般需3～5个疗程。

3.晚期

本病的晚期治疗,如患者意在寻求保守,以减轻膝周软组织疼痛、肿胀为目的,可于膝关节局部行轻、中度的手法治疗,每次施治的时间宜长,一般单膝不少于30分钟,总的疗程可能需要几个月。若患者以恢复膝关节功能为目的,则不宜采用手法治疗,应建议做膝关节置换术。

五、推拿临床诊治

（一）推拿临床诊断要点

1.症状

(1)关节疼痛:关节疼痛是膝关节骨性关节炎的主要临床症状之一,其疼痛随病情的进展而逐渐加重。早期患者的疼痛不明显,一般经过休息后疼痛就可以缓解。随着病情的加重,患者的疼痛越加明显,运动后加重。到晚期患者的关节疼痛可呈持续性,不能缓解。患者的疼痛轻重变化与气温、气压、环境、情绪等因素具有相关性。季节变换和天气变化时由于自然界气温、气压的变化而引起患者膝关节疼痛加重。

患者的疼痛程度可分为轻、中、重三度:轻度疼痛,患者没有膝关节的疼痛而仅有不适或伴有轻微的疼痛。患者从坐位站立时稍有疼痛或不适,完全能够忍受,不妨碍生活与工作,劳累或远行后出现疼痛。中度疼痛,患者从坐位站立或步行时疼痛,但经过短时间的休息疼痛就可以减轻或消失。此时患者的疼痛和不适感较明显,可以干扰患者的情绪,引起其注意。但此时患者仍能完成各种活动,不需要他人的帮助。重度疼痛,患者疼痛明显,持续且不能缓解,行走或动作后疼痛加重,妨碍其生活活动,干扰休息和睡眠。

(2)关节僵硬:膝关节骨性关节患者可出现晨僵或起床后膝关节疼痛加重的特点。关节僵硬的原因在于膝关节长时间固定在某一个特定体位而出现的关节"胶着"现象,这是关节因周围肌腱,关节囊疼痛痉挛而导致的一种弹性僵硬。其持续时间一般较短,不超过30分钟,随着关节的活动,僵硬可逐渐减轻,晚期患者活动后疼痛和僵硬不能缓解。

(3)膝关节自觉无力:膝关节无力是指患者在活动时,尤其是在上下楼梯或行走的过程中可突然出现关节自觉无力不能支撑身体的感觉。其主要原因在于膝关节的稳定性异常,加之关节周围软组织力量减弱,不能有效控制膝关节所致。

(4)膝关节后方发紧:膝关节骨性关节炎患者的腘绳肌在长期疼痛刺激下,可发生紧张挛缩,进而导致患者自觉关节后方发紧,严重者膝关节不能完全伸直。

2.体征

(1)关节肿胀:关节肿胀是膝关节骨性关节炎的重要体征之一。在膝关节内,有少量无色透明,带有一定黏性的关节液,该关节液是由滑膜产生的,可润滑膝关节,并为关节软骨提供营养。膝骨性关节炎时患者的膝关节滑膜受到刺激而导致关节液分泌增加,进而出现关节肿胀。患者的关节肿胀以髌上囊及髌下脂肪垫肿胀较多见,也可以是全膝肿胀。膝关节的肿胀可导致患者行走困难,关节活动受限,膝关节无力,阴雨天加重,往往在适度活动后稍有好转。

(2)关节活动受限:膝关节的活动受限包括主动活动受限和被动活动受限。在病变的早期,患者以主动活动受限明显,此时多是由于关节内积液,关节周围软组织的肿胀以及滑膜增生肥厚等炎症性刺激反应,导致患者在主动活动关节时关节疼痛。病变晚期,长时间的疼痛导致了膝关节的挛缩,关节内逐渐出现纤维性粘连、关节软骨面破坏,从而导致患者的关节活动由主动活动受限发展到被动活动受限,形成纤维性强直。

此外,患者的关节活动受限还可以表现为关节活动协调性异常。表现为其运动节律的改变,系损坏的关节软骨面受压所致。或关节稳定装置功能障碍,如股四头肌,尤其股内侧肌力量减弱所致。患者可自觉关节发软无力、滑落感,出现关节交锁、弹响或摩擦音等。随着关节损伤的加重,这些不适症状可逐渐加重。

(3)关节畸形:关节畸形是膝关节晚期的体征之一。由于长期的功能性改变导致膝关节正常的骨质和力线以及其周围的软组织发生了结构性改变而形成,提示膝关节的活动功能已部分或完全丧失。

(4)肌肉萎缩:膝关节骨性关节炎的患者由于膝关节的疼痛而导致了活动量减少,进而出现了膝关节周围肌肉的失用性萎缩。这种肌肉的失用性萎缩进一步加重了膝关节的不稳定性,而出现膝关节炎症状的加重,活动越发减少,而出现恶性循环。

(5)关节异常响声:膝关节骨性关节炎患者由于关节面不平整而在关节屈伸活动时可出现细碎的捻发音。而在活动中患者往往还会感觉到短促的弹响声,主要是由于关节面严重不平整或关节外的肌腱、韧带滑过骨突处时所形成的摩擦音响。

(6)关节绞锁:膝关节骨性关节炎患者的关节绞锁多是由于关节内的骨赘或滑膜皱襞嵌插在关节面之间所致。患者在活动时可突然出现关节固定在某一位置,活动后关节可恢复正常运动。

3.影像学检查

膝关节骨性关节炎患者影像学检查可见骨质疏松,关节面不规则,关节间隙狭窄,软骨下骨质硬化以及边缘唇样改变,骨赘形成。骨性关节炎根据影像学检查情况可将其病情分为 5 级。

0 级:正常。

Ⅰ级:关节间隙可疑变窄,可能有骨赘。

Ⅱ级:有明显的骨赘,关节间隙可疑变窄。

Ⅲ级:中等量骨赘,关节间隙变窄较明显,有硬化性改变。

Ⅳ级:大量骨赘,关节间隙明显变窄,严重硬化性病变及明显畸形。

(二)推拿适用范围

推拿治疗并不能解决膝关节骨性关节炎各个时期的所有问题。对于早、中期的患者,由于膝关节骨性结构和关节外形未遭到严重破坏,推拿对于其所导致的关节疼痛、僵硬、膝关节自觉无力、膝关节后方发紧等症状及关节肿胀、活动受限等体征均有着积极的治疗和改善作用。而到达后期患者的膝关节骨质遭到严重破坏,关节出现畸形等异常情况时,推拿治疗仅可用于减轻患者膝周软组织的疼痛、肿胀。

（三）推拿时机

推拿治疗可以贯穿于膝关节骨性关节炎康复的整个过程当中。但原则上推拿干预越早越好，尽早的治疗对于患者的病情有着良好的治疗效果，中早期的患者经过系统的推拿干预可以有效地控制病情的发展和治愈疾病。但当患者进入晚期，推拿干预的意义就仅限于解除疼痛、肿胀，改善患者的生活质量。

（四）推拿治疗

1.治疗原则

舒筋通络，活血止痛，滑利关节，柔肝益肾健脾。

2.基本治法

（1）常用手法：一指禅推法㨰法、按揉法、弹拨法、拿捏法、点法、擦法、摇法。

（2）经络穴位及治疗部位：以肝、脾、肾三经腧穴及膝周部为主，可具体选用膝周的梁丘、血海、双膝眼、阴陵泉、阳陵泉等穴及肝、脾、肾三经的五输穴和背俞穴。

（3）一般步骤：一般首先在患者仰卧位的情况下对膝周进行手法操作，放松局部肌肉，舒筋通络，活血止痛；然后采用运动关节类手法被动活动患者的膝关节，调整膝关节的生物力线，滑利关节。最后根据临床辨证对患者的肝、脾、肾三经上的选穴进行操作，以调整患者脏腑经脉气血。

（4）常规操作：老年患者经常是左右两侧膝关节均有不同程度的患病，左右两侧膝部均需要以下手法的常规操作。①患者仰卧位，如膝关节不能完全伸直者可在腘窝下垫一软枕。医者以按揉法、拿捏法、㨰法作用于大腿股四头肌及膝髌周围，以局部痛感减轻，发热为宜。该手法可改善膝周气血供应，起到舒筋止痛之功。②点按膝周诸穴，以穴位感觉酸胀为宜。点膝周诸穴可疏通膝周经络，具有良好的止痛效果。③以掌根部揉髌骨周缘，以下缘处为主，可有效改善髌骨及其周围软组织的气血供应。④医者于患膝外侧，用双拇指将髌骨向内推挤，同时垂直按在髌骨边缘压痛点，力量由轻逐渐加重。此手法同掌根部揉髌共用，可改善髌骨位置，达到放松股四头肌，改善髌骨力线的作用。⑤被动屈伸膝关。此法可改善膝关节力线，达到滑利关节，舒筋通络的效果。⑥患者俯卧位，医生用㨰、揉等手法对患者大腿后侧、腘窝及小腿后侧进行手法放松，重点在于腘窝部，以充分放松腘绳肌。该手法可改善膝周气血供应，起到舒筋止痛之功，同时可有效改善膝关节不敢伸直的状态。⑦对膝后穴位进行点按，以酸胀为宜。具有一定的止痛效果。⑧屈膝情况下进行膝关节的内旋、外旋等被动活动及用摇法摇转膝关节，以期滑利关节。

（5）要点难点：该病治疗的要点在于局部"以痛为腧"的经筋推拿、膝关节屈伸肌群松解和关节被动运动。难点在于手法操作的"柔和、有力、深透"，即要做到患者感觉关节局部有热感，疼痛感减轻。

（6）辨证加减：肝肾不足，筋脉瘀滞证：加点肝俞和肾俞穴，并对阳陵泉和血海穴重点按揉，上述手法第⑤、⑥、⑧的操作可适当加强。脾肾两虚，湿注骨节证：整个手法以轻柔为主，可暂时不应用手法⑤、⑧，加点脾俞和肾俞，并对足三里和解溪重点按揉。肝肾亏虚，痰瘀交阻证：加点肝俞、肾俞和丰隆穴，并对阳陵泉和足三里穴重点按揉，上述手法第②⑦项操作时间可相对加长。

3.推拿疗程

临床推拿治疗每次单膝的治疗时间宜保持在 20～30 分钟，以 10 天为 1 个疗程。疗程间患者可以停止治疗一两天进行自体修复。

4.推拿流派

（1）点穴推拿操作：患者仰卧位，医者分别点按患侧承扶、委中、承山、阳陵泉、阴陵泉、足三里等穴,而后取患肢大腿至膝部自上而下顺其筋络,反复推揉;再令患肢伸直,医者拇指与其他四指分开捏握住髌骨,进行上下滑动,再按双膝眼两次。取活血散瘀,舒筋通络之功。

(2)一指禅推拿操作:患者先仰卧位,医者站于患侧,用㨰法施于患侧股前、内、外侧肌群,一指禅推法施于患侧膝骨关节周围,重点在伏兔、梁丘、犊鼻、膝关、膝眼、血海、阳陵泉、足三里、阴陵泉、三阴交、阿是穴,然后患者俯卧位,施㨰法于腘窝部的肌群,一指禅推法于委中、承山、委阳、阳谷、阴谷、合阳穴,手法治疗中配合膝关节屈伸被动运动,最后揉拿髌骨,擦法施于患膝周围,以透热为度,治疗两个月。

(3)㨰法推拿操作:患者取俯卧位,以㨰法作用于患肢大腿后侧、腘窝和小腿后侧 5 分钟,重点在腘部委中、委阳穴。患者取仰卧位,用㨰法施于患者患侧大腿股四头肌,着重于膝关节髌骨上部约 5 分钟。继而以按揉与弹拨法交替作用于患肢的髌韧带、内外侧副韧带,配合点按犊鼻、内外膝眼、阳陵泉、鹤顶、膝阳关、梁丘等穴位。提拿髌骨、委中及承山穴。做屈膝摇法,配合膝关节伸屈、旋内、旋外的被动运动,最后以擦法擦热患膝。3 次/周,共治疗 4 周。

(五)临床推拿治疗经验

1.按揉法治验

(1)治疗部位:血海、血海至髌骨、太冲、太溪、伏兔至髌骨、殷门至委中。

(2)主要手法:按、揉。

(3)操作:患者仰卧,两手自然放于身侧,膝关节伸直、伸展,膝下垫枕头或毛毯,全身肌肉放松,调匀呼吸,用手掌根部在膝上血海穴处,重按 1~2 分钟,以患者能忍受为宜,然后再按揉 2~3 分钟,以上手法均以下肢有明显的酸、麻、胀为度。用掌根从血海至髌骨反复按揉 2~3 分钟,以掌心发热为度,然后用掌根在髌骨内侧缘重按 1~3 分钟,力要稳、准。以下膝有明显的酸、麻、胀感为度。用中指在太冲、太溪二穴上各按揉约 1 分钟,再按揉足三里约 1 分钟,以小腿和足掌有明显的酸、麻、放射感为度。用掌心从伏兔至髌骨反复按揉数次,以掌心下发热为度,再让患者俯卧,用掌心从殷门至委中,反复按揉数次,以掌心发热为度。

2.点、按、揉、搓、运动关节治验

(1)治疗部位:痛点处、股四头肌联合腱及相应的肌群、髌骨。

(2)主要手法:点、按、揉、搓、运动关节。

(3)操作:患者仰卧,患腿平放于床上,医者以拇指与多指于痛点处点按 2~3 分钟以达到解痉镇痛的目的。医者以拇指与其他四指相对拿捏髌骨上方股四头肌联合腱及相应的肌群 20~30 次。医者用手掌和大、小鱼际部置于患膝髌骨上,分别进行顺、逆时针方向揉按 30~50 次。医者一手握住足跟部,同时另一手置于膝部,下压髌骨,使膝过伸,有节律地使其做伸屈运动。医者将一手置于患膝前方,另一手握住小腿下方,最大限度地屈伸膝关节,同时做内外旋转活动。患者俯卧位屈膝,医者以双手置于患者足底部,向下方纵向做旋转加压活动。医者双手环抱患膝两侧,有规律地进行揉搓 20 次左右。完成上述按摩手法约 20 分钟,实施该手法后,患者自觉患肢发热,肌肉舒松,膝关节轻快自如。按摩手法治疗 1 次/天,20 次为 1 个疗程。

3.㨰法、一指禅、擦法治验

(1)治疗部位:股后侧及小腿后侧、股四头肌、膝关节周围、髌骨下缘、膝内外侧。

(2)主要手法:㨰法、一指禅、擦法等。

(3)操作:患者俯卧,先用㨰法及提拿法作用于股后侧及小腿后侧,手法应轻柔渗透,3~4 分钟,然后点按委中、承山、承筋等穴。患者仰卧,先施㨰法作用于大腿前侧股四头肌,约 2 分钟,点按风市、梁丘、阳陵泉等穴。暴露病患膝关节,冬青膏为介质,以一指禅推膝关节周围,重点吸定于犊鼻、内膝眼、血海、鹤顶、梁丘、阴陵泉、阳陵泉等穴,然后用掌根或鱼际揉法作用于患膝周围,6~8分钟。患者仰卧屈膝,以冬青膏为介质,用擦法作用于髌骨下缘、膝内外侧各8~12次,以透热为佳。最后用双手拇指按住内外膝眼处,加压同时做伸膝动作至中立位或至患者所能伸至角度6~8次,以结束手法治疗。但操作时用力应均匀,特别是对膝关节有屈曲功能障碍时,则伸膝的角度应以患者所能承受的程度为限。以上治疗1天1次,12次为1个疗程。

4.推、揉、按、拨手法治验

(1)治疗部位:殷门至承山、腘窝、大腿后群肌和腓肠肌、股四头肌肌腱等。

(2)主要手法:推、揉、按、拨、拿等法。

(3)操作:术者沿患者在下肢后部(自殷门至承山)往返操作,即以掌、前臂交替进行推、揉、按、拨等手法的往返操作。除腘窝部宜轻柔外,其余部分力度均应偏重;点按殷门、委中、承山;拿揉昆仑和太溪。拇指拨揉腘窝部的股二头肌、半膜肌、半腱肌的肌腱。大力提拿大腿后群肌和腓肠肌,并将其搓热。做膝关节纵向拔伸,以拉宽关节间隙,扯开的同时可配合做内外旋转和上下抖动。以双掌揉按膝关节的前、侧面,力度应适中、刚柔并济,拇指揉拨拨股四头肌肌腱、侧副韧带、髌韧带和髌骨周边。大、小鱼际或前臂揉按膝关节内侧,以股骨、胫骨的内侧髁为中心,由轻到重,频率稍快,直到有温热感为止。揉、擦、拨股四头肌,点揉血海、阴陵泉、阳陵泉、犊鼻、膝眼、鹤顶。抱搓膝关节,以透热为度。做膝关节的环转、屈伸运动,以患者能够承受为度。

(六)功能训练

膝关节的主要功能是负重和行走,所以膝关节炎患者的康复训练目的即在于恢复其负重与行走的功能,有效的方法是抗阻力训练。正确的功能锻炼是以不损伤或者是以不加重膝关节损伤为前提的,但有很多患者的锻炼方法是完全错误的,比如反复膝关节蹲起动作、反复爬楼梯、半屈膝位做扭转研磨关节的动作等,这些动作加重了膝关节的损伤,导致更严重的膝关节滑膜炎。

早期患者由于膝关节疼痛不明显,且可在运动后减轻,故而可通过太极拳、易筋经等传统养生套路的练习,改善膝关节的力线平衡,纠正不良压力的影响,进而逐渐恢复膝关节的功能。如患者肌力有所减弱可加入相应肌肉的等长收缩运动,从而加强其肌力。只要做到持之以恒,必然能收到良好的效果。

中、晚期患者在长时间负重活动下可导致关节疼痛的加重,所以中期患者膝关节的锻炼宜在减重的情况下进行。患者可以进行扶拐情况下的步行锻炼。或者仰卧在床上进行直腿抬高、蹬自行车式运动、侧卧外摆、搓揉舒筋。

患者发作时应尽量减少肢体的运动,可在仰卧位下肢伸直的情况下进行股四头肌和腘绳肌的等长收缩运动,既可减轻髌骨关节面压力,又能缓解腘绳肌的痉挛状态,改善膝关节的功能。

(七)注意事项

(1)膝关节肿痛严重者应卧床休息,避免超负荷的活动与劳动,以减轻膝关节的负担。

(2)患者应主动进行膝关节功能锻炼,如膝关节伸屈活动,以改善膝关节的活动范围及加强股四头肌力量。

(3)肥胖患者应注意减肥,以减轻体重,降低膝关节所承受的过重压力。

(4)患者休息时应尽量避免膝关节下方垫枕头,这样虽然一时可缓解疼痛,但容易加重膝和髋关节的屈曲挛缩,而且会妨碍静脉回流,不利于消除关节肿胀。

(郑红伟)

第十九章 常见疾病的针灸康复治疗

第一节 脑 性 瘫 痪

脑性瘫痪简称脑瘫,是自受孕开始至婴儿期非进行性脑损伤和发育缺陷所导致的综合征,主要表现为运动障碍及姿势异常,是小儿时期常见的中枢神经障碍综合征。现代医学认为本病的病因是多种因素造成的,而其中早产、窒息、核黄疸是本病的三大原因。

脑性瘫痪的主要功能障碍可表现为以下几方面。①运动功能障碍:可出现痉挛、共济失调、手足徐动、帕金森病、肌张力降低等。②言语功能障碍:可表现为口齿不清,语速及节律不协调,说话时不恰当地停顿等。③智力功能障碍:可表现为智力低下。④其他功能障碍:包括发育障碍、精神障碍、心理障碍、听力障碍等。

本病在传统医学中属于"五迟""五软""五硬"和"痿证"的范畴。五迟是指立迟、行迟、发迟、齿迟、语迟;五软是指头颈软、口软、手软、脚软、肌肉软;五硬是指头颈硬、口硬、手硬、脚硬、肌肉硬。现代康复临床上按运动功能障碍的特点一般将本病分为痉挛型、不随意运动型、强直型、共济失调型、肌张力低下型和混合型。按瘫痪部位可将本病分为单瘫、双瘫、偏瘫、三肢瘫和四肢瘫。

一、康复评定

小儿脑瘫的评定是脑瘫患儿康复的重要环节,通过评定可以全面了解脑瘫患儿的生理功能、心理功能和社会功能,为分析患儿运动功能状况、潜在能力、障碍所在,设计合理的康复治疗方案、判定康复治疗效果提供依据。

(一)现代康复评定方法

1.身体状况的评定

身体状况的评定主要指一般状况及精神心理状况的评定。

(1)一般状况评定:有利于了解患儿的身体素质、患儿对康复治疗的承受能力。

(2)精神状况评定:脑瘫患儿常存在精神心理障碍,因此,治疗前应对患儿的精神状况进行评定,注意性格特点、情绪、行为、反应能力等,以利于制订具有针对性的康复治疗措施。

(3)感知、认知评定:运动障碍与感知认知障碍有关,因此,应掌握婴幼儿的感知、认知发育。

(4)智力评定:合并智力落后将会影响康复治疗效果,因此,进行智力评定对于制订合理可行的康复治疗方案很有必要,可以选择目前国内采用的各类量表进行智力评定。

2.肌张力评定

肌张力是维持身体各种姿势和正常运动的基础,表现形式有静止性肌张力、姿势性肌张力和运动性肌张力。只有这三种肌张力有机结合、相互协调,才能维持与保证人的正常姿势与运动。肌张力的变化可反映神经系统的成熟程度和损伤程度。脑瘫患儿均存在肌张力的异常。肌张力评定的指标量化比较困难,目前评定多从以下几方面进行。

(1)静止性肌张力评定:指肌肉处于安静状态的肌张力评定。检查时患儿保持安静、不活动、精神不紧张,临床多取仰卧位。检查包括肌肉形态、肌肉硬度、肢体运动幅度的改变及关节伸展度。①通过观察可以判定肌肉形态。②通过触诊可以了解肌肉硬度。③用手固定肢体的近位端关节,被动摆动远位端关节,观察摆动幅度大小,判定肌张力状况。④关节伸展度的检查可通过以下检查和测量进行判断:头部侧向转动试验;头背屈角;臂弹回试验;围巾征;手掌屈角;腘窝角;足背屈角;跟耳试验;内收肌角等。

(2)姿势性肌张力评定:姿势性肌张力是在主动运动或被动运动时,姿势变化产生的肌张力。姿势性肌张力在姿势变化时出现,安静时消失。可以利用四肢的各种姿势变化,观察四肢肌张力的变化。利用各种平衡反应观察躯干肌张力,也可转动小儿头部,发生姿势改变时观察肌张力的变化。不随意运动型脑瘫患儿,姿势变化时肌张力变化明显。

(3)运动性肌张力评定:运动性肌张力评定多在身体运动时,观察主动肌与拮抗肌之间的肌张力变化。利用主动或被动伸展四肢时,检查肌张力的变化。①锥体系损伤时,被动运动各关节,开始抵抗增强然后突然减弱,称为折刀现象;②锥体外系损伤时,被动运动时抵抗始终增强且均一,称为铅管样或齿轮样运动;③锥体系损伤时,肌张力增高有选择地分布于上肢,以屈肌及旋前肌明显,下肢多以伸肌明显;④锥体外系损伤时,除上述表现外,可有活动时肌张力的突然增高。

(4)异常肌张力的几种主要表现。①肌张力低下时,可有以下几种表现:蛙位姿势、W字姿势、对折姿势、倒U字姿势、外翻或内翻扁平足,站立时腰椎前弯,骨盆固定差而走路左右摇摆似鸭步、翼状肩、膝反张等。②肌张力增高时,可有以下异常姿势:头背屈、角弓反张、下肢交叉、尖足、特殊的坐位姿势、非对称性姿势等。对肌张力增高的传统分级是分为轻度、中度和重度三个等级,比较粗略。目前较为通用的评定标准多采用Ashworth痉挛量表或改良Ashworth痉挛量表,两者都将肌张力分为0~4级,改良Ashworth量表较Ashworth量表分得更细。

3.肌力评定

在全身各个部位,通过一定的动作姿势,分别对各个肌群的肌力作出评定。评定中注意以下几点:①局部或全身不同程度的肌力降低,可表现为不能实现抗重力伸展,抗阻力运动差,从而影响运动发育。②对不同肌群的评定,可在全身各个部位,通过一定的动作姿势,分别对各个肌群的肌力作出评定。③评定中所检查的运动方向,主要为屈-伸、内收-外展、内旋-外旋、旋前-旋后。④通常检查关节周围肌群及躯干的肌群。⑤常用的肌力检查方法为手法肌力检查(manual muscle testing,MMT),分级标准通常采用六级分级法,也可采用MMT肌力检查的详细分级标准,即在六级分级法的基础上以加、减号进行细化的标准。

4.关节活动度评定

关节活动度(range of motion,ROM)评定是在被动运动下对关节活动范围的测定。当关节

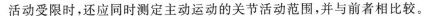

活动受限时,还应同时测定主动运动的关节活动范围,并与前者相比较。

(1)决定关节活动度的因素:①关节解剖结构的变化;②产生关节运动的原动肌(收缩)的肌张力;③与原动肌相对抗的拮抗肌(伸展)肌张力。测量可采用目测,但准确的测量多使用量角器。

(2)评定方法:①头部侧向转动试验。正常时下颌可达肩峰,左右对称,肌张力增高时阻力增大,下颌难以达肩峰。②臂弹回试验。使小儿上肢伸展后,突然松手,正常时在伸展上肢时有抵抗,松手后马上恢复原来的屈曲位置。③围巾征。将小儿手通过前胸拉向对侧肩部,使上臂围绕颈部,尽可能向后拉,观察肘关节是否过中线,新生儿不过中线,4～6个月小儿过中线。肌张力低下时,手臂会像围巾一样紧紧围在脖子上,无间隙;肌张力增高时肘不过中线。④腘窝角。小儿仰卧位,屈曲大腿使其紧贴到胸腹部,然后伸直小腿,观察大腿与小腿之间的角度。肌张力增高时角度减小,降低时角度增大。正常4个月龄后该角应大于90°(1～3个月80°～100°、4～6个月90°～120°、7～9个月110°～160°、10～12个月150°～170°)。⑤足背屈角。小儿仰卧位,检查者一手固定小腿远端,另一手托住足底向背推,观察足从中立位开始背屈的角度。肌张力增高时足背屈角减小,降低时足背屈角增大。正常4～12个月龄为0°～20°(1～3个月60°、3～6个月30°～45°、7～12个月0°～20°)。⑥跟耳试验。小儿仰卧位,检查者牵拉足部尽量靠向同侧耳部,骨盆不离开床面,观察足跟与髋关节的连线与桌面的角度。正常4个月龄后该角度应大于90°,或足跟可触及耳垂。⑦股角。小儿仰卧位,检查者握住小儿膝部使下肢伸直并缓缓拉向两侧,尽可能达到最大角度,观察两大腿之间的角度,左右两侧不对称时应分别记录。肌张力增高时角度减小,降低时角度增大。正常4个月龄后应大于90°(1～3个月40°～80°、4～6个月70°～110°、7～9个月100°～140°、10～12个月130°～150°)。⑧牵拉试验。小儿呈仰卧位,检查者握住小儿双手向小儿前上方牵拉,正常小儿5个月时头不再后垂,上肢主动屈肘用力。肌张力低时头后垂,不能主动屈肘。

(3)对于变形与挛缩的评定:脑瘫患儿易发生挛缩,容易出现关节的变形,如斜颈、脊柱侧弯、骨盆前倾或侧倾、髋关节脱臼或半脱臼、膝关节屈曲或过伸、足的内外翻等。通过被动屈伸及在不同体位下进行关节活动度的检测,通常可以较好地辨别关节是否存在挛缩。变形后容易造成肢体的形态变化,因此还要注意测量肢体的长度及肢体的周径等。

5.反射发育评定

小儿反射发育十分准确地反映中枢神经系统发育情况,是脑瘫诊断与评定的重要手段之一。按神经成熟度,可分为原始反射、姿势反射、平衡反应及正常情况下诱导不出来的病理反射。

(1)原始反射:脑瘫患儿往往表现为原始反射不出现、亢进或延迟消失,临床常检查觅食反射、吸吮反射、手与足握持反射、拥抱反射、张口反射、跨步反射、踏步反射、侧弯反射等。

(2)姿势反射:人生后就有抗重力维持立位和能够立位移动的基本能力,这种抗重力维持姿势的平衡、修正姿势的反射总称为姿势反射,大多是无意识的反射活动。人在活动中保持姿势是多个反射协调的结果,所以姿势反射可以反映神经系统的成熟度,是评定运动障碍的根据。根据神经系统发育状况,不同的姿势反射应在不同时期出现、消失或终生存在。姿势反射主要包括非对称性紧张性颈反射、对称性紧张性颈反射、紧张性迷路反射、各类立直反射、降落伞反射等。

(3)平衡反应:是最高层次(皮质水平)的反应。当倾斜小儿身体支持面,移动其身体重心时,小儿为了保持平衡,四肢代偿运动,调节肌张力以保持整体的正常姿势。平衡反应的成熟发展,可以使人维持正常姿势。脑瘫患儿平衡反应出现延迟或异常,严重痉挛型脑瘫几乎不能建立平衡反应;中、轻度痉挛型脑瘫建立不完全,可被不正常动作或原始动作干扰,出现较晚;不随意运动型脑瘫由于不自主动作和不能控制的姿势和肌张力的变化,虽然大部分反应都可建立,但反应不协调、不直接。不同体位的平衡反应出现时间不同,终生存在。临床通常检查卧位、坐位、跪立位、立位平衡反应。

(4)背屈反应:从背后拉立位的小儿使之向后方倾斜,则踝关节和足趾出现背屈,对于无支持的站立和行走十分重要。正常小儿出生后15~18个月出现,不出现或出现延迟为异常。

(5)病理反射:锥体系受到损伤时可以诱发出病理反射、牵张反射亢进、踝阵挛和联合反应。痉挛型脑瘫可以出现病理反射、牵张反射亢进、踝阵挛;痉挛型和不随意运动型脑瘫都有可能出现联合反应,如主动用力、张口、闭嘴时发生姿势的改变等。在检查评价和治疗中,要尽力避免和减少患儿的联合反应。

6.姿势与运动发育评定

(1)姿势与运动发育特点:姿势是指小儿身体各部位之间所呈现的位置关系,即机体在相对静止时,克服地心引力所呈现的自然位置。只有保持正常的姿势,才能出现正常的运动。脑瘫患儿存在脑损伤,神经系统发育受阻,神经系统调节障碍,必然导致姿势和运动发育异常。通过评定小儿姿势与运动发育情况,可以早期发现异常,也可以作为康复效果评定的客观指标。小儿脑瘫的姿势运动发育评定应在俯卧位、仰卧位、坐位、立位时进行,也应根据患儿的年龄及临床特点,对体位转换、翻身、四爬、高爬、跪立位、立位及行走等不同体位进行评定。

(2)脑瘫患儿的特点:①运动发育的未成熟性。脑瘫患儿均有不同程度的运动发育落后,可表现为整体运动功能落后,也可表现为部分运动功能落后。②运动发育的不均衡性。运动发育与精神发育的不均衡性,粗大运动和精细运动发育过程中的分离现象,各种功能发育不能沿着正确的轨道平衡发展,对于外界刺激的异常反应而导致的运动紊乱。③运动发育的异常性。运动发育延迟的同时伴有异常姿势和运动模式;四肢和躯干的非对称性;固定的运动模式;抗重力运动困难;做分离运动困难的整体运动模式;发育不均衡,如上肢与下肢、仰卧位与俯卧位、左侧与右侧运动发育不均衡;肌张力不均衡,如异常肌张力、姿势变化时的肌张力增高、降低或动摇;原始反射残存,立直反射及平衡反应出现延迟或不出现;感觉运动发育落后,感觉"过敏"而导致运动失调;联合反应和代偿性运动;违背了运动姿势发育的六大规律。④运动障碍的多样性。锥体系损伤呈痉挛性瘫痪,锥体外系损伤呈不自主运动、肌阵挛或强直,小脑损伤呈平衡障碍、共济失调、震颤等。⑤异常发育的顺应性。脑瘫患儿得不到正常运动、姿势、肌张力的感受,而不断体会和感受异常姿势和运动模式,形成异常的感觉神经通路和神经反馈;发育向异常方向发展、强化而固定下来,异常姿势和运动模式逐渐明显,症状逐渐加重。

一般认为脑瘫患儿发育的主要特征是运动发育延迟3个月以上,同时有异常姿势和运动模式。评定姿势与运动发育是否有落后,是否有异常模式,还要动态观察这种状况是否改善或恶化。可采用一些常用的评定量表进行运动功能评定,如Milani正常儿童发育评定、粗大运动功能评定、PALCI评定法、功能独立性评定、Peabody运动发育评定等。

7.感知认知评定

脑瘫虽以运动功能障碍为主要障碍,可直观地观测和评定,但脑瘫患儿的运动障碍往往与感知、认知障碍紧密相关,特别在脑发育阶段更是如此。因此,掌握和评定婴幼儿感知、认知发育,可以达到整体评定的目的。可以根据儿童发育不同阶段的关键年龄所应具备的感知、认知标准,参考和应用各类量表或自行编制量表进行评定。

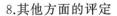

8.其他方面的评定

很多脑瘫患儿伴有言语语言障碍、听力障碍、视觉障碍、智力障碍、心理行为异常等,因此,应根据患儿临床表现和需求,进行言语语言、听觉、视觉、智力、心理行为评定和步态分析。评定需要采用必要的辅助器具。

上述各类评定,可根据需求和不同目的,采用国内外公认的评定量表或工具进行评定,也可根据临床经验,采用自制的量表或工具进行评定。

(二)传统康复辩证

1.病因病机

主要有以下3个方面。

(1)先天不足:多因父母精血亏虚、气血不足或者近亲通婚,导致胎儿先天禀赋不足、精血亏虚,不能濡养脑髓;母体在孕期营养匮乏、惊吓或是抑郁悲伤,扰动胎儿,以致胎儿发育不良;先天责之于肝肾不足,胎元失养,致筋骨失养,肌肉萎缩,日久颓废。

(2)后天失养:多因小儿出生,禀气怯弱,由于护理不当致生大病,伤及脑髓,累及四肢;后天责之于脾,久病伤脾,痰浊内生,筋骨肌肉失于濡养,日渐颓废。脑髓失养,而致空虚。

(3)其他因素:多为产程中损伤脑髓,或因脑部外伤、瘀血内阻、邪毒侵袭、高热久病、正虚邪盛,营血耗伤,伤及脑髓而致。

2.四诊辨证

通过四诊,临床一般将本病分为以下3型。

(1)肝肾不足型:发育迟缓,智力低下,五迟,面色无华,神志不清,精神呆滞,常伴有龟背、鸡胸,病久则肌肉萎缩、动作无力,舌淡苔薄,指纹色淡。

(2)瘀血阻络型:精神呆滞,神志不清,四肢、颈项及腰背部肌肉僵硬,活动不灵活,不协调,舌淡有瘀斑瘀点,苔腻,脉滑。

(3)脾虚气弱型:面色无华,形体消瘦,五软,智力低下,神疲乏力,肌肉萎缩,舌淡,脉细弱。

二、康复策略

为促进患儿正常的运动发育,抑制异常运动模式和姿势,最大限度地恢复功能,小儿脑瘫的康复应做到早诊断、早治疗,才能达到较好的康复效果。目前主要针对患儿的运动障碍采取综合治疗。在整体康复中,中国传统康复疗法有着举足轻重的作用。脑瘫的康复是一个长期复杂的过程,需要在中西医结合的理论指导下,医师、治疗师、护士、家长共同努力完成。

脑瘫传统康复治疗的目的主要在于减轻功能障碍,提高生活质量。大多以针灸、推拿为主要手段。针灸可以有效改善脑血流速度,促进脑组织的血液供应,从而进一步改善中枢神经功能,促进康复。有效的推拿方法对于运动和姿势异常而引发的继发性损害如关节孪缩等有良好的预防和康复治疗作用。这里主要介绍针灸康复疗法。

三、针灸康复治疗方法

以疏通经络、行气活血、益智开窍为原则。《素问·痿论》提出"治痿独取阳明"的治法,常选取手足阳明经腧穴进行针刺,辅以头部腧穴。一般选择毫针刺法、灸法、头皮针法等。

（一）毫针刺法

1.主穴

四神聪、百会、夹脊、三阴交、肾俞。

2.配穴

肝肾不足加太溪、关元、阴陵泉、太冲；瘀血阻络加风池、风府、血海、膈俞；脾虚气弱加脾俞、气海；上肢瘫痪加肩髃、肩髎、肩贞、曲池、手三里、合谷、外关；下肢瘫痪加伏兔、血海、环跳、承山、委中、足三里、阳陵泉、解溪、悬钟、太冲、足临泣；言语不利加廉泉、哑门、通里；足下垂加昆仑、太溪；颈软加天柱、大椎；腰软加腰阳关；斜视加攒竹；流涎加地仓、廉泉；听力障碍加耳门、听宫、听会、翳风。

3.具体操作

选用 28 号毫针针刺。一般每次选 2～3 个主穴，5～6 个配穴，平补平泻。廉泉向舌根方向刺 0.5～1.0 寸；哑门向下颌方向刺 0.5～0.8 寸，不可深刺，不可提插。每天或隔天 1 次，留针 15 分钟，15 次为 1 个疗程，停 1 周后，再继续下 1 个疗程。

（二）灸法

灸法是用艾绒为主要材料制成的艾炷或艾条点燃以后，在体表的一定部位熏灼，给人体以温热性刺激以防治疾病的一种疗法，也是针灸学的一个重要组成部分。《灵枢·官能》篇指出："针所不为，灸之所宜。"《医学入门》也说，凡病"药之不及，针之不到，必须灸之"。均说明灸法可以弥补针刺之不足。

1.主穴

百会、四神聪、足三里、三阴交。

2.配穴

(1)上肢瘫：取曲池、外关。

(2)下肢瘫：取阳陵泉；颈软取大椎。

(3)腰软：取肾俞、腰阳关。

(4)肘部拘急：取手三里、支正。

(5)剪刀步：取风市、阳陵泉、悬钟。

(6)肝肾不足型：取肝俞、肾俞。

(7)脾胃虚弱型：取曲池、外关、合谷、脾俞、中脘、关元。

(8)气滞血瘀型：取大椎、悬钟。

3.操作

(1)艾条灸：艾条是取艾绒 24 g，平铺在长 26 cm，宽 20 cm，质地柔软疏松而又坚韧的桑皮纸上，将其卷成直径约 1.5 cm 的圆柱形封口而成。也可在艾绒中掺入其他药物粉末，称药条。药条处方：肉桂、干姜、丁香、木香、独活、细辛、白芷、雄黄、苍术、没药、乳香、川椒各等分，研为细末，每支药条在艾绒中掺药 6 g。患儿仰卧，艾条火头距离穴位 3 cm 左右进行熏烤，使火力温和缓慢透入穴下深层，皮肤有温热舒适而无灼痛感。每穴灸 10～15 分钟，至皮肤稍起红晕即可。每天 1 次，10～12 天为 1 个疗程。休息 5～7 天后，进行下 1 个疗程。

(2)艾炷灸：将纯净的艾绒放在平板上，用手指搓捏成圆锥形状，称为艾炷。每燃烧一个艾炷称为 1 壮。将施灸穴位涂敷少许凡士林油以黏附艾炷，放小艾炷点燃，皮肤感到灼痛时即扫除艾炷，更换新的续灸，连灸 3～7 壮，穴下皮肤充血红晕为度。隔天 1 次，7～10 天为 1 个疗程。休

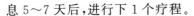

息 5~7 天后,进行下 1 个疗程。

(3)艾炷隔姜灸:穴上放厚约 2 mm 的姜片,中穿数孔,姜片上放艾炷,每次选 3~5 穴,每穴灸 3~10 壮,每天或隔天 1 次,7~10 天为 1 个疗程。休息 3~5 天后,进行下 1 个疗程。

4.灸后的处理

施灸后,出现局部皮肤微红灼热属正常现象,无须处理,很快即可自行消失。如因施灸过量、时间过长,局部出现小水泡,只要注意不擦破,可任其自然吸收。如水泡较大,可用消毒毫针刺破水泡,放出水液,或用注射器抽出水液,再涂以甲紫,并以纱布包裹。如因护理不当并发感染,灸疮脓液呈黄绿色或有渗血现象者,可用消炎药膏或玉红膏涂敷。

(三)头皮针疗法

1.取穴

运动功能障碍取健侧相应部位的运动区;感觉功能障碍取健侧相应部位的感觉区;下肢功能运动和感觉障碍配对侧足运感区;平衡功能障碍配患侧或双侧的平衡区。听力障碍取晕听区;言语功能障碍,配言语 1、2、3 区(具体为运动性失语选取运动区的下 2/5,命名性失语选取言语 2 区,感觉性失语选取言语 3 区)。

2.具体操作

一般用 1 寸毫针,头皮常规消毒,沿头皮水平面呈 30°角斜刺,深度达到帽状腱膜下,再压低针身进针,捻转,平补平泻,3 岁以内患儿不留针,每天 1 次,10 次为 1 个疗程。

(四)耳针法

1.主穴

交感、神门、脑干、枕、肾、脾、皮质下、心、肝、肾上腺、小肠、胃。

2.配穴

(1)上肢瘫痪:取肩、肘、腕、指。

(2)下肢瘫痪:取髋、膝、踝、跟。

3.操作

(1)寻找反应点:可用探针、火柴头、针柄按压,有压痛处即为反应点。亦可用测定耳部皮肤电阻(耳穴探测仪)的方法,其皮肤电阻降低,导电量明显增高处即为反应点,反应点就是针刺的部位。

(2)消毒:用 75% 乙醇,或先用 2% 碘酒,后用 75% 乙醇脱碘。

(3)针刺:根据需要选用 0.5 寸短柄毫针或用特定的图钉型揿针。毫针进针时,以左手固定耳郭,右手进针。进针深度以穿破软骨但不透过对侧皮肤为度。目前临床也可用磁石、菜籽、王不留行籽等进行压迫刺激。多数患儿针刺后,局部有疼痛或热胀感;少数患儿有酸、重甚至有特殊之凉、麻、热等感觉沿经络线放射传导,一般有这些感觉者疗效较好。

(4)出针:出针后用消毒干棉球压迫针孔,防止出血。必要时再涂以乙醇或碘酒,预防感染。

4.疗程

每次选用 4~6 穴,采用毫针刺,每次留针 20~30 分钟或用王不留行籽贴压。每天按压刺激 2~3 次,每天 1 次或隔天 1 次,10 次为 1 个疗程,休息 3~5 天后,进行下 1 个疗程。

5.注意事项

(1)严密消毒,预防感染:耳郭冻伤或有炎症的部位禁针。若见针眼发红,患儿又觉耳部胀痛,可能有轻度感染时,应及时用 2% 碘酒涂擦,或口服消炎药。

（2）耳针亦可发生晕针，需注意预防处理。

（3）进针待耳郭充血发热后，宜嘱其适当活动患部，或对患儿肢体进行按摩，可增加疗效。

（五）穴位注射法

穴位注射法是在穴位中进行药物注射，通过针刺和药液对穴位的刺激及药理作用，从而调整机体功能，改善病理状态的一种治疗方法。

1.选穴

风池、大椎、肾俞、曲池、手三里、足三里、阳陵泉、承山、合谷等。

2.常用药物

根据病情需要，选用各种供肌肉注射的中西药物。常用的有 5%～10%葡萄糖溶液、生理盐水、胎盘组织液、维生素 B_1、维生素 B_{12} 及当归、川芎、灯盏花素注射液、神经节苷脂、脑活素等多种中西药注射液。

3.操作方法

根据注射部位的具体情况和药量的不同，选择合适的注射器和针头。常规消毒局部皮肤后，将针头按照毫针法的角度和方向的要求迅速进入皮下或肌层的一定深度，并上下提插出现针感后，若回抽无血，即可将药物注入。因药物及注射部位不同而有差异，如四肢及腰部肌肉丰厚处，可注入药液可达 5～10 mL，而头面及耳部等处，一般只注入 0.3～0.5 mL；中药浸出液可注入 1～2 mL；其他药物，以原药物剂量的 1/5～1/2 为宜。每次选 2～3 穴，每天或隔天注射 1 次，30 次为 1 个疗程。休息 7～10 天后，进行下 1 个疗程。

4.注意事项

（1）一般药液不宜注入关节腔、脊髓腔和血管内。这些药液误入关节腔，可引起关节红肿、发热、疼痛等反应；误入脊髓腔，有损害脊髓的可能。

（2）在主要神经干通过的部位作穴位注射时，应注意避开神经干，或浅刺以不达到神经干所在的深度为宜。如针尖触到神经干，患者有触电感，要稍退针，然后再注入药物，以免损伤神经。

（3）注射躯干部不能过深，防止刺伤内脏。

（六）手针疗法

手针疗法是针刺手部的一些特定穴位，以治疗疾病的一种方法。将其用于治疗小儿脑性瘫痪是近年来新开展的方法。手针法具有通经活络，调整脏腑功能的作用，可用于治疗病因复杂的小儿脑性瘫痪疾病，有针感强、反应大、取穴少、透穴多，留针时间短等优点。

1.主穴

取肩点（在示指掌指关节桡侧赤白肉际处）、踝点（在拇指掌指关节桡侧赤白肉际处）、脊柱点（在小指掌指关节尺侧赤白肉际处）、坐骨神经点（在第四、五掌指关节间，靠近第四掌指关节处）、腰腿点（在手背腕横纹前 1.5 寸、第二伸指肌腱桡侧和第四伸指肌腱尺侧处）。（图 19-1）

2.配穴

（1）视力障碍：取眼点（拇指指关节尺侧赤白肉际）。

（2）颈软：取颈项点（在手背面，第二掌指关节尺侧缘）。

（3）上肢运动障碍、咀嚼肌无力：取后头点（在小指第一指关节尺侧赤白肉际处）。

（4）癫痫：取胸痛点（在拇指指关节桡侧赤白肉际）。

（5）踝关节固位不好：取足跟痛点（在胃肠点与大陵穴连线的中点）。

（6）消化不良：取腹泻点（在手背第三、四掌指关节间上 1 寸）。

颈项点、胸痛点

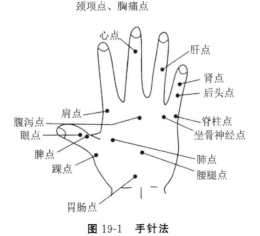

图 19-1　手针法

(7)肝肾不足型:取肝点(在掌面,无名指第一指关节横纹中点)、肾点(在掌面,小指第二指关节横纹中点处)。

(8)脾胃虚弱型:取脾点(在掌面,拇指指关节横纹中点)、胃肠点(在劳宫穴与大陵穴连线的中点处)。

(9)气滞血瘀型:取心点(在掌面,中指第二指关节横纹中点)、肺点(在掌面,无名指第二指关节横纹中点)。

3.操作

用 28～30 号的 0.5～1.0 寸毫针直刺或斜刺进针,一般可刺 0.3～0.5 寸,用中强刺激,留针3～5 分钟。每天或隔天针刺 1 次,10 天为 1 个疗程,休息 2～4 天后,进行下 1 个疗程。

4.注意事项

(1)手针疗法感应比较强,故治疗前须向患儿充分说明,防止晕针。

(2)手针法针尖宜入肌腱和掌骨之间,不可伤及骨膜。

(3)手针刺腰腿点时,针与皮肤表面呈 15°～30°角,针尖向掌侧面,从伸指肌腱和掌骨之间刺入,深0.5～0.8 寸。

(4)手针法的选穴常选取对侧手部的相应穴位,左病选右侧穴,右病选左侧穴。

(七)足针疗法

足针法是针刺足部的一些特定穴位,以治疗疾病的一种方法,具有疏通经络、行气活血及调整脏腑功能的作用。近年来用于治疗小儿脑性瘫痪,有针感适宜、反应大、取穴少、透穴多、留针时间短等优点。

1.主穴

5 号穴(在足底后缘的中点直上 4 寸,外旁开 3 cm),15 号穴(在踝关节横纹中点下 5 分两旁的凹陷处),18 号穴(在足背,第一跖骨底内前凹陷中),30 号穴(昆仑穴直上 1 寸处)。

2.配穴

(1)视听障碍、语言障碍:取 2 号穴(在足底后缘的中点直上 6 cm,内旁开 2 cm 处)。

(2)癫痫:取 7 号穴(在足底后缘的中点直上 5 寸,外旁开 2 cm),8 号穴(在足底后缘的中点直上9 cm,外旁开 2 cm),27 号穴(在太白穴与公孙穴连线的中点处)。

(3)消化不良:取 6 号穴(在足底后缘的中点,直上 5 寸,内旁开 2 cm 处),9 号穴(在第三趾与第二趾间后 4 寸处),10 号穴(在涌泉穴内旁开 1 寸处),19 号穴(在足背二、三趾间后 3 寸处)。

(4)竖颈不好:取 20 号穴(在足背三、四趾间后 1 寸处)。

(5)上肢功能障碍:取 11 号穴(在涌泉外旁开 2 寸处)。

(6)下肢运动障碍:取 21 号穴(在足背四、五趾间后五分处)。

(7)流涎:取 12 号穴(在足底第三趾与第二趾间后 1 寸处),13 号穴(在足底小趾横纹中点外 1 寸处)。

3.操作

用 26~28 号毫针直刺或斜刺,深 0.5~1.5 寸,留 10~15 分钟。每天或隔天针刺 1 次,10 天为 1 个疗程,休息 2~4 天后,进行下 1 个疗程。

4.注意事项

(1)足针疗法感应比较强,治疗前须向患儿充分说明,以防止发生晕针。

(2)沿骨缘斜刺时,注意不要损伤骨膜;足部特别要注意消毒,防止发生感染。

(3)捻针时,让患儿活动或按摩患处。

(4)左侧病取左侧穴,右侧病取右侧穴,两侧病取双侧穴。

四、注意事项

(1)本病病变在脑,多累及四肢,主要表现为中枢性运动障碍及姿势异常,并可能同时伴有智力低下、听力障碍、癫痫行为异常等症状。一般在新生儿期即可发现,但少数患儿症状不明显,待坐立困难时才发觉,本病严重影响患儿生长发育及生活能力,是儿童致残的主要疾病之一。因此,应引起广大临床医务工作者和家长的高度重视。

(2)由于婴儿的运动系统、神经系统正处于发育阶段,异常姿势运动还没有固化,所以临床上对于小儿脑瘫的治疗,应做到早诊断、早治疗,以达到最好的康复效果。提倡在出生后即进行评估,如存在脑瘫发病高危因素,则立即进行干预治疗;出生后 3~6 个月内确诊,如确诊,综合康复治疗应立即进行。康复治疗最佳时间不要超过 3 岁,其方法包括躯体训练、技能训练、物理治疗、针灸治疗、推拿手法治疗等。

(3)针多灸治疗本病有较好的疗效。毫针治疗关键在于选择腧穴和针刺补泻手法,选取腧穴多以阳明经穴和奇穴为主,针刺手法以补法和平补平泻为主;头皮针治疗刺激量不宜太大;灸法注意防止烫伤;痉挛型脑瘫患儿的痉挛侧不宜用电针治疗。

(毛 珍)

第二节 脊 髓 损 伤

脊髓损伤主要是因为直接暴力(砸伤、摔伤、刺伤、枪伤等)造成脊柱过度屈曲、骨折、脱位伤及脊神经,其次是由脊髓感染、变性、肿瘤侵及脊髓引起。外伤性脊髓损伤根据损伤水平和程度差异,可分为脊髓震荡、脊髓挫伤、椎管内出血和脊髓血肿 4 种类型。本病多造成严重瘫痪致残。可伴有损伤水平以下躯干、肢体、皮肤感觉和运动反射完全消失,大小便失禁等症状。

中医认为脊髓损伤多为督脉损伤,从而导致督脉和其他经络、脏腑、气血之间的功能紊乱,出现一系列临床表现。中医古籍中无脊髓损伤这样的病名,也缺乏与脊髓损伤相关疾病的完整记载。《灵枢·寒热病》曰:"身有所伤,血出……若有所堕坠四肢懈惰不收,名为体惰。"本句描述了外伤所致的截瘫与脊髓损伤极为类似,提出了中医病名"体惰",可被认为是对本病的最早病名记载。

一、康复评定

(一)现代康复评定方法

康复评定通过对患者功能障碍的性质与程度进行评估,为医师在治疗前制订康复治疗策略做准备。同时,通过治疗前后评估客观指标的变化比较,体现治疗效果,有助于进一步康复治疗与策略的修改。康复评定一般分为初期评定(入院后 1 周)、中期评定(治疗 1 个月后)和末期评定(出院前 1 周)。具体评定项目如下。

1.脊柱脊髓功能评定

脊柱脊髓功能评定包括脊柱骨折类型与脊柱稳定性及脊柱矫形器评定,根据美国脊髓损伤学会标准对脊髓损伤程度的评定,根据肌力评定与感觉评定对脊髓损伤水平的评定。

2.躯体功能评定

躯体功能评定包括关节功能评定、肌肉功能评定、上肢功能评定、下肢功能评定、自助具与步行矫形器的评定、泌尿与性功能评定、心肺功能评定、疼痛评定等。

3.心理功能评定

心理功能评定包括心理状态评定、性格评定等。

4.日常生活活动能力评定

可采用 Barthel 指数评定或独立生活能力评定。

5.社会功能评定

一般包括生活能力评定、就业能力评定等。

(二)传统康复辨证

1.病因病机

本病属于中医"痿证""痿证""体惰"的范畴。坠落、摔伤、挤压、车祸、砸伤及战时火器伤,造成督脉损伤,肾阳不足;迁延日久,阳损及阴,使肝肾亏损。督脉受损,阳气不足,导致临证多变。总之,脊髓损伤病位在督脉;累及肾、脾、肝、肺。在病理性质方面,以经络瘀阻、阳气不足为主,甚则阳损及阴,导致阴阳两虚。故其病因为"瘀血",病机为"督脉枢机不利"。

2.辨证

辨证包括:①瘀血阻络证;②脾肾阳虚证;③肝肾亏虚证。

二、康复策略

确定各种不同损伤水平患者的康复目标,使患者使用尚有功能的肌肉,学习相关的技术,完成尽可能独立地进行自理生活的各种活动,完成从一个地方到另一个地方的转移,甚至要努力重新就业。康复治疗在很大程度上可以预防或减低脊髓损伤所引起的一系列严重的并发症,如肺部感染、尿路感染、压疮、关节僵硬和挛缩、精神抑郁等。通过装配和使用辅助设施使患者最大限度地恢复日常生活活动和工作、学习娱乐等能力。

脊髓损伤康复在早期即应开始。在受伤后有两种情况:一是需手术治疗,一是保守治疗。只要病情稳定、无其他合并损伤,康复即应开始。当然早期活动不能影响手术效果。主要是活动身体各个关节,保持关节正常活动度,每天活动2～3次,每个关节活动不少于1分钟。另外,在医师允许情况下,在护士指导下进行体位更换,也就是定时翻身,防止压疮产生,一般2小时1次,突出骨部分(如肩胛骨、足跟、后背部、骶尾骨、双肢部)加软垫垫起,注意大小便排出通畅,注意体温变化,经常安慰患者,改善患者心理,注意伙食的营养,定时饮水。如果早期康复做得好,会为今后进行全面康复训练创造良好基础。

传统康复治疗对脊髓损伤患者,不论在缩短康复疗程、提高生活自理能力,还是在解除患者病痛方面,都有着不容忽视的作用。它可使脊髓损伤患者的肌力得到不同程度的提高,降低硬瘫患者的肌张力,对痉挛有一定的缓解作用,减轻患肢疼痛;改善尿便排泄功能,改善性功能,对泌尿系统感染、继发性骨质疏松和压疮等并发症有很好的防治作用。

脊髓损伤所导致的各种功能障碍和并发症,需采用不同的治疗原则。截瘫或四肢瘫宜疏通督脉,通达阳气;痉挛宜疏通督脉,养血柔肝散寒;骨质疏松应补肾通经,行气活血;直立性低血压应补脾益肾;便秘宜调理肠胃,行滞通便;尿潴留应疏调气机,通利小便;泌尿系统感染宜利尿通淋;脊髓损伤神经痛应通经活血行气止痛。

三、针灸康复治疗方法

(一)毫针刺法

毫针刺法是治疗脊髓损伤中应用广泛的一种疗法,以疏通经络、活血化瘀为原则。临床一般常用循经取穴和对症取穴施术。

1.循经取穴

以足阳明胃经脉、足太阳膀胱经脉、足少阳胆经脉、督脉、任脉为主。胃经取梁门、天枢、水道、归来、髀关、阴市、足三里、上下巨虚;膀胱经取各背俞穴及膈俞;胆经取京门、环跳、风市、阳陵泉、悬钟、丘墟、足临泣;督脉取大椎、陶道、身柱、神道、至阳、筋缩、脊中、悬枢、命门、腰阳关;任脉选中脘、建里、水分、气海、关元、中极。也可酌选足三阴经穴,如章门、三阴交、地机、血海、涌泉等。

2.对症取穴

(1)二便障碍:选取八髎、天枢、气海、关元、中极、三阴交。

(2)下肢瘫:下肢前侧选取髀关、伏兔、梁丘,下肢外侧选取风市、阳陵泉、足三里、绝骨,下肢后侧选取承扶、殷门、昆仑。

(3)足下垂:选取解溪、商丘、太冲。

(4)足外翻选取照海,足内翻选取申脉。

(5)上肢瘫:选取肩髃、肩髎、臂臑、曲池、手三里、外关透内关、阳溪、合谷。

3.具体操作

各经腧穴轮流交替使用。常规方法针刺上述穴位,软瘫宜用补法,硬瘫宜用泻法,针感差者常加电刺激。留针30分钟,每天或隔天1次,30次为1个疗程。1个疗程结束后,休息1周再进行下1个疗程。

(二)头皮针疗法

以疏通经络、行气活血为原则。选择焦氏头针进行治疗,截瘫选取双侧运动区上1/5,感觉

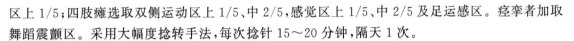

区上 1/5;四肢瘫选取双侧运动区上 1/5、中 2/5,感觉区上 1/5、中 2/5 及足运感区。痉挛者加取舞蹈震颤区。采用大幅度捻转手法,每次捻针 15～20 分钟,隔天 1 次。

(三)电针疗法

选择损伤脊髓平面上下的椎间隙处督脉穴位,选穴时应避开手术瘢痕。取督脉穴沿棘突倾斜方向进针,针刺的深度以达硬膜外为止,针刺颈段和上胸段时尤应慎重,不可伤及脊髓。针刺到位后,上下两针的针柄上分别连接直流脉冲电针仪的两个输出电极。弛缓性瘫痪,以疏波为主,输入电极正极在下,负极在上;痉挛性瘫痪以密波为主,输入电极正极在上,负极在下。打开开关,电刺激频率为 1～5 Hz,电流强度宜从小到大逐渐加大,以引起肌肉明显收缩,患者能够耐受而无痛苦或者以患者下肢出现酸、麻、胀、轻度触电样等感觉为度。对高位损伤的患者强度不宜过大。每天治疗 1 次,每次 30 分钟,30 次为 1 个疗程。1 个疗程结束后,可休息 1～2 周再进行下 1 个疗程的治疗。

(毛　珍)

第三节　腰椎间盘突出症

腰椎间盘突出症主要是指腰椎,尤其是 $L_{4～5}$、$L_5～S_1$、$L_{3～4}$ 的纤维环破裂和髓核组织突出压迫和刺激相应水平的一侧或双侧坐骨神经引起的一系列症状和体征。在腰椎间盘突出症的患者中,$L_{4～5}$、$L_5～S_1$ 突出占 90% 以上,年龄以 20～50 岁多发,随年龄增大,$L_{3～4}$、$L_{2～3}$ 发生突出的危险性增加。病理上将腰椎间盘突出分为退变型、膨出型、突出型、脱出后纵韧带下型、脱出后纵韧带后型和游离型。前三型为未破裂型,占 73%,后三型为破裂型,约占 27%。

一、康复评定

(一)功能评定

1.感觉功能评定

腰部及患侧下肢疼痛是腰椎间盘突出症患者的主要症状,一般采用视觉模拟评分法、麦吉尔疼痛调查表、腰痛的 Quebec 分类评定。

2.运动功能评定

腰椎间盘突出症患者的疼痛通常影响患者的腰椎活动度及肌力,因此,应当对腰椎活动度、肌力、肌肉耐力进行评定。

(1)腰椎活动度评定:腰痛患者往往伴有腰部僵直或活动受限,因此,在对腰痛症状进行评定时,有必要对腰椎关节活动度进行评定,以明确腰痛的严重程度指导下一步治疗。腰椎的运动范围较大,运动形式多样,表现为屈曲、伸展、侧弯、旋转等多方向的运动形式,其中尤以腰椎前屈活动度的测量最为重要。一般采用量角器法、旋转测量法、改良的 Schober 法、距离测定法。

(2)肌力和耐力评定:腰痛症状严重者常伴有局部肌肉力量和耐力的减弱,腰椎间盘突出较重,腰神经根受压严重者,常伴有患侧下肢的肌麻痹,因此,有必要对患者进行肌力和耐力评定。肌力测定多采用 MMT 法。

躯干肌肉耐力评定如下:①躯干屈肌耐力评定。患者仰卧位,双下肢伸直,并拢抬高 45°,测量能维持该体位的时间,正常值为60秒。②躯干伸肌耐力评定。患者俯卧位,双手抱头,脐以上在床缘以外,固定下肢,测量能保持躯干水平位的时间,正常值为60秒。

3.步态分析

疼痛较重者,步态为跛行,又称减重步态,其特点是尽量缩短患侧支撑期,重心迅速从患侧下肢移向健侧下肢,并且患腿常以足尖着地,避免足跟着地震动疼痛,坐骨神经被拉紧。

4.心理功能评定

常采用焦虑、抑郁自评量表。

(二)结构评定

可通过X线、CT或MRI对腰椎间盘突出症患者的腰椎结构进行检查,明确腰段结构异常的具体情况,如脊柱腰段外形的改变、椎体外形的改变、椎间隙的改变、突出物征象、压迫征象、伴发征象等。

(三)活动评定

腰椎间盘突出症疼痛患者中,20%的患者日常生活活动明显受限,其中5%的患者日常生活活动严重受限。因此,有必要对患者的日常生活活动情况进行评定。

(四)参与评定

应该对患者的社会参与能力及生存质量进行评定,如职业评定、社会交往评定、生存质量评定等。

二、康复诊断

本病临床主要功能障碍/康复问题表现为以下四个方面。

(一)功能障碍

1.感觉功能障碍

其表现为腰部及患侧下肢疼痛。

2.运动功能障碍

其表现为腰椎活动范围受限、躯干肌肉肌力及耐力下降、患侧下肢肌力下降。

3.步态异常

其表现为减痛步态。

4.心理功能障碍

其表现为焦虑及抑郁情绪。

(二)结构异常

其主要表现为腰段脊柱外形改变、椎体外形改变、椎间隙左右不等宽、突出物征象、硬膜囊和神经根受压及伴发黄韧带增厚等。

(三)活动受限

1.转移能力受限

其主要表现为床-地转移、行走、上下楼梯等受限。

2.日常生活能力受限

其主要表现为因疼痛导致穿衣、如厕、转移、行走、上下楼梯、洗澡、家务等活动受到不同程度限制。

(四)参与受限

其主要表现为对工作、社会交往、休闲娱乐及社会环境适应等方面受到不同程度限制。

三、针刺康复治疗方法

针刺法主要包括体针刺法、头针刺法、耳针刺法、电针疗法和穴位注射。

(一)体针刺法

体针治疗腰椎间盘突出症常用穴位主要有夹脊穴、肾俞、大肠俞、环跳、秩边、昆仑、委中。配穴：下肢疼痛部位涉及足太阳经，加殷门、承扶、跗阳、委中、承山、飞扬；下肢疼痛部位涉及足少阳经，加风市、阳陵泉、绝骨、足临泣；气滞血瘀加膈俞、合谷；风寒夹湿加三阴交、腰阳关并加灸；肝肾亏虚型加肝俞、命门、太溪。

1.辨证取穴

(1)寒湿腰痛：症见腰部冷痛重着，转侧不利，虽静卧而不减甚或加重，每因阴雨寒凉而加重，舌苔白腻，脉沉而迟缓。治宜散寒祛湿，温经通络，穴用肾俞、委中、风府、腰阳关、局部俞穴或阿是穴。进针得气后，行提插捻转补泻法。每天1次，10次为1个疗程。

(2)湿热腰痛：症见腰部弛痛，痛处伴有热感，热天或雨天疼痛加重，而活动后可减轻，小便短赤，苔黄腻，脉濡数或弦数。治宜清热利湿，舒筋止痛，穴用委中、肾俞、合谷、内庭、阳陵泉。进针得气后，行提插捻转泻法。每天1次，10次为1个疗程。

(3)瘀血腰痛：症见腰痛如刺，痛者定处，轻则俯仰不便，重则不能转侧，痛处拒按，舌质紫暗，或有瘀斑，脉涩。部分患者有外伤史。治宜活血化瘀，理气和络。穴用膈俞、委中、次髎、秩边、肾俞、阿是穴。进针得气后，行提插捻转泻法。每天1次，10次为1个疗程。

(4)肾虚腰痛：症见腰痛以酸软为主，喜按喜揉，腿膝无力，过劳则甚，卧则减轻、反复发作。偏阳虚者，小腹拘急，面色㿠白，手足不温，舌淡，脉沉细；偏阴虚者，心烦失眠，咽干口燥，面色潮红，手足心热，舌红，脉弦数。偏阳虚者，补肾助阳；偏阴虚者，补肾滋阴，穴用命门、志室、太溪、委中。偏阴虚者加三阴交、阳陵泉，偏阳虚者加关元、肾俞，气海俞。进针得气后，行提插捻转补法。每天1次，10次为1个疗程。

2.分期取穴

初期表现为腰腿剧痛，腰部拘紧，疼痛明显，行动受限；后期即经适度治疗腰痛消失，根性痛明显减轻时，表现为虽行动自如，但遗有腰部酸软，肌肤麻木拘紧等。初期取大肠俞、腰部夹脊穴、环跳、委中、秩边。后期取肝俞、肾俞、大椎、阳陵泉、足三里。

3.注意事项

明确诊断，注意针刺适应证。针灸对临床多数腰痛效果较好，对急性腰扭伤可立即见效，治疗1~2次可痊愈。对寒湿、劳损腰痛疗程较长，配合拔火罐、温针等方法可提高疗效，对脊椎退化病变，通过针灸治疗可控制和缓解症状。但因脊柱结核、肿瘤等引起的腰病不属针灸治疗范围。

患者应严格卧半硬板床休息，目的在于解除体重对椎间盘的压力，使患者静止，从而有利于炎症消退。平时应注意站、坐、行和劳动的姿势，加强腰脊肌及腿部锻炼。注意腰部、足部保暖。防止晕针、弯针、断针及血肿。

(二)头针刺法

头针刺法又叫头皮针疗法、颅针疗法，是以针刺头皮上的特定区、线，来治疗病症的一种疗法。根据中医经络理论,头为诸阳之会,足太阳膀胱经、足阳明胃经、足少阳胆经、足厥阴肝经、手少阳三焦经及督脉等都循行至头皮部位,十二经别的脉气也上达头面。通过针刺头皮上的腧穴,可以治疗身体相关部位的疾病。头皮针是按区定穴,联穴划线,以线归经,不同的线主治不同病症。其中对腰椎间盘突出症有一定辅助治疗作用的主要有以下几种:①顶中线,在头顶部正中线,自百会穴向前至前顶穴,属督脉经。主治腰腿足痛,如麻木、疼痛等。②顶旁线,在头顶部,顶中线外侧,两线粗距 1.5 寸,即自承光穴起沿经向后针 1.5 寸,属足太阳膀胱经。主治腰腿病症,如麻木、瘫痪等。头针治疗腰椎间盘突出症的常用方法有以下两种。

1.方法一

(1)取穴:正中腰痛以枕上正中线为主,两侧腰痛以枕上旁线(双则)为主。配腰部压痛点或夹脊穴。

(2)操作:头穴用 1.5 寸毫针向下沿皮刺 1 寸左右,以达帽状腱膜下层,用抽气手法,持续 2~3 分钟,同时嘱患者做前屈、后伸、侧弯及旋转的腰部活动。有效后留针 20~30 分钟,留针期间仍嘱患者活动腰部。若仍有疼痛引出,可保持引出最痛时的体位,进行抽气手法,直至疼痛完全消失。在行针时,也可嘱患者家属叩击其腰部。若用上法疼痛未完全消失。可加用局部夹脊穴或压痛点,进行针刺,捻转得气后出针,一般不留针。

(3)疗程:每天或隔天 1 次,一般经 1~6 次的治疗,大多患者可见效。

2.方法二

(1)取穴:顶中线。

(2)操作:用 28 号 1 寸毫针快速直刺进针 2~3 分,以达骨膜为准,捻转得气,使针感传到腰部为好。然后留针 40~60 分钟。

(3)疗程:每天或隔天 1 次,一般经 1~6 次治疗,大多患者可见效。

治疗时需掌握适当的刺激量,注意防止晕针。中风患者急性期,如因脑出血引起有昏迷、发热、血压过高时,暂不宜用头针治疗。如系脑血栓形成引起偏瘫,宜及早采用头针及体针治疗。头皮血管丰富,容易出血,起针时要认真检查每一针孔,有无出血和血肿。如有出血,则应用消毒干棉球压紧针孔片刻,直到血止。

头针疗法具有疏通经络、流行气血、促进血循、改善神经的传导功能和调节神经肌肉兴奋性的作用。该疗法对中枢神经系统疾病治疗效果尤为突出。而且头部一年四季均暴露在外,针刺又无任何危险性,故而既方便又安全。如患者需较长时间留针,可带针活动、工作和学习,均无不良反应。

(三)耳针刺法

耳针刺法是以毫针、皮内针、激光照射等器具,通过对耳郭穴位的刺激以防治疾病的一种方法。耳针是中国传统医学的一个重要组成部分,在我国古代文献中早有记载。如在我国现存最早的古典医籍《黄帝内经》中就有多处应用耳穴诊治疾病的记载。《灵枢·邪气脏腑病形》篇说:"十二经脉,三百六十五络,其气血皆上于面而成交窍,其精阳之气上走于目而为睛,而别气走于耳而为听。"长沙马王堆三号汉墓出土的帛书《阴阳十一脉灸经》中就记载着与上肢、眼、颊、咽喉相联系的"耳脉"。

1.耳穴

耳穴是指耳郭上一些特定的刺激点。耳穴在耳郭上的分布是有其一定的分布规律可循的。一般来说,耳垂相当于头面部;耳舟相当于上肢;对耳轮部相当于躯干;对耳轮下脚相当于髋臀部;耳轮上脚相当于下肢;三角窝代表着盆腔;耳轮脚代表横膈,它将耳甲一分为二;耳甲腔代表胸腔;耳甲艇代表腹腔;围绕着耳轮脚一圈是消化道;耳屏为鼻咽部;耳屏和耳垂是头面部。由此看来,耳朵犹如一个倒置的胎儿,这为耳针疗法的临床应用提出了完整的理论依据。

2.耳穴探查

当机体有病时,在耳郭的相应区会反应点,但到底反应点在这区域的哪一点,应结合探查来确定耳穴的位置,以提高疗效。探查可采取以下 3 种方法。①肉眼观察法:观察耳郭上变形、变色,如鳞屑、水疱、丘疹、硬结、软骨增生、色素沉着,以及血管的形状、颜色变异等。②压痛点探查法:用弹簧探针或毫针柄,以均匀的压力,在耳郭相应部位,由中央向周围、自上而下、自外而内的探压,最痛的敏感点就是要找的穴位。③电测定法:采用目前常用的测定皮肤电阻的"良导点测定仪",测定耳穴的电阻,电阻低的耳穴可通过指示灯、音响、仪表反映出来,即是要找的穴位。

3.操作方法

(1)毫针法:即用毫针针刺耳穴治疗疾病的一种常用疗法,一般采用 0.5～1 寸的 28～30 号毫针。先探测耳穴敏感点,经过消毒,然后快速刺入耳穴。大多数耳穴垂直进针,以刺入软骨为度,个别穴位以水平位进针,如交感、耳迷根等。15～60 分钟,一般慢性病、疼痛性疾病留针时间可延长。起针时以消毒干棉球压紧针眼,以免出血,再以碘酒消毒,以防感染。

(2)耳压法:按毫针法探寻敏感点及常规消毒耳郭。以左手固定耳郭,右手持镊子夹取已粘有王不留行籽的胶布,对准已选好的耳穴贴敷,然后稍加压力,按压 1～2 分钟,此时患者已收到一定的疗效,按压的时间及强度依病情而定。一般老、幼及体弱者宜用轻刺激。急性病,实证宜用强刺激,其他用中等强度刺激即可。一般为单侧取穴,两耳轮换,也可两耳同时治疗,以加强刺激,增强疗效。隔天或隔 2 天 1 次,每天自行按压单穴 3～4 次,每穴 1～2 分钟,5 次为 1 个疗程,疗程间隔 3～5 天,可继续进行第 2 个疗程。

(3)埋针法:探寻反应点,消毒针具与毫针法相同。左手固定耳郭,紧绷埋针处皮肤,右手用镊子夹住消毒的皮内针针柄,轻轻刺入所选穴位皮内,一般刺入针体的 2/3,刺入后再用小胶布固定。一般取单耳 3～5 个穴,两耳轮换,必要时可埋双耳,每天自行按压 3～4 次,留针 3～5 天,10 次为 1 个疗程。

(4)放血法:即用三棱针在耳穴上点刺出血治疗疾病的一种方法。先按摩耳郭,使其充血,常规消毒穴位皮肤,左手固定耳郭,右手持消毒三棱针,对准耳穴,迅速刺入约 2 mm 深,放 5～10 滴血。隔天 1 次。急性腰痛可 1 天施 2 次。

4.腰椎间盘突出症的耳针辨证治疗

(1)寒湿腰痛。

主症:腰部冷痛重者,活动转侧不利,腰痛逐渐加重,静卧休息反而加重,遇阴雨天疼痛发作或加剧。舌苔白腻,脉迟缓。

治则;散寒祛湿,温经通络。

选穴:腰、神门、肾上腺。

操作法:捻转片刻后留针 15～20 分钟,每天 1 次。或用耳穴贴压法。

(2)瘀血腰痛。

主症:腰痛如刺或如折,痛有定处,轻则俯仰不便,重则因病剧不能转侧,痛处拒按,昼轻夜重。舌紫暗有瘀斑,脉涩。

治则:活血化瘀,理气通络。

选穴:腰、神门、肝。

操作法:同上。

(3)肾虚腰痛。

主症:腰部酸痛,绵绵不已,喜揉喜按,腰膝无力,阳虚者见面色㿠白,怕冷,四肢不温;阴虚者见面色潮红,烦热咽干。

治则:补肾益精。

选穴:腰、肾、肾上腺。

操作法:补法为主。

5.注意事项

消毒应严密,一旦耳郭感染较难治痊愈,因耳郭血液循环差,严重者可导致耳郭肿胀、软骨坏死、萎缩、畸变,故应积极预防。严格掌握禁忌证,严重心脏病者不宜采用,更不宜强刺激;严重器质性疾病及伴严重贫血者不宜采用;外耳有湿疹、溃疡、冻疮破溃等不宜采用;妊娠女性、有习惯性流产史者宜慎用。

(四)电针疗法

电针疗法指在刺入人体穴位的毫针上,用电针机通以微量低频脉冲电流的一种治疗方法。在针刺传统腧穴的基础上,电针疗法还提出了按神经分布给予刺激的方法,对中医传统针灸疗法的发展起到了促进作用。选用电针治疗腰椎间盘突出症,无论按经络选穴或按神经分布选取刺激点,都能对腰部放射痛、麻木等根性症状起到一定的治疗作用。

1.脉冲电流的作用

人体组织是由水分、无机盐和带电生物胶体组成的复杂的电解质电导体。当一种波形、频率不断变换的脉冲电流作用于人体时,组织中的离子会发生定向运动,消除细胞膜极化状态,使离子浓度和分布发生显著变化,从而影响人体组织功能。离子浓度和分布的改变,是脉冲电流治疗作用最基本的电生理基础。低频脉冲电流通过毫针刺激腧穴,具有调整人体功能,加强镇痛、镇静,促进气血循环,调整肌张力等作用。

2.波型分类

低频脉冲电流的波形、频率不同,其作用亦不同。频率有每分钟几十次至每秒钟几百次不等。频率快的叫密波(或叫高频),一般在 50～100 次/秒,频率慢的叫疏波(或叫低频),一般是 2～5 次/秒。有的电针机有连续波(亦叫可调波),可用频率旋钮任意选择疏密波形。有的电针机分别装置密波、疏波、疏密波、断续波等数种波形,临床使用时应据病情选择适当波形可以提高疗效。

(1)密波:能降低神经应激功能。先对感觉神经起抑制作用,接着对运动神经也产生抑制作用。常用于镇痛、镇静、缓解肌肉和血管痉挛、针刺麻醉等。

(2)疏波:其刺激强调作用较强,能引起肌肉收缩,提高肌肉韧带的张力。对感觉和运动神经的抑制发生较迟。常用于治疗痿症,各种肌肉、关节.韧带、肌腱的损伤等。

(3)疏密波:是疏波、密波自动交替出现的一种波形。疏、密交替持续的时间约各 1.5 秒,能克服单一波形易产生适应的缺点。动力作用较大,治疗时兴奋效应占优势。能促进代谢,促进气血循环,改善组织营养,消除炎性水肿。常用于镇痛、扭挫伤、关节周围炎、气血运行障碍、坐骨神经痛.面瘫.肌无力,局部冻伤等。

(4)断续波:是有节律地时断、时续自动出现的一种疏波。断时,在 1.5 秒时间内无脉冲电输出,续时,是密波连续工作 1.5 秒。断续波形,机体不易产生适应,其动力作用颇强。能提高肌肉组织的兴奋性,对骨骼肌有良好的刺激收缩作用。常用于治疗痿症、瘫痪,也可用作电肌体操训练。

3.操作

在使用电针机前,必须先把强度调节旋钮调至零位(无输出),再将电针机上每对输出的两个电极分别连接在两根毫针上。一般将同一对输出电极连接在身体的同侧,在胸、背部的穴位上使用电针时,不可将两个电极跨接在身体两侧,更不应让电流从心脏部位穿过。通电时调节电钮,使电量从无到有,由小到大。切忌由大到小,或忽有忽无,忽小忽大。电量的大小因人而异,一般以患者感到舒适为度。临床治疗,一般持续通电 15 分钟左右,从低频到中频,使患者出现酸、胀、热等感觉或局部肌肉做节律性的收缩。治疗结束后,应先将电量降至零值,关闭电源,然后从针柄上除去电极夹,并将刺入组织的毫针拔出。术终还要注意清点针数,检查针刺部位,以免发生遗针或继发出血。

4.治疗

(1)取穴:采用循经取穴与局部取穴相配合,腰骶部以大肠俞、关元俞、八髎和夹脊穴为主,接 1～2 对电极;臀腿部以秩边、环跳、风市、殷门、委中、阳陵泉、承山和昆仑穴为主,接 1～2 对电极。以上穴位均取自患侧。

(2)操作:根据针刺穴位的不同分别选择 24 号 1.0 寸、1.5 寸或 3.0 寸毫针,主要为爪切进针法,针刺完毕后接通 G6805-Ⅰ型电麻仪。两组均取连续波波形,电刺激脉冲波宽约 0.6 毫秒,频率 15 Hz,持续刺激 50 分钟,起始电流强度约为 0.5 mA,以后每隔 10 分钟调高 1 次,始终以患者能够耐受的最大刺激强度为准。

5.注意事项

(1)每次治疗前,检查电针器输出是否正常。治疗后,须将输出调节电钮等全部退至零位,随后关闭电源,撤去导线。

(2)电针感应强,通电后会产生肌收缩,故须事先告诉患者,让其思想上有所准备,以便能更好地配合治疗。电针刺激强度应逐渐从小到大;不要突然加强,以免出现晕厥、弯针、断针等异常现象。

(3)患有严重心脏病者,在应用电针时应严加注意,避免电流回路经过心脏。在邻近延髓、脊髓部位使用电针时,电流的强度要小些,切不可作强电刺激,以免发生意外。

(4)在左右两侧对称的穴位上使用电针,如出现一侧感觉过强,这时可以将左右输出电极对换。对换后,如果原感觉强的变弱,而弱的变强,则这种现象是由于电针器输出电流的性能所致。如果无变化,这说明是由于针刺在不同的解剖部位而引起。

(5)曾作为温针使用过的毫针,针柄表面往往因氧化而导电不良,有的毫针柄是用铝丝绕制而成,并经氧化处理成金黄色,导电性能也不好。这类毫针最好不用,如使用须将输出电极夹在针体上。

(6)在使用电针时,如遇到输出电流时断时续,往往是电针器的输出部分发生故障或导线根部有断损,应修理后再用。

(7)毫针经多次使用后,针身容易产生缺损,在消毒前应加以检查,以防断针。

(五)穴位注射法

选用中西药物注入有关穴位以治疗疾病的一种方法,即在经络、腧穴或压痛点、皮下阳性反应物上适量注射液体药物,以防治各类疾病的方法。因所注射用的药物,绝大多数为液体,故称"水针疗法"。

1.作用机制

(1)镇痛作用:大量的临床资料和实验结果证实,穴位注射与针刺一样,可以兴奋多种感受器,产生针感信号,通过不同的途径到达脊髓和脑,产生诱发电位,这种诱发电位可以有明显的抑制作用。因局部刺激信号进入中枢后,可以激发许多神经元的活动,释放出多种神经递质,其中有镇痛作用的 5-羟色胺、内源性吗啡物质,起到了镇痛作用。

(2)防御作用:穴位注射可以增强体质,预防疾病,主要是因其针刺可以激发体内的防御机制有关。免疫是机体识别和清除外来抗原物质和自身变性物质,以维持机体外环境相对恒定所产生的一系列保护性反应。

(3)对症治疗作用:药物借神经系统与神经体液作用发挥其治疗效能。穴位注射是把药物注入穴位内,它不仅对经络系统有作用,而且也影响到神经系统。药物注入兴奋点(穴位),除有针刺机械刺激外,还有药物滞留于兴奋点(穴位),可使酸、麻、胀、重等反应得以更强的激发和持续,并通过神经传至大脑一定部位的感应点而产生感觉。由于药物延续了针刺效能和药物对机体的作用,所以可使兴奋点(穴位)不断强化,最后引起大脑感应点周围区域的抑制,从而达到治病目的。神经系统和体液系统对机体的作用是相互协调的。药物穴位注射后,在作用于经络系统和神经系统的同时,还在局部以弥散,渗透等方式进入血液、淋巴和组织等细胞外液,并通过血液和淋巴液将药物带入更深的组织中。某些药物分解后,可影响细胞膜的通透性,并进入细胞内直接影响组织器官的功能活动,以发挥其治疗效能。针刺经穴和药物作用于经穴的综合效能,通过大脑的感受,经传出神经传到一定的脏器和内分泌腺上,使脏器功能得到调整,使内分泌腺体分泌某些激素来抵抗外来致病因素的侵袭,从而达到治疗疾病的目的。

2.常用药物

(1)复方当归注射液:①功效为活血化瘀、通络止痛;②主要用于治疗坐骨神经痛、小儿麻痹后遗症;③每穴 0.5~1 mL;④本品系自当归、川芎、红花提制的灭菌水溶液,浓度为 75%。

(2)当归红花注射液:①功效为活血化瘀、通络止痛;②主要用于治疗腰肌劳损、肌萎缩、肥大性脊柱炎、坐骨神经痛、肩关节周围炎、椎间盘突出症等病;③穴点或痛点注射,每次 5~10 mL(用 5%~10%葡萄糖溶液稀释成 4%的浓度),每天或隔天 1 次,5 次为 1 个疗程。④当归 1 000 g,红花 1 000 g,制成 2 000 mL,pH 为 8.0~9.0。

(3)复方三七注射液:①功效为活血化瘀、通络止痛;②主要用于治疗腰腿痛、风湿性关节炎、跌打损伤等病;③用每穴 0.2~0.5 mL,每次 3~6 穴位。④三七 90 g,枸杞子 210 g,当归(粗粉)240 g,制成 4 000 mL。

3.常用工具

主要有 50 mL、20 mL、5 mL 和 2 mL 4 种型号普通注射器;结核菌素注射器(1 mL)主要用于耳穴和眼区穴位;体穴常用 25 号牙科针头,普通 7 号针头和麻醉针头。

4.操作

(1)一般可根据治疗需要,循经络分布走行寻找阳性反应明显的背俞穴、募穴为治疗点。

(2)根据所选穴位、部位不同及用药剂量的差异,选择合适的注射器及针头。

(3)在局部皮肤常规消毒后,用注射针具快速进针刺入穴位,然后慢慢推进或上下提插,待针下有得气感后,回抽一下,若回抽无血,即可将药推入。一般疾病用中等速度推药;慢性疾病,体弱者用轻刺激,推药要慢;急性病,体强者用强刺激,可快速推药。

(4)每个穴位一次注入药液量,头面和耳穴等处一般为 0.3~0.5 mL;四肢及腰背肌肉丰厚

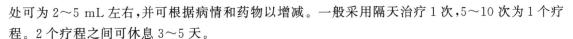

处可为 2～5 mL 左右,并可根据病情和药物以增减。一般采用隔天治疗 1 次,5～10 次为 1 个疗程。2 个疗程之间可休息 3～5 天。

5.注意事项

(1)严格执行无菌操作,防止感染。注意药物性能,对存在变态反应的药物需要经过皮试,才可以使用。

(2)孕妇不宜做腰骶部注射。

(3)一般情况下,药液不宜注入关节腔内,以免引起关节红肿、酸痛。高渗葡萄糖不可注入皮下,一定要注入肌肉深部。

四、艾灸康复治疗方法

艾灸疗法简称灸法,是运用或其他药物在体表的穴位上烧灼、温熨,借灸火的热力及药物的作用,通过经络的传导,以起到温通气血、扶正祛邪、达到防治疾病的一种治法。在中医学专著中,最早见于《素问·异法方宜论》,曰:"北方者,天地所闭藏之域也,其地高陵居,风寒凛冽,其民乐野处而觅食,脏寒生满病,其治宜灸焫。故灸焫者,亦从北方来。"说明灸法的应用,同寒冷的生活环境有密切关系。艾灸疗法对寒湿型腰椎间盘突出症有独特疗效。

(一)艾灸分类

1.艾炷灸疗法

施灸时所燃烧的锥形艾团称艾炷,常分为直接灸(又分化脓灸和非化脓灸)与间接灸两种。本疗法临床运用广泛,既可保健,又可治病,尤其适用于虚寒证,如哮喘、胃肠病。

2.艾条灸疗法

以艾条于穴位或病变部位上施灸者即艾条灸疗法,操作常分温和灸、雀啄灸、回旋灸等。主要用以治疗寒湿痹证及其他多种虚寒性疾病。

3.药卷灸疗法

药卷灸是在艾绒里掺进药末,用纸把艾绒裹起来成为药卷,点燃其一端而施灸。适应证大致同上两种灸法。

4.温针灸疗法

先根据病性选穴施针,得气后留针,后将艾绒裹于针柄上点燃,直至燃尽,使热力通过针体传入机体,达到温经散寒等目的。

5.隔姜灸疗法

取约 2 分厚生姜一块,置于选定的穴位上,再将艾炷置姜片上,点燃施灸。艾炷燃尽后,再放置艾炷反复施灸,一般至局部皮肤潮红为止。凡虚寒性疾病皆可以此疗法治之。此外,与隔姜灸疗法大同小异的尚有"隔蒜灸""隔盐灸""附子灸""隔葱灸""花椒灸""黄土灸""黄蜡灸""硫黄灸""药锭灸""药捻灸"等,主治病证亦相差无几。

6.灯火灸疗法

以灯心草蘸香油,点燃,在小儿身上施灸。本疗法主要用于小儿惊风、昏迷等急性病证。

(二)灸法操作

1.灸感

一般是指施用灸疗时患者的自我感觉。由于灸法主要靠灸火直接或者间接在体表施以适当的温热刺激来达到治病和保健作用,除瘢痕灸外,一般以患者感觉灸处局部皮肤及皮下温热或微有灼痛为主,温热刺激可直达深部,经久不消,或可出现循经感传现象。

2.负量选择

既然是一种温热刺激,就必须达到一定的温热程度,用艾烟熏烤,仅皮表热感,往往达不到治疗目的,患者还误认为灸法无效。对灸量的掌握是根据患者的体质年龄、施灸部位、所患病情等方面,每次施灸的量及疗程是不同的。

临床上施灸的量,是以艾炷的大小和壮数的多少来计算,艾炷分大中小3种。一般行直接灸时,可用小炷或中炷;间接灸时,可用中炷或大炷。青壮年男性、新病、体实者,宜大炷多壮;女性、儿童、老年人、久病、体弱者,宜小往少壮。头面、四肢、胸背和皮薄肌少处,灸处均不宜大而多;腰腹、皮厚、肉深处,不妨大炷多壮。若治风寒湿痹、上实下虚之疾,欲温通经络,祛散外邪,或引导气血下行时,不过三、五、七壮已足,炷亦不宜过大;但对沉寒痼冷、元气将脱等证,须扶助阳气、温散寒凝时,则须大炷多壮,尤其对危重症,甚至不计壮数,灸到阳回脉复为止。

施灸疗程的长短,是灸疗量的另一个方面,可根据病情灵活掌握。急性病疗程较短,有时只需灸治1～2次即可;慢性病疗程较长,可灸数月至1年以上。一般初灸时,每天1次,3次后改为2～3天1次。急性病变可1天灸2～3次,慢性需长期灸治者,可隔2～3天灸1次。

(三)治疗

按腰椎间盘突出症的分型,可灵活选用相应的艾灸方法。

1.肾虚型

(1)治则:温肾壮阳,强腰止痛。

(2)取穴及方法:采用艾条温和灸灸肾俞、命门各10分钟。灸太溪或三阴交10分钟;或用温针灸大肠俞或腰眼穴3～5壮、灸跟上或委中穴3～5壮。

2.风寒型

(1)治则:祛风散寒,通络止痛。

(2)取穴及方法:或用艾条灸灸大肠俞、灸腰眼穴各10分钟,灸跟上或委中穴10～15分钟;或用温针灸大肠俞或腰眼穴3～5壮、灸跟上或委中穴3～5壮。

3.血瘀型

(1)治则:活血通络。

(2)取穴及方法:用泻法,艾炷非化脓灸灸肾俞穴4～6壮,灸腰俞穴6～8壮,灸志室穴4～6壮,灸膈俞穴6～8壮。

(四)注意事项

(1)掌握热量,防止烫伤。尤其对局部皮肤知觉减退及昏迷患者。

(2)做好防护,以防艾火掉下烧伤皮肤与烧坏衣褥。使用温针时,可用硬纸片剪一小孔,套住针体平放在进针处,即可避免艾火直接掉落于皮肤上。施灸后艾条必须彻底熄灭,以防失火。

(3)艾炷灸容易起疱,应注意观察,如已起疱不可擦破,可任其自然吸收;如水疱过大,经75%乙醇消毒后用注射器将疱内液体抽出,外涂甲紫,再用敷料保护,以防感染。

(4)女性妊娠期间,小腹及腰低部不宜施灸。

(毛　珍)

参考文献

[1] 邹丽妍.中医内科临床实践[M].长春:吉林科学技术出版社,2020.

[2] 李其信,黄娜娜,曾令斌,等.实用中医疾病诊疗学[M].开封:河南大学出版社,2022.

[3] 李宁,吕建琴.针灸学[M].成都:四川大学出版社,2021.

[4] 张立剑,杨金生.中医针灸[M].北京:中国中医药出版社,2019.

[5] 何清邻.现代中医临床[M].长春:吉林科学技术出版社,2019.

[6] 张东方.中医药学概论[M].武汉:华中科学技术大学出版社,2022.

[7] 吕明.针灸推拿学[M].北京:中国医药科技出版社,2019.

[8] 刘志勇.新编中医诊治学[M].开封:河南大学出版社,2022.

[9] 井夫杰,张静.推拿学[M].济南:山东科学技术出版社,2020.

[10] 史纪增.临床中医诊治精要[M].长春:吉林科学技术出版社,2020.

[11] 杜革术.中医临床诊断与治疗技术[M].西安:陕西科学技术出版社,2022.

[12] 黄龙徽.临床中医诊疗与针灸[M].哈尔滨:黑龙江科学技术出版社,2020.

[13] 张立剑,杨金生.中医针灸[M].北京:中国中医药出版社,2019.

[14] 路侠.现代中医临床应用[M].长春:吉林科学技术出版社,2019.

[15] 韩平.慢性筋骨疾病的中医治疗与养护[M].北京:中国中医药出版社,2022.

[16] 张庆祥.中医基础理论[M].济南:山东科学技术出版社,2020.

[17] 王少英.临床中医诊疗精粹[M].北京:中国纺织出版社,2020.

[18] 刘相静.常见病症中医诊治[M].北京:科学技术文献出版社,2020.

[19] 张轶.针灸临床治疗学[M].长春:吉林科学技术出版社,2019.

[20] 张广宇.中医内科学[M].济南:山东科学技术出版社,2020.

[21] 王雁慧.实用内科疾病针灸治疗[M].长春:吉林科学技术出版社,2019.

[22] 麦建益,何锦雄,马拯华,等.常见病中医诊断与治疗[M].开封:河南大学出版社,2022.

[23] 折彩霞.临床常见病症针灸治疗学[M].长春:吉林科学技术出版社,2019.

[24] 倪青,王祥生.实用现代中医内科学[M].北京:中国科学技术出版社,2019.

[25] 王成虎.现代针灸基础与临床实践[M].北京:科学技术文献出版社,2019.

[26] 王萍,王多德,杨晓南,等.中医诊断与医疗[M].北京:中医古籍出版社,2020.

[27] 任健.中医诊断学[M].济南:山东科学技术出版社,2020.

［28］贺琨.现代中医基础与临床［M］.长春:吉林科学技术出版社,2020.

［29］冉令谦.中医适宜技术［M］.南昌:江西科学技术出版社,2020.

［30］李洁.中医内科临床治疗学［M］.长春:吉林科学技术出版社,2019.

［31］吕美珍.针灸推拿技术［M］.济南:山东人民出版社,2022.

［32］曹伟,李宗芬,王思栋,等.实用中医临床与针灸推拿［M］.哈尔滨:黑龙江科学技术出版社,2022.

［33］郑宾.临床常见病针灸与推拿［M］.哈尔滨:黑龙江科学技术出版社,2021.

［34］杜革术.实用针灸推拿康复学［M］.济南:山东大学出版社,2021.

［35］王柏阳.临床针灸推拿特色疗法［M］.南昌:江西科学技术出版社,2021.

［36］赖雪飞.推拿结合针灸治疗神经根型颈椎病临床观察［J］.实用中医药杂志,2023,39(1):139-140.

［37］滑戎,何明.基于"风、痰、虚"理论辨证治疗支气管哮喘的新思路［J］.中国社区医师,2023,39(4):76-78.

［38］刘挺,曹守沛.冠状动脉粥样硬化性心脏病气虚血瘀证中医证治研究［J］.中医临床研究,2022,14(4):130-133.

［39］梁培干,黄淑贤,曾德娣,等.基于数据研究现代岭南名医喘证组方用药规律［J］.中医临床研究,2022,14(34):127-130.

［40］肖昌云.针刺联合推拿治疗气滞血瘀型慢性腰肌劳损的临床观察［J］.江西中医药,2022,53(6):48-50.